普通高等教育"十一五"国家级规划教材

供临床、预防、基础、口腔、麻醉、影像、药学、
检验、护理、法医等医学类专业使用

医学机能学实验教程

第5版

主　　编　王　芳　彭碧文

副 主 编（按姓氏汉语拼音排序）

曹永刚　戴　华　胡　浩　刘　慧　沈建新　王小川　席姣娅
袁修学　张德玲　周　勇

编　　委（按姓氏汉语拼音排序）

曹永刚	哈尔滨医科大学	陈　笛	重庆医科大学
戴　华	扬州大学	郭　喻	武汉大学
韩　冰	东南大学	胡　浩	西安交通大学
胡壮丽	华中科技大学	金宏波	哈尔滨医科大学
李　娜	南开大学	刘　慧	华中科技大学
吕　青	华中科技大学	庞瑞萍	中山大学
彭碧文	武汉大学	彭小春	长江大学
沈建新	汕头大学	汤慧芳	浙江大学
王　芳	华中科技大学	王　念	中南大学
王　媛	武汉大学	王小川	江汉大学
吴丰华	湖北中医药大学	吴雪飞	大连医科大学
席姣娅	华中科技大学	徐力致	南京大学
袁修学	武汉科技大学	张德玲	武汉大学
张海锋	空军军医大学	赵海霞	三峡大学
周　勇	中南大学		

特邀编委　黄　武　成都泰盟软件有限公司

秘　　书　吕　青

科学出版社

北　京

内 容 简 介

本书涵盖生理学、病理生理学和药理学在内的机能学实验的基础知识、基本方法、基本技能，经典的机能学人体实验和动物实验。本书以系统为脉络，将生理学、病理生理学和药理学有关实验进行逻辑整合，同一实验介绍多种方法。内容的安排有利于促进学生观察问题、分析问题和解决问题的综合能力的培养。实验项目同时有线上配套学习资源支持，关键操作技术提供线上教学视频，为学生开展“以能力发展”为中心的机能学实验的学习提供强有力支撑。

本书可作为临床、预防、基础、口腔、麻醉、影像、药学、检验、护理、法医等专业的五年制、“5+3”一体化和八年制学生的机能学实验教材，也可作为硕士生、博士生和相关人士的参考书籍。

图书在版编目（CIP）数据

医学机能学实验教程 / 王芳，彭碧文主编. -- 5 版. -- 北京：科学出版社，2025. 8. --（普通高等教育“十一五”国家级规划教材）. -- ISBN 978-7-03-081603-0

Ⅰ. R-33

中国国家版本馆 CIP 数据核字第 2025MH0355 号

责任编辑：钟　慧/责任校对：宁辉彩
责任印制：张　伟/封面设计：无极书装

科学出版社 出版
北京东黄城根北街 16 号
邮政编码：100717
http://www.sciencep.com

三河市骏杰印刷有限公司印刷
科学出版社发行　各地新华书店经销

*

2002 年 4 月第　一　版　开本：787 × 1092　1/16
2025 年 8 月第　五　版　印张：17 1/2
2026 年 1 月第二十四次印刷　字数：517 000

定价：69.80 元

（如有印装质量问题，我社负责调换）

前　　言

自第1版《医学机能学实验教程》出版至今，已有二十余年，其间我们先后3次对该教材进行了修订再版。《医学机能学实验教程》的编写始终立足于通过医学机能学实验的教学，促进学生参与思考、策划、动手实验，以及对实验结果的归纳分析等创新能力的培养，让学生在熟练掌握实验操作技巧的同时，加深对机能学理论知识的理解。

为深入贯彻党的二十大精神，加快推进教材教学体系建设，全面加强教材建设和管理，本次修订，我们在遵循“三基、五性、三特定”基本原则的基础上，在教材编写内容中，有机整合生理学实验、病理生理学实验和药理学实验内容，重点突出对学生科研思维和科研方法的训练，让学生在医学文献检索、科学实验设计、实验操作技能、数据分析处理及医学专业论文阅读与写作等方面都能得到一定的强化训练，使学生初步养成科学的思维观念、学会科学的实验方法、培养医学生良好的创新素质。

为了使编纂的《医学机能学实验教程》（第5版）能适应不同院校的教学需要，编纂前不仅收集和分析了参编各校开设的机能学实验教学内容，而且内容的编排顺序也有了一些变化，并增加了一些新的实用实验方法和技术，力求保持本书的系统性、科学性、趣味性、可读性和实用性。本教程内容涵盖面广，适用范围宽，不仅是为临床、预防、基础、口腔、麻醉、影像、药学、检验、护理、法医等专业的五年制、“5+3”一体化和八年制学生量身定做的机能学实验教材，也可作为硕士生、博士生和相关人士的参考书籍。

本书由国内多所医科院校资深教师共同编写，感谢编委们多年来的辛苦付出。我们希望本书至臻至美，然世上乃无完人完事，尽管本书历经二十三年之磨砺，难免仍有不足之处，请使用本教材的广大师生和读者提出宝贵意见，以期再版时进一步修正。

王　芳　彭碧文

2024年10月

目　　录

第一章 绪 言

第一节 机能学实验的目的和要求

机能学实验是一门医学专业基础必修课程，课程知识涉及生理学、病理生理学、药理学（“三理”），以及医学统计学、实验动物学、医学计算机应用等理论及实验技术。本教材系统介绍了机能学实验的基础理论、基本知识、基本技能，并通过基础性、综合性、探索性实验和虚拟仿真实验教学，着力提升医学生实践能力和创新能力。

机能学实验主要以动物为实验对象，通过观察正常、疾病和药物作用下的机体功能和代谢变化，研究疾病发生发展的规律及机制。将“三理”学科的实验按照从正常到异常，再到药物治疗进行整合教学，更有利于学生整体把握生命活动、疾病发生及治疗全过程。

通过机能学实验的学习，学生要学会通用仪器的正确使用，初步掌握机能学实验的基本操作技术，建立科学研究的基本概念。同时，还要培养学生的科学思维方法，开拓创新精神及观察问题、分析问题和解决问题的能力。

做一次实验容易，做好一次实验并非易事。为了真实地揭示观察对象的活动规律，机能学实验必须遵循随机、对照和重复的原则，进行系统的观察与研究。在此基础上，进一步安排由学生自己设计机能学实验，激发学生的兴趣和求知欲，培养学生的综合能力，通过设计性实验所学到的综合性知识和技能将使参与者受益终身。

为达到开设机能学实验课的目的，要求学生做到：

1. 实验前

（1）仔细阅读实验教程，了解本次实验的目的和要求，充分理解实验原理，熟悉实验步骤、操作程序、实验项目和注意事项。

（2）结合实验内容复习有关理论，做到充分理解。

（3）预测该实验各个项目可能得到的结果，对预期的实验结果能做出合理的解释。

（4）预估实验中可能发生的误差，并制定防止误差的措施。

（5）通过查阅资料及思考，设想一些可能与理论不符的实验现象，开拓创新性思维。

2. 实验时

（1）实验器材的放置力求整齐、稳妥、有条不紊和操作方便。

（2）保持实验室安静，不得进行与实验无关的活动。

（3）注意保护实验动物和标本，使其始终处于良好的机能状态。按照操作规程正确使用仪器和手术器械。爱护公物，注意节约实验药品与器材。注意安全，严防触电、火灾、被动物咬伤及中毒的发生。

（4）实验组成员分工明确，相互密切配合，按照实验步骤，严肃认真地循序操作，不能随意变动实验步骤。

（5）仔细、耐心地观察实验中出现的现象，随时客观地记录实验结果，及时加上必要的文字注释，不可单凭记忆操作，以免发生错误或遗漏。在实验过程中，实验条件应始终保持一致，如有变动，应加以文字说明。

（6）联系理论知识对实验结果进行思考：出现了什么结果？为什么出现这种结果？这种结果有什么理论或实际意义？若出现非预期结果，应分析其原因，包括一些与理论不符、深入研究可能有新发现的实验现象，为以后的创新性实验做好准备。

3. 实验后

（1）整理实验仪器和器材，关闭仪器、设备的电源开关。洗净擦干手术器械并摆放整齐。清点实验用具，如有损坏或遗失应立即报告指导教师。临时借用的器械或物品须如数归还。按规定妥善处理实验后的动物和标本。

（2）整理实验记录，对实验结果进行深入分析讨论，做出实验结论。

（3）认真撰写实验报告，按时交指导教师评阅。

（4）对一些与理论不符的实验现象，应与指导教师及同学讨论，决定是否进一步开展探索性实验，以求新发现。

第二节　实验观察指标的选择

机能学实验是对人体或动物的生理机能及致病因子、药物引起的机能变化进行实验观察，探讨各种生理机能活动及其异常变化的规律和机制，以及药物的治疗作用及其机制。因此，选择实验观察指标应注意以下几点。

1. 观察指标能灵敏、可靠地反映实验对象的某种机能活动及其变化过程。例如，以动脉血压、心率、心输出量和通过计算所得到的外周血管阻力为观察指标，观察心血管活动的改变及其影响因素；以呼吸运动或膈神经放电为观察指标，观察呼吸中枢的节律性活动及其影响因素；以尿量为观察指标，观察某些因素对尿生成的影响等。

2. 尽量使用可测量的观察指标，以便更客观、精确地反映被观察对象的机能活动变化及其程度，从而消除主观或模棱两可的因素对实验结果判断的影响。此外，生物学实验结果常受到实验动物本身的机能状况、环境因素等方面的影响，而采用可测量指标所获得的结果数据可经统计学处理，以判定观察指标的变化是否显著，实验结果有无统计学意义。

3. 有些实验结果难以用仪器定量记录，但能通过客观、具体、准确的描述，或用摄像或照相的方法记录结果，如去大脑僵直、大脑皮质机能定位、动物一侧迷路破坏的效应、微循环观察等实验结果。有些实验，如微循环观察，还能应用动态图像分析系统实时记录和分析某些指标数据的变化。

4. 尽可能利用新技术探索和发现新的实验现象，提升学生的实践能力和创新能力。

第三节　实验观察、结果的记录与处理

实验过程中要仔细、耐心地观察并及时记录每项实验出现的结果。若出现非预期结果或其他异常现象，也应如实记录。实验记录要做到客观、详细、清晰、完整。如刺激的种类、强度、时间；所用药物的名称、浓度、给药剂量、给药时间和途径；动物或标本对刺激或药物的反应性质、特征、强度、持续时间、变化过程等，都应逐一记录。每次刺激或给药前均要有正常对照，以便与刺激或给药后的变化进行对比，要等前一项实验的结果恢复稳定后再进行下一项实验。为保证实验结果真实可靠，并便于分析，实验条件应始终保持一致，如动物的机能状态、环境温度、刺激条件、记录系统的走纸速度等均应保持前后一致。若实验条件有变动，应及时注明。如果出现可能影响实验结果的非实验因素，也应及时作文字说明。

实验中得到的结果数据通常称为原始资料。原始资料可分为计量资料和计数资料两大类。计量资料是以数值大小来表示某事物变化的程度，如心率、呼吸频率、血压、血流量、血糖、尿量等，这类资料可用测量仪器或通过测量实验描记的曲线而得到。计数资料是用定性的方法对观察单位进行测量得到的资料，如存活或死亡动物的数目。取得一定数量样本的原始资料后即可进行统计学处理，对实验结果进行分析比较。可采用表格或绘图进行直观表示。

表格制作：通常采用三线表，即顶线、栏目线和底线三条横线组成表格，根据需要可添加辅助线。一般将观察项目列在表内左侧，由上而下逐项填写。表内右侧可按时间或数量变化的顺序或不同的观察指标，由左至右逐格填入相应的结果数据，包括均数及标准差或标准误。表格应有

表序与表题，表下方可加必要的表注。

图的绘制：一般采用柱形图表达非连续性资料的大小。例如，从不同种类动物收集到安静状态下的血压、心率、呼吸频率等数据；以线条图、直方图或散点图表达连续性或计量资料的变化。例如，在刺激或药物作用下心率的变化过程，可用线条图表示。绘制线条图时，通常横坐标表示的变量不受实验因素的影响（如时间）；纵坐标表示的变量是实验因素（如刺激、药物等）引起的变化。可分别将对照组和实验组变量的各数据点连接起来绘制成曲线，以表示各组数据变化的过程或趋势。坐标图的纵坐标与横坐标长度之比一般以 3∶4 为宜，纵横两轴应有标目并注明单位。绘图完成后，在图下方注明图序、图题和图注。

第四节 实验报告书写要求

实验报告是对实验的总结和回顾，也是机能学实验课的一项基本训练。通过书写实验报告，熟悉撰写科学论文的基本格式，学会绘制图表的方法，应用学过的有关理论知识或查阅的有关文献资料对实验结果进行分析和解释，得出实验结论，从而使学生应用知识、独立思考，培养其分析和解决问题的能力，以及提高其书写能力，为将来撰写科学论文打下良好的基础。因此，学生应以科学的态度，严肃认真地独立完成实验报告的书写，不可抄袭书本或他人的实验报告。

实验报告书写应注意文字简练、语言通顺、书写清楚整洁、正确使用标点符号。实验报告的一般格式见图 1-1。

机能学实验报告

姓名　　　班次　　　组别　　　日期　　　室温　　　气压

实验题目

实验目的

实验原理

实验对象

实验药品与器材

实验方法与步骤

实验结果

实验分析讨论

实验结论

图 1-1　实验报告的一般格式

书写实验报告时应注意以下几点：

1. 实验方法与步骤　按操作顺序分步阐述，清晰准确地描述每个步骤的操作过程，关键操作或细节应给予详细说明，以保证实验结果的可重复性和数据可靠性。

2. 实验结果　是实验中最重要的部分。应将实验中所观察到和记录到的现象如实、准确、详细地记述。如有原始曲线或图形记录，应进行整理，合理剪贴，并附以图注和必要的文字说明。有些实验的结果数据可绘制成图表来表示。

3. 实验分析讨论 实验结果的讨论是根据已知的理论知识对结果进行解释和分析。分析推理要有依据，符合逻辑。还要指出实验结果的理论或实际意义。如果出现非预期的结果，应考虑和分析其可能的原因。

4. 实验结论 是从实验结果和讨论中归纳出一般的、概括性的判断，也是本次实验所验证的概念或理论的简明总结，应与本次实验的目的相呼应。结论的书写应简明扼要，概括性强，不要罗列具体的结果，也不能轻易推断或引申。未能在实验结果中得到充分证据的理论分析不应写入结论。参考的课外资料应注明出处。

（华中科技大学 王 芳）

第二章 机能学实验的基本知识

第一节 实验动物的基本知识

实验动物是指经人工饲育，对其携带的微生物实行控制，遗传背景明确或来源清楚，用于科学研究、教学、生产、检定及其他科学实验的动物。机能学实验主要以活的实验动物及其组织标本为研究对象，通过观察特定条件下研究对象特定的基本生理生化反应或症状表现，分析干扰因素的影响或药物的作用与效应，或推测疾病发生的病理生理机制等，由此获得对生命有机体相关功能活动规律的认识。因此，合理正确地选择和使用实验动物，熟练掌握实验操作的基本方法与技能是顺利完成动物实验并获得可靠实验结果的保证。

一、实验动物的品种和品系

实验动物的品种和品系是衡量实验动物质量、保障科研水平的重要条件。品种是指由于长期进行自然或人工选择而形成的外在性状、生长发育性状、繁殖性状及其他性能等与其他同类动物有明显区别，并具有一定数量的群体。如目前我国各生物制品公司、医学研究单位繁育使用的小鼠多为昆明种。品系是同一品种内具有共同特点、彼此有亲缘关系的个体所组成的遗传性稳定的群体。由于遗传变异和自然选择的作用，即使同一品种动物，也可能有多个品系，其个体具有所属品种的基本特征，但在次要性状（如生化性状、代谢产物和产量性状）上可能有差异。同一品种不同品系的动物，对同一刺激的反应也有很大不同，且各品系均有其独特的品系特征。

1. 近交系（inbred strain） 近交系动物具有基因位点的纯合性、遗传组成的同源性、表型一致性、长期遗传稳定性、遗传特征的可分辨性、遗传组成的独特性、分布的广泛性和背景资料的完整等特征，是实验动物学研究和培育品系最多的实验动物。

2. 突变品系（mutation gallery） 是保持有特殊的突变基因的品系动物，也就是正常染色体的基因发生了变异的、具有各种遗传缺陷的品系动物。生物在长期繁殖过程中，子代突变发生变异，其变异的遗传基因等位点可遗传下去，或即使没有明确的遗传基因等位点，但经过淘汰和选拔后，仍能维持稳定的遗传性质。这种变化了的、能保持遗传基因特性的品系，称为突变品系。在小鼠和大鼠中，通过自然突变和人工定向突变，已培育出很多突变品系动物。

3. 杂交群（hybrid colony）一代（F1）动物品系 是指两个近交系动物之间进行有计划交配所获得的第一代动物，简称 F1 动物。F1 动物品质的好坏完全取决于其亲代特点。因此，一般选择遗传特性能表现出杂交优势、组合力强、具有研究实验所要求特性的、具有较强亲和力和较少异质差异等特征的两个品系作杂交组合，再从中选出最理想的杂交品系组合作为大量繁殖杂交 F1 的双亲，进行杂交 F1 繁殖。

4. 封闭群（closed colony）动物品系 是指一个动物种群在 5 年以上不从外部引进其他任何品种的新血缘，由同一血缘品种的动物进行随意交配，在固定场所保持繁殖的动物群。一般对群的大小、封闭年月、繁殖结构等均有明确的规定，可分为起源于近交系但并不进行兄妹交配的维持群和不起源于近交系亦不进行兄妹交配的维持群。也就是在这固定的一群动物中，有的可能有近交关系，有的则无近交关系，但都要避免兄妹交配，也要避免亲子、表兄妹、侄伯之间相互交配，保持其一定的遗传差异。

二、实验动物的种类

生物医学研究中使用的实验动物种类繁多，常根据其遗传控制原理、微生物学控制原理等进行科学分类。“近交系、突变品系、杂交群一代动物品系、封闭群动物品系”四类即是根据动物的基因纯合程度而进行分类的。而按微生物学控制原理分类是指通过微生物学的监察手段，根据对微生物控制的净化程度，把实验动物区分为清洁普通动物、无特定病原体动物、悉生动物、无菌动物四类。

1. 清洁普通动物（clean conventional animal，CCV） 又称最低限度疾病动物（minimal disease animal，MDA）或称清洁动物（clean animal，CL）。

2. 无特定病原体动物（specific pathogen free animal） 是指机体内无特定的微生物和寄生虫存在的动物，简称 SPF 动物。

3. 悉生动物（gnotobiotic animal） 是指机体内带着已知微生物（动物或植物）的动物。

4. 无菌动物（germ free animal） 是指机体内外均无任何寄生物（微生物和寄生虫，包括绝大部分病毒）的动物。此种动物在自然界中并不存在，必须用人为的方法培育出来。

普通动物（conventional animal）未经积极的微生物学控制，严格地说只能称为“实验用动物”，而非“实验动物”；普通动物大多饲养在开放的卫生环境里，只能供教学和一般性实验使用，不适用于科学研究性实验。

除此之外，1988 年 11 月国家科学技术委员会发布施行的《实验动物管理条例》将实验动物分为四级：一级，普通动物；二级，清洁动物；三级，无特定病原体动物；四级，无菌动物。

（武汉大学 彭碧文）

三、实验动物的选择

（一）选择原则

1. 选用与人类的结构、代谢、机能及疾病特点相似的实验动物 医学科学研究的根本目的在于解决人类疾病的预防和治疗问题。因此，在实际可能的条件下，应尽量选择那些在结构、代谢、机能和疾病特点方面与人类相似的实验动物做实验。一般认为，实验动物越高等，其结构、机能和代谢越复杂，反应就越接近人类。这也是选择实验动物时应优先考虑动物种系发展阶段的原因。

2. 选用遗传背景明确、具有已知菌丛和模型性状显著且稳定的实验动物 医学科研实验中的一个关键问题，就是怎样使动物实验的结果可靠、有规律，从而可精准判定实验结果，得出正确结论。因此，要尽量选用从遗传学、微生物学、营养学、环境卫生学等方面都得到严格控制而培育的标准化实验动物，从而排除因实验动物携带细菌、病毒、寄生虫和潜在疾病对实验结果的影响，排除因实验动物杂交而出现遗传上不均质、个体差异明显所致反应不一致的情况，这样才有利于进行实验研究成果的国内外学术交流。

3. 选用解剖和生理特点符合实验目的要求的实验动物 选用解剖和生理特点符合实验目的要求的实验动物做实验，是保证实验成功的关键问题。某些实验动物具有某些典型的解剖或生理特点，为实验观察提供了便利条件，如能适当使用，将减少实验准备方面的麻烦，降低操作的难度，使实验更容易成功。如两栖动物的神经干是进行神经干动作电位研究的理想标本。

4. 选择不同种系中存在某些特殊反应的实验动物 不同种系实验动物对相同因素的反应往往是相似的，但也可能出现某些种系存在一些特殊反应的情况。实验研究中常要选用那些对干扰因素最敏感的动物作为实验对象。因此，不同动物存在的某些特殊反应性在选择实验动物时有重要意义。如蛙类腹直肌对乙酰胆碱具有极高的敏感性，适宜做乙酰胆碱测定实验。

5. 选用人畜共患病的实验动物和传统应用的实验动物 有些疾病的病原不仅对人，而且对动物也造成相似的疾病，由此可提供研究病因学、流行病学、发病机制、预防和治疗的良好动物模型。如黑热病地区的家犬也会因感染利什曼原虫而发病，犬于是就成为研究黑热病的理想实验动物。

6. 选用易获得易饲养易繁殖、符合节约原则的实验动物 在实验研究中，选用易获得、易饲养、易繁殖且符合节约原则的实验动物有重要意义。此类动物不仅有助于实验的顺利进行，还能有效利用资源，减少浪费。在实际研究中，实验大鼠和实验小鼠可满足上述条件，成为使用量大、用途广的常用实验动物。而家兔因其体型较大，手术操作方便也成为机能学实验中的常用动物。

（二）机能学实验常用实验动物

1. 蛙或蟾蜍　两栖动物蛙或蟾蜍较容易获得，也较容易制备成各种在体和离体实验标本，是医学实验中常用的一类动物。在生理、药理等实验中，蛙类的心脏在离体情况下可长时间、有节律地搏动，所以常用来进行心脏的生理功能、药物对心脏的作用等方面的研究。蛙类的腓肠肌和坐骨神经可用来观察外周神经的生理功能，以及药物对坐骨神经、横纹肌或神经肌肉接头的作用。蛙的腹直肌可用于鉴定拟胆碱药物的效用。蛙还常用来做脊休克、脊髓反射和反射弧分析等实验。

2. 小鼠　由于小鼠的体型小，生长繁殖快，成熟早，性情温顺，对外来刺激敏感，质量标准明确，易于饲养管理和大量繁殖且价廉，故应用较为广泛。特别是用于需要大量动物实验的研究，如药物筛选、半数致死量的测定、药物效价比较、抗感染和抗肿瘤药物及避孕药物的研究等。此外，破坏小脑动物观察、去大脑僵直等实验也常选用小鼠。目前，我国生物医学动物实验中使用较多的是昆明小鼠（Kunming mice，KM 小鼠）。昆明小鼠是我国生产量和使用量均较大的远交群小鼠，来源于 Swiss 小鼠。

3. 大鼠　也是常用的实验动物之一，其用量仅次于小鼠。大鼠的特点与小鼠相似，但体型较大，一些在小鼠身上不便进行的实验可改用大鼠。大鼠的血压和人相近，且较稳定，常选用大鼠进行心血管功能的研究。在抗高血压药的研究开发中，自发性高血压大鼠（SHR）品系是较常用的动物。目前，我国生物医学动物实验中使用较多的是维斯塔（Wistar）大鼠和 SD 大鼠。Wistar 大鼠为大鼠 rattus norvegicus 的一个品系，1907 年由美国 Wistar 研究所育成，现已遍及世界各国的实验室，适用于神经科学、药理学及内分泌学研究。SD 大鼠是 1925 年美国斯普拉格·多雷（Sprague Dawley）农场用 Wistar 大鼠培育而成的一个品系，广泛用于药理、毒理及营养学研究。

4. 豚鼠　对组胺很敏感，易致敏，常用于平喘药和抗组胺药的实验。豚鼠对结核分枝杆菌亦敏感，故也用于抗结核药的研究。此外豚鼠还用于离体心脏及肠平滑肌实验，其乳头肌和心房肌常用于电生理特性及心肌细胞动作电位实验，以及抗心律失常药物作用机制的研究。豚鼠还用于听力和前庭器官的实验等。

5. 家兔　体型较大，温顺、易饲养，常用于观察药物对心脏活动、呼吸运动、泌尿功能的影响及有机磷农药中毒和解救实验等，亦用于研究药物对中枢神经系统的作用、体温实验、热源检查及避孕药实验等。

6. 猫　对外科手术的耐受性较强，血压较稳定，故常用于血压实验，但价格较昂贵。此外，猫也常用于心血管药物及中枢神经系统药物的研究。

7. 犬　常用于观察药物对心脏泵血功能和血流动力学的影响，以及心肌细胞、浦肯野纤维电生理研究，降压药及抗休克药的研究等。犬还可以通过训练用于慢性实验研究，如条件反射、高血压的实验治疗、胃肠蠕动和分泌实验、慢性毒性实验和中枢神经系统的实验等。现在的新药开发研究中，部分实验（如Ⅱ类以上新药的长期毒性实验）要求使用 Beagle 犬。Beagle 犬也叫“比格犬”，是一种原产于英国的小型猎兔犬，由于体型适中、性情温顺、遗传性状稳定、实验结果重复性好、适应性强等优点，经过 100 多年的驯养成为标准实验动物。它被广泛应用于医学、生物学、病理学、肿瘤学、药理学、生物化学等生命科学领域。1950 年美国推荐 Beagle 犬作为标准实验用犬，获得了大多数国家的认可，并被 WHO（世界卫生组织）推荐为安全性评价研究的首选用犬。

四、实验动物的随机分组与标记

（一）实验动物的随机分组

实验时，常需按研究方案进行动物分组。分组时为了避免人为因素的影响，常用随机数进行完全随机化的分组。

如某实验需将 16 个小鼠随机分成 2 组，可先将小鼠依次编为 1、2、3、…、16 号，然后为每个动物产生一个随机数（可用 Excel 表中的随机函数产生），再按随机数由小到大排序，前 8 个分到第 1 组，后 8 个分到第 2 组。

为了让随机分组具有均衡性，还可先按某个指标（如体重）分成区组，然后再对每个区组进行完全随机分组。如在上例中，可先对动物称重，按体重从小到大排序，分成 8 个区组，每个区组中的两个动物再按完全随机化分组的办法分配至 1 组或 2 组中。

（二）实验动物的标记

1. 颜料涂染标记法 对小鼠、大鼠等体型较小动物常用被毛涂色标记方法标记。常用的颜料有 3%～5% 苦味酸溶液（黄色）、2% 硝酸银溶液（咖啡色）和 0.5% 中性品红溶液（红色）等。标记时用毛笔或棉签蘸取上述溶液，在动物身体的不同部位涂上斑点，以示不同号码。常用的编号原则如下：先左后右，从上到下；涂在左前腿上的斑点标志为 1 号，左侧侧腹部为 2 号，左后腿为 3 号，头顶部为 4 号，背部为 5 号，尾基部为 6 号，右前腿为 7 号，右侧侧腹部为 8 号，右后腿为 9 号。若动物编号超过 10 时，可使用上述两种不同颜色的溶液，如把红色记为十位数，黄色记为个位数，那么右后腿黄斑，头顶红斑，则表示是 49 号，其余类推（图 2-1）。

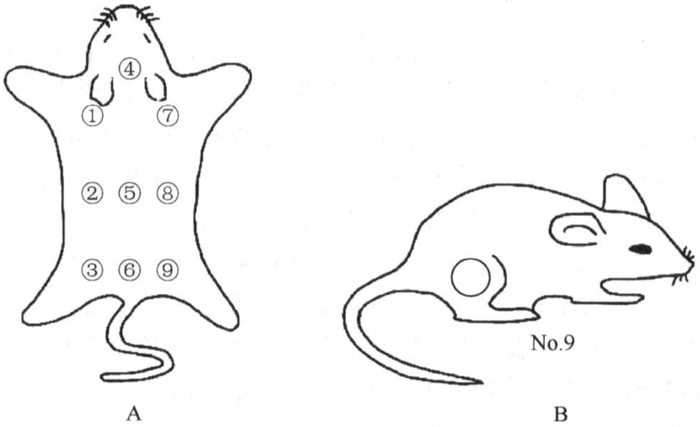

图 2-1 小鼠背部涂染标记法

A. 涂色标记原则；B. 第 9 号标记实例

2. 烙印法 常用于对家兔进行标号。做法是先用乙醇溶液消毒耳部烙印部位，再用刺数钳在动物耳上刺上号码，然后用蘸着溶在乙醇溶液中黑墨的棉签在刺号上加以涂抹。

3. 号牌法 猫、犬、家兔等较大的动物，可用特制的号码牌（金属）固定于实验动物的耳上，或系于颈部进行标识。

五、实验动物的保护

实验动物是为人类的健康和发展作出贡献和牺牲的生命体，人类在利用的时候应该予以善待。为了提高实验动物管理工作质量和水平，维护动物福利，促进人与自然和谐发展，适应科学研究、经济建设和对外开放的需要，根据《实验动物管理条例》，科学技术部于 2006 年发布了《关于善待实验动物的指导性意见》，基本内容摘要如下。

善待实验动物，指在饲养管理和使用实验动物过程中，需要采取有效措施，使实验动物免遭不必要的伤害、饥渴、不适、惊恐、折磨、疾病和疼痛；保证动物能够实现自然行为，受到良好的管理与照料，拥有清洁、舒适的生活环境，获得充足的、保证健康的食物、饮水等。

善待实验动物还需遵循“3R”原则，实现科学、合理、人道地使用实验动物。“3R”原则：①减少（reduction），如果某一研究方案中必须使用实验动物而没有可行的替代方法，则应把使用动物的数量降到实现科研目的所需的最小量。②替代（replacement），如使用低等级动物代替高等级动物，或不使用活着的脊椎动物进行实验而采用其他方法，以达到与进行动物实验相同的目的。③优化（refinement），如通过改善动物设施、饲养管理和实验条件，精选实验动物、技术路线和实验手段，优化实验操作技术，尽量减少实验过程对动物机体的损伤，减轻动物遭受的痛苦和应激反应，从而使动物实验得出科学的结果。

科研过程中善待实验动物的要求：

1. 国家开始实施资格许可制度，只有通过培训而且获得动物实验资格证书的人员，才能从事动物实验的工作。动物实验实施方案设计合理，规章制度齐全并能有效实施；使用实验动物的组织和个人必须取得相应的行政许可。使用实验动物进行研究的科研项目，应制订科学、合理、可行的实施方案。该方案经实验动物管理委员会（或实验动物道德委员会、实验动物伦理委员会等）批准后方可组织实施。

2. 在实验动物应用过程中，应将动物的惊恐和疼痛降到最低程度。实验现场避免无关人员进入。

3. 在对实验动物进行手术、解剖或器官移植时，必须进行有效麻醉。术后恢复期应根据实际情况，进行镇痛和有针对性的护理及饮食调理。

4. 保定实验动物时（保定：为使动物实验或其他操作顺利进行而采取适当的方法或设备限制动物的行动，实施这种方法的过程叫保定），应遵循“温和保定，善良抚慰，减少痛苦和应激反应”的原则。保定器具应结构合理、规格适宜、坚固耐用、环保卫生、便于操作。在不影响实验的前提下，对动物身体的强制性限制宜降到最低程度。

5. 在不影响实验结果判定的情况下，应选择“仁慈终点”（仁慈终点：是指在动物实验过程中，选择动物表现疼痛和抑郁的较早阶段为实验的终点），避免延长动物承受痛苦的时间。

6. 处死实验动物时，须按照人道主义原则实施安死术（安死术：是指用公众认可的、以人道的方法处死动物的技术。其含义是使动物在没有惊恐和痛苦的状态下安静地、无痛苦地死亡）。处死现场不宜有其他动物在场。确认动物死亡后，方可妥善处置尸体。猿等灵长类动物原则上不予处死，实验结束后单独饲养，直至自然死亡。

（汕头大学　沈建新　许淑芹　陈淑玲　黄静明）

第二节　实验动物用药量的确定及计算方法

一、动物用药量的确定

机能学实验中观察研究一种治疗药或工具药的作用时，确定实验动物的用药量是实验开始阶段的一个重要问题，剂量太小，作用不明显；剂量太大，又可能引起动物中毒，甚至死亡，通常可以按下述方法确定剂量。

1. 先用小鼠粗略地探索中毒剂量或致死量，然后选用小于中毒量的剂量为应用剂量，或取致死量的 1/10～1/5 为初试剂量（initial dose）。

2. 根据参考文献提供的相同药物的剂量确定应用剂量，或参考化学结构和作用都相似的药物的剂量确定初试剂量。

3. 一般情况下，在适宜的剂量范围内，药物的作用常随剂量的加大而增强。有条件时，选用几个剂量作药物的剂量-效应曲线（dose-effect curve），以获得药物作用的较完整资料，并从中选择适当的剂量为应用剂量。

4. 根据动物或人的应用剂量进行动物之间，以及动物与人之间的剂量换算以确定初试剂量。

5. 剂量确定后，可通过预实验对药物作用进行观察，根据实验情况作相应调整，最终确定应用剂量。如在预实验中初试剂量的作用不明显，也没有中毒的表现（体重下降、精神不振、活动减少或其他症状），可以加大剂量再次试验。如出现中毒现象，作用也明显，则应降低剂量再次试验。

二、人与动物及各类动物间药物剂量的换算

在机能学实验研究中，动物与动物之间及动物与人之间在药物使用量上存在一定的差异，需进行换算。通常可按体重或按体表面积进行换算。

1. 按体重换算 已知 A 种动物每千克体重用药量，欲估算 B 种动物每千克体重用药量时，可先查表 2-1，找出折算系数（W），再按式（2-1）计算。

$$B\text{ 种动物剂量（mg/kg）} = \text{折算系数（}W\text{）} \times A\text{ 种动物剂量（mg/kg）} \tag{2-1}$$

表 2-1 动物与人的每千克体重等效剂量折算系数表

B 种动物或成人	A 种动物或成人						
	小鼠（20g）	大鼠（200g）	豚鼠（400g）	家兔（1.5kg）	猫（2kg）	犬（12kg）	人（60kg）
小鼠（20g）	1.00	1.40	1.60	2.70	3.20	4.80	9.01
大鼠（200g）	0.70	1.00	1.14	1.88	2.30	3.60	6.25
豚鼠（400g）	0.61	0.87	1.00	1.65	2.05	3.00	5.55
家兔（1.5kg）	0.37	0.52	0.60	1.00	1.23	1.76	3.30
猫（2kg）	0.30	0.42	0.48	0.81	1.00	1.44	2.70
犬（12kg）	0.21	0.28	0.34	0.56	0.68	1.00	1.88
人（60kg）	0.11	0.16	0.18	0.30	0.37	0.53	1.00

【例 1】 已知某药对小鼠的最大耐受量（maximum tolerated dose）为 20mg/kg（20g 小鼠用 0.4mg），据此折算家兔用药量。

查表 2-1，A 种动物为小鼠，B 种动物为家兔，交叉点即为折算系数（W）= 0.37，故家兔用药量为 0.37×20mg/kg = 7.4mg/kg，2.0kg 家兔用药量为 7.4mg/kg×2.0kg = 14.8mg。

2. 按体表面积换算 根据不同种属动物体内的血药浓度和作用与动物体表面积呈平行关系，按体表面积折算剂量比按体重折算更为精确。常用动物与人的体表面积比值见表 2-2。

表 2-2 常用动物与人的体表面积比值表

	小鼠（20g）	大鼠（200g）	豚鼠（400g）	家兔（1.5kg）	猫（2kg）	犬（12kg）	人（70kg）
小鼠（20g）	1.00	7.00	12.25	27.80	29.70	124.20	387.90
大鼠（200g）	0.14	1.00	1.74	3.90	4.20	17.80	56.00
豚鼠（400g）	0.08	0.57	1.00	2.25	2.40	10.20	31.50
家兔（1.5kg）	0.04	0.25	0.44	1.00	1.08	4.50	14.20
猫（2kg）	0.03	0.23	0.41	0.92	1.00	4.10	13.00
犬（12kg）	0.008	0.06	0.10	0.22	0.23	1.00	3.10
人（70kg）	0.0026	0.018	0.031	0.07	0.078	0.32	1.00

【例 2】 由动物用量推算人的用量。家兔静脉注射已知某药的最大耐受量为 6mg/kg，推算人的最大耐受量是多少？

查表 2-2，先竖后横，家兔体重 1.5kg，与人的体表面积比值为 14.20，家兔最大耐受量为 6mg/kg×1.5kg = 9mg，那么人的最大耐受量为 9mg×14.20 = 127.8mg。取其 1/10～1/3 作为初试剂量。

【例3】 由人用量推算动物用量。已知某中药成人每次口服 15g 有效。拟用犬研究其作用机制，应用多少量？

查表 2-2 人与犬的体表面积比值为 0.32，那么犬用量为 15g×0.32 = 4.8g。取其 1/3 作为初试剂量。

（三峡大学 赵海霞）

第三节 实验动物的给药途径与方法

一、经口给药

（一）自动摄入给药

自动摄入给药是将溶于水并且在水溶液中较稳定的药物放入动物饮水中，不溶于水的药物混于动物饲料内，由动物自行摄入。该方法操作简单，给药时动物接近自然状态，不会引起动物应激反应，适合长期给药干预的实验，如抗高血压药物药效、药物毒性测试等。该方法的缺点是在动物饮水和进食过程中，有部分药物损失，药物摄入量计算不准确，而且由于动物本身的状态、饮水量、摄食量和时间不同，药物摄入量和时间不易保证，影响药物作用分析的准确性。

（二）强制经口给药

强制经口给药是将动物适当固定，强迫动物摄入药物。这种方法的优点是能准确把握给药时间和剂量，及时观察动物的反应，适合急性和慢性动物实验。该方法的缺点是经常强制性操作易引起动物不良生理反应，甚至操作不当，造成动物死亡，为避免以上问题，应熟练掌握该项技术。强制性给药方法主要有两种：

1. 固体药物口服 一人操作时用左手从背部抓住动物头部，同时以拇指、示指压迫动物口角部位使其张口，右手用镊子夹住药片放于动物舌根部位，然后让动物闭口吞咽下药物。

2. 液体药物灌胃 小鼠与大鼠一般由一人操作，左手捏持或抓住动物头、颈、背部皮肤，使动物腹部朝向术者，右手将连接注射器的硬质灌胃管由口角处插入口腔，用灌胃管将动物头部稍向背侧压迫，使口腔与食管呈一直线，将灌胃管沿上腭壁轻轻插入食管，插入深度一般为小鼠3cm、大鼠5cm。插管时应注意动物反应，如插入顺利，动物安静，呼吸正常，可注入药物。如动物剧烈挣扎或插入有阻力，应拔出胃管重插。如将药物灌入气管，可致动物立即死亡。给家兔灌胃时宜用兔固定箱或由两人操作。助手取坐位，用两腿夹住动物腰腹部，左手抓兔双耳，右手握持前肢，以固定动物。术者将木制开口器横插兔口内并压住舌头，将一导尿管经开口器中央小孔沿上腭壁插入食管约15cm，将导尿管外口置一杯水中，看是否有气泡冒出，检测是否插入气管。确定导管不在气管后，即可注入药物。各种给药途径的给药体积及可能的最大给药体积见表2-3。

表2-3 各种给药途径的给药体积（mL/kg）及可能的最大给药体积（mL）

动物种属	给药途径					
	口服	皮下注射	肌内注射	腹腔注射	静脉注射（单次）	静脉注射（缓注）
小鼠	10（50）	10（40）	0.05（0.1）	20（80）	5	（25）
大鼠	10（40）	5（10）	0.1（0.2）	10（20）	5	（20）
家兔	10（15）	1（2）	0.25（0.5）	5（20）	2	（10）
犬	5（15）	1（2）	0.25（0.5）	1（20）	2.5	（5）
狨猴	10（15）	2（5）	0.25（0.5）	4（20）	2.5	（10）
小型猪	10（15）	1（2）	0.25（0.5）	1（20）	2.5	（5）

注：表中括号内数字为可能的最大给药体积。

（三峡大学 赵海霞）

二、注射给药

（一）两栖动物淋巴囊注射

青蛙与蟾蜍皮下有多个淋巴囊，注射药物易于吸收，适合全身给药。常用注射部位为胸、腹和股淋巴囊。为防止注入药物自针眼处漏出，胸淋巴囊注射时应将针头刺入口腔，由口腔组织穿刺到胸部皮下，注入药物。股淋巴囊注射时应由小腿刺入，经膝关节穿刺到股部皮下，注射药液量一般为0.25～0.5mL。

（二）皮下注射

皮下注射是将药物注射于皮肤与肌肉之间，适合所有哺乳动物。实验动物皮下注射一般应由两人操作，熟练者也可一人完成。由助手将动物固定，术者用左手捏起皮肤，形成一皮肤皱褶，右手持注射器刺入皱褶皮下，将针头轻轻左右摆动，如摆动容易，表示确已刺入皮下，再轻轻回抽针栓，如无回血，确定没有刺入血管后，将药物注入。拔出针头后应轻轻按压针刺部位，以防药液漏出，并可促进药物吸收。

（三）肌内注射

肌肉血管丰富，药物吸收速度快，故肌内注射适合几乎所有水溶性和脂溶性药物，特别适用于犬、猫、家兔等肌肉发达的动物，而小鼠、大鼠、豚鼠因肌肉较少，肌内注射稍有困难，必要时可选用股部肌肉。肌内注射一般由两人操作，小动物也可由一人完成。助手固定动物，术者用左手指轻压注射部位，右手持注射器刺入肌肉，回抽针栓，如无回血，表明未刺入血管，将药物注入。然后拔出针头，轻轻按摩注射部位，以助药物吸收。

（四）腹腔注射

腹腔吸收面积大，药物吸收速度快，故腹腔注射适用于多种刺激性小的水溶性药物的用药，是啮齿动物常用给药途径之一。腹腔注射穿刺部位一般选在下腹部正中线两侧，该部位无重要器官。腹腔注射可由两人完成，熟练者也可由一人完成。助手固定动物，并使其腹部向上，术者将注射器针头在选定部位刺入皮下，然后使针头与皮肤成45°缓慢刺入腹腔。如针头与腹内小肠接触，一般小肠会自动移开，故腹腔注射较为安全。刺入腹腔时，术者可有阻力突然减小的感觉，再回抽针栓，确定针头未刺入小肠或膀胱后，缓慢注入药液。

（五）静脉注射

静脉注射是将药物直接注入血液，无须经过吸收阶段，药物作用最快，是机能学急、慢性动物实验最常用的用药方法。静脉注射给药时，不同种类的动物由于其解剖结构的不同，应选择不同的静脉血管。

1. 家兔耳缘静脉注射 家兔耳郭背面外侧缘有粗长而清晰的耳缘静脉，很适合静脉注射。将家兔置于兔固定箱内，没有兔固定箱时可由助手将家兔固定在实验台上，特别注意使兔头不能随意活动。剪去家兔耳外侧缘被毛，用乙醇轻轻擦拭、轻揉或加温耳缘局部，使耳缘静脉充分扩张。术者左手示指与中指轻夹耳缘静脉近心端，使其进一步充盈扩张，拇指和无名指固定耳郭末端，并使其被拉直。右手持注射器由远心端刺入静脉。再顺血管腔向近心端刺进约1cm，然后由左手拇、示、中指将穿刺静脉段与针头紧紧捏住以固定两者，右手缓慢推注药物入血液。如感觉推注阻力很大，并且局部肿胀，表示针头已滑出血管，应重新穿刺。注意家兔耳缘静脉穿刺时应尽可能从远心端开始，以便重复注射，必要时可仅将注射器取下，将针头留置于静脉内，并在针头内插入一个针芯，防止出血，下次注射时将针芯取出，不必再进行静脉穿刺（图2-2）。

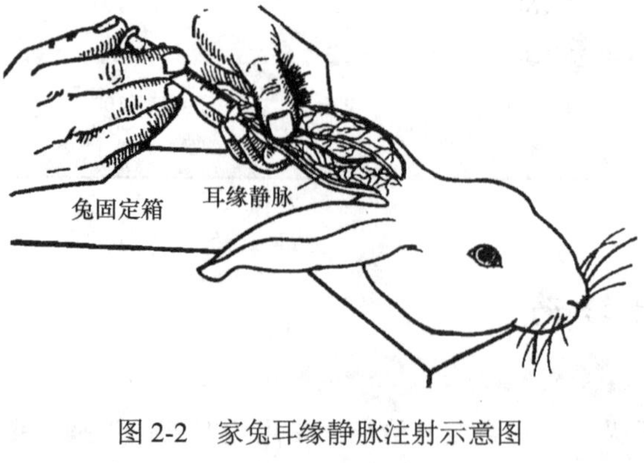

图2-2 家兔耳缘静脉注射示意图

2. 小鼠与大鼠尾静脉注射 小鼠尾部有三根静脉，两侧和背部各一根，两侧的尾静脉更适合注射。注射时先将小鼠置于鼠固定筒内或扣在烧杯中，让尾部露出，用乙醇溶液或二甲苯反复擦拭尾部或浸于40～50℃的温水中加热1min，使尾静脉充分扩张。术者用左手拉尾尖部，右手持注射器（以4号针头为宜）将针头刺入尾静脉，然后左手捏住鼠尾和针头，右手注入药物。如推注阻力很大，局部皮肤变白，表示针头未刺入血管或滑脱，应重新穿刺，注射药液量以每只动物0.15mL为宜。幼年大鼠也可进行尾静脉注射，方法与小鼠相同，但成年大鼠尾静脉穿刺困难，不宜采用尾静脉注射。

3. 犬前肢头静脉注射 犬前肢小腿前内侧有较粗的头静脉，是犬静脉注射较方便的部位。注射时先剪去该部位被毛，用压脉带绑扎前肢小腿近端或由助手抓紧该部位，使头静脉充分扩张。术者左手抓住小腿末端，右手持注射器刺入静脉，此时可见明显回血，然后放开压脉带，左手固定针头，右手缓慢注入药物。

（三峡大学 赵海霞）

第四节 常用实验动物麻醉方法

在急、慢性动物实验中，手术前均应将动物麻醉，以减轻或消除动物的痛苦，保持安静。实验动物麻醉方法主要有如下几种。

一、吸入麻醉

机能学实验常用的吸入麻醉剂是异氟烷、乙醚等。两者都为无色易挥发的液体，有特殊的刺激性气味，易燃易爆，应用时最好在通风橱中进行，并远离火源。乙醚麻醉时对动物的呼吸、血压无明显影响，麻醉速度快，维持时间短，适合时间短的手术和实验，如去大脑僵直、小脑损毁实验等，也可用于凶猛动物的诱导麻醉。

给犬吸入乙醚麻醉时可用特制的铁丝犬嘴套套住犬嘴，由助手将犬固定于手术台，术者用2～3层纱布覆盖犬嘴套，然后将乙醚不断滴于纱布上，使犬吸入乙醚。吸入乙醚后，往往由于中枢抑制解除而首先有一个兴奋期，动物挣扎，呼吸快而不规则，甚至出现呼吸暂停。如呼吸暂停应将纱布取下，等动物呼吸恢复后再继续吸入乙醚，以防呼吸暂停后呼吸过度而吸入过多乙醚。继而动物逐渐进入外科麻醉期，呼吸逐渐平稳均匀，角膜反射消失或极迟钝，对疼痛反应消失，此时即可进行手术。

麻醉猫、大鼠、小鼠时可将动物置于适当大小的玻璃罩中，再将浸有乙醚的棉球或纱布放入罩内，并密切注意动物反应，特别是呼吸变化，直到动物麻醉。给家兔麻醉时，可将浸有乙醚的棉球置于一个大烧杯中，术者左手持烧杯，右手抓其双耳，使其口鼻伸入烧杯吸入乙醚，直到动物麻醉。

乙醚麻醉注意事项：①乙醚吸入麻醉中常刺激呼吸道黏膜而产生大量分泌物，易造成呼吸道阻塞，可在麻醉前半小时皮下注射阿托品（0.1mL/kg），以减少呼吸道黏膜分泌物。②乙醚吸入过程中动物挣扎，呼吸变化较大，乙醚吸入量及速度不易掌握，应密切注意动物反应，以防吸入过多、麻醉过度而使动物死亡。如出现呼吸停止，应立即处理（具体方法见本章-第七节）。

二、注射麻醉

机能学实验中常用的注射麻醉剂有如下几种。

1. 氨基甲酸乙酯（又称乌拉坦，urethane） 易溶于水，在水溶液中稳定，一般配制成20%～25%的溶液，常用于犬、猫、家兔、豚鼠、大鼠、小鼠等的麻醉，可静脉注射或腹腔注射。一次给药后麻醉持续时间为4～6h或更长，麻醉速度快、麻醉过程平稳，麻醉时对动物的呼吸、循环无明显影响。但动物苏醒很慢，仅适用于急性动物实验。

2. 戊巴比妥钠 易溶于水，在水溶液中较稳定，但久置后易析出结晶，稍加碱性溶液则可防止结晶析出。根据实验动物不同，可配制成1%～3%溶液，可静脉注射或腹腔注射，一次给药后麻醉维持时间为3～4h，一次补充量不宜超过原给药量的1/5。几种常用注射麻醉剂的参考剂量见表2-4。

表2-4 常用注射麻醉剂的参考剂量

药物名称	给药途径	参考剂量（g/kg）					
		犬	猫	家兔	豚鼠	大鼠	小鼠
氨基甲酸乙酯	静脉注射	0.75～1		1			
	腹腔注射	0.75～1	1	1	1	1～2	1.5～2
戊巴比妥钠	静脉注射	0.025～0.035		0.035～0.04			
	腹腔注射	0.025～0.035	0.04	0.035～0.04	0.035	0.04	0.04

注射麻醉一般采用静脉注射和腹腔注射，注射方法与本章-第三节“实验动物的给药途径与方法”相同。

（1）静脉注射较适合家兔、犬等静脉穿刺较方便的动物。静脉注射麻醉速度快，兴奋期短而不明显，可根据动物反应随时调整注射速度和剂量，易于准确达到所需麻醉深度，是机能学实验中常用的麻醉方法之一。静脉注射麻醉时，一般应将计算用药总量的1/3快速注入（但也不宜过快），这样可使动物迅速度过兴奋期，其余2/3应缓慢注射，以防麻醉过度。静脉注射过程中，术者应密切注视动物呼吸频率和节律（而不是由术者或助手用手触摸呼吸运动），如呼吸过度减慢或不规则，应暂停或减慢注射，并且随时检查动物肌张力和对夹捏肢体皮肤的痛反应，以判断麻醉深度，直至达到所需麻醉状态。理想麻醉状态的指标包括动物失去知觉，呼吸深慢平稳，角膜反射消失或极迟钝，全身肌肉松弛，痛反应极迟钝。

（2）腹腔注射常用于大鼠、豚鼠和猫的麻醉，一般将计算麻醉剂量一次性注入，操作较为简便，但麻醉作用慢，兴奋期表现较明显，麻醉深度不易掌握。

注射麻醉时应注意如下事项：①术者一定要密切观察动物呼吸，根据呼吸随时改变注射速度，避免发生动物呼吸过慢甚至停止而错过施救的情况，如动物呼吸停止应立即抢救（见本章-第七节中“动物实验意外及处理”）。②如用药量已达参考剂量而动物仍呼吸急促，对夹捏肢体末端的痛反应明显，可继续缓慢加注麻醉药，需等候一段时间），直到麻醉满意。但腹腔注射一次加用剂量不能超过计算总量的1/5。③在寒冷条件下麻醉动物往往体温逐渐下降，应注意保温。

（武汉大学 彭碧文）

三、局部麻醉

局部麻醉通常用1%普鲁卡因溶液在手术部位做皮内注射和皮下组织浸润注射。局部麻醉主要用于实验要求全身浅麻醉或清醒动物时减轻动物疼痛。

（汕头大学 沈建新 陈淑玲 许淑芹 黄静明）

第五节 机能学实验常用生理溶液的配制

内环境稳态是机体细胞、组织和器官维持正常功能活动的必要条件。机能学实验对象（如细胞、组织、器官或整个机体）所接触（含浸泡）的液体中的各种理化因素，如各种离子浓度、渗透压、酸碱度、温度等，会影响实验对象的正常功能活动。生理溶液是保证实验对象正常功能活动的基础液体。下面介绍几种常用的生理溶液。

1. 生理盐水（physiological saline） 0.9% NaCl 为哺乳动物的生理盐水；0.65% NaCl 为两栖动物组织和细胞的生理盐水。

2. 任氏液（Ringer solution，又称林格液） 适用于两栖动物实验。

3. 乐氏液（Locke's solution） 适用于哺乳动物实验。

4. 台氏液（Tyrode's solution） 常用于哺乳动物的组织，特别是小肠。

5. 克-亨液（Krebs-Hensleit's solution） 适用于哺乳动物的各种组织，常用于离体血管、离体气管条及离体心脏或肝脏的灌注。

6. 克氏液（Krebs solution） 适用于哺乳动物的各种组织，常用于肝、脑、肾、肺和气管标本。

一、常用生理溶液成分与含量

常用生理溶液成分与含量见表 2-5。

表 2-5 常用生理溶液的成分与含量 （单位：g/L）

药品名称	任氏液（用于两栖类）	乐氏液（用于哺乳类）	台氏液［用于哺乳类（小肠）］	克-亨液（用于血管）	克氏液（用于肝、脑、肾、肺和气管）
NaCl	6.50	9.00	8.00	6.90	5.54
KCl	0.14	0.42	0.20	0.35	0.35
$CaCl_2$	0.12	0.24	0.20	0.28	0.28
$NaHCO_3$	0.20	0.10～3.00	1.00	2.09	2.09
NaH_2PO_4	0.01	—	0.05	—	—
$MgCl_2$	—	—	0.10	—	—
$MgSO_4$	—	—	—	0.29	0.29
KH_2PO_4	—	—	—	—	0.16
丙酮酸钠	—	—	—	0.22	0.43
葡萄糖	2.00（可不加）	1.00	1.10	2.00	2.00

二、配制生理溶液的方法

1. 方法一 是先将各成分分别配成一定浓度（如为生理溶液中相应成分浓度的 10 倍或以上）的基础溶液，然后按表 2-6 所述分量混合。

表 2-6 用基础溶液配制生理溶液的配比方法示例

成分	基础溶液浓度（%）	任氏液	乐氏液	台氏液
NaCl	20	32.50mL	45.00mL	40.00mL
KCl	10	1.40mL	4.20mL	2.00mL
$CaCl_2$	10	1.20mL	2.40mL	2.00mL
NaH_2PO_4	1	1.00mL	—	5.00mL
$MgCl_2$	5	—	—	2.00mL
$NaHCO_3$	5	4.00mL	2.00mL	20.00mL
葡萄糖	—	2.00g（可不加）	1.00～2.50g	1.00g
加蒸馏水至	—	1000mL	1000mL	1000mL

应当注意的是：① $CaCl_2$ 溶液需在其他基础溶液混合并用蒸馏水稀释后再逐滴加入，边滴边搅拌，以防生成钙盐沉淀；②葡萄糖应在临用时加入，已加入了葡萄糖的溶液不能久置。

2. 方法二 将性质接近的成分混合配制成母液，再取母液混匀和定容。如克氏液的配制方法实例如下：

先配母液 A、B、C。

A：	NaCl	55.4g	加水配成 500mL 液体
	KCl	3.5g	
	$MgSO_4$	2.87g	
B：	KH_2PO_4	1.62g	加水配成 400mL 液体
	$NaHCO_3$	21g	
C：	$CaCl_2$	2.8g	加水配成 100mL 液体

1000mL 克氏液的配制方法：依次加入 A 液 50mL+B 液 40mL+H_2O 900mL，摇匀后加入 C 液 10mL，加入 C 液时注意缓慢加入，边加边摇匀，防止沉淀，在溶液中加入葡萄糖 2.18g，4℃冰箱保存。最后用稀盐酸或者 1mol/L NaOH 调 pH 至 7.2～7.4。

（汕头大学　沈建新　陈淑玲　许淑芹　黄静明）

第六节　机能学实验手术器械

一、蛙类动物手术器械

机能学实验中常用的蟾蜍、牛蛙等蛙类动物手术中通常用到表 2-7 所示器械。

表 2-7　蛙类动物手术常用器械

器械	类型	数量	主要用途
剪刀	普通剪刀	1	用于剪断蛙类的脊柱或四肢骨骼
	手术剪	1	用于剪皮肤和肌肉等组织
	眼科剪	1	用于剪血管、神经和心包膜等细软组织
镊子	中号镊/有齿镊	1	用于夹捏组织和牵提切口处的皮肤
	直眼科镊和弯眼科镊	各 1	用于钝性分离血管、神经等细软组织
刺蛙针		1	用于破坏蛙类的脑和脊髓
玻璃分针		2	用于分离血管和神经等组织
蛙足钉		4	用于固定蛙类四肢
丝线		1	用于结扎或固定组织
滴管		若干	
烧杯	小、中号	各 1	
培养皿		1	
蛙板	木质蛙板	1	用于固定蛙类，使用时用蛙足钉将蛙四肢钉在木质蛙板上
	玻璃蛙板	1	用于蛙类离体组织器官的清洁和制备
锌铜弓		1	用于对蛙类神经肌肉标本施加刺激，以检查其兴奋性
蛙心夹		1	用于蛙类心脏舒缩活动的描记，使用时一端夹住心尖部，另一端用棉线连于张力传感器的应变梁上

（武汉大学　彭碧文）

二、哺乳动物手术器械

机能学实验中哺乳动物常用手术器械见表 2-8。

表 2-8　哺乳动物常用手术器械

器械	类型	数量	主要用途
手术刀		1	用于切开皮肤和脏器，握持方法见图 2-3
剪刀	弯手术剪	1	用于剪毛
	手术剪	1	用于剪开皮肤、皮下组织、筋膜和肌肉等组织，握持方法见图 2-4
	眼科剪	1	用于剪断神经，剪破血管、输尿管等
镊子	中号有齿镊	1	用于牵拉切口处的皮肤或坚韧的筋膜
	中号无齿镊	1	用于夹捏较大或较厚的组织和牵拉切口处的皮肤，握持方法见图 2-5
	直眼科镊和弯眼科镊	各 1	用于夹捏血管、神经等细软组织
止血钳	中小号直、弯无齿止血钳	各 2	用于夹住出血点以止血，还可用于分离皮下组织和肌肉，握持方法见图 2-6
	中小号直、弯有齿止血钳	各 2	用于夹住出血点以止血，还可用于提起切口处的皮肤
	蚊式止血钳	1	较细小，适用于分离小血管及神经周围的结缔组织
玻璃分针		2	分离血管和神经等组织
气管插管		1	为“Y”形管，急性动物实验时插入气管插管，以保证呼吸道通畅
动脉夹		4	用于夹闭动脉，暂时阻断动脉血流
塑料插管		若干	由粗细不同的塑料管制成，可分别作动脉、静脉和输尿管插管时用
三通阀		若干	可按实验需要改变液体流通方向，以便于静脉给药、输液和描记动脉血压等操作
丝线			用于结扎或固定组织
其他			如持针器（图 2-7）、缝线、缝针、注射器和针头等是常用手术器械

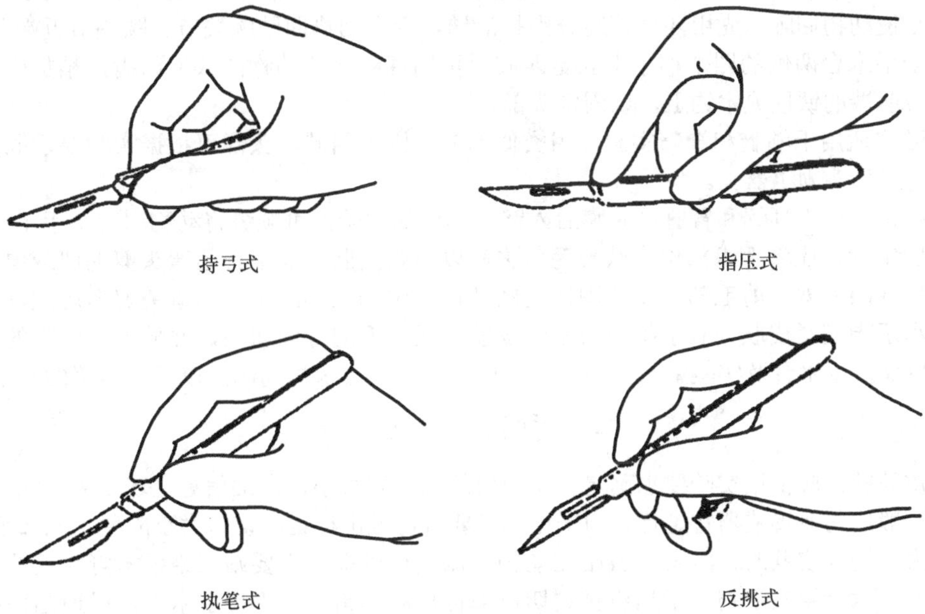

图 2-3　手术刀的握持方法

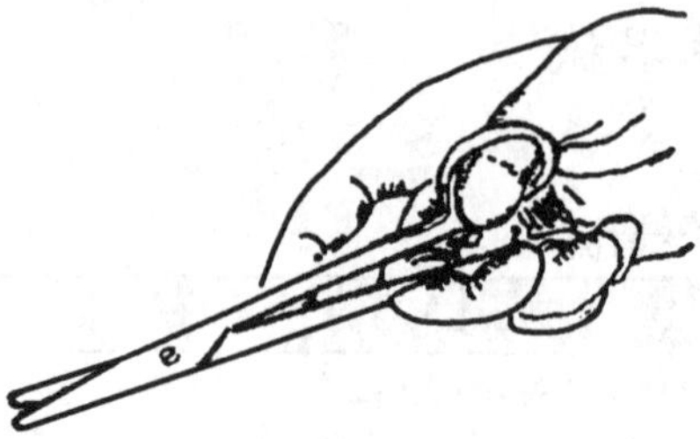

图 2-4　手术剪的握持方法

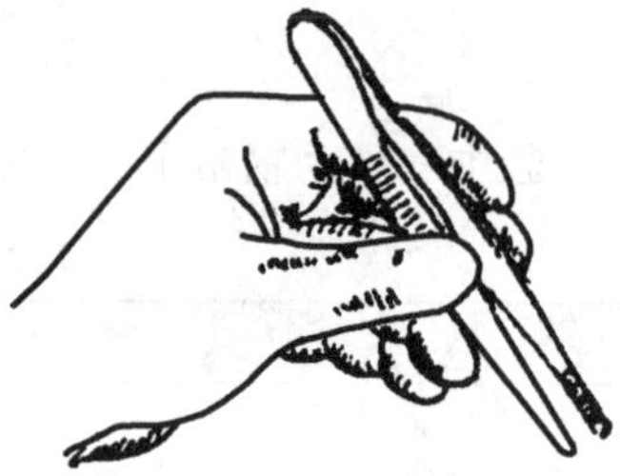

图 2-5　镊子的握持方法

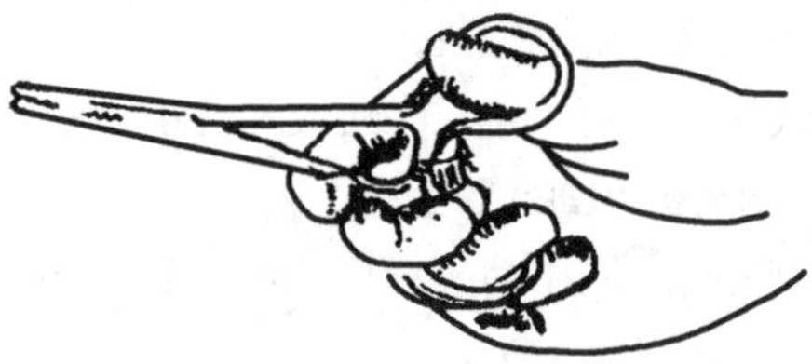

图 2-6　止血钳的握持方法

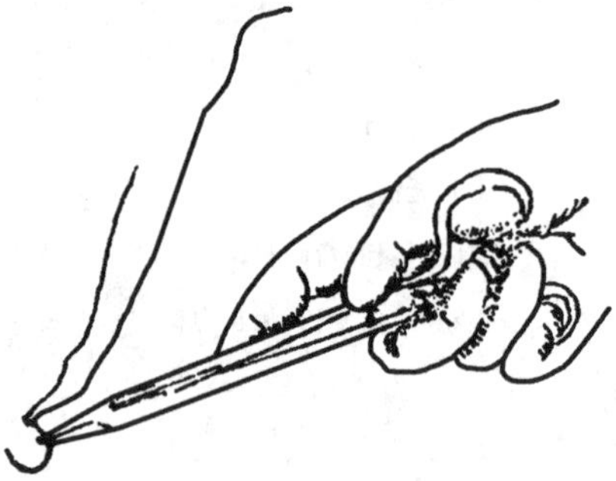

图 2-7　持针器的握持方法

（汕头大学　沈建新　陈淑玲　许淑芹　黄静明）

第七节　哺乳动物实验的操作技术

一、动物固定、剪毛

为方便实验手术操作和记录，一般应将麻醉动物固定于手术台。固定动物的方法和姿势依实验内容而定。

1. 仰卧位是机能学实验中最常用的固定姿势，适合于颈部、胸部、腹部和股部的手术及实验。固定方法是使动物仰卧，先用四根棉绳分别打活结，套在动物四肢腕关节、踝关节近端并稍拉紧，另一端缚于手术台两侧的四个钩子上固定四肢；再用棉绳钩住动物两只上门齿，稍加牵引将棉绳系在手术台前端的铁柱或木钩上，以固定头部。

2. 俯卧位适用于颅脑和脊髓实验，用类似的方法固定四肢，头部可根据实验要求固定于立体定位仪、马蹄形头固定器上。

3. 侧卧位适用于耳蜗和肾脏（腹膜后入路）部位的实验，可顺势将动物固定于手术台。

动物固定后，应将手术部位皮肤被毛剪去，以显露皮肤。剪毛宜用弯头剪毛剪或电推剪，不可用组织剪或眼科剪。剪毛部位及范围依皮肤切口部位和大小而定。为避免剪伤皮肤，术者可用左手拇指和示指绷紧皮肤，右手持剪刀平贴皮肤，逆着毛的方向剪毛，并随时将剪下的被毛放入容器中，以保持手术台及实验室的整洁。剪毛后用半湿纱布擦拭局部，以清除剪落的被毛。

二、手术切口及止血

切开皮肤前，应根据实验要求确定皮肤切口的部位和大小，详细信息见表 2-9。

切口一般应与血管或器官走行方向平行，必要时可做出标记。切口大小应便于深部手术操作，但不宜过大。切开皮肤时，术者一般站在动物右侧，也可根据需要站在距手术野较近的位置，助手站在对面。术者用左手拇、示指将预定切口部位皮肤绷紧，右手持手术刀，以适当力度逐层切开皮肤、皮下组织直至浅筋膜。顺肌纤维或神经血管走行方向反复撑开止血钳，分离筋膜或腱膜，必要时用止血钳夹持并提起筋膜或腱膜，用组织剪剪开一小口，然后顺皮肤切口的方向剪开扩大剪口，直到切口的起止部位。注意切口部位的解剖结构及特点，以避开或尽量减少神经、血管损伤为原则。

表 2-9 常用手术部位切口位置、切口标志及切口长度

实验内容	切口位置	切口标志	切口长度
气管插管 颈部血管和神经相关实验	颈前正中线	喉部下缘至胸骨上缘之间	家兔：6～8cm 犬：8～10cm 大鼠：2～3cm
膈肌相关实验	腹正中	胸骨剑突下 3cm	家兔：2～3cm
心脏相关实验	胸前正中线或左胸部	从胸骨左缘旁开 2cm 处逐层切断胸部肌肉，以可暴露 2～5 肋骨为止	家兔：5cm
膀胱、输尿管相关实验	耻骨联合上方正中线	沿腹白线向上和向下剪开腹壁，直至耻骨联合上沿	家兔：4～5cm
肾脏、肾神经相关实验	左肋缘下、骶棘肌腹侧缘	纵向切口	家兔：6cm
股部血管和神经相关实验	股部	沿血管走行方向切开皮肤	家兔：3～5cm

手术过程中注意不要损伤大血管，如有出血应及时止血，以免动物失血过多，并保持手术野清晰。止血的方法酌情而定。微小血管损伤引起的局部组织渗血，一般用湿热盐水纱布压迫即可止血。较大血管损伤出血时，可用止血钳夹住出血点及周围的少量组织，然后用丝线结扎止血，结扎后将止血钳取下并剪去多余丝线。肌肉组织出血多为渗血，且出血较多，可将肌肉结扎，以便止血。在实验间歇，应用温热生理盐水纱布盖好切口部位，防止组织干燥。

三、神经、血管分离技术

电刺激各神经干、引导记录神经干放电、各种血管插管均须事先将神经、血管游离，故神经、血管分离技术是机能学实验的基本技术之一。

神经、血管均很脆弱，分离时应轻柔、耐心，禁止使用镊子或止血钳夹持神经血管。分离神经、血管应按照先辨认，后分离；先分离神经，后分离血管；先分离较细神经，后分离较粗神经的原则进行。分离神经、血管时，应首先明确其解剖位置及其与周围组织器官之间的关系，确定后再行分离。

分离较粗大神经血管时（如颈总动脉和迷走神经），可用蚊式止血钳分离，方法是顺着神经、血管走行方向轻轻、反复撑开止血钳，将其与周围组织分离。如遇较大阻力，应仔细检查是否有血管分支，不可盲目用力，或者改变分离部位，直到将所需神经、血管分离。

分离家兔和大鼠较细的神经、血管时，宜用玻璃分针完成，方法是用玻璃分针顺着神经、血管走行方向轻轻划开神经-血管之间、神经-神经之间、动脉-静脉之间及周围的结缔组织，使神经、血管游离。例如，引导神经干放电，分离时玻璃分针的划向应与神经冲动传导方向相反；分离减压神经时应划向外周端，分离膈神经和肾神经时应划向中枢端，以减轻分离时对冲动来源神经段的牵拉，而且应尽量去除附着于神经干上的结缔组织，分离段也不宜过长。

（武汉大学 彭碧文）

四、插管技术

（一）气管插管

气管插管是指将一金属、玻璃或塑料“Y”形或“T”形导管插入动物气管，气管插管普遍应用于哺乳动物急性实验中。气管插管的意义在于保持麻醉动物呼吸道通畅、便于清除气管内分泌物、收集呼出气体样品，也可连接气体流量计等传感器用于检测呼吸运动。

气管插管所用器材包括哺乳动物手术器械一套、兔或大鼠手术台、棉线、纱布、20% 氨基甲酸乙酯或 1% 戊巴比妥钠。

气管插管的基本步骤如下：

动物麻醉后仰卧位固定在手术台上，颈部放正拉直，剪去颈前区被毛。于喉部下缘至胸骨上缘之间，沿正中线切开皮肤（切口长度：家兔 6～8cm，犬 8～10cm，大鼠 2～3cm）。采用止血钳反复逐层撑开组织的方法，沿正中线纵向分离皮下组织，暴露颈前肌肉群，用止血钳插入两侧肌肉群，顺肌纤维方向作钝性分离。再沿气管走行方向分离气管两侧及其与食管之间的结缔组织，游离气管，在气管下方穿一粗棉线备用。术者左手轻提棉线，右手持手术刀在甲状软骨下缘 1cm 处的气管环状软骨上横向切开气管前壁，长度约 1/3 气管直径，再于剪口上缘向头侧剪开 0.5cm 长的纵切口，使切口呈“⊥”形。如气管内有血液或分泌物，应用棉签蘸取干净。将气管插管经此“⊥”形切口向肺脏方向插入适当深度，用粗棉线将气管与气管插管一起结扎；粗棉线扎紧后在插管的侧管上打结固定，以防气管插管滑脱（图 2-8）。

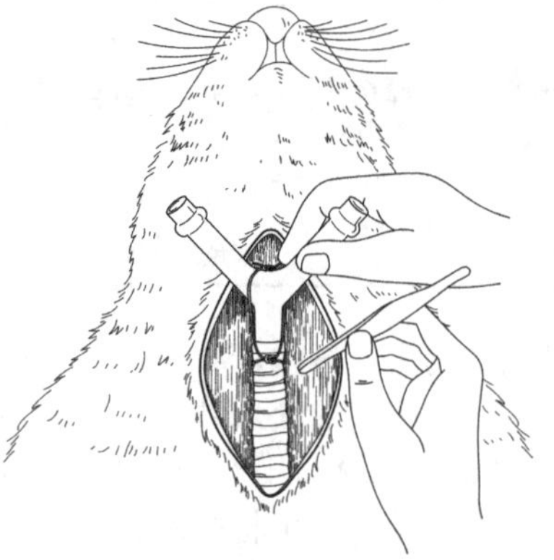
图 2-8 气管插管示意图

气管插管过程中应注意：①由于颈部大血管和重要神经均在中线两侧，而且越往颈根部方向，越向中线靠拢，因此颈部皮肤切口、皮下组织和颈前肌群的分离一定要沿正中线进行。手术越靠近颈根部，操作越要仔细，以免损伤大血管和重要神经。②钝性分离操作要胆大心细，力戒粗暴，分离颈前肌群时，要顺着肌纤维方向，止血钳插入不宜过深，以防损伤深层的气管和血管。

（武汉大学 彭碧文）

（二）颈总动脉插管

颈总动脉插管是将一根充满肝素或其他抗凝剂溶液的插管插入颈总动脉，可用于检测多种生理、病理、药物因素作用时动脉血压的变化，也可用于采集动脉血样，是机能学实验最常用的技术之一。实验器材除与“气管插管”相同的外，还有动脉插管、动脉夹、三通管、1% 肝素生理盐水。肝素粉剂用于体外抗凝时，可配成 0.5%～1% 肝素生理盐水；肝素针剂用于体外抗凝时，可配成 500～1000U/mL 的肝素生理盐水。体外抗凝还可用 6% 枸橼酸钠。

动物的麻醉与固定、颈部剪毛、切开颈部皮肤并进行气管插管等预先操作与前述相同。术者用左手拇、示指捏起颈部皮肤切口边缘和部分颈前肌肉稍向外侧牵拉，中指和无名指从外下面将背侧皮肤向腹侧轻轻顶起，即可清晰显露颈总动脉；右手持玻璃分针顺颈总动脉走行方向轻轻划开其周围的结缔组织，游离颈总动脉 2～3cm，并在其下方穿两根丝线备用。

取直径适宜的动脉插管并将其连接三通管，检查其插入端是否光滑，确定无尖无钩，将插管内充满 1% 肝素生理盐水，并排尽插管内气泡。

用一根丝线结扎分离的颈总动脉远心端，用动脉夹夹闭其近心端，另一丝线置于结扎部位与动脉夹之间。术者左手拇、中指提起结扎线，示指自下方托起血管，右手持眼科剪在靠近结扎线约 1mm 处呈 45° 往颈总动脉向心方向做一“V”形切口，切口的大小为颈总动脉直径的 1/3～1/2，将动脉插管向近心端插入颈总动脉 1～1.5cm，用丝线将动脉与动脉插管结扎在一起，并固定插管，以防插管滑脱（图 2-9）。剪除多余丝线后，将插

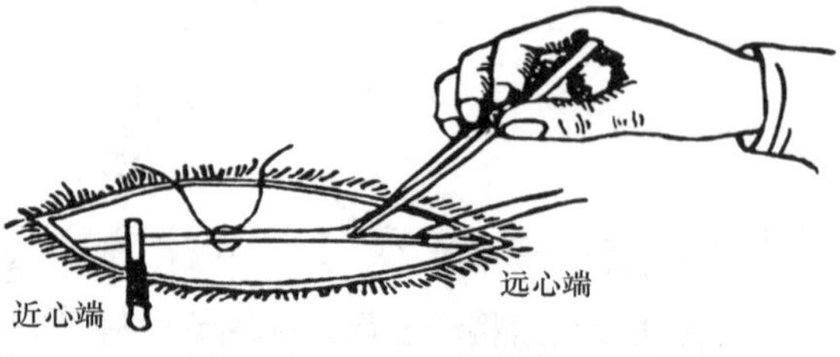

图 2-9 颈总动脉插管示意图

管连于压力传感器，调零后放开动脉夹，即可检测动脉血压。

颈总动脉插管应注意：①颈总动脉剪口的部位尽量靠近头端，剪口不宜过大或过小，过小时插管不易插入，过大时颈总动脉容易扯断。如不小心将颈总动脉扯断，可将剪口处结扎，再向近心端分离一段颈总动脉，重新剪口插管。②动脉插管尖端要光滑且圆钝，以防刺破动脉壁，引起大出血。如刺破动脉壁，应立即用动脉夹夹闭颈总动脉近心端，再向近心端分离一段颈总动脉，重新插管，必要时可改插对侧颈总动脉。③插管内肝素浓度不宜过低，以防插管内凝血，堵塞插管。如已出现凝血可通过三通管向颈总动脉注入肝素生理盐水，冲开血凝块，必要时可拔出插管，清除血凝块，冲洗后再重新插管。

（汕头大学 沈建新 许淑芹 陈淑玲 黄静明）

（三）家兔、大鼠颈外静脉插管

颈外静脉插管是将一根含抗凝剂的插管插入颈外静脉，建立静脉通道，通常用于检测中心静脉压，也可用于采取静脉血样、注射药物、快速输液等，特别适用于大鼠和豚鼠等表浅静脉注射困难的动物。实验器材与“颈总动脉插管”相同。

动物的麻醉、固定、气管插管均与前面所述相同。颈外静脉位于颈部左、右两侧皮下，位置表浅，术者用左手拇、示指捏起颈部切口皮缘，向外侧牵拉，可见到一根颜色呈紫蓝色，管径较粗的血管，即为颈外静脉。用玻璃分针或蚊式止血钳沿着血管走行，钝性分离颈外静脉周围结缔组织，游离 2～3cm 颈外静脉主干，在其下方穿两根细棉线备用。用静脉夹夹闭颈外静脉游离段的近心端，阻断血流使血管充盈，再用细棉线结扎其远心端。术者左手提起结扎线，用眼科剪在结扎处下方朝心脏方向剪一呈 45° 的“V”形切口，将静脉插管（充满 1% 肝素生理盐水）向心脏方向插入颈外静脉约 2cm，如需检测中心静脉压，则宜插入 4～6cm 至上腔静脉靠近右心房入口处，再用细棉线将静脉与插管结扎，并绕至插管上方突起处固定，以防插管滑脱。松开静脉夹，为后续实验备用。

颈外静脉插管时应注意：①颈外静脉与皮肤粘连较紧密，尽量分离干净血管外筋膜，应钝性分离，动作轻柔，以防撕裂血管。②勿损伤颈外静脉分支，应避开或结扎。③插管顶部不宜过尖，尤其插管需插入上腔静脉时，如遇阻力感，切不可强行插管，以防刺破血管壁。应后退插管并适当旋转插管，待无阻力感后，再继续插管。

（武汉大学 张德玲）

（四）家兔、犬股动脉插管和股静脉插管

股动脉插管与股静脉插管也是机能学实验的基本技术之一，可用来检测动脉血压、动脉放血、采取动脉血样、静脉输液或注射药物等。股动脉和股静脉插管与颈总动脉插管术所需的器材相似，但导管直径和长度应适合于股动脉和股静脉。颈总动脉插管过程有可能影响压力感受性反射和化学感受性反射，股动脉插管则无此担忧。

将动物麻醉、仰卧固定、剪去腹股沟部位的被毛。术者用手指在腹股沟部位触摸股动脉搏动，辨明股部血管走向，然后沿血管走行方向切开皮肤 4～5cm。用蚊式止血钳小心分离浅筋膜和肌肉，暴露出股三角区（股三角：上界为腹股沟韧带，外界为缝匠肌内侧缘，内界为长收肌内侧缘）。股动静脉及股神经即由此三角区通过，需仔细辨认。股神经位于最外侧，股静脉位于内侧，股动脉位于两者中间偏后、偏外侧，可被股静脉掩盖。股动脉呈粉红色，壁较厚，有搏动；股静脉呈暗红色，壁较薄，较粗。用玻璃分针顺血管方向轻轻划开股神经、股血管之间的结缔组织，游离一段无明显分支的股动脉或股静脉 2～3cm，并在每根血管下方穿两根细棉线备用。一般游离左侧股动脉、右侧股静脉，在动物进行肝素化处理后，进行股动脉、股静脉插管。

1. 股动脉插管术 股动脉插管与颈总动脉插管方法基本相同。先用棉线结扎股动脉远心端，

再用动脉夹夹闭股动脉近心端，靠近远心端结扎处，用眼科剪呈45°剪开血管直径的1/3～1/2，将充满抗凝剂的插管朝心脏方向插入血管2～4cm，在近心端结扎固定插管。松开动脉夹，为后续实验备用。

2. 股静脉插管术 股静脉插管前，需用生理盐水排尽插管（静脉导管）内气泡，静脉导管外端接三通管，一侧同输液瓶相连，确保导管以5～10滴/分的流速输出生理盐水，方便后期插管，防止静脉塌陷。先用静脉夹夹闭股静脉近心端，再用细棉线结扎股静脉远心端后，将静脉轻轻抬起，靠近远心端结扎处，用眼科剪呈45°剪开血管直径的1/3～1/2，插管向心脏方向插入血管2～4cm，在近心端结扎固定插管。如需检测中心静脉压，则将静脉导管插入股静脉（一边滴注液体，一边插管）至剑突上1～2cm（深度约35cm），抵达右心房处，再在近心端用细棉线结扎固定静脉导管。

进行股动脉和股静脉插管时应注意：①腹股沟区股动脉段常有分支，如分离遇较大阻力，应考虑是否遇到分支，应尽量避开分支，切不可盲目用力，以防撕裂股动脉分支，引起出血。②股静脉壁较薄，而且该段股静脉的纵向张力较大，弹性小，容易撕裂出血，故分离时需注意动作轻柔，以防撕裂血管。③因股动脉和股静脉的可分离段较短，再分离及再插管较为困难，尽量要求一次成功。④插管顶部不宜过尖，谨防刺破血管壁，引起插管失败。尤其家兔血管细，插管较难，因此要细致耐心、掌握要领。静脉插管如遇见阻力，可以将导管回撤后，慢慢旋转插入。⑤通过股静脉插管测量中心静脉压时，静脉导管插入股静脉的深度，可提前粗略定位：以股静脉切口为起点，先在体表测一下到达剑突上2cm的总长度，在导管上做标记，然后将插管插入股静脉，大致达到导管标记处为止。

（武汉大学　张德玲）

（五）家兔、犬输尿管插管

输尿管插管是泌尿机能实验的基本技术。通过输尿管插管不仅可以收集尿液以观察神经、体液、药物对尿量和尿液成分的影响，而且能以对侧肾为对照观察一侧肾脏缺血或药物处理时肾泌尿功能的变化。输尿管插管所用器材与“气管插管”相似，但增加了适当直径的输尿管导管。

动物的麻醉与固定、气管插管与前述相同。剪去耻骨联合上方腹部被毛，在耻骨联合上方沿正中线切开皮肤和浅筋膜4～5cm，可见腹白线。由术者左手和助手分别用止血钳夹持腹白线两侧组织，提起腹壁，术者右手用组织剪经腹白线剪开腹壁0.5cm，进入腹腔。在看清腹腔内脏的条件下，用组织剪沿腹白线向上和向下剪开腹壁4～5cm，直至耻骨联合上沿，即可看到膀胱。将膀胱牵拉出腹腔并向下翻转，可见膀胱三角，在膀胱底部两侧结缔组织中仔细辨认输尿管（注意围绕输尿管横向走行的白色管为输精管，与膀胱无联系；输尿管呈粉红色，自膀胱底部向腹腔深部延伸）。用蚊式止血钳将近膀胱一段输尿管与周围结缔组织分离，游离双侧输尿管1.5～2.0cm，并分别在输尿管下方穿两根丝线备用。用一根丝线将输尿管膀胱端结扎，术者左手拇、中指提起结扎线，用示指托起输尿管（或左手用刀柄或镊子柄托起输尿管），右手用眼科剪与输尿管呈45°在近结扎处将输尿管向肾脏方向剪一“V”形小口，剪口深度为输尿管直径的1/3～1/2，然后将充满生理盐水的输尿管插管向肾脏方向插入输尿管2～3cm。用另一丝线将输尿管与插管结扎并固定，以防输尿管插管滑脱。

输尿管插管应注意：①腹壁切口时勿伤及腹腔内脏。②分离输尿管时不要伤及周围血管，以防出血模糊手术野。分离应尽量干净，以便剪口和插管时看得清楚。③输尿管插管易引起输尿管出血，血凝块阻塞插管，可用肝素生理盐水冲洗，保持输尿管通畅。④输尿管插管时输尿管易于扭曲，使输尿管堵塞，纠正扭曲后，可用胶布将插管固定于手术台上，以防再度扭曲。

（长江大学　彭小春）

（六）家兔、大鼠膀胱插管

通过膀胱插管收集两侧肾脏尿液，可测量尿量和对尿液化学成分进行分析，而且膀胱插管操作简便，是泌尿机能实验中最常用的技术。实验器材与“输尿管插管”相似，改用漏斗形膀胱插管或细导尿管。

如前述麻醉、固定、耻骨联合上部沿腹白线纵向切口，将膀胱牵拉出腹腔。术者和助手各用止血钳夹持膀胱顶部组织并轻轻提起，用手术剪在膀胱顶部血管较少处剪一小纵行口，将充满生理盐水的漏斗形膀胱插管插入膀胱，然后将膀胱顶部与插管一起结扎固定。插管口最好正对输尿管入口处，但不要紧贴膀胱后壁，以免阻塞。将膀胱插管与塑胶管相连，收集尿液。

膀胱插管也可通过尿道进行。选用雄性家兔用顶端涂有医用液体石蜡的导尿管经尿道插入6～8cm。插入膀胱后尿液自行流出。然后固定导尿管，以防滑脱。

膀胱插管时应注意：①手术前让动物食用青菜，以增加基础尿量；②手术后用盐水纱布覆盖手术部位，以防水分过多丢失；③经尿道膀胱插管时，为保证导尿通畅，可在导尿管近顶端部再剪 1～2 个侧孔。

（七）家兔、猫胆总管插管、胰管插管

胆总管插管和胰管插管可用于记录胆汁和胰液流量，分析其成分，观察神经、体液和药物对胆汁、胰液分泌的影响，是消化系统机能学实验常用技术之一。实验器材与“气管插管”的相似，增加墨菲管、胆总管和胰管插管。

将动物麻醉、仰卧位固定、气管插管，剪去上腹部被毛，在剑突下正中线切开皮肤约 10cm，显露腹白线。术者和助手各用止血钳对称夹持腹白线两侧组织，提起腹壁；之后术者用手术剪沿腹白线剪开腹壁约 0.5cm，进入腹腔，在看清腹腔内脏的条件下，向上和向下剪开腹白线至皮肤切口长度。打开腹腔，将肝脏轻轻向胸腔推移，胃向左下方推移，以胃幽门为标志找到十二指肠，将十二指肠向尾侧翻转，可见到其后壁上略呈红黄色的奥狄括约肌，以此为标记找到胆总管。用玻璃分针在近十二指肠处仔细分离胆总管 2～3cm，并在其下方穿过两根丝线备用。用一根丝线结扎胆总管十二指肠端，术者左手提结扎线，右手用眼科剪在近结扎线处剪开胆总管直径 1/3～1/2。将适当粗细（相当于颈总动脉插管）的玻璃插管（最好弯成直角，每侧长 2～3cm，一端插入胆总管，另一端连于软质塑胶管）插入胆总管 2～3cm，并结扎固定。在胃前壁作一荷包，在荷包中部剪一小口进入胃腔，将一导尿管插入胃腔，随后拉紧结扎荷包缝线，在手的引导下继续插入导尿管至十二指肠。将胆总管插管连于墨菲管上部记录胆汁滴数，墨菲管下部与导尿管相连接，将流出的胆汁计滴后再引流至十二指肠，以防胆汁丢失。此种胆总管插管适用于记录胆汁流量。

如果要测定胆总管内压，可在肝叶部位分离一根肝叶胆管，由该部位将插管插入胆总管。以检测记录胆总管内压。

胰管插管与胆总管插管方法相似，切开腹腔后将动物肝脏向右上推移，以十二指肠为标记找到胰腺。将胰腺向上翻转，显露胰腺背侧的胰管，用玻璃分针仔细分离胰管，并注意不要伤及周围的血管和胰腺组织。用上述同样方法插入胰腺插管，但胰管较细、短，插入不宜过深。

胆总管插管和胰管插管时应注意：①家兔胆总管和胰管壁薄，宜用玻璃分针仔细分离；②分离胰管应尽量少伤及胰腺组织，胰管插管不宜过深；③插管时和插管后应防止导管扭曲，保证引流通畅；④插入肝总管，可见绿色胆汁流出，未见胆汁可按压胆囊，如仍未流出则需重插管。

（汕头大学 沈建新 许淑芹 陈淑玲 黄静明）

（八）家兔左心室插管

动物左心室插管可用以检测多种心室功能参数，包括左心室舒张压、左心室收缩压、左心室内压最大上升速率、左心室内压最大下降速率等，借以观察神经因素及体液因素、多种病理因素

及药物对心室功能的影响，是心脏机能实验的基本技术之一。左心室插管所用器材与“气管插管”相似，另外增加软硬度和直径适当的心室插管（必要时可选用 6 号或 5 号导尿管）、三通管、压力传感器、生物信号采集与分析系统、1% 肝素生理盐水。

如前所述，将动物麻醉、仰卧位固定、气管插管，分离右侧颈总动脉，在颈总动脉下方穿过两根丝线备用。用一根丝线结扎颈总动脉远心端，用动脉夹将其近心端夹闭。量取拟定动脉切口至心脏的距离，并在心室插管上做标记，作为插管插入长度的参考。术者左手拇、中指提起结扎线，用示指托起颈总动脉，右手用眼科剪与血管呈 45° 沿向心方向剪开颈总动脉直径的 1/3～1/2，将充满肝素生理盐水的心室导管（或 6 号导尿管）向心脏方向插入颈总动脉（必要时可先在颈总动脉插入 1cm 长的硬质套管，经套管插入心室插管），并用另一丝线打一松结，以防出血。然后去掉动脉夹，术者左手轻捏颈总动脉插入部位，右手将插管继续插入，同时通过三通管接通颈总动脉与压力传感器，在监视器上观察血压波形和读数。当插管至主动脉瓣时，手中可有搏动感，如继续插入阻力较大，切勿硬插，可稍退并旋转导管，将导管抬高，继续插入，如此反复数次，可在主动脉瓣开放时将插管插入心室。如用 6 号导尿管或 5 号导尿管，则没有搏动感。插管插入心室后，血压波动明显加大，并出现左心室血压特征性波形，随后结扎颈总动脉并固定插管，以防滑脱。

左心室插管时应注意：①如选用塑料管做心脏插管，插管口径不宜过粗，不能有尖，以防刺破血管；②当导管插入接近预定长度时应密切观察血压波形；③插管时应有耐心，遇阻力绝不可硬性插入，否则很可能误插入心包。

（长江大学　彭小春）

五、实验动物采血技术

血液常被比喻为观察内环境的窗口，在需要检测内环境变化的机能学实验中常要采取血液样本。在急性动物实验中，可通过下述血管插管采血；在慢性动物实验中，既要采血，又要保持动物正常功能时，因实验动物解剖和体型差异，以及采血量的不同，采血方法不尽相同。

（一）家兔

1. 耳中央动脉采血　将家兔置于兔固定箱或由助手将家兔固定在实验台上，注意使兔头不能随意活动。除去兔耳相应部位被毛，用手指轻弹或用乙醇溶液涂擦耳中央动脉部位，使其充分扩张，用注射器刺入耳中央动脉抽取动脉血样。一次性采血时也可用刀片切一小口，让血液自然流出，收集采血样。采血后用棉球压迫局部止血。

2. 股动脉采血　将家兔麻醉、仰卧固定、剪去腹股沟部位的被毛。术者左手以动脉搏动为标志，确定穿刺部位，右手将注射器针头刺入股动脉，如流出血为鲜红色，表示穿刺成功，应迅速取血，抽血后拔出针头，用棉球压迫局部止血。

3. 耳缘静脉采血　将家兔置于兔固定箱或由助手将家兔固定在实验台上，注意使兔头不能随意活动。除去兔耳相应部位被毛，用手指轻弹耳缘，待静脉充血后，在靠耳尖部的静脉处将注射器针头（5 号针头）沿耳缘静脉远端刺入血管，抽采血液，采完后拔出针头，用棉球压迫局部止血。

4. 心脏穿刺采血　将家兔麻醉、仰卧固定、剪去心前区被毛，碘酒消毒皮肤。用安装有 8 号针头的注射器，在胸骨左缘第 3 肋间或在心跳搏动最明显部位刺入心脏，当刺入心脏后，血液一般可自动流入注射器，或者边刺入边抽吸，直至获得所需血量。抽血后迅速拔出针头，用棉球压迫止血。心脏采血可获得较大量的血样。

（二）大鼠和小鼠

1. 割（剪）尾采血　麻醉动物后，将动物置于固定器内，露出尾部，将鼠尾浸于 45～50℃的热水中数分钟或用大功率灯泡照射数分钟，使其血管充分扩张。用 75% 乙醇擦拭尾部皮肤后，用剪刀剪去或用刀片垂直割去尾尖1～2mm，让血自行流出，同时从尾根向尾尖轻轻挤压，促进血液流出，用玻璃毛细吸管或EP管收集血样。采血后用棉球压迫出血。该方法单次采血量较少，但可多次采血，适用于血糖监测和药代动力学检测。

2. 眼眶静脉丛采血 麻醉动物后，术者用左手抓住鼠耳之间的头皮，并轻轻向下压迫颈部两侧，致静脉血回流障碍、使眼球突出。抓握时要避免对气管施压，否则可能会导致小鼠窒息。右手将提前对半折断的玻璃毛细吸管（直径为1～1.5mm）尖端自内眦刺入，使毛细吸管与眶壁平行向眼底方向插进，可不断转动毛细吸管推进，直至静脉血自动流入毛细吸管，取到需要的血样后，拔出吸管，立即用干棉球压迫眼球止血。如需重复采血，可左右两眼轮换采血。同一穿刺孔重复采血，需间隔2～3周。

3. 心脏采血 适用于采血量较大时，方法与家兔心脏采血相同，但所用针头可稍短（采用4～5号针头）。

（三）犬

一般采用前肢头静脉采血，方法同静脉注射给药。

实验动物采血的注意事项：①采血时采血场应有充足的光线；夏季室温最好保持在25～28℃，冬季以15～20℃为宜；采血用具及采血部位需要进行消毒；采血用的注射器和试管必须保持清洁干燥。②如需要抗凝血样时，应事先在注射器或毛细吸管内加入适量抗凝剂，如草酸钾或肝素，将它们均匀浸润注射器或毛细吸管内壁，然后烘干备用。③注意不同动物品种，具有不同的最大安全采血量，如小鼠为0.2mL（8～10滴）、大鼠为1mL。一旦单次采血超过最大安全采血量，实验动物可能因失血过多导致休克而致死。

（武汉大学 张德玲）

六、动物实验意外及处理

动物实验意外是指在动物实验过程中突发的紧急情况，如不及时、规范处理会对实验动物和实验操作者产生危害，事关实验成败。常见动物实验意外及规范处理如下。

（一）麻醉意外

麻醉意外是指因麻醉造成的动物死亡或严重的组织损伤和致残，麻醉过敏和麻醉过量最为常见。麻醉意外可导致动物血压急剧下降，甚至测不到、睫毛反射消失、呼吸极慢而无规则，甚至呼吸停止等临床死亡症状。

麻醉意外一旦发生，应尽快处理。

1. 针刺 针刺唇上鼻下（相当于人类的人中，即水沟穴）对挽救家兔效果较好。

2. 注射强心剂 可以静脉注射0.1%肾上腺素1mL，必要时直接做心脏内注射。当动物注射肾上腺素后，如心脏已搏动但极为无力时，可从静脉或心腔内注射1%氯化钙5mL。钙离子可兴奋心肌紧张力，而使心肌收缩加强、血压上升。

3. 注射呼吸中枢兴奋药 可从静脉注射尼可刹米或洛贝林等。

（1）尼可刹米：每只犬一次注射浓度为25%的尼可刹米1mL。此药可直接兴奋延髓呼吸中枢，使呼吸加速加深，对血管运动中枢的兴奋作用较弱，在动物抑制情况下作用更明显。

（2）洛贝林：每只犬一次注射浓度为1%的洛贝林0.5mL。此药可刺激颈动脉体的化学感受器，反射性地兴奋呼吸中枢，同时此药对呼吸中枢还有轻微的直接兴奋作用。作为呼吸兴奋药，其作用迅速而显著，呼吸可迅速加深加快，血压亦同时升高。

4. 人工辅助呼吸 如呼吸极度减慢或停止，而心跳仍然存在，应立即进行人工辅助呼吸。给家兔和大鼠做人工辅助呼吸时，用双手抓握动物胸腹部，使其呼气，然后快速放开，使其吸气，频率约每秒1次；如有电动人工呼吸器，可行气管分离插管后，再连接人工呼吸器进行辅助呼吸。

如果动物心跳已停止，在人工辅助呼吸的同时，还应做心脏按压，机械刺激或挤压可使心脏复跳。

（二）大出血

大出血是机能学实验中另一紧急情况。术中发生大出血，多见于操作不当误将大血管损伤或血管分离时撕裂大血管所致；术后大出血，多见于血管插管固定不牢而滑脱、血管插管过尖刺破血管壁、止血不彻底及动物肝素化过量。实验动物失血过多将引起休克和重度缺氧，严重影响实验结果。

预防术中大出血的前提是术前要熟悉手术部位的解剖结构，以免误伤大血管；分离血管时要胆大、心细，如遇阻力时应仔细检查有无血管分支，特别是手术野背侧的分支；分离伴行的动静脉时（如股动静脉、肾动静脉），最好用顶端圆滑的玻璃分针分离。颈部手术时，误伤颈总动脉和颈外静脉最易导致大出血。规范的操作是在暴露气管前，皮肤切开、分离浅筋膜和肌肉均应沿正中线操作；具体做法是先让皮肤、浅筋膜处于自然位置（即不受任何牵拉时的位置），找准正中线，然后切开、分离，因为颈部大血管均位于正中线两侧，且越靠近颈根部，越往中线靠近。

大出血发生后的规范处理方法：立即用温热湿纱布压迫出血部位，看清出血部位后，用止血钳尖端夹住出血血管及周围少量组织，然后用丝线结扎止血。针对颈总动脉插管结扎不紧、插管滑脱和插管刺破血管壁出血等情形，应该重新结扎，或止血后重新插管。

颈部手术大出血时，出血迅速，但止血也相对容易，处理时不要惊慌，不要盲目用止血钳乱夹，应按照操作规程止血、处理，快速止血后一般仍能进行动物实验。

股动脉、股静脉手术大出血主要是由于操作粗暴或未注意分支引起血管撕裂和分支断裂。出血发生后的处理应据情而定，如股动静脉出血发生在较远端，可将出血部位暂时压迫止血，继续向近心端分离一段血管，然后按前述方法插入血管插管，让原出血点位于远端结扎线与血管插管之间，可自然达到止血目的，又不影响实验。如出血发生在近心端，插管已不可能，宜用止血钳夹住出血部位，结扎止血后，再于对侧肢体分离血管。其余部位出血的处理与上述大致相似。

（三）窒息

窒息是指呼吸道受阻或氧气供应不足而导致呼吸困难，甚至呼吸停止，此时动物严重缺氧并伴有二氧化碳蓄积。实验动物窒息大部分为呼吸道阻塞所致，主要表现有发绀、呼吸困难。如能及早发现并处理，一般不会造成严重后果；但往往被实验者忽视，甚至呼吸停止后仍未被发现，导致实验动物死亡。

急性实验时，实验动物窒息大多见于气管插管扭曲和气管分泌物过多阻塞气道，偶可由气管插管时引起气管黏膜出血，血凝块堵塞气管插管所致。气管插管扭曲堵塞多见于插入端有斜面的金属插管或玻璃插管，其斜面贴于气管壁，造成气道阻塞，这时将气管插管旋转180°，即可缓解。气管分泌物过多造成气道阻塞时常伴有痰鸣音，易于判断；血凝块堵塞气管插管可无痰鸣音；通过气管插管将一细塑料管插入气管，用注射器将分泌物或血凝块吸出，多可缓解，必要时需拔出气管插管，吸出分泌物后再重新插入。在慢性动物实验先期手术时，由于麻醉后动物咽部肌肉松弛，不做气管插管动物常有一定程度的呼吸不畅，严重时可造成窒息，此时将动物舌头向一侧拉出，多可缓解。

（四）其他意外

1. 动物咬伤或抓伤 动物实验中，提拿动物时，所有动物都可能对人类造成咬伤和抓伤。受伤后现场处置至关重要，科学的处理方法将最大限度降低意外伤害程度和范围，降低人员感染和生态污染的风险。

为防止动物的咬伤和抓伤，在处理动物时要使用正确的捕捉和固定方式。戴手套、穿长袖实验衣，尽可能不暴露裸露的皮肤。实验室必备急救箱，箱内装有急救所需要的基本物品，如棉球、纱布、胶布、消毒剂（75%乙醇、碘伏、过氧化氢）、抗生素等。

被普通级豚鼠、家兔抓伤时，先清洗局部皮肤，再在伤口处局部皮肤区涂抹红汞；被SPF级大小鼠抓伤皮肤较表浅时，可在伤处局部皮肤区涂抹红汞，若伤口较深出血，应开放创口，放流污血，用自来水冲洗10min后，用清毒剂消毒伤口，擦干后粘贴创可贴；动物粪尿溅入人的眼睛时，立即用自来水冲洗眼睛15min以上。

对被非标准化实验动物咬伤时，除进行上述创口处理外，应详细从供应商处了解动物的检验检疫情况和疫苗接种情况，确信原始个体档案的真实可靠。如无法判断资料真实性，可注射狂犬疫苗，并对该动物进行至少2周的密切观察。

2. 注射针头、手术刀、锐利器械损伤　针头、刀片和碎玻璃等尖锐品刺伤等也是引起实验室感染的原因。被此类尖锐品刺伤后，如果锐器已接触过动物组织或血液，处理方法同动物咬伤；如果未接触动物则消毒包扎即可。创口较大、出血较多时，应送医院进行治疗。所有针头和锐器，使用后必须放到专门盛放锐器的容器内，避免随意作为垃圾丢弃。

（武汉科技大学　袁修学）

七、实验动物的处死

急性动物实验结束后，一般都无法恢复正常，应按动物伦理的要求，及时将动物处死。处死动物的原则是尽量减少动物的痛苦，使动物迅速死亡。

对于家兔、犬和猫等较大动物常用处死方法是空气栓塞法，即用注射器向静脉或心脏内注入大量空气，造成广泛空气栓塞，动物可立即痉挛、死亡；或者急性失血法，即一次从心脏抽取大量血液致死或从大动静脉放血致死。小鼠处死可用颈椎脱臼法，用左手拇指、示指捏住头部，右手抓住尾部或身体用力后拉，即可使其颈椎脱臼致死。另外，注射药物法也是一种选择，如用高浓度氯化钾（10% KCl）或过量麻醉剂（如戊巴比妥钠）注射处死动物。具体用法可参考有关专业文献。

实验动物处死后应装入专用垃圾袋交回动物中心按规范处理，禁食用。

（汕头大学　沈建新　许淑芹　陈淑玲　黄静明）

第三章 机能学实验生物信号采集与分析系统

第一节 生物信号采集与分析系统简介

机能学实验教学经历了记纹鼓、电子放大器、示波器及笔式记录仪和生物信号采集与分析系统等不同的时代。计算机生物信号采集与分析系统不仅控制生物信号的记录过程，而且由于其强大的计算功能，实现了对生物信息的实时记录和处理，计算机具有卓越的记忆存储能力，使实验数据得到长期保存和方便调用。通过网络化和智能化，还有可能使实验教学的管理，乃至使某些实验过程实现自动化。

（一）计算机技术和生物信号采集与分析系统

随着计算机技术的不断更新，生物信号采集与分析系统和计算机整合后，使得信号记录、分析过程更为便捷。虽然不同的产品有不同的特点，但基本的工作原理和组成有一定的共性。

1. 生物信号采集与分析系统的组成 由图 3-1 可知，生物信号采集与分析系统的基本组成包含信号输入和输出系统。信号输入过程包括传感器（也称换能器）、电信号放大器、模/数（A/D）转换器、信号输入通道；信号输出部分包括刺激器、监听信号输出等。

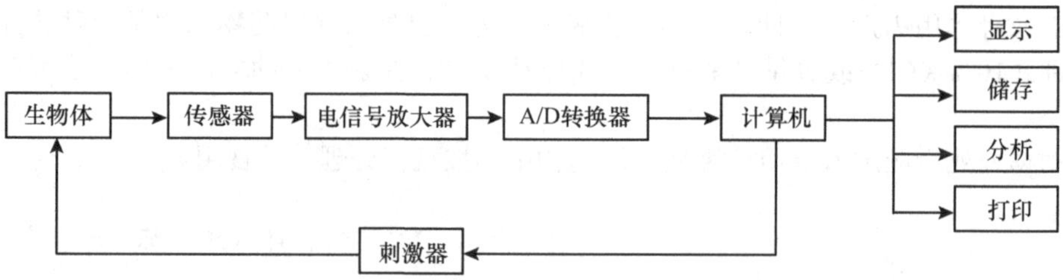

图 3-1 生物信号采集与分析系统的基本组成

生物信号采集与分析系统的集成模块通常由三部分组成：生物信号采集硬件（简称系统硬件）、生物信号分析软件（简称系统软件）及生物实验辅助附件（简称系统附件）。①系统硬件主要由电信号放大器、A/D 转换器、通道信号输入接口、刺激器或监听信号输出接口、计算机组成。②软件系统，包括实验模块，信号采集分析处理界面和刺激输出模块等。③系统附件包括传感器（换能器）和一些连接系统的附属配件等。传感器可将生物信号中的其他信号转化为电信号。连接系统的附件包括连接线、管等，或者是协助采集信号的装置，如屏蔽盒、计滴器、电极贴片、绑带、吹嘴、插管等辅助装置。

2. 生物信号采集与分析系统的信息记录原理（以生物电信号的记录为例） 生物信号采集与分析系统可直接接收电信号输入，若生物信号不是电信号时，需要换能器将其他信号转换为电信号。如记录张力、压力、压强、温度、化学信号等信号时，需要换能器将这些生物信号转换为硬件系统可识别的电信号。

（1）A/D 转换（模/数转换）：生物信号采集与分析系统将记录的生物信息转换为计算机可识别的数字信息。

（2）生物信号采集与分析系统的信息处理：计算机记录和存取生物信号，在对记录的信息进行必要的采集、存储基础上，进行测量、计算、比较、统计等分析。

3. 生物信号采集与分析系统硬件基本参数说明 生物电信号主要包含幅度与频率两个基本特性，在不同的生物信号类型中，这两个特性存在较大差异，如人体头皮脑电信号幅度范围通常为

10～300μV，频率范围通常为 0.5～100Hz。主要生物电信号的幅度和频率范围见表 3-1。

表 3-1　主要生物电信号幅度和频率范围*

序号	生物信号	幅度范围（mV）	频率范围（Hz）
1	体表心电	0.01～4	0.05～250
2	人体头皮脑电	0.01～0.3	0.5～100
3	肌电	0.1～5	5～2k
4	胃电	0.01～1	0～1
5	眼电	0.05～3.5	0～50
6	诱发电位	0.001～0.1	1～3k
7	神经电位	0.01～3	0～10k

注：* 信号参数可适用于人体和大部分动物。

生物体内各种组织和器官产生的生物信号种类繁多、强弱不一、频谱混迭和互相干扰，因此需要通过调节系统硬件参数来适应采集不同类型生物信号。在生物机能实验中，需要调节的系统硬件参数主要包括增益（放大倍数）、采样率、高通滤波（时间常数）、低通滤波及 50Hz 滤波等。其中增益与生物信号幅度特性相关；采样率、高通滤波和低通滤波则与生物信号频率特性相关。

（1）增益：是指硬件信号的放大倍数。对于微弱的生物信号，如幅度在 1mV 左右的心电信号，通常需要将其放大 1000 倍左右再进行采样才能观察其细节。机能学实验中所采集的绝大部分生物信号幅度范围为 0.01～200mV，系统硬件增益通常范围设计为 0.005～500mV，对应的放大倍数为 2～20000 倍。

（2）采样率：是指单位时间内的采样点数，根据奈奎斯特采样准则，如果要不失真地重现有限带宽生物信号，采样率至少应设为原始信号最高频率的 2 倍。实际应用中，为观察信号细节通常将采样率设置为采集生物信号最高频率的 5～20 倍。例如，神经干动作电位的最高频率在 1kHz 附近，使用 20kHz 进行采样可以呈现其细节。

需要特别注意的是：对于有限带宽生物信号，采样率不是越高越好，对于超出所需范围的高采样率在不带来任何信号细节改善的情况下，会带来采样更多高频干扰信号（使波形变差）及占用更大存储空间的问题。

（3）高通滤波：在很多信号采集系统中，高通滤波用时间常数代表，这是因为高通滤波器通常是 RC（R 指电阻、C 指电容）滤波器，RC 的乘积被称为时间常数。高通滤波的作用是削弱低频信号，让高频信号通过。在生物信号采集中，其作用是消除低频干扰对采集信号的影响，如在心电信号中混杂的低频呼吸信号（图 3-2A）。

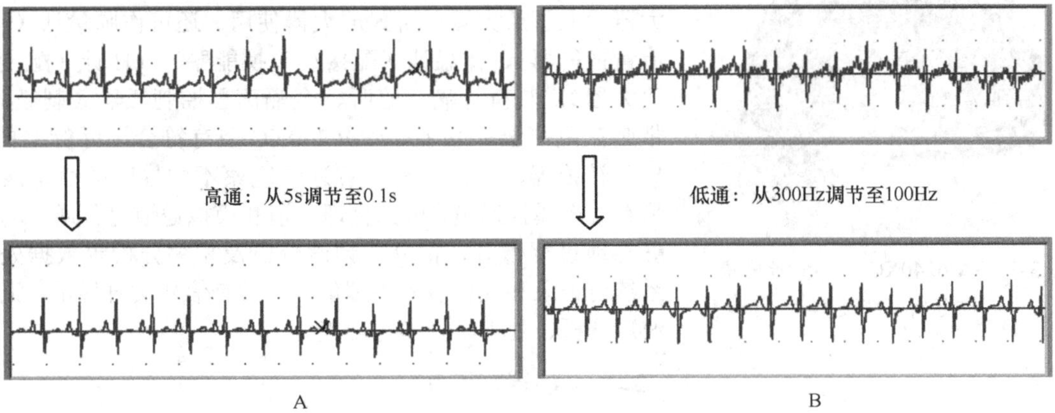

图 3-2　滤波在生物信号采集中的作用

A. 高通滤波（时间常数）作用（消除漂移）；B. 低通滤波作用（消除高频噪声）

（4）低通滤波：低通滤波的作用是削弱高频信号，让低频信号通过，这正好和高通滤波相反。在生物信号采集中，其作用是消除高频干扰对采集信号的影响，如在心电信号中混杂有高频的热噪声或其他高频信号（图 3-2B）。

（5）50Hz 滤波：用于削弱交流电源中 50Hz 工频干扰信号。交流电源中的干扰信号相对于采集的生物信号而言通常强度更强，而且混叠在有效生物信号如心电、脑电中。

（二）计算机机能学模拟实验

在总结真实的实验数据基础上，通过虚拟的方式模拟生物机体反应称为计算机仿真，在仿真条件下，改变实验的参数或影响因素，即可得到与实际实验十分相近的结果。机能学的计算机模拟实验教学方法的运用，不仅使学生能反复观察同一种实验过程和现象，加深对相关理论的理解，而且可使抽象的生命活动过程形象化。此外，还能利用计算机模拟实验教学，完成实验技术难度大、费用高或时间长或对人体有潜在健康危害的实验内容，对补充实验教学、避免教学时数限制、开阔学生视野起到了一定的作用。

（三）机能学实验网络教学

利用远程和局域多媒体计算机网络，可方便地将计算机生物信号采集与分析系统的实时实验过程、记录的数据、微循环图像信息和计算机模拟实验内容进行网上传送和双向通信联络，满足机能学实验的示范教学、观摩教学、现场监视和咨询、成绩评估等需求。

（四）新技术在机能学实验教学中的发展与应用

计算机技术在机能学实验教学中的应用已经超过 30 年，实验教学方法不断完善，给教学带来了方便与快捷，为实现机能学智能化学习提供了必要的基础。相信随着人工智能、全息成像、虚拟现实（virtual reality，VR）等技术的发展，机能学教学手段将不断推陈出新。

（武汉大学　王　媛；成都泰盟软件有限公司　黄　武）

第二节　RM6240XC 生物信号采集与分析系统

一、系统概述

RM6240 生物信号采集与分析系统有多种型号，其中 RM6240XC 型是国产医疗仪器级产品，采用 USB 接口。仪器（图 3-3）采用 16 位 A/D 转换器，最高采样频率为 1MHz，仪器全程控调节控制。RM6240XC 有 4 个输入阻抗为 100M 的信号输入通道，频率响应为 DC～20kHz，每一通道的放大器均可作生物电放大器、血压放大器、桥式放大器使用，还可作肺量计（配接流量换能器）、体温计（配接温度换能器）、pH 计（配接 pH 放大器），具有计滴、监听、全隔离程控刺激器（刺激器自带刺激隔离器）功能，RM6240XC 型有符合国际标准的 12 导联转换器，可同时在任意通道观察不同导联的心电波形。另有 4 个模拟通道，可在物理通道和模拟通道对各通道动态、静态地进行微分、积分、频谱分析及相关分析等数据处理。系统可记录和处理多种生理信号，具有信号实时显示、记录、波形分析、处理、打印等功能。

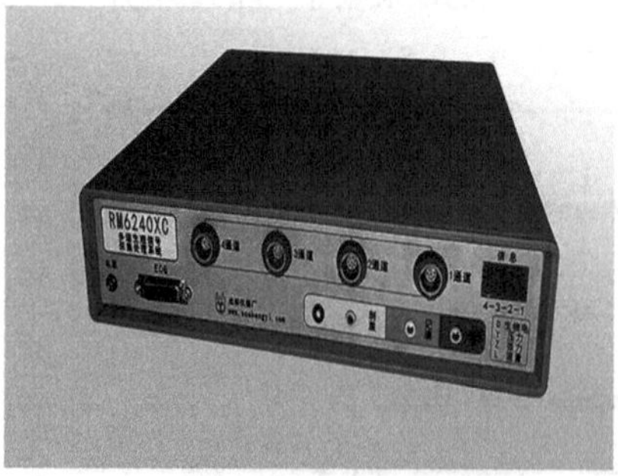

图 3-3　RM6240XC 生物信号采集与分析系统硬件

二、仪器面板

1. 通道输入接口　通道是模拟信号输入、处理放大、转换成数字信号并被显示记录的物理通路。一般生物信号采集与分析系统有 4 个物理通道，可同时处理、放大和记录 4 种信号。RM6240XC 4 个物理通道输入接口采用医用插座，插头与插座有对应的凹凸槽。

2. 刺激输出接口 输出刺激电压或电流，刺激波形为方波。

3. 计滴器输入接口 用于插入计滴器，记录液体的滴数，该接口也可用于外触发。

4. 传感器自动识别显示屏 位于右上角，可显示对应通道的传感器或生物电输入信号。

5. 监听输出接口 接有源音箱可监听某通道信号的声音。

6. ECG 接口 接 ICE 标准导联线，可观察记录 12 导联心电图。

三、软件主界面

RM6240 软件主界面如图 3-4 所示，可划分 6 个功能区，具体如下所述。

1. 菜单条 显示顶层菜单项。选择其中的一项即可弹出其子菜单。

2. 工具条 位于菜单条下方。工具条提供了仪器基本功能的快捷按钮。

3. 参数设置区 位于窗口的右侧。有“采样频率”及各通道的“通道模式”“灵敏度”“时间常数”“滤波”“扫描速度”等参数，用鼠标选择各功能键可调节各通道的实验参数。

4. 数据显示区 实验数据以波形显示于该区域内。

5. 标尺及处理区 该区显示各通道的通道号及对应信号的标尺。鼠标点击“选择”按钮，弹出菜单，有对应通道“定标”“显示刺激标记”“实时测量”“静态测量”及对信号进行“微分”及“滤波”等处理的功能选项。

6. 刺激器 程控刺激器为一弹出式浮动窗口，该刺激器可满足各种实验刺激的需要。

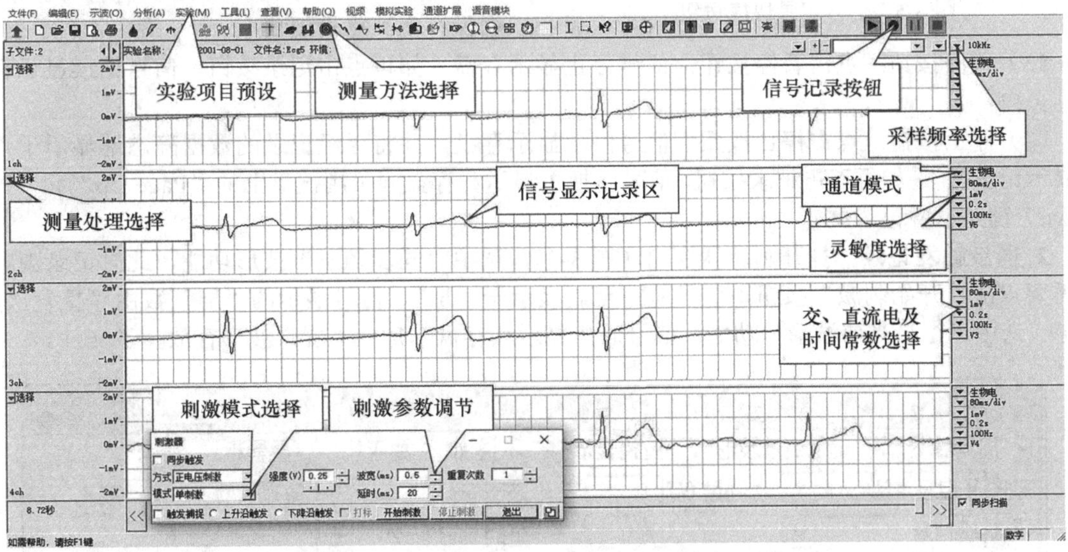

图 3-4 RM6240XC 生物信号采集与分析系统软件主界面

四、基本功能及使用

（一）仪器参数及设置

1. 仪器参数的快捷设置方法 仪器本身及实验室事先已将大多数实验项目的参数进行了预先设置，实验时仅需打开相应的实验项目，就可进行实验，无须进行各项参数设置。操作方法：系统软件启动后，在“实验”菜单选择所需实验项目或“自定义实验项目”，实验项目选择完成后，系统自动将仪器参数设置为该实验项目所要求的状态。

2. 通用放大器的参数设置

（1）通道模式选择：点击“通道模式”，在下拉菜单中选择记录的信号形式。

通过通道模式选择使各通道的放大器成为生物电放大器或桥式放大器或呼吸流量放大器等，如做血压实验时，应选择血压模式及血压单位。系统软件启动后，还可选择通道关闭，即该通道不使用不显示。

（2）仪器的带通设置

1）时间常数：调整放大器的高通频率。

2）滤波频率：调整放大器的低通频率。

还可使用数字滤波功能。该功能在效果上与硬件滤波相当，但需消耗计算机的系统资源，并会产生延时，因此更适合于在实验后处理波形时使用。

（3）采样频率：共有 21 挡采集频率（1～100kHz），实验时应根据信号的频率选择合适的采集频率，信号频率高选择高采样频率，信号频率低选择低采样频率。

（4）灵敏度调节：调节灵敏度使信号在信号显示区有适当的幅度以便观察和分析。

（二）信号记录

1. 信号记录快捷按钮 见图 3-5，4 个按钮的功能如下所示。

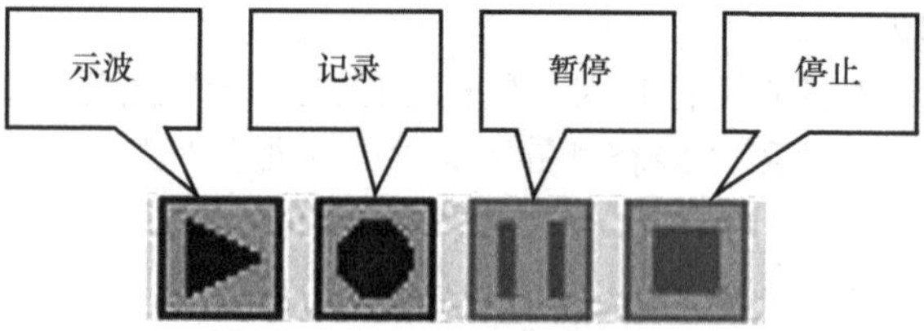

图 3-5 信号记录快捷按钮

（1）示波按钮：启动示波按钮，信号实时动态地显示在“信号显示记录区”内，此时可进行系统参数设置、“采样频率”调节、打开“实时显示”、定标等操作。但系统不保存数据。

（2）记录按钮：启动记录按钮，信号实时动态显示在“信号显示记录区”内，同时将数据保存在计算机硬盘上。

（3）暂停按钮：点击暂停按钮，信号停止显示存盘。如再点击记录按钮，信号继续显示存盘于同页内。

（4）停止按钮：点击停止按钮，信号停止显示存盘，并将已经记录的数据静态地显示于“信号显示记录区”。如再点击记录按钮，信号将换页显示和存盘（可用键盘上的“Page Up”和“Page Down”键显示各记录页）。

2. 同步触发记录 打开刺激器窗口（图 3-6），选中“同步触发”波形功能，此时记录观察信号需要点击“开始刺激”按钮，信号从左至右显示一“屏”。信号显示的“屏”数由“重复次数”决定。选中“记录当前波形”功能，信号同步显示和存盘。每一“屏”波形存放一子文件。

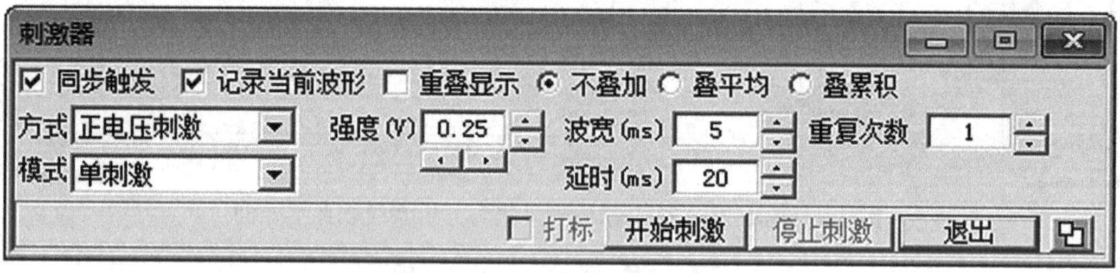

图 3-6 刺激器窗口

（三）刺激器功能及设置

需要对实验对象进行刺激时，可打开刺激器（图 3-6），选择刺激方式，调节刺激参数，设置完成后，点击“开始刺激”按钮，刺激器按设定的刺激方式和刺激参数输出刺激脉冲。

1. 功能选项

（1）同步触发：一旦选择同步触发波形，系统采集信号和刺激器发刺激脉冲即同步进行，每发一次刺激，系统将采集并显示一屏波形。

（2）记录当前波形：选中此项，系统以子文件形式保存当前屏幕波形。每点击一次该键，即保存一屏波形，子文件以数字 1,2,3,…编号。可通过键盘上的“Page Up”和“Page Down”键依次查看各子文件的实验波形。在退出系统前，若选择保存命令保存实验结果，系统将全部子文件保存在同一文件内。

（3）不叠加：每发一次刺激，显示一屏最新采集的原始波形。

（4）叠平均：每发一次刺激，以当前采集的一屏波形和此前同步采集的所有波形叠加平均再显示。

（5）叠累积：以当前采集的一屏波形和此前同步采集的波形叠加后再显示。

（6）开始刺激按钮：点击按钮，刺激器按设定的刺激方式和刺激参数发出刺激脉冲。

（7）停止刺激按钮：点击按钮，刺激器停止发出刺激脉冲。

2. 刺激参数　刺激器输出的刺激脉冲的波形是方波（图 3-7）。刺激器的基本参数如下。

（1）强度：脉冲电压范围为 0～50V，在 0～10V 以步长 0.02V 增减，在 10～50V 范围内以步长 0.05V 增减。脉冲电流范围为 0～10mA。

（2）波宽：指单个脉冲（方波）高电平的持续时间，即刺激的持续时间，波宽可在 0.1～1000ms 调节。

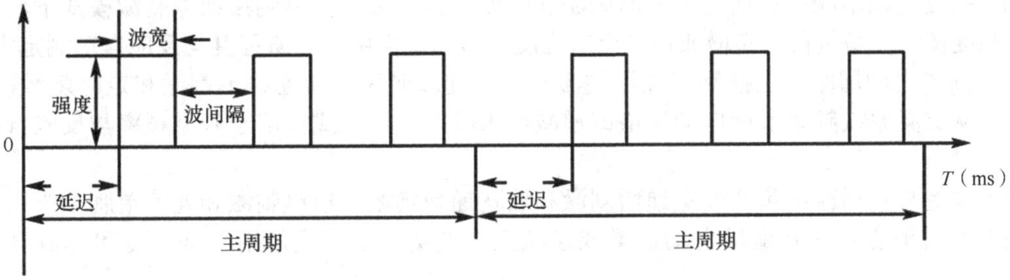

图 3-7　刺激脉冲参数图

（3）波间隔：指连续脉冲刺激时刺激脉冲之间的时间间隔，波间隔在 0.1～1000ms 调节。波间隔与波宽之和的倒数可理解为刺激频率，调节范围为 1～3000Hz。

（4）主周期：刺激器以周期为单位（时间）输出序列脉冲，一个主周期内，刺激脉冲可以是一个、数个，甚至数百个，且波间隔可因需设定。“周期数”或“重复次数”是指以主周期为单位序列脉冲的循环输出次数，如主周期 = 1s、脉冲数 = 3、延迟 = 5ms、波间隔 = 200ms、波宽 = 1ms、强度 = 1V、重复次数 = 7，点击“开始刺激”按钮，刺激器在 1s 内发出强度为 1V、波宽为 1ms 的 3 个脉冲，脉冲的时间间隔为 200ms，第一个脉冲在开始刺激的第 5ms 发出。如此重复 7 次。

$$主周期（s）= 延迟（s）+[波宽（s）+ 波间隔（s）]× 脉冲数$$

（5）脉冲数：指刺激器在设定的时间内发出刺激脉冲的个数。

（6）延迟：是指刺激器启动到刺激脉冲输出的延搁时间。在触发同步记录时，延迟可用来调节反应信号在屏幕上的水平位置。

3. 输出方式　刺激器有恒压（电压）和恒流（电流）两种输出方式，刺激脉冲的波形是方波，恒压输出方式有正电压和负电压两种脉冲，恒流输出方式也有正电流和负电流两种脉冲。

4. 刺激模式　将刺激脉冲按一定的主周期、脉冲数、波间隔等参数编组成某种特定脉冲序列，这种特定脉冲序列称刺激模式。该仪器基本的刺激模式如图 3-8 所示，可适应各种实验的需要。

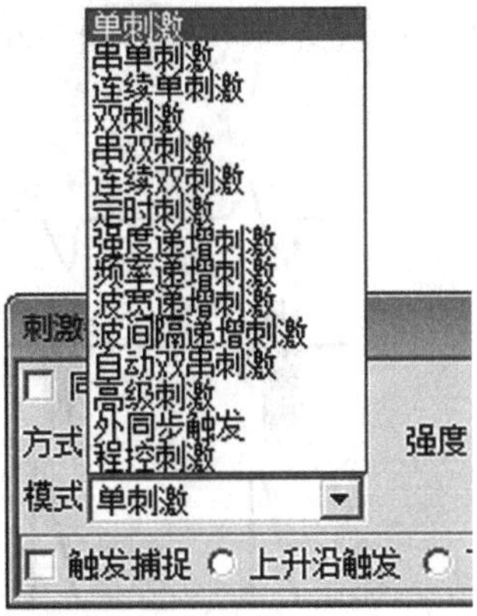

图 3-8　刺激器对话框

（1）单刺激：指一个主周期内输出一个刺激脉冲，可调节参数有强度、波宽、延迟、主周期、重复次数。可采用同步触发的方式记录。该刺激模式常用于神经干动作电位、骨骼肌单收缩、期前收缩、诱发电位等实验。

（2）连续单刺激：主周期等于 1s，无限循环的连续刺激，一个主周期内输出的脉冲数等于频率，脉冲的波间隔相等。该刺激模式常用于刺激减压神经、迷走神经，刺激频率对骨骼肌收缩的影响实验。

（3）双刺激：指一个主周期内输出两个刺激脉冲，可调节参数有强度、波宽、延迟、波间隔、主周期、重复次数。可采用同步触发的方式记录。该模式常用于骨骼肌收缩、不应期测定等实验。

（4）串单刺激：指一个主周期内输出一个序列刺激脉冲，序列脉冲的脉冲数为 3～999 个，可调节参数有强度、波宽、延迟、波间隔、主周期、脉冲数、重复次数。可采用同步触发的方式记录。该刺激模式常用于刺激减压神经、迷走神经，刺激频率对骨骼肌收缩的影响实验。

（5）定时刺激：在设定的刺激持续时间内，刺激脉冲按设定的频率输出，常用于观察同一刺激时间内，不同刺激频率的刺激效果，如刺激减压神经、迷走神经，刺激频率对骨骼肌收缩的影响实验。可调节参数有延迟、波宽、幅度、刺激时间、频率、主周期、重复次数。

（6）强度自动增减：包括强度递增刺激和强度递减刺激，指单刺激或双刺激模式下，刺激强度从首强度按强度增量自动递增或递减至末强度。该模式常用于刺激强度与反应自动测定实验。

（7）频率自动增减：包括频率递增刺激和频率递减刺激，指连续单刺激和定时刺激模式下，刺激频率从首频率按频率增量自动递增或递减至末频率。该模式常用于刺激频率与反应自动测定实验。

（8）波宽自动增减：包括波宽递增刺激和波宽递减刺激，指单刺激和连续单刺激模式下，刺激波波宽从首波宽按波宽增量自动递增或递减至末波宽。该模式常用于基强度和时值自动测定实验。

（9）串双刺激：由两个刺激脉冲组成一个脉冲组，一个主周期内可输出数个至数百个脉冲组，可调节参数有强度、波宽、延迟、波间隔、频率、组数、主周期、重复次数。

（10）连续双刺激：连续双刺激与串双刺激作用基本相同，主周期内的脉冲组数用频率表示。

（11）高级刺激：可根据需要将不同主周期、强度、波间隔、脉冲数等刺激模式组成刺激序列，构成功能强大的程控刺激器。

（四）数据处理

图 3-9～图 3-11 列举了几种同步记录的信号图，频率或面积的触发积分，能定量地反映每一个呼吸周期膈肌放电的总情况，便于统计和比较。同样的方法可用于如肾神经放电、减压神经放电及其他具有明显周期性活动的处理。如图 3-10 中，从家兔血压波（上）、左心室内压（中）和心电图（下）中计算的心率分别为 184 次/min、184 次/min 和 183.81 次/min，说明了计算的准确性。

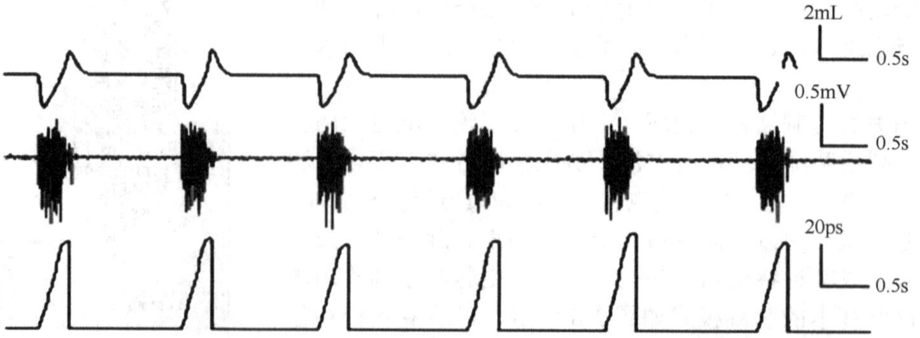

图 3-9　家兔呼吸流量（上）、膈肌放电（中）和膈肌放电的触发频率积分（下）同步记录

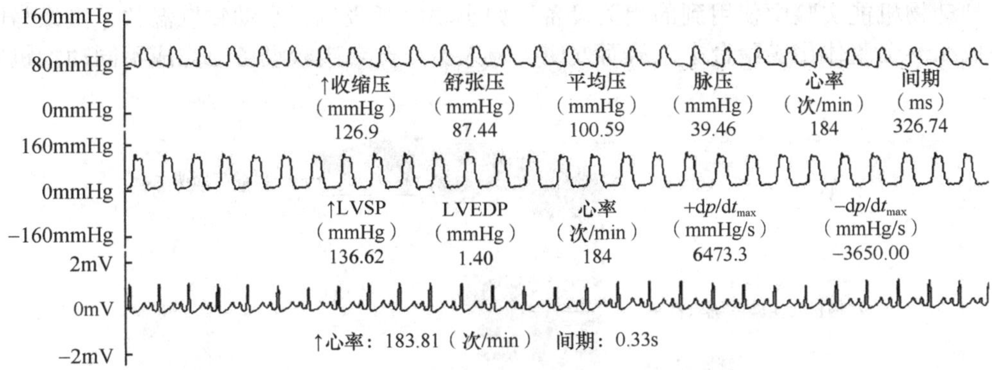

图 3-10　家兔颈总动脉血压（上）、左心室内压（中）和心电图（下）的同步记录

LVSP，左心室收缩压；LVEDP，左心室舒张末压；$+dp/dt_{max}$，左心室内压最大上升速率；$-dp/dt_{max}$，左心室内压最大下降速率

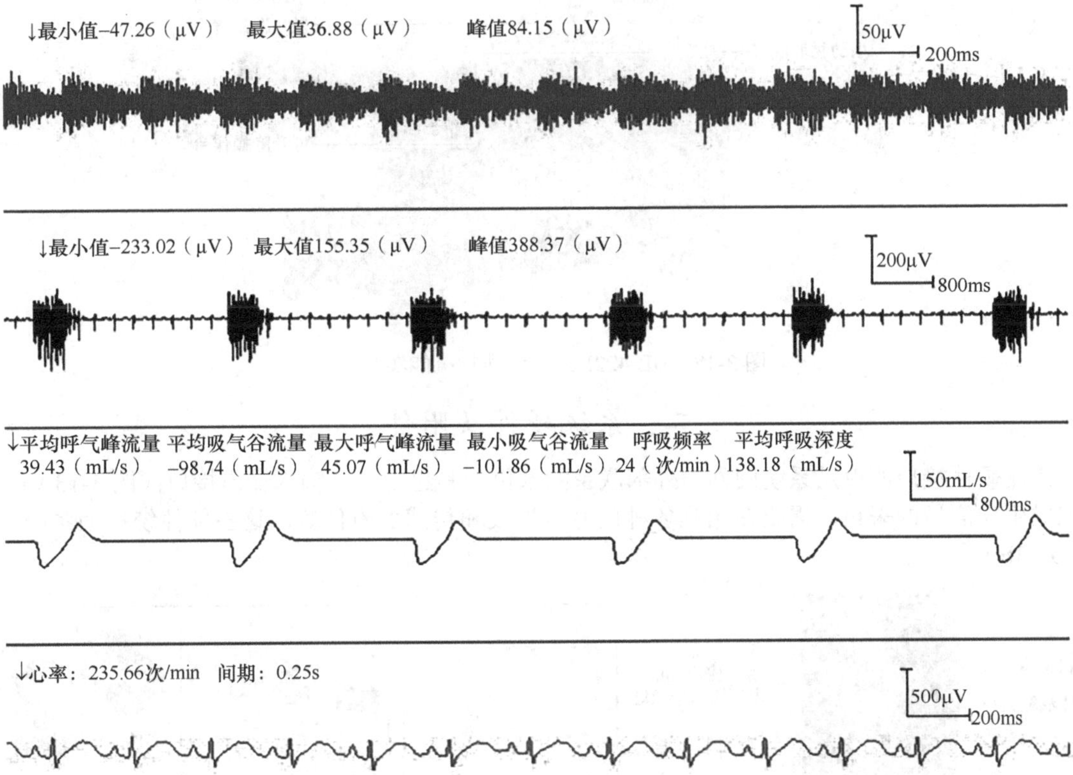

彩图 3-11

图 3-11　家兔减压神经放电（上）、膈肌放电（中）、呼吸流量和心电图（下）

附：RM6240XC 系统介绍.mp4

（武汉大学　王　媛）

第三节　BL-42XI 集成化动物机能实验系统

BL-42XI 集成化动物机能实验系统是目前常见的一系列集成化动物机能实验系统的统称，其中的字母“X”可代表数字 0～9，如 BL-420I、BL-422I、BL-428I 等，其中最为常见的是 BL-422I 集成化动物机能实验系统，以下均以 BL-422I 系统为例描述其使用原理及方法。

一、概　　述

BL-422I 集成化动物机能实验系统（以下简称 BL-422I 系统）是在信号采集系统的基础上

进一步把动物机能实验中使用到的相关设备，如小动物呼吸机、小动物肛温仪、摄像与照明系统等集成在一套整体化实验台中，从而方便实验人员在一台实验设备上完成不同动物机能实验（图 3-12）。

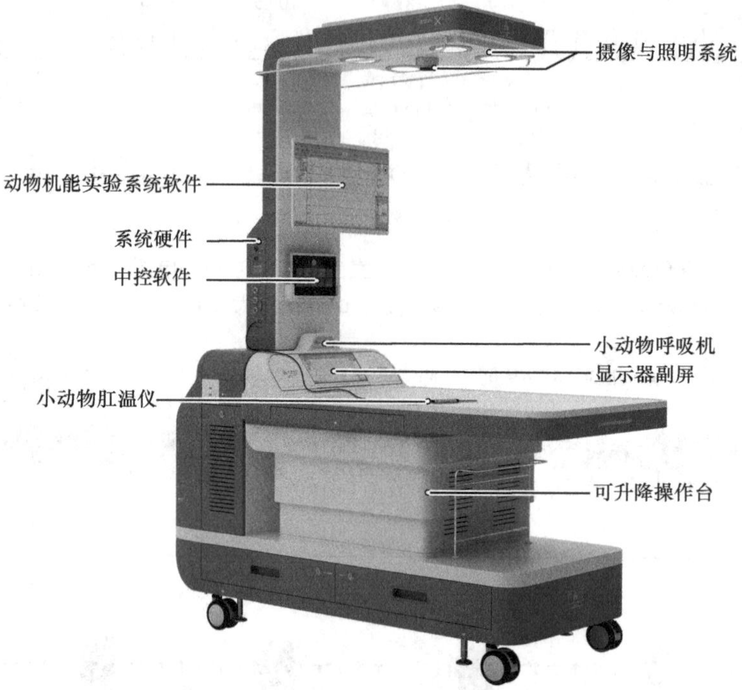

图 3-12 BL-422I 集成化动物机能实验系统

二、系统硬件及附件

系统硬件接口面板是系统硬件与外部联系的部位，其包含多个输入输出接口（图 3-13A）。为了完成生物信号的采集，需要使用到各种信号引导线和传感器附件等，这些部件统称为系统附件（图 3-13B）。

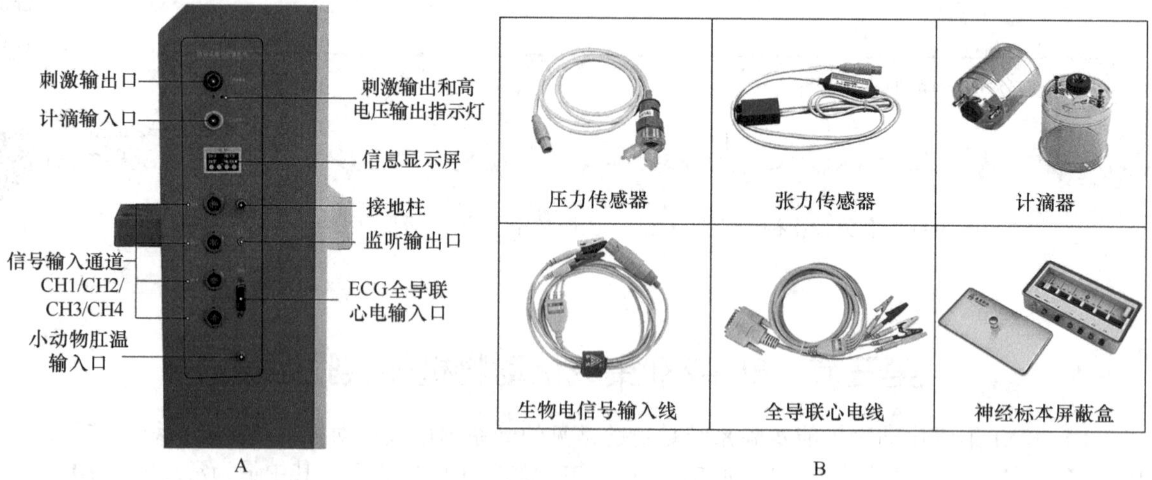

图 3-13 BL-422I 系统硬件接口面板（A）及附件（B）

三、软件使用

动物机能实验系统软件是实验者完成实验时与系统进行交互的主要界面。实验者可以在系统软件上完成实验前、实验中、实验后相关学习和操作。在实验前，实验者可以在系统软件中学习实验内容的相关原理、方法和操作技巧等知识；在实验过程中，实验者使用系统软件进行生物信号采集、显示和分析等操作完成实验；实验后，实验者提取相关实验数据并撰写实验报告，将实验数据和实验报告上传到信息化管理中心，教师可以在网上批阅和指导实验报告。以下主要对实验过程中的系统软件使用方法进行介绍。

1. 软件启动 双击电脑桌面程序“BL-422I 系统软件”图标即可启动软件，默认地，BL-422I 系统软件开机时自动启动。

2. 软件界面 系统软件界面是动物机能实验操作的主要交互接口。

（1）系统软件主界面：主界面主要包含功能区视图、实验数据列表视图、波形显示视图及刺激参数调节视图等区域（图 3-14）。

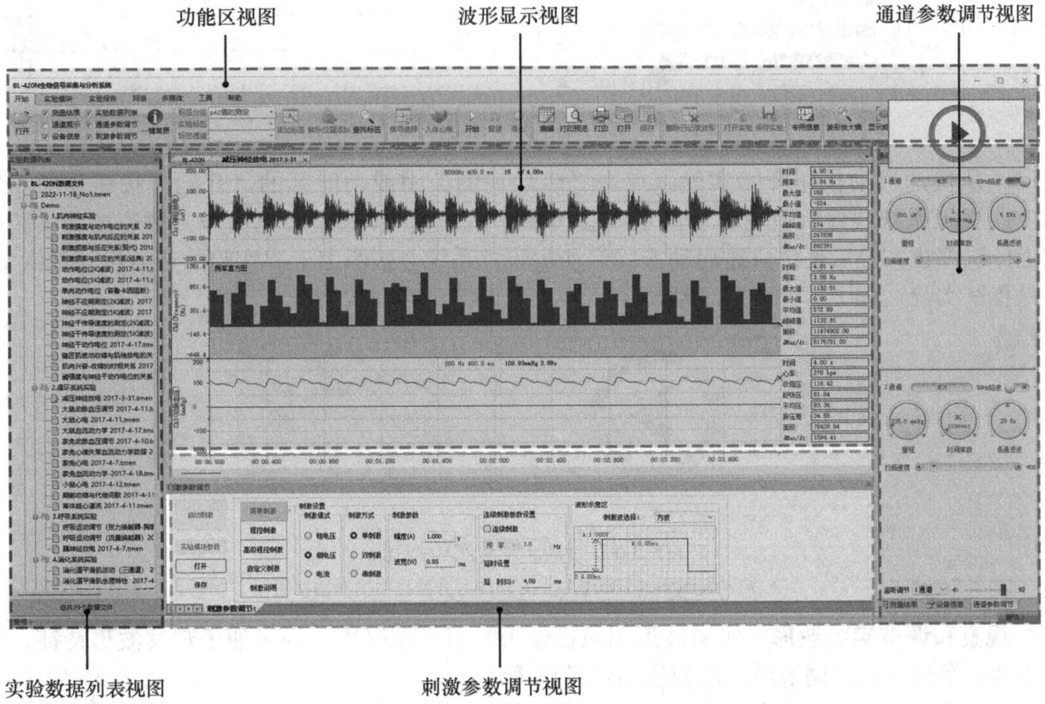

图 3-14 BL-422I 系统软件主界面

（2）视图的显示与隐藏：系统软件中包含有多种视图，除波形显示视图之外，其余视图均可以被显示或隐藏。通过选择“功能区”→“开始”分类栏下面的“视图”功能栏中的复选框显示或隐藏相应的视图（图 3-15）。

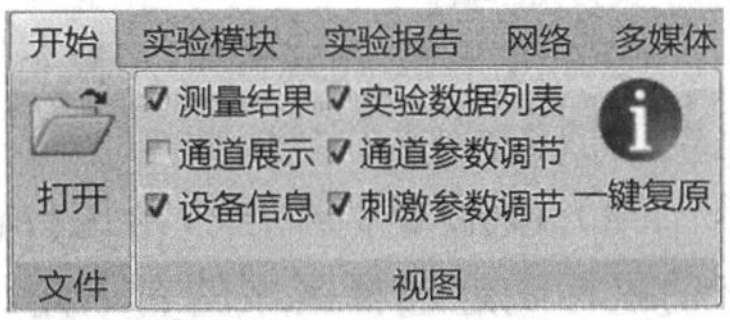

图 3-15 功能区中视图功能栏内部的视图显示与隐藏复选框

3. 启动实验 系统软件提供三种启动实验的方法，分别是从实验模块启动实验、从信号选择对话框进入实验或者从快速启动按钮开始实验。

（1）从实验模块启动实验：这是教学实验中最常用的启动实验方法。选择“功能区”→“实验模块”分类栏，然后根据需要选择具体实验模块开始实验（图 3-16）。从实验模块启动实验时，系统会自动设置各种软硬件参数，如采样通道数、采样率、增益、滤波、刺激参数及分析参数等，方便快速进入实验状态。

（2）从信号选择对话框进入实验：这是一种通用且灵活开始实验的方法，主要适用于科研实验工作。选择“功能区”→“开始”分类栏中的“信号选择”按钮，实验者根据自己的实验内容，为每个通道配置相应的系统硬件参数。

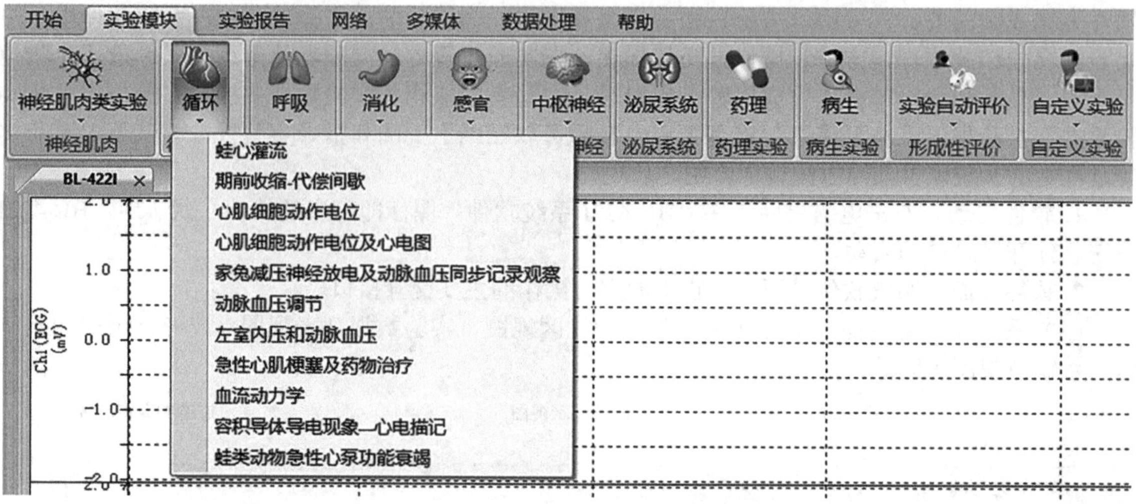

图 3-16　功能区中的实验模块启动按钮

（3）从快速启动按钮开始实验：点击“启动视图”中或功能区的“开始”按钮（图 3-17），在第一次进入系统软件后使用该功能系统会按照默认设置（4 通道心电信号）快速启动实验；如果在上一次停止实验后使用快速启动方式启动实验，系统会按照上一次实验的参数启动本次实验。暂停是指在实验过程中暂停波形滚动显示，停止是指停止整个实验。

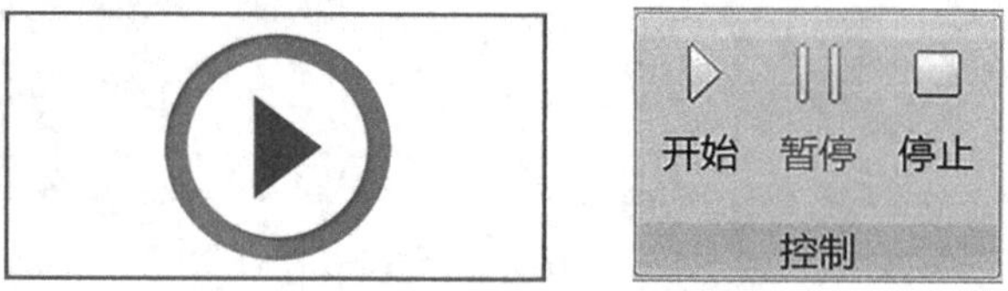

图 3-17　快速启动实验按钮

A. 启动视图中的开始按钮；B. 功能区开始栏中的开始按钮

4. 观察和调节实验波形　实验波形记录在波形显示视图区内，为了便于观察波形特征，常需要以下几种操作方式来调节波形的幅度高低及压缩比。

（1）波形扩展或压缩：鼠标置于“时间坐标轴”区域，滚动鼠标可对所有通道波形进行时间轴扩展或压缩。

（2）波形放大或缩小：鼠标置于相应波形通道的“纵向标尺区”，滚动鼠标可实现对该波形幅度的放大或缩小。

（3）波形复制：在波形选择区域左上角按下鼠标左键，然后按住鼠标左键不放同时向右下方拖动鼠标确定选择区域的右下角，确定后松开鼠标左键完成波形选择。

（4）波形“双视”显示：用于实现波形的前后对比。在实时记录时，右视显示实时记录波形，左视显示历史波形数据。打开“双视”的方法：将鼠标放置于波形区左侧视图边界处，当鼠标图标变换为“双竖线”时，按住鼠标左键向右拖动即可打开“双视”显示（图 3-18）。

5. 刺激器　在动物机能实验中会经常使用到刺激器，系统软件中设有刺激参数调节和刺激发出控制功能，用户可根据自己需求对刺激模式、刺激方式、刺激参数进行调节，以达到实验要求（图 3-19）。

6. 数据反演（反演和回放，反演更准确） 是指查看已保存的实验数据。可在开始菜单中选择“打开文件”或通过双击主界面左边实验数据列表中的文件名打开相应实验数据进行数据反演（图 3-20）。用户最多可以同时打开 4 个反演文件。

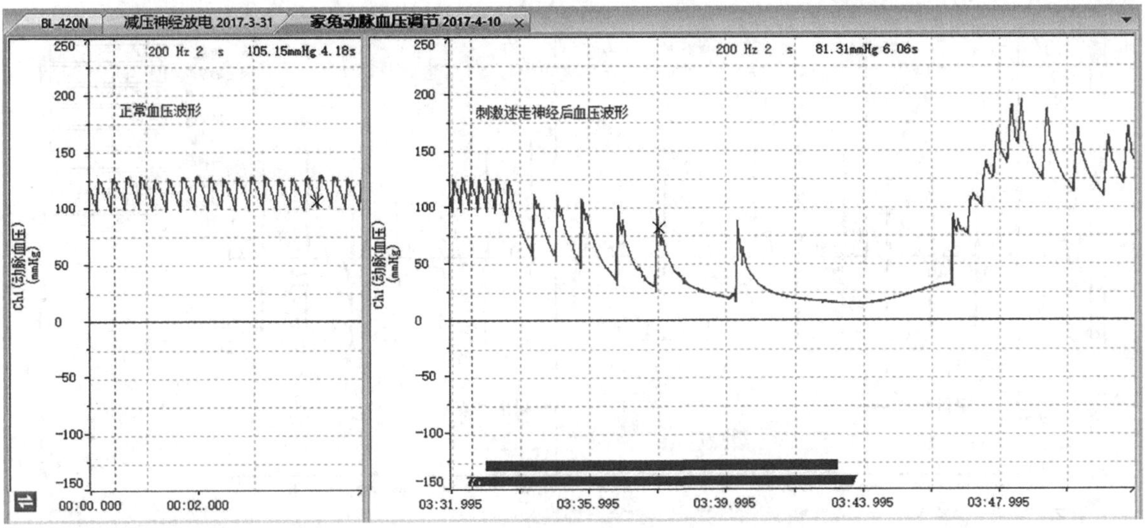

图 3-18　双视对比显示不同时段波形

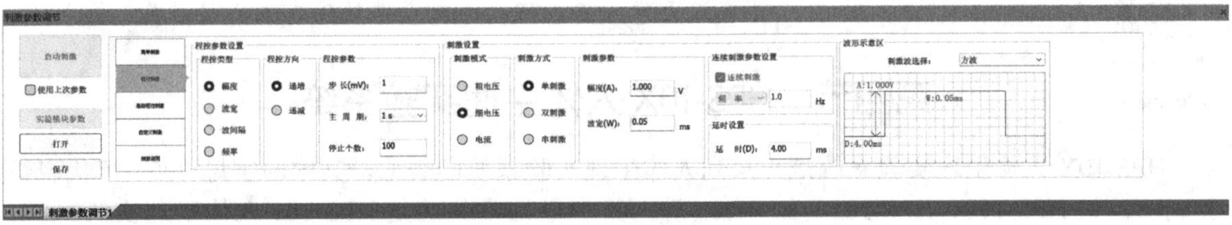

图 3-19　刺激器视图区

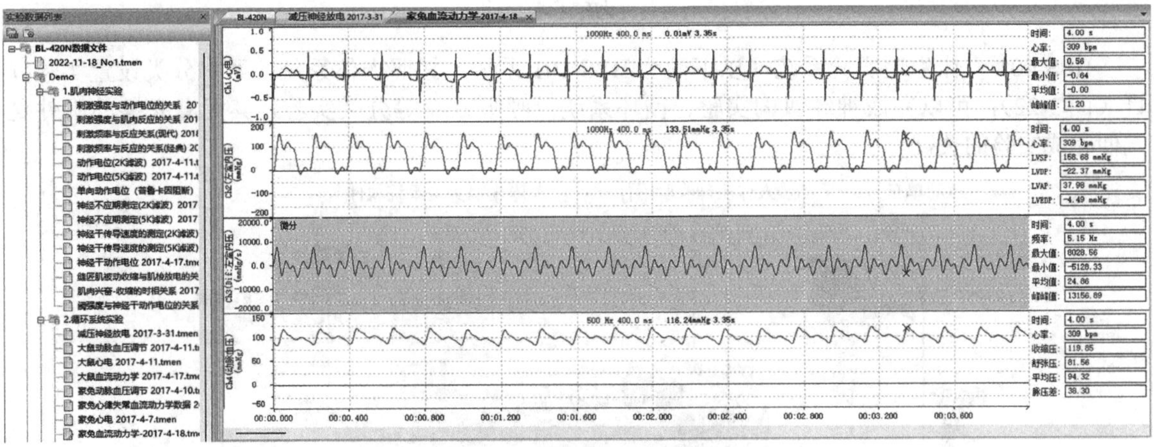

图 3-20　数据反演示例

7. 数据测量　包括通用测量与专用测量。通用测量包括水平测量及区间测量等；专用测量包括心功能参数测量及血流动力学测量等。下文以区间测量为例说明操作步骤。

（1）启动区间测量：点击鼠标右键，在弹出快捷菜单上选择“测量”→“区间测量”功能。

（2）选择测量区间：将鼠标移动到测量波形段起点位置，点击鼠标左键确定起点，再次移动鼠标确定测量终点，确定后点击鼠标左键完成本次测量。

（3）查看测量结果：区间测量结果显示在测量通道右边（图 3-21）。

（4）结束测量：在任何通道中按下鼠标右键都将结束本次测量。

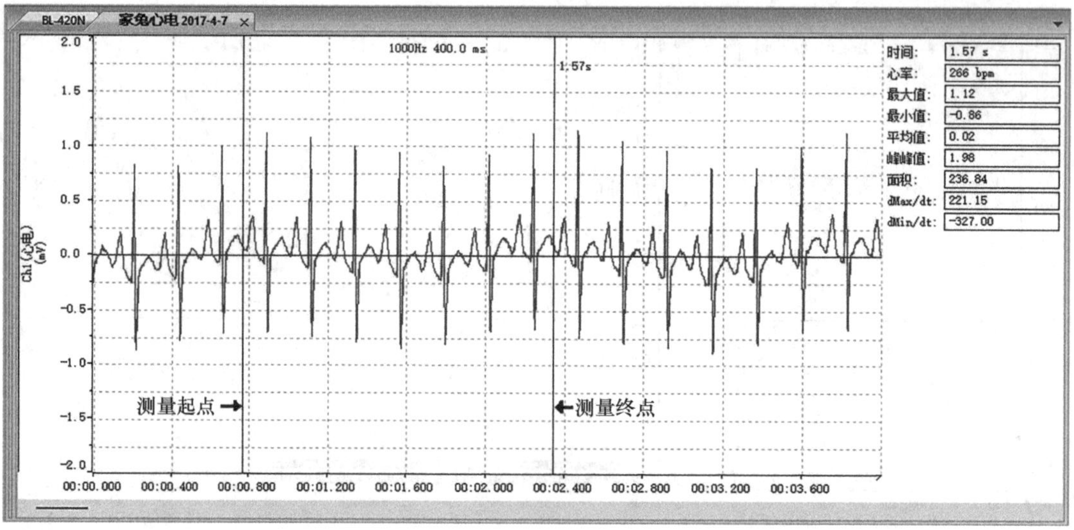

图 3-21 数据测量（此图涵盖测量方法和测量结果，对学生操作较为重要）

（武汉大学 王 媛；成都泰盟软件有限公司 黄 武）

附：BL-422I 系统介绍.mp4

第四节 HPS-10X 人体生理实验系统

HPS-10X 人体生理实验系统是一系列人体生理实验系统的统称，其中的字母“X”可代表数字 0～9，如 HPS-100、HPS-101、HPS-103 等，其中最为常见的是 HPS-101 人体生理实验系统，以下均以该系统为例描述其使用。

一、概 述

HPS-101 人体生理实验系统（以下简称 HPS-101 系统）按照人体系统、器官分类设置实验项目（图 3-22），可以完成神经肌肉实验、循环系统及呼吸系统等分类实验，其配套完善的附件是方便完成实验的关键。

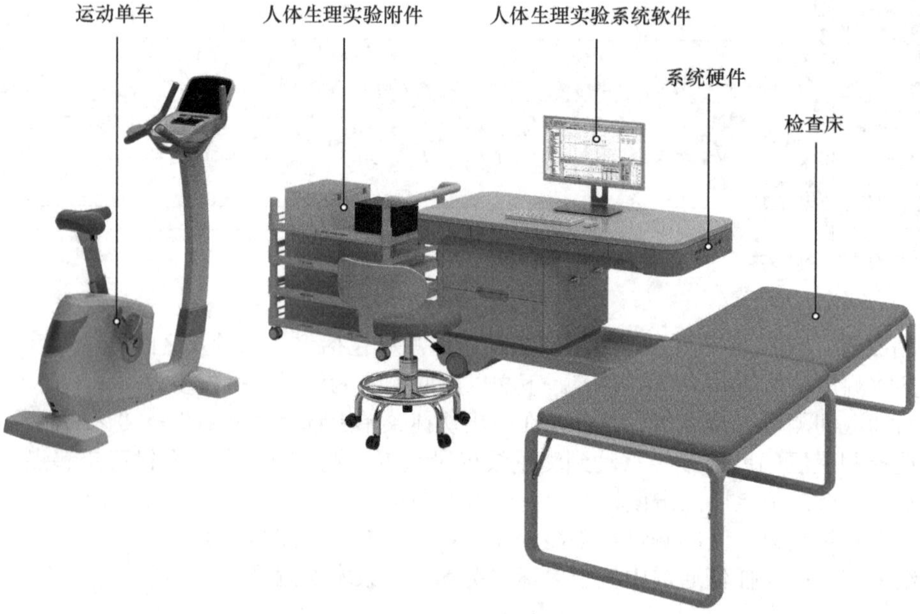

图 3-22 HPS-101 人体生理实验系统

二、系统硬件及附件

HPS-101 系统硬件用于采集人体生理信号，它内嵌于集成化生理信号采集台中，通过系统硬件接口面板与外界联系，该接口面板位于采集台的右侧面。系统硬件接口面板包括生物信号输入接口及刺激输出接口等（图 3-23A）。系统硬件后面板位于采集台后部，其接口包括电源输入接口及 USB 接口等（图 3-23B）。

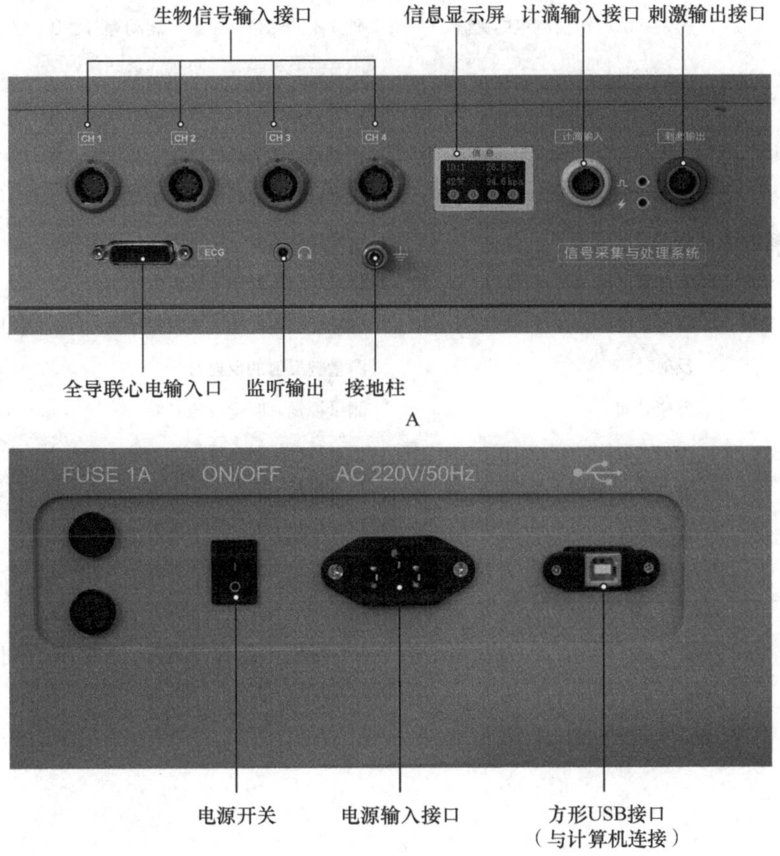

B

图 3-23　HPS-101 系统硬件接口面板和后面板

A. 系统硬件接口面板；B. 硬件后面板

HPS-101 系统附件根据人体组织、器官进行分类，是系统性开展人体生理实验的基本保障，传感器及引导线等附件根据系统分类放置于收纳箱内，可分为神经肌肉实验附件包、呼吸系统附件包及循环系统附件包等。除基本附件外，扩展附件还包括检查床、运动单车等。在各种附件包中，人体无线采集系统及附件是特定的扩展附件，它可以扩展 HPS-101 系统的无线功能，实现受试者无约束实验，如受试者在运动时测量运动代谢数据。

HPS-101 系统可以开展的主要人体生理实验见表 3-2。

表 3-2　HPS-101 系统支持的主要人体生理实验列表

序号	类别	实验项目名称	实验说明
1	神经肌肉实验	刺激强度与人体肌肉反应的关系	刺激前臂正中神经观察手指收缩反应
		刺激频率与人体肌肉反应的关系	刺激前臂正中神经观察手指收缩反应
		神经传导速度的测定	分别刺激肘部和腕部尺神经，计算神经传导速度

续表

序号	类别	实验项目名称	实验说明
1	神经肌肉实验	人体肌电记录	记录并分析人体肌电信号
		握力与肌电	人体握力大小与肌电的关系
2	循环系统实验	人体心电图描记	学习全导联心电的记录、分析方法
		人体动脉血压的测量	不同血压测量方法的学习
		影响动脉血压及测量的因素	研究不同体位、手臂、运动等对血压的影响
		人体心音记录	心音听诊及记录、异常心音的辨别
		人体心率变异分析	记录心电图的心率变异分析
3	呼吸系统实验	人体肺功能测量	测量并分析人体肺活量、潮气量、用力肺活量等指标
		人体呼吸运动描记及影响因素	记录人体呼吸时的胸廓运动
4	能量代谢系统实验	基础代谢实验	研究人体基础状态下的代谢情况
5	中枢神经系统实验	人体脑电记录与观察	记录和分析脑电变化
		脑机接口	趣味性脑电实验，实时探测 α、β 波功率占比
		反射时	测量腱反射的反射时
		反应时间	测量视觉、听觉反应时间
6	感觉系统实验	人体眼电的记录	记录和分析眼电信号
		视觉诱发电位	根据视觉诱发电位分析评价视觉神经通路功能
7	运动生理实验	能量代谢实验	研究人体在运动状态下能量消耗情况
8	综合实验	测谎实验	通过观察皮电、脉搏、呼吸等变化情况判断受试者是否撒谎

（武汉大学　王　媛；成都泰盟软件有限公司　黄　武）

附：HPS-101
系统使用.mp4

第四章 机能学动物实验

第一节 神经肌肉基础实验

一、蛙坐骨神经干动作电位引导

【实验目的】 掌握蛙类坐骨神经干标本制备的方法；学习生物电活动的细胞外记录方法；掌握蛙坐骨神经干动作电位的引导；理解神经干动作电位不遵循“全或无”原则的原理。

【实验原理】 神经组织属于可兴奋组织，当神经纤维受到有效刺激时，可在静息电位的基础上产生快速、可逆和可传导的动作电位。坐骨神经干是人体最长、最粗大的神经，由腰神经和骶神经组成，其总干和终支延伸在整个下肢背侧，由许多神经纤维组成。蛙的坐骨神经干易于分离，是观察动作电位特性的理想研究标本。

当神经干受到有效刺激时，可产生动作电位，并沿神经纤维传导。若将一对引导电极置于完整的神经干表面，当神经干的一端受到刺激而兴奋时，动作电位将先后通过这两个引导电极处，便可引导出两个方向相反的电位偏转波形，称为双相动作电位（图 4-1A）。因为坐骨神经干是由许多神经纤维组成的，所以其产生的动作电位是一个叠加的复合动作电位，且不同神经纤维的兴奋性不相同，所以在一定范围内增大刺激强度可以使兴奋的神经纤维数量增多，表现为电位幅度增大。这与单一神经细胞产生的动作电位有所区别，并不遵循单一神经纤维动作电位的“全或无”原则。

若将两个引导电极之间的神经纤维损伤，可阻断其兴奋传导至第二个引导电极处，故而只能记录出单方向的电位偏转，即为单相动作电位（图 4-1B）。

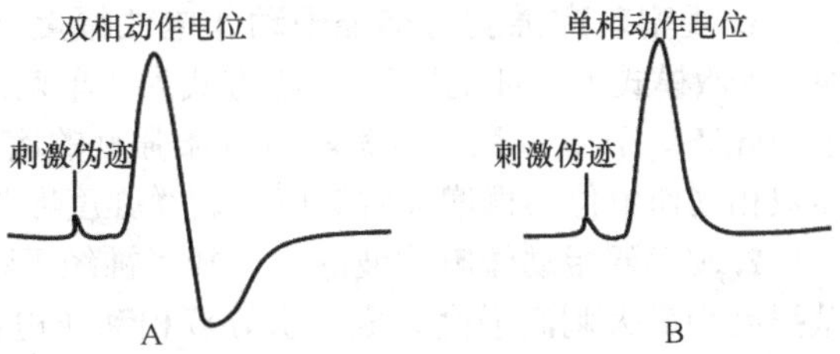

图 4-1 坐骨神经干双相动作电位（A）和单相动作电位（B）波形

【实验对象】 牛蛙。

【实验药品与器材】 任氏液；蛙类动物手术器械一套，生物信号采集与分析系统，标本屏蔽盒，滴管，平皿等。

【实验方法与步骤】

1. 破坏脑和脊髓 左手握蛙，拇指压在蛙背颈后脊柱皮肤上，中指和无名指夹住前肢，示指弯曲，扣住上腭，使牛蛙头部前俯。右手持探针，由头部沿正中线滑向背部，可在头部前俯弯曲顶点探查到一凹陷，即为枕骨大孔所在部位。用力将探针由此处刺入皮下，以边转动边进针的方式，将探针垂直刺入枕骨大孔，并向前倾斜刺入颅腔，搅动捣毁脑组织。再将探针退至皮下，向后进入椎管，捣毁脊髓，此时可观察牛蛙后肢突然蹬直，然后四肢瘫软，呼吸消失，表明脑和脊髓完全被破坏。

2. 去皮肤 以两腋下为水平点，用粗剪刀沿胸廓剪开一圈皮肤，然后左手捏住牛蛙头部，右手捏住皮肤断端，向下用力剥离全部断端后的皮肤。

3. 去除躯干上部及内脏 左手在牛蛙背部捏住脊柱尾端，让其头部自然下垂，在骶髂关节水平以上 1cm 处用粗剪刀剪断脊柱，将头、前肢和内脏一并剪除，保留后肢、腰背部脊柱和由其发出的坐骨神经。此时，将标本放在盛有任氏液的烧杯中，清洗其表面血液等。

4. 分开两后肢 沿正中线用粗剪刀将脊柱分为两半（勿损伤坐骨神经），从耻骨联合中央剪开两侧大腿，并将分离后的两后肢浸泡于任氏液中。

5. 固定牛蛙后肢 取出一侧后肢，脊柱端腹面朝上，趾端向外侧翻转，用蛙钉固定于蛙板中间。须保持后肢具有一定的紧张度，若松弛则不便后续标本分离。

6. 分离坐骨神经干 用玻璃分针沿脊柱侧游离坐骨神经，再沿坐骨神经沟（股二头肌与半膜肌之间的裂缝），游离出坐骨神经大腿段，用玻璃分针小心剥离，剪断坐骨神经干的所有分支；然后用玻璃分针挑起腘窝处肌腱等组织，组织剪剪断，继续游离坐骨神经干至趾端。

7. 游离坐骨神经干 用棉线将坐骨神经干两端结扎，小心剪断与肌肉相连的组织，游离出坐骨神经干，置于盛有任氏液的平皿中备用。

8. 连接实验装置 用镊子夹住神经干标本两端的结扎线，将神经干平直地放置在标本屏蔽盒的电极上（图 4-2）。神经干的中枢端置于刺激电极侧，外周端置于引导电极侧。盖上屏蔽盒盖，并将刺激电极（S_1、S_2）、引导电极（R_1、R_1'）及接地电极等与生物信号采集与分析系统相连。

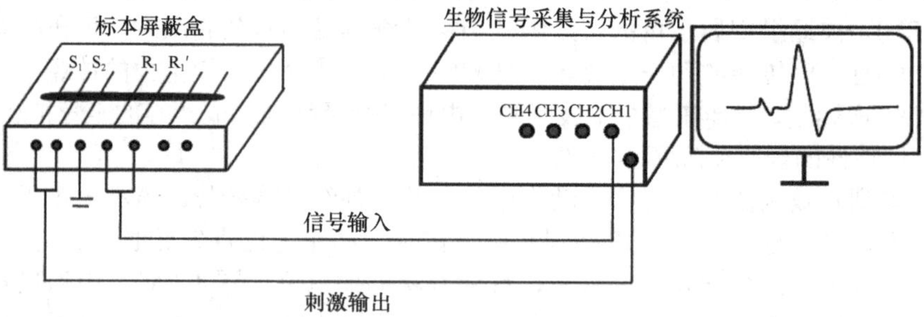

图 4-2 神经干动作电位实验装置连接示意图

9. 实验参数设置 从信号采集系统中选择相应的实验模块，进入实验记录状态。

【实验项目】

1. 观察刺激强度与神经干动作电位幅度之间的关系 选择“阈强度与动作电位的关系”模块，刺激模式为“细电压”，刺激方式为“单刺激”，采用“程控”的形式将刺激强度从零递增（增量 20mV），开始刺激。观察随着刺激强度的增大，神经干动作电位的改变。当出现双相动作电位和双相动作电位不再增加时对应的刺激强度即为阈刺激和最大刺激强度。

2. 观察双相动作电位波形 选择“神经干动作电位的引导”模块，刺激方式为“单刺激”，刺激强度为最大刺激强度。成功引导双相动作电位后，采用“区间测量”和“水平测量”工具测量双相动作电位的“时程”和“波幅”。

3. 观察单相动作电位波形 用镊子在 R_1 的两个引导电极之间夹伤神经干，然后选择“神经干动作电位的引导”，观察单相动作电位，并测量其“时程”和“波幅”。

【注意事项】

1. 分离牛蛙后肢后，不可采用自来水冲洗。
2. 分离神经干时应使用玻璃分针小心分离，避免过度牵拉或金属器械和手触碰神经干。
3. 应仔细清除坐骨神经干上附着的结缔组织和血管。
4. 神经干应与各电极保持良好接触，神经干不可折叠置于电极上，以免影响动作电位的波形及大小。
5. 实验过程中注意滴加任氏液保持神经干的湿润。
6. 刺激强度应由弱至强逐步递增，以免过强刺激损伤神经干。

【思考题】

1. 神经干动作电位为何不遵循“全或无”原则？
2. 若将坐骨神经干的外周端置于刺激电极侧，能否引导出动作电位？会有何变化？
3. 何为刺激伪迹？如何区分刺激伪迹和神经干动作电位？如何减小刺激伪迹？
4. 为何双相动作电位通常情况下第一相幅度大于第二相幅度？

二、蛙坐骨神经干兴奋传导速度和不应期的测定

【实验目的】 理解可兴奋组织兴奋后兴奋性的变化过程；掌握神经干动作电位传导速度的测定。

【实验原理】 可兴奋细胞在一次兴奋后，其兴奋性发生周期性变化，在神经细胞主要表现为绝对不应期和相对不应期，然后恢复至静息状态。组织兴奋性的高低和有无，可通过测定其阈值大小来反映。可先给神经干施加一个有效刺激使其兴奋，在兴奋后不同时期，再给予一个检验性的刺激，观察神经干对检验性刺激反应的兴奋阈值以及产生的动作电位的幅度，以判断组织兴奋性的变化。

动作电位可沿神经干不衰减传导，具有一定的速度。不同类型的神经纤维传导兴奋的速度有很大差异，与神经纤维的直径、温度、有无髓鞘和髓鞘的厚度等有关。蛙类坐骨神经干中以 A 类纤维为主，传导速度可达 35～40m/s。通过测定动作电位在神经干上传导的距离（d）与通过这段距离所需要的时间（t），可计算出动作电位在蛙坐骨神经干上的传导速度（V），即 $V=d/t$。

【实验对象】 牛蛙。

【实验药品与器材】 任氏液；蛙类动物手术器械一套，生物信号采集与分析系统，标本屏蔽盒。

【实验方法与步骤】

1. 蛙坐骨神经干的制备 参见本节实验一。

2. 连接实验装置 将神经干平直地放置在标本屏蔽盒的电极上。神经干的中枢端置于刺激电极侧，外周端置于引导电极侧。盖上屏蔽盒盖，并将刺激电极（S_1、S_2）、两对引导电极（R_1、R_2）及接地电极与生物信号采集与分析系统相连（图 4-3）。

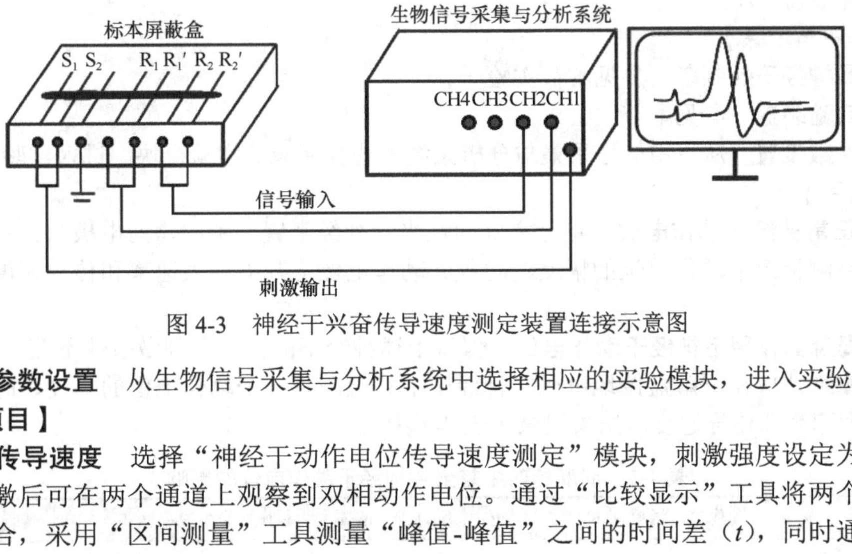

图 4-3 神经干兴奋传导速度测定装置连接示意图

3. 实验参数设置 从生物信号采集与分析系统中选择相应的实验模块，进入实验记录状态。

【实验项目】

1. 测定传导速度 选择“神经干动作电位传导速度测定”模块，刺激强度设定为最大刺激强度，启动刺激后可在两个通道上观察到双相动作电位。通过“比较显示”工具将两个通道的动作电位图形重合，采用“区间测量”工具测量“峰值-峰值”之间的时间差（t），同时通过标本屏蔽盒上的刻度（或直尺）读取两个通道之间的距离（d）。根据 $V = d/t$，计算神经干动作电位的传导速度（V）。

2. 温度对传导速度的影响 将上述测完传导速度的神经干放于 4℃任氏液中浸泡 5min，随后再次测定其传导速度，与室温下测定的传导速度进行比较。

3. 不应期的测定 另取一根坐骨神经干，选择“神经干不应期的测量”模块，调节刺激强度为最大刺激强度，刺激模式为连续输出双脉冲刺激，并以程控的形式逐渐缩短两个刺激之间的间隔时间。当第二个刺激引起的动作电位的幅度开始降低时，表明此时的第二刺激已落入第一次兴奋的“相对不应期”，此时两个刺激的间隔时间记为 t_1。当第二个动作电位完全消失时，表明此时

第二个刺激落入第一次兴奋后的“绝对不应期”，此时两个刺激的间隔时间记为 t_2。

【注意事项】

1. 应仔细清除坐骨神经干上附着的结缔组织和血管。

2. 神经干应与各电极保持良好接触，神经干不可折叠置于电极上，以免影响动作电位的波形及大小。

3. 实验过程中注意滴加任氏液保持神经干的湿润。

4. 两对记录电极之间的距离不宜过短，可尽量长一些。

5. 刺激强度应由弱至强逐步递增，以免过强刺激损伤神经干。

【思考题】

1. 神经干动作电位的“相对不应期”和“绝对不应期”与单个细胞的相对不应期和绝对不应期有何区别？

2. $t_1 - t_2$ 可反映什么？

三、局麻药对神经干动作电位的影响

【实验目的】 观察局麻药对神经干电活动的影响。

【实验原理】 神经纤维动作电位的去极化有赖于 Na^+ 内流。局麻药作用于神经纤维后，可与膜内侧钠通道结构域结合，引起钠通道蛋白构象变化，通道的失活状态闸门关闭，进而阻止 Na^+ 内流，因而能使神经干去极化速率和程度降低，兴奋性降低，阻断神经冲动的传导；同时，局麻药可降低复极化速率，使不应期延长。

【实验对象】 牛蛙。

【实验药品与器材】 任氏液，2% 普鲁卡因；蛙类动物手术器械一套，生物信号采集与分析系统，标本屏蔽盒，滤纸片等。

【实验方法与步骤】

1. 蛙坐骨神经干的制备 参见本节实验一。

2. 连接实验装置 参见本节实验二。

3. 实验参数设置 从生物信号采集与分析系统中选择相应的实验模块，进入实验记录状态。

【实验项目】

1. 检测正常神经干动作电位 将分离好的蛙坐骨神经干置于神经盒的电极上，参照本节实验二和实验三检测神经干动作电位的幅度、时程、动作电位上升支最大速率和传导速度，结果记录于表 4-1 中。

2. 检测局麻药作用下神经干动作电位 保持上述神经干的位置和刺激条件不变，将浸润了 2% 普鲁卡因的滤纸片放在屏蔽盒接地电极的神经干上。检测神经干动作电位的幅度、时程、动作电位上升支最大速率和传导速度，结果记录于表 4-1 中。

表 4-1 局麻药对牛蛙坐骨神经干动作电位的影响

状态	动作电位幅度（mV）	动作电位时程（ms）	上升支最大速率（V/s）	传导速度（m/s）
正常				
应用 2% 普鲁卡因后				

【注意事项】

1. 应仔细清除坐骨神经干上附着的结缔组织和血管。

2. 神经干应与各电极保持良好接触，神经干不可折叠置于电极上，以免影响动作电位的波形及大小。

3. 实验过程中注意滴加任氏液保持神经干的湿润。

【思考题】

1. 普鲁卡因是如何影响神经干动作电位的？

2. 使用普鲁卡因能否用于引导神经干单相动作电位？若能，如何操作？

四、负荷对骨骼肌收缩的影响

【实验目的】 观察前负荷与后负荷对肌肉收缩的影响；理解负荷与肌肉收缩的关系。

【实验原理】 前负荷是指肌肉在收缩之前所承受的负荷，可决定肌肉在收缩前的长度，即初长度。在一定范围内，前负荷越大，初长度越大，肌肉的收缩幅度和力量越大；而超出一定范围，随着前负荷和初长度的增加，肌肉收缩幅度反而减小。当前负荷使肌肉达到最适初长度时，肌肉的收缩幅度、张力达到最大，此时的前负荷称为最适前负荷。

后负荷是指肌肉在收缩后所承受的负荷。后负荷阻碍肌肉缩短，后负荷增大时肌肉收缩张力和速度呈反变关系。在一定的范围内，随着后负荷的增大，肌肉收缩的张力也相应增大；当后负荷增大到一定数值时，肌肉收缩张力达到最大，但肌肉不能缩短，此时肌肉不能做功，表现为等长收缩。

【实验对象】 牛蛙。

【实验药品与器材】 任氏液；蛙类动物手术器械一套，生物信号采集与分析系统，位移换能器，万能支架等。

【实验方法与步骤】

1. 蛙坐骨神经-腓肠肌标本制备

（1）破坏牛蛙脑和脊髓、去除皮肤躯干和内脏、游离坐骨神经至腘窝处，同本节实验一。

（2）制备坐骨神经-小腿标本：从脊柱根部将坐骨神经剪断，放置于腓肠肌上，在膝关节周围剪掉全部大腿肌肉，并用粗剪刀将股骨刮干净，在股骨的中部剪去上段股骨，保留的部分为坐骨神经-小腿标本（图 4-4）。

（3）制备坐骨神经-腓肠肌标本：将上述坐骨神经-小腿标本在跟腱处穿线结扎，在结扎的远心端处剪断跟腱。游离腓肠肌至膝关节处，然后沿膝关节将小腿其余部分剪掉，即为坐骨神经-腓肠肌标本（图 4-4）。

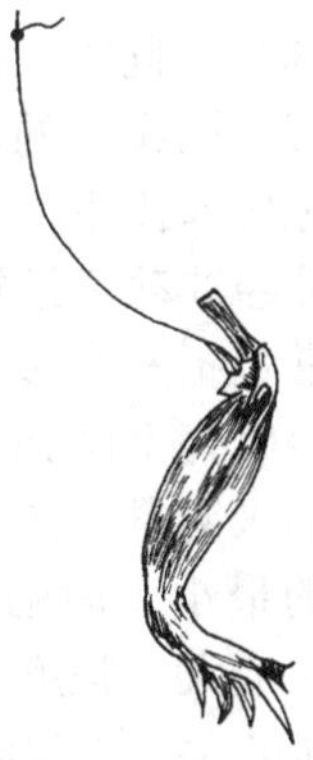

图 4-4 坐骨神经-小腿标本（左）及坐骨神经-腓肠肌标本（右）

2. 标本的安置 将坐骨神经-腓肠肌标本的股骨干残端固定于支架上端的横梁上。下端肌腱的结扎线与位移换能器的应变片连接后再与砝码架相连接，托盘高度不变，增减砝码即改变后负荷。砝码架可由下方的后负荷托盘托起，调节托盘的高度和砝码，可改变初长度（前负荷）。将两个针形电极插入腓肠肌内，以备施加刺激。实验装置如图 4-5 所示。

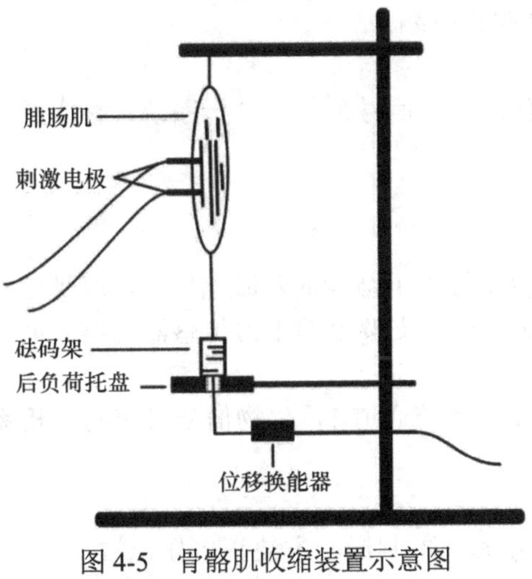

图 4-5 骨骼肌收缩装置示意图

3. 实验参数设置 运行生物信号采集与分析系统，通道 1（CH1）记录输入信号，并将其纵坐标的单位设置为位移（mm）。设置“刺激方式”为单刺激，“刺激时间”为 0.2ms，“刺激强度”为 3V。点击“开始记录”进行实验。

【实验项目】

1. 观察前负荷对肌肉收缩的影响 将 5g 砝码放在砝码架上，调整后负荷托盘高度，使其刚好托起砝码架，再增加 35g 砝码。刺激肌肉后所得曲线即为前负荷 5g，后负荷 40g 条件下的肌肉收缩曲线。使后负荷托盘脱离砝码架，取10g砝码放在砝码架上，调整后负荷托盘，使其托起砝码架，再增加30g砝码，刺激肌肉获得前负荷10g，后负荷40g条件下的肌肉收缩曲线。如此反复进行，保持后负荷为40g，前负荷每次增加5g，直至前负荷达到40g。

2. 观察后负荷对肌肉收缩的影响 调节后负荷托盘的高度，使其恰好接触砝码架，以保持肌肉的初长度不变。然后依次在砝码架上放置5g、10g、15g直至40g砝码，每次给予相同的电刺激，记录腓肠肌在不同后负荷时的收缩曲线。

【注意事项】

1. 制备神经肌肉标本时避免过度牵拉神经。

2. 剪断股骨时，须将股骨留长一些，以利于后续实验顺利进行。

3. 实验中经常滴加任氏液，以防止标本干燥。

4. 每次刺激后，让肌肉有相同的休息时间（如2min）。

【思考题】

1. 试用肌肉收缩的相关机制分析不同前负荷对肌肉收缩的影响，解释为何在最适前负荷条件下肌肉能产生最大收缩幅度。

2. 当改变后负荷时，肌肉收缩的张力、速度和缩短距离有何变化？

五、不同电刺激强度和频率对蛙骨骼肌收缩的影响

【实验目的】 观察不同强度的电刺激对骨骼肌收缩张力的影响，理解阈刺激、阈上刺激和最大刺激等概念；观察不同频率的电刺激对骨骼肌收缩形式的影响，分析骨骼肌产生不完全强直收缩与完全强直收缩的基本条件。

【实验原理】 神经冲动可经神经肌肉接头传递，使骨骼肌兴奋，再经兴奋-收缩耦联引起骨骼肌收缩。刺激量通常包括三个参数：刺激强度、刺激时间及强度-时间变化率。在机能学实验中，常固定后两个参数，研究不同强度的刺激对骨骼肌收缩张力的影响。可兴奋细胞的兴奋性高低可以用刺激的阈值大小来衡量。阈值越小，兴奋性越高；阈值越大，兴奋性越低。对于骨骼肌，刚能引起其产生收缩的最小刺激强度称为阈强度，此最小刺激称为阈刺激。随着刺激强度的增加，肌肉收缩张力也相应增大。强度大于阈值的刺激为阈上刺激。当刺激强度增加至某一值时，肌肉产生的收缩效应达到最大，该刺激即为最大刺激。

当运动神经受到一次短促有效的刺激，引起所支配的肌肉出现一次收缩和舒张，称为单收缩。骨骼肌细胞动作电位的时程仅约5ms，而其所诱发产生的骨骼肌收缩时程可达几十或上百毫秒。因此，当有效刺激强度不变而频率增加时，骨骼肌收缩的形式可发生改变。当刺激频率增加到一定程度时，下一次收缩可与前一次的收缩发生融合，若在前一次收缩的舒张相融合，则发生不完全强直收缩；若在前一次收缩的收缩相融合，则发生完全强直收缩。

【实验对象】 牛蛙。

【实验药品与器材】 任氏液；蛙类动物手术器械一套，生物信号采集与分析系统，标本屏蔽盒，张力传感器，铁支架，双凹夹等。

【实验方法与步骤】

1. 蛙坐骨神经-腓肠肌标本制备 参见本节实验四。

2. 标本的固定 将坐骨神经-腓肠肌标本的坐骨神经置于标本屏蔽盒的刺激电极上，股骨残端固定于标本屏蔽盒的小孔内。将腓肠肌跟腱的结扎线与固定于铁支架上的张力传感器相连，调节结扎线的松紧度。

3. 仪器的连接 将张力传感器接入生物信号采集与分析系统通道1，生物信号采集与分析系统的刺激输出线连接标本屏蔽盒上的刺激电极。

【实验项目】

1. 观察不同刺激强度对肌肉收缩的影响 设置刺激方式为单刺激，方波正电压，波宽0.2～

0.5ms，刺激模式为“程控”强度递增。启动刺激后，随着刺激强度的递增，可记录到逐步增大的肌肉收缩曲线（图 4-6）。根据结果分析出阈刺激强度和最大刺激强度。

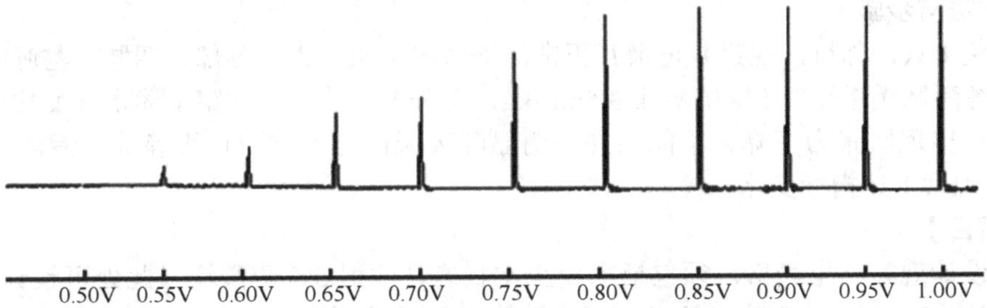

图 4-6 不同刺激强度对骨骼肌收缩张力的影响

2. 观察不同刺激频率对肌肉收缩的影响 固定刺激强度为最大刺激强度，刺激模式为“程控”频率递增。启动刺激后，可观察到不同刺激频率下肌肉收缩的形式（图 4-7）。一般情况下，刺激频率在 1～3Hz 时，骨骼肌为单收缩；刺激频率在 8～16Hz 时，骨骼肌发生不完全强直收缩；刺激频率在 25～40Hz 时，骨骼肌发生完全强直收缩。

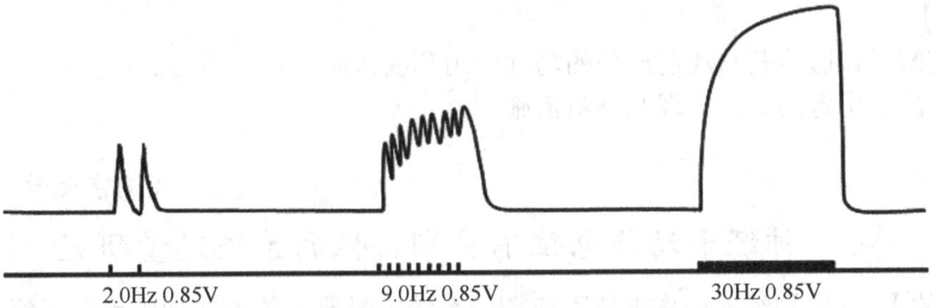

图 4-7 不同刺激频率对骨骼肌收缩形式的影响

【注意事项】

1. 实验中每次肌肉收缩后必须间隔一定的时间（约 1min）再给刺激，以保证肌肉良好的收缩力和兴奋性。

2. 经常滴加任氏液以保持标本湿润。

【思考题】

1. 随着电刺激强度的增加，骨骼肌收缩的幅度发生何种变化？为什么？

2. 对于同一块肌肉，其单收缩、不完全强直收缩和完全强直收缩的幅度是否相同？为什么？

3. 肌肉收缩张力曲线发生融合时，神经干和肌细胞的动作电位是否也发生融合？为什么？

（中南大学 周 勇）

六、家兔硫酸镁急性中毒及解救

【实验目的】 通过家兔实验性硫酸镁中毒模型，观察硫酸镁的急性中毒症状，学习其解救用药。

【实验原理】 硫酸镁是治疗子痫的重要药物。运动神经末梢释放 ACh 需要 Ca^{2+} 参与，而 Mg^{2+} 竞争性拮抗 Ca^{2+} 的这种作用，血清 Mg^{2+} 过高可干扰 ACh 释放，使神经肌肉接头处 ACh 减少，导致骨骼肌松弛；进一步可抑制延髓呼吸中枢和血管运动中枢，引起呼吸抑制、血压下降，甚至心脏停搏等中毒症状。因此，Mg^{2+} 过量中毒时，可缓慢静脉注射钙剂（氯化钙或葡萄糖酸钙），利用 Ca^{2+} 拮抗 Mg^{2+} 的作用，促进 ACh 释放，从而恢复肌肉收缩功能。

【实验对象】 家兔，体重 2～3kg，雌雄不拘。

【实验药品与器材】 5%硫酸镁，2.5%氯化钙；婴儿磅秤，5mL、10mL注射器，5号针头，医用酒精棉球，干棉球等。

【实验方法与步骤】

1. 取家兔1只，称重，观察并记录其正常活动情况、肌张力（颈部、四肢）与呼吸频率。

2. 经耳缘静脉缓慢注射5%硫酸镁3.5mL/kg，可分多次给药，观察上述指标变化。

3. 当家兔出现肌张力下降、不能站立、明显呼吸减慢时，立即耳缘静脉缓慢注射2.5%氯化钙2mL/kg，观察上述指标变化。

【实验项目】

1. 自行设计观察结果表格，须包括家兔正常状态、注射5%硫酸镁（此处可设计不同给药剂量组）及注射2.5%氯化钙后家兔活动情况、肌张力与呼吸频率。

2. 根据上述观察结果，分析静脉注射硫酸镁产生的体征变化及氯化钙的解救机制。

【注意事项】

1. 个别家兔对硫酸镁较敏感，仅注射部分药物即出现明显的骨骼肌麻痹，应及时停止注射，并进行抢救。2.5%氯化钙注射液应提前准备好，以备及时抢救。

2. 个别家兔需要很大剂量硫酸镁才出现麻痹，因此，继续静脉注射直到出现症状为止。

【思考题】

1. 试述硫酸镁口服给药与注射给药的药理作用和临床应用有何不同。

2. 试述硫酸镁中毒的临床表现及解救措施。

（南京大学　徐力致）

七、神经干动作电位不应期特性的系统定量研究

【实验目的】 理解神经干动作电位不应期的系统定量研究的方法和难点。了解神经干动作电位不应期的系统定量研究中的数据采集和处理分析方法。了解双刺激法中第二个神经干动作电位幅度相对于第一个神经干动作电位幅度比值的计算方法及其与双刺激间隔之间的定量关系。

【实验原理】 可兴奋细胞在一次兴奋后，其兴奋性（excitability）将发生周期性变化，依次经历绝对不应期（absolute refractory period）、相对不应期（relative refractory period）、超常期和低常期，之后恢复至正常。神经干是多根神经纤维的集合，每根神经纤维在兴奋后，其兴奋性也同样会发生上述周期性变化。这种变化综合起来就形成神经干动作电位的不应期特性。为观察神经干动作电位的不应期特性，可采用双刺激方法，即先后对神经干施加两个电刺激，刺激之间间隔一定时间、刺激强度大小相同且均为最适刺激以上刺激，同步记录神经干动作电位波形。施加第一个刺激时可记录到一个正常的神经干动作电位，记为AP_1。施加第二个刺激可因刺激间隔时间的不同而表现不同：如果间隔时间足够长，可记录到一个正常的神经干动作电位，记为AP_2，且此时$AP_2 = AP_1$；如果间隔时间减小到一定范围，则可观察到第二个刺激所产生的神经干动作电位幅度开始减小，即$AP_2 < AP_1$，此时对应的临界间隔范围可称为神经干动作电位的“相对不应期”范围；进一步减小刺激间隔到足够小时，可发现第二个刺激已不能产生动作电位，即$AP_2 = 0$，此时对应的临界间隔时间范围可称为神经干动作电位的“绝对不应期”。

对神经干动作电位的不应期特性进行系统定量研究，可以第二个刺激所产生的神经干动作电位的幅度AP_2与第一个刺激所产生的神经干动作电位的幅度AP_1的比值（AP_2/AP_1）为指标：如AP_2/AP_1值约为1，说明未观察到不应期现象，如值小于1但波形还明显，则说明第二个刺激处于前一个神经干动作电位的“相对不应期”；如值约为0，说明第二个刺激已不能产生神经干动作电位，此时第二个刺激处于前一个神经干动作电位的“绝对不应期”。

要准确定量不应期现象的关键是要能准确测出第二次刺激所产生的神经干动作电位AP_2的幅度。双刺激所产生的两个神经干动作电位的波形其实是混在一起的，当刺激间隔较小时，可见有

部分波形已明显重叠，且两个动作电位已变形，无法准确测出 AP_1 和 AP_2 的幅度。

为解决这个问题，可在进行双刺激实验之前，先进行一个单刺激实验，获得一个正常的神经干动作电位波形 AP_{1a}。此单刺激实验中的单刺激与双刺激实验中的第一个刺激完全相同，理论上它们所产生的神经干动作电位波形也应该相同，即 $AP_1 = AP_{1a}$。双刺激实验产生的波形其实是第一个刺激所产生的波形 AP_1 叠加上第二个刺激所产生的波形 AP_2 而形成的混合波形（可记为 AP_{all}）。所以，用 AP_{all} 点对点地减去单刺激实验所产生的波形 AP_{1a}，即可得到完整的第二次刺激所产生的波形 AP_2。因此我们就可以对神经干动作电位的不应期特性进行系统定量研究，确定神经干动作电位的相对不应期范围和绝对不应期范围，并画出 AP_2/AP_1 值与双刺激间隔时间的关系曲线。

【实验对象】 牛蛙或蟾蜍坐骨神经干。

【实验药品与器材】 任氏液；生物信号采集与分析系统，蛙类动物手术器械一套，神经干标本屏蔽盒，滴管，污物缸，纱布等。

【实验方法与步骤】

1. 蛙坐骨神经干标本的制备 参见本节实验一。

2. 连接实验装置 以 BL-420 系统为例，将神经干的中枢端置于刺激电极侧，外周端置于记录电极侧，盖上屏蔽盒盖；电极 S_1、S_2 与刺激输出相连；电极 R_1、R_2 和 E 与通道 1（CH1）相连：电极 E 为接地电极接线端（图 4-8）。

3. 实验记录与数据的处理分析 打开计算机，启动生物信号采集与分析系统，设置通道 1 记录动作电位信号；实验记录得到的数据可导出为 .txt 文件，再导入 Excel 表格中作进一步的处理分析和画图（详见“实验项目”的相关说明）。

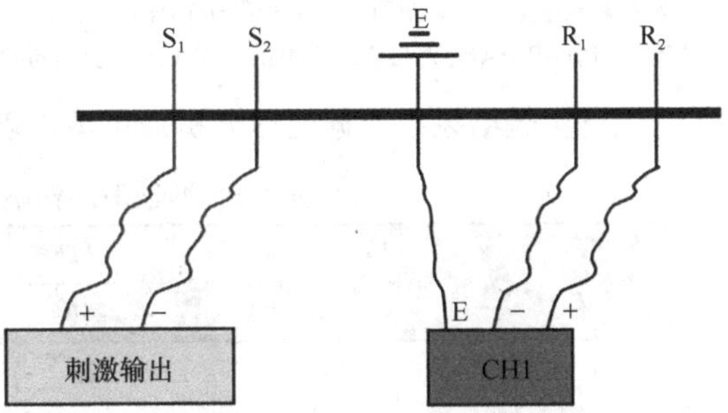

图 4-8 神经干动作电位不应期实验仪器连接示意图

【实验项目】

1. 记录单刺激产生的神经干动作电位 选择单刺激，强度设为 2V（对多数标本来说，此强度为最适强度以上刺激），波宽 0.05ms，延时为 5ms。点击“开始刺激”，可在通道 1 记录到一个双相神经干动作电位波形。保存结果（结果 1），退出当前记录，进入下一项实验。

2. 记录双刺激产生的神经干动作电位 选择双刺激，强度 1 和 2 均设为强度 2V，波宽 0.05ms，延时为 5ms。选自动间隔，起始间隔从 30ms 开始，间隔减量为 0.2ms，刺激周期为 2s，刺激总次数为 150 次。点击“程控”，可在通道 1 记录到先后出现的两个双相神经干动作电位波形，且随着双刺激间隔时间的减小，第二个波形不断靠近第一个波形；当间隔小到一定程度时，可见第二个波形明显小于第一个波形；当间隔足够小时，第二个波形消失。保存结果（结果 2），退出当前记录。

3. 数据处理与分析

（1）用生物信号采集与分析系统打开结果文件，将所有通道数据导出为 .txt 文件，分别存为“结果 1.txt”和“结果 2.txt”。

（2）将“结果 1.txt”的数据导入 Excel 文件的 Sheet1，“结果 2.txt”的数据导入 Excel 文件的 Sheet2，可分别重画出生物信号采集与分析系统中所看到的神经干动作电位波形图。

（3）后续可采用手工处理或编程辅助的方法对 Excel 表中的数据进行波形截取和 AP_{all} 与单刺激产生的波形 AP_{1a} 之间的点对点相减，从而得到双刺激第二次刺激所产生的神经干动作电位波形 AP_2（图 4-9）。之后可按前面原理所述找出“相对不应期”的范围和“绝对不应期”的范围，画出 AP_2/AP_1 值与刺激间隔的关系曲线。

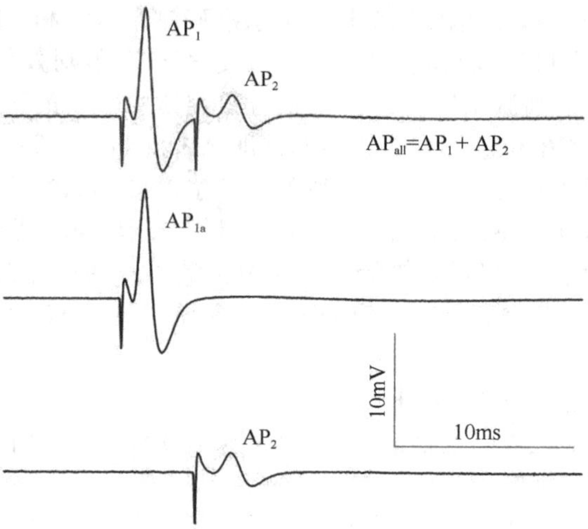

图 4-9 神经干动作电位不应期实验中双刺激所产生的混合波形的拆分

AP_1 为双刺激中第 1 次刺激所产生的神经干动作电位波形，AP_2 为双刺激中第 2 次刺激所产生的神经干动作电位波形，混合波形 $AP_{all} = AP_1+AP_2$；AP_{1a} 为与双刺激中第 1 次刺激完全相同的单刺激所产生的神经干动作电位波形，$AP_1 = AP_{1a}$，$AP_2 = AP_{all} - AP_{1a}$

上述实验结果经数据处理分析后可填入表 4-2 中。

表 4-2 神经干动作电位不应期特性的系统定量分析

序号	间隔时间（ms）	神经干 AP 波形幅度（mV）		AP_2/AP_1	结果分析
		AP_{1a}	AP_2		
1	30				
2	29.8				
3	29.6				
…	…				
150	0.2				

注：以表 4-2 数据为基础，可画出 AP_2/AP_1 与双刺激间隔时间的关系曲线，并找出神经干动作电位的“相对不应期”和“绝对不应期”范围。

【注意事项】

1. 标本制备过程中尽量少牵拉神经干，避免损伤神经。

2. 实验过程中应保持神经干标本表面湿润。

3. 标本盒里的电极在放上神经干标本之前要用任氏液清洗干净，以保持电极与神经干标本的良好接触。

4. 刺激应达到使神经干产生最大动作电位的最大刺激强度或更高一些的刺激强度。

5. 神经干与电极的接触位置要反复调试，以得到更好的神经干动作电位波形。

【思考题】

1. 神经干动作电位的不应期特性可采用什么样的方法进行研究？其定量研究有何困难之处？可如何解决？

2. 神经干动作电位的“相对不应期”和“绝对不应期”为什么是一个范围而不是一个确定的值？为什么要加引号？它们跟单个的可兴奋细胞或单根的神经纤维的兴奋性周期性变化有何联系和不同？

3. 根据实验结果，如何定量地描述神经干动作电位的不应期特性？

八、药物影响神经干动作电位的实验方法比较

【实验目的】 学习药物对神经干动作电位影响的几种施加方法，理解不同加药方法的优缺点。

【实验原理】 测定药物对神经干产生动作电位功能的影响，先要配制好不同浓度的药物，其次要确定药物的作用部位，最重要的是要采用合适的施加药物的方法。常用的施加药物到神经干标本上的方法有沾蘸法、滴加法、浸泡法和局部浸泡换药法。

沾蘸法是用棉签蘸上药液，让棉签上的药液轻轻碰触神经干的特定部位，观察神经干沾蘸药液前后的神经干动作电位的变化情况；此法可使药物作用到神经干上的特定部位，但只有靠近棉签的一侧会受到药物的作用，且无法控制药物的作用程度，只适合做粗略的定性观察。滴加法是用滴管吸取药液后在靠近神经干特定部位的上方轻轻滴下，可方便地使药物作用到神经干表面的特定部位；但只有该特定部位表面附近的神经干会受到药物作用，且药物会因为重力作用，很快掉落，持续作用效果不佳，也只适合做粗略的定性观察；一个改进的方法是在作用部位的上方覆盖一薄层棉花或滤纸，将药液轻轻滴到棉花或滤纸上，将可延长药液的作用时间，提高实验结果的稳定性。但上述两种方法还有一个不可避免的问题，即施加药物的过程中，给药部位附近的电极与神经干接触的部位可能发生不同程度的移位，这种移位在没有药物作用的情况下也会导致所记录的神经干动作电位波形发生较大的变化。

浸泡法是把神经干整个浸泡到药液中一定时间，然后再放到神经标本盒中记录神经干动作电位，比较浸泡前后波形的变化情况。但该方法很难保证浸泡前后神经干与电极之间的接触情况是一样的，而这种不一样对神经干动作电位的波形影响很大，因此误差较大。局部浸泡换药法是一种比较科学合理的给药方法，具体做法是：在刺激电极和接地电极之间放置一个小加药液槽（图 4-10），让一小段神经干浸泡在加药液槽的液体中，可通过滴管往液槽中轻轻吸取或滴加药液，使换药过程基本不影响原先神经干与电极之间的接触状态，由此可以较合理准确地记录加药前后神经干动作电位的变化。

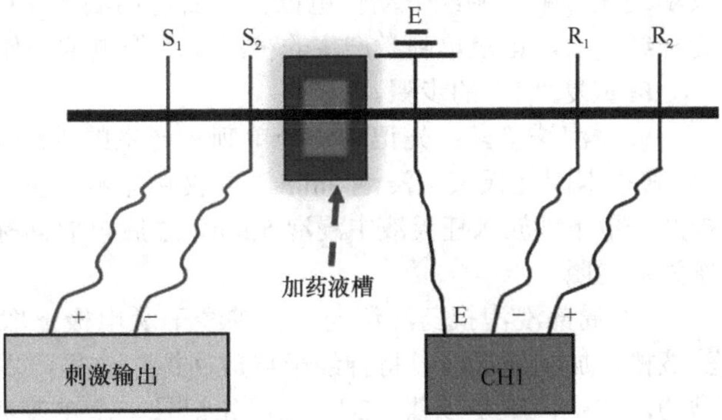

图 4-10　局部浸泡换药法示意图

综上所述，局部浸泡法是定量研究药物对神经干动作电位影响的较合理方法。

【实验对象】 牛蛙或蟾蜍坐骨神经干。

【实验药品与器材】 任氏液，1% 普鲁卡因任氏液；生物信号采集与分析系统，蛙类动物手术器械一套，神经干标本屏蔽盒，滴管，污物缸，纱布，自制加药液槽等。

【实验方法与步骤】

1. 蛙坐骨神经干标本的制备　参见本节实验一。

2. 连接实验装置　以 BL-420 系统为例，将神经干的中枢端置于刺激电极侧，外周端置于记录电极侧；加药液槽在电极 S_2 和 E 之间，里面加满任氏液，液面比 S_2 和 E 均低一些，且有一小段神经干浸泡在液体中；盖上屏蔽盒盖；电极 S_1、S_2 与刺激输出相连；电极 R_1、R_2 和 E 与通道 1（CH1）相连：E 为接地电极（图 4-10）。

3. 实验记录与数据的处理分析　打开计算机，启动生物信号采集与分析系统，设置通道 1 记录动作电位信号；按不同实验项目依次开展实验并记录数据。动作电位的幅度可在生物信号采集与分析系统中测定。

【实验项目】

1. 记录单刺激产生的神经干动作电位。选择单刺激，强度设为 2V（对多数标本来说，此强度

为最适强度以上刺激），波宽为0.5ms，延时为5ms。点击“开始刺激”，可在通道1记录到一个双相神经干动作电位波形。

2. 移动神经干与电极的接触部位，记录单刺激产生的神经干动作电位波形。找到神经干动作电位波形较好的电极和神经干位置。

3. 沾蘸法加药：先记录一个单刺激产生的神经干动作电位作为前对照，再用棉签蘸上任氏液，轻轻触碰刺激电极和地线之间的神经干，记录单刺激产生的神经干动作电位，最后用棉签蘸1%普鲁卡因任氏液轻轻触碰刺激电极和地线之间的神经干，记录单刺激产生的神经干动作电位。

4. 将神经干从电极上取下放到任氏液中浸泡5min，再放回标本盒里，重复“2”的步骤。

5. 滴加法给药：先记录一个单刺激产生的神经干动作电位作为前对照；再用滴管1吸取任氏液，轻轻滴在接地电极的神经干上，记录单刺激产生的神经干动作电位；然后用滴管2吸取1%普鲁卡因轻轻滴在接地电极的神经干上，记录单刺激产生的神经干动作电位；最后再用滴管1吸取任氏液，轻轻滴在刺激电极和地线之间的神经干上，反复几次，再记录单刺激产生的神经干动作电位，作为后对照。

6. 重复“4”的步骤。

7. 改进的滴加法给药：先记录一个单刺激产生的神经干动作电位作为前对照；再用滴管1吸取任氏液，轻轻滴在接地电极上已覆盖小片棉花或滤纸的神经干上，记录单刺激产生的神经干动作电位；然后用滴管2吸取1%普鲁卡因任氏液轻轻滴在已覆盖小片棉花或滤纸的神经干上，记录单刺激产生的神经干动作电位；最后再用滴管1吸取任氏液，轻轻滴在已覆盖小片棉花或滤纸的神经干上，记录单刺激产生的神经干动作电位，作为后对照。

8. 重复“4”的步骤。

9. 浸泡法给药：先记录一个单刺激产生的神经干动作电位作为前对照；将神经干取下，放入1%普鲁卡因任氏液中浸泡5min，再放回标本盒里，记录单刺激产生的神经干动作电位；再次将神经干取下，放入任氏液中浸泡5min，之后再放回标本盒里，记录单刺激产生的神经干动作电位，作为后对照。

10. 局部浸泡换药法给药：将神经干从电极上取下放到任氏液中浸泡5min；标本盒中放入加药液槽，加满任氏液；将神经干再放回标本盒里，保证S_2和E之间有一小段神经干浸泡在加药液槽的液体中，重复步骤“2”。之后先记录一个单刺激产生的神经干动作电位作为前对照；用滴管轻轻吸出加药液槽中的任氏液，换成1%普鲁卡因任氏液，浸泡5min，记录单刺激产生的神经干动作电位；再次用滴管轻轻吸出加药液槽中的液体，用任氏液冲洗液槽3遍，换成任氏液，浸泡5min，记录单刺激产生的神经干动作电位作为后对照。

上述结果处理分析后可填入表4-3中。

表4-3 不同加药方法对神经干动作电位影响比较

加药方法	神经干AP波形幅度（mV）			效应/对照	结果分析
	前对照	药物效应	后对照		
沾蘸法					
滴加法					
改进的滴加法					
浸泡法					
局部浸泡换药法					

【注意事项】

1. 标本制备过程中应少牵拉神经，实验全过程应保持神经干标本表面湿润。

2. 施加最适刺激强度以上刺激以产生稳定的神经干动作电位。

3. 局部浸泡应确保该部分神经干完全浸入液体中。

4. 若神经干浸泡于任氏液中 5min 后不能基本恢复正常活性，则需使用新的神经干标本开展后续实验。

【思考题】

1. 观察药物对神经干动作电位的影响，常用哪几种加药方法？各有何优缺点？

2. 采用什么样的研究方案可以比较可靠地确定药物对神经干动作电位的影响？

（汕头大学　沈建新　陈淑玲　许淑芹）

第二节　血液系统实验

一、家兔红细胞沉降率的测定

【实验目的】 学习和掌握红细胞沉降率的测定方法（魏氏法）。

【实验原理】 红细胞膜表面有一层带负电荷的水化膜，使红细胞相互排斥。血浆蛋白中含有白蛋白、球蛋白和纤维蛋白原，其中白蛋白含量较多且带有负电荷，而球蛋白和纤维蛋白原则带有正电荷，但其含量相对较少。故在正常情况下，红细胞与白蛋白在电荷学上相斥，因而不易叠连下沉，在血液中处于悬浮稳定状态。将抗凝的家兔血液充入沉降管中，并将沉降管垂直固定于血沉架上静置，一段时间后，红细胞由于重力作用而逐渐下沉。临床上通常以第 1h 末红细胞下降的距离（mm）作为沉降率的指标，称为红细胞沉降率（erythrocyte sedimentation rate，ESR），简称血沉。某些疾病可使血浆白蛋白减少，球蛋白和纤维蛋白原相对增多，导致血浆中带负电荷的蛋白相对减少，易使红细胞相互叠连（rouleaux formation）下沉，导致血沉加快。此项检查对某些疾病具有辅助诊断意义。

【实验对象】 家兔，体重 2～3kg，雌雄不拘。

【实验药品与器材】 3.8% 枸橼酸钠；5mL 注射器，8 号针头，10mL 试管，魏氏沉降管，血沉架，橡皮吸球。

【实验方法与步骤】 取干净试管一支，事先加入 3.8% 枸橼酸钠 0.4mL，备用。用注射器从家兔耳缘静脉取血 2mL，向盛有 3.8% 枸橼酸钠的试管内注入血液 1.6mL，封口膜封住试管口，上下颠倒 2～3 次，使血液与抗凝剂充分混匀，制成抗凝血液。

【实验项目】

1. 将橡皮吸球置于魏氏沉降管的顶端，吸取抗凝血液至“0”刻度处，操作过程中不能有气泡混入。擦拭干净魏氏沉降管尖端外周的血迹，将其垂直固定于血沉架上，静置，立即计时。

2. 到 1h 末观察沉降管内血浆层的距离，即只有淡黄色血浆的一段（沉降管的上端）。并记录其“mm”数值，该值即为血沉（mm/h）值。

3. 读取数据后，排去沉降管内血液，自来水洗涤、晾干。

【注意事项】

1. 小试管、沉降管、注射器均应清洁、干燥。

2. 抗凝剂应新鲜配制，血液与抗凝剂的容积比为 4∶1。

3. 本实验操作应在 2h 内完成，以免影响结果的准确性。

【思考题】

1. 临床上影响血沉的因素有哪些？

2. 血沉正常值（魏氏法）是多少？

二、家兔红细胞渗透脆性的测定

【实验目的】 学习红细胞渗透脆性的测定方法；观察红细胞在不同浓度低渗 NaCl 溶液中的

形态变化。

【实验原理】 0.9% NaCl 与血浆的渗透压（osmotic pressure）相等，将家兔红细胞悬浮于 0.9% NaCl 的等渗溶液中，其形态可维持不变；若将红细胞置于高渗 NaCl 溶液中，会使细胞内失去 H_2O 而引起细胞膜皱缩；若将其置于低渗 NaCl 溶液中，则会因过多 H_2O 进入细胞内而使其膨胀，甚至破裂、溶血（hemolysis）。正常红细胞对低渗 NaCl 溶液具有一定的抵抗力，其大小可用刚刚引起红细胞溶血的低渗 NaCl 溶液的浓度来表示。本实验将家兔血液滴入不同浓度的低渗 NaCl 溶液中，开始出现溶血现象的 NaCl 溶液浓度为该血液中红细胞的最小抵抗力（正常为 0.42%～0.46% NaCl），即红细胞的最大脆性（maximum fragility）；出现完全溶血的低渗 NaCl 溶液浓度，则为该血液红细胞的最大抵抗力（正常为 0.28%～0.32% NaCl），即红细胞的最小脆性（minimal fragility）。对低渗 NaCl 溶液抵抗力越小，表示红细胞的脆性越大；对低渗 NaCl 溶液抵抗力大则表示红细胞的脆性小。

【实验对象】 家兔，体重 2～3kg，雌雄不拘。

【实验药品与器材】 1% NaCl，蒸馏水；10mL 试管，2mL 吸管，2mL 注射器，8 号针头，试管架，滴管，载玻片，显微镜。

【实验方法与步骤】

1. 制备不同浓度的低渗 NaCl 溶液 取干净试管 10 支，从 1～10 编号，依次排列在试管架上，按表 4-4 配制各种浓度的低渗 NaCl 溶液。

表 4-4 不同浓度低渗 NaCl 溶液的配制

低渗 NaCl	1	2	3	4	5	6	7	8	9	10
1% NaCl（mL）	1.40	1.30	1.20	1.10	1.00	0.90	0.80	0.70	0.60	0.50
蒸馏水（mL）	0.60	0.70	0.80	0.90	1.00	1.10	1.20	1.30	1.40	1.50
NaCl 浓度（%）	0.70	0.65	0.60	0.55	0.50	0.45	0.40	0.35	0.30	0.25

2. 采集血液标本 用干净的 2mL 注射器从兔耳缘静脉中取血 1mL，向每支试管内加入血液 1～2 滴，封口膜封住试管口并用大拇指盖住，上下轻轻颠倒，将各试管中的溶液与血液充分混匀，静置 1h 后观察结果。

【实验项目】

1. 观察各个试管的色调和透明度 可出现以下三种情况。

（1）试管内液体分层，下层为混浊红色，上层为无色或淡黄色的透明液体，表明红细胞没有溶血。

（2）试管内液体分层，下层为混浊红色，上层为红色的透明液体，表明部分红细胞破裂，称为不完全溶血。

（3）试管内液体不分层，完全变成透明红色，说明红细胞全部破裂，称完全溶血。

2. 记录红细胞的渗透脆性范围 通过观察结果，可以清楚地了解到家兔红细胞的渗透脆性范围，即开始溶血的 NaCl 溶液浓度到完全溶血的 NaCl 溶液浓度。

3. 观察红细胞形态 取第 3 管和第 6 管的红细胞悬浮液各 1 滴，分别放在两张载玻片上，盖上盖玻片，在显微镜下观察红细胞的形态，比较二者的区别。

【注意事项】

1. 试管应按编号顺序放置，以防颠倒弄错。
2. 吸取蒸馏水和 1% NaCl 溶液量要准确；每支试管内所加血液量应尽可能一致。
3. 向试管内加入血液时应轻轻滴入然后轻轻混匀，切勿剧烈振荡，避免破坏红细胞造成假象。
4. 观察实验现象应在白色背景下和光线明亮处进行。

【思考题】

1. 测定红细胞低渗脆性有何临床意义?

2. 红细胞溶血、红细胞叠连与红细胞凝集的机制有何不同?

3. 为什么同一家兔的不同红细胞对低渗溶液的抵抗力大小不同?

三、人小血管破损后出血时间的测定

【实验目的】 通过测定出血时间的长短，了解毛细血管及血小板在生理性止血中的功能。

【实验原理】 正常机体若遭遇小血管破损，出血可在几分钟内自行停止，这是因为小血管和血小板（platelet，thrombocyte）具有生理性止血功能。生理性止血包括三个时相：①受损小血管平滑肌立即挛缩，使受损的血管缩小或闭合，局部血流减缓，促使血小板黏附、聚集于血管破损处，并释放出缩血管活性物质，使毛细血管发生持久收缩，出血暂时停止；②血小板止血栓形成，黏附、聚集于血管破损处的血小板形成松软的止血栓，堵塞伤口实现初步止血；③血液凝固，机体启动凝血系统，使纤维蛋白原转变为不溶的纤维蛋白，形成牢固止血栓。

临床上检测的出血时间（bleeding time）是指从伤口开始流血到出血自动停止所需要的时间，简称出血时（测定微小血管伤口封闭所需时间）。正常人的出血时间为1～3min。血小板减少或血小板功能缺陷时，出血时间延长，甚至出血不止。

【实验对象】 人。

【实验药品与器材】 75%乙醇；一次性采血针，吸水纸，秒表，医用酒精棉球。

【实验方法与步骤】

1. 用75%乙醇或医用酒精棉球消毒耳垂或指端后，用一次性采血针刺入皮肤2～3mm深，勿施加压力，让血液自然流出，立即计时。

2. 每隔30s用吸水纸吸干流出的血液1次，并使血迹在吸水纸上依次排列，直至血液不再流出。

【实验项目】 按吸水纸上血滴数计算出血时间，正常人出血时间为1～3min。

【注意事项】

1. 采血部位严格消毒，以防感染。

2. 吸血时，勿使吸水纸接触伤口，以免影响结果的准确性。

【思考题】

1. 出血时间与凝血时间有何不同?

2. 采血时为什么不能挤压伤口?

四、凝血时间的测定及影响血液凝固的因素

【实验目的】 通过测定凝血时间的长短，了解凝血因子是否齐备及凝血功能是否正常；分析影响血液凝固的因素。

（一）凝血时间的测定

【实验原理】 血液从破损的小血管流出后很快就会凝固。血液凝固是由多种凝血因子参与的级联反应过程，其结果是血液由流体状态变成胶冻状态。血液凝固分为内源性凝血与外源性凝血两条途径。前者指参与血液凝固过程的凝血因子全部存在于血浆中；后者指在组织因子的参与下血液凝固的过程。凝血时间是指离体静脉血发生凝固所需要的时间，本实验主要反映内源性凝血系统凝血功能的状况，是对内源性凝血系统的一种测试实验。血液离体后接触玻璃表面时激活因子Ⅻ，通过内源性凝血系统最终生成不溶的纤维蛋白，液体状的血液变为胶状凝块。凝血时间正常值：玻片法，2～8min；毛细玻璃管法，2～7min。

【实验对象】 人。

【实验药品与器材】 75%乙醇；一次性采血针，秒表，干净玻片，毛细玻璃管（长约10cm，

内径为 0.8～1.2mm），大头针，医用酒精棉球。

【实验方法与步骤】

1. 玻片法 用 75% 乙醇或医用酒精棉球消毒耳垂或指端后，用一次性采血针刺入皮肤 2～3mm 深，让血液自然流出，将第一滴血置于玻片上，立即计时，每隔 30s 用大头针挑血滴 1 次，直到挑起细纤维状的血丝为止。

2. 毛细玻璃管法 采血时先用棉球吸去第一滴血，然后用毛细玻璃管吸血并使其充满，立即计时，每隔 30s 折断毛细玻璃管一小段，直到断端出现细纤维血丝为止。

【实验项目】

1. 玻片法 从出血开始到挑起细纤维血丝的时间就是凝血时间。玻片法凝血时间正常值为 2～8min。

2. 毛细玻璃管法 从折断毛细玻璃管至断端出现细纤维血丝的时间即为凝血时间。毛细玻璃管法凝血时间正常值为 2～7min。

【注意事项】

1. 采血部位严格消毒，以防感染。

2. 用针挑血时切勿多方向不停地乱挑，应由血滴边缘向中央轻挑，以免破坏纤维蛋白网状结构，造成不凝的假象。

（二）影响血液凝固的因素

【实验目的】 以发生血液凝固的时间为指标，了解若干影响血液凝固的因素。

【实验原理】 本实验直接从家兔动脉或心室取血，血液几乎未与组织因子接触，其凝血过程主要为内源性凝血途径激活所致。脑组织含有丰富的组织因子，本实验利用兔脑粉观察外源性凝血途径的作用。血液凝固过程受许多因素的影响，如温度、接触面的光滑程度、抗凝剂等，从而改变血液凝固的时间。

【实验对象】 家兔，体重 2～3kg，雌雄不拘。

【实验药品与器材】 20% 氨基甲酸乙酯，8U/mL 肝素，2% 草酸钾；棉花，医用液体石蜡，兔脑粉，生理盐水，冰块；哺乳动物手术器械一套，婴儿磅秤，小烧杯，竹签，清洁小试管，0.5mL 吸管，滴管，秒表，水浴装置等。

【实验方法与步骤】

1. 家兔耳缘静脉注射 20% 氨基甲酸乙酯，剂量 1～1.2g/kg（5～6mL/kg），麻醉后仰卧固定于兔手术台上，分离一侧颈总动脉或股动脉，远心端用线结扎阻断血流，近心端夹上动脉夹，行动脉插管。

2. 需要放血时，开启动脉夹即可。也可直接从心脏抽血：用 20mL 注射器连上 9 号针头，从心搏最明显处进针，若抽血阻力小，血量多，血液呈鲜红色，说明针尖已成功地刺入心室。

【实验项目】

1. 观察纤维蛋白原在凝血过程中的作用 取家兔动脉血 10mL，分别注入两个小烧杯内，一杯静置，另一杯用竹签轻轻搅拌。数分钟后，竹签上结成红色血团，自来水轻轻冲洗血团，观察竹签上残留物的形状，比较两杯血的凝血情况。

2. 血液凝固的加速或延缓 取 8 支干净的小试管，按表 4-5 准备各种实验条件。

表 4-5 不同条件下的血液凝固时间

试管编号	实验条件	血液凝固时间	解释
1	不作任何处理（对照管）		
2	加少许兔脑粉		
3	加棉花少许（或木屑）		

续表

试管编号	实验条件	血液凝固时间	解释
4	用医用液体石蜡润滑试管内表面		
5	保温于37℃水浴槽中		
6	置于有冰块的烧杯中		
7	加肝素8U（加血后摇匀）		
8	加草酸钾1～2mg（加血后摇匀）		

将取出的动脉血立即注入准备好的试管中，每管各1mL。每30s，45°倾斜试管1次，观察是否发生血液凝固，直到血液不再流动为止。记录每管血液凝固的时间并分析原因。

【注意事项】

1. 每支试管的血量应一致。

2. 试管、注射器及小烧杯必须清洁、干燥。

3. 准备充分，明确分工，准确计时，由一位同学负责每隔30s报时1次，其他同学分别观察1～2支试管的血液凝固情况，记录上述各试管中血液的凝血时间并列表汇总。

【思考题】

1. 临床上缺乏凝血因子Ⅶ或凝血因子Ⅷ，各对凝血时间有何影响？其区别何在？

2. 临床手术后，伤口塞纱布的目的是什么？

3. 在临床中什么情况下需要加速血液凝固，什么情况下需要延缓血液凝固时间？

4. 要进行血气分析和血常规检查分别使用哪种抗凝方式？

附　　兔脑粉的制备

将新鲜兔脑彻底剥去软脑膜及血管网，用生理盐水洗净，置乳钵研碎，加入3倍量的丙酮，研磨、搅拌至浓粥状，静置数分钟后，弃去上清丙酮。随后，再次加入丙酮，如此反复4～5次，使脑组织完全脱水呈灰白色微细粉末状，用滤纸过滤，挤去丙酮，将脑粉摊开，在空气中干燥成为无黏着性的颗粒状粉末（亦可用真空抽气机或置于37℃温箱中1h使其干燥），干兔脑粉制成后应分装密封，4℃保存，其活性可保持半年。若潮湿、氧化成褐色，则不可用。

五、ABO血型的鉴定

（一）标准血清法

【实验目的】 学习和掌握ABO血型的标准血清试管法鉴定方法；学习和了解ABO血型的标准血清玻片法鉴定方法。

【实验原理】 当血型不相合的血液混合在一起时，可发生红细胞凝集（erythrocyte agglutination）现象，凝集的红细胞在补体的协同下，发生破裂、溶血。为确保临床输血的安全，必须进行血型（blood group）鉴定。

根据红细胞膜上的凝集原（agglutinogen）与抗该凝集原的凝集素（agglutinin）混合在一起，产生特异性凝集反应的原理，将受试者的红细胞加入已知的标准血清（含已知凝集素）中，根据凝集反应的结果，鉴定受试者红细胞膜上存在的凝集原，即可确定受试者的ABO血型。

【实验对象】 人。

【实验药品与器材】 生理盐水，75%乙醇，A型标准血清和B型标准血清；一次性采血针，双凹玻片，小试管，滴管，医用酒精棉球，显微镜，粗天平，离心机，竹签，记号笔，试管架。

【实验方法与步骤】

1. 玻片法

（1）用75%乙醇或医用酒精棉球消毒耳垂或指端，用消毒的一次性采血针刺破皮肤2～3mm

深，取 1～2 滴血液于装有 0.5mL 生理盐水的小试管中混匀，制成红细胞混悬液。

（2）将双凹玻片两端分别标上“A”和“B”，并在相应的小凹中分别加入标准血清 A（含抗 B 凝集素）或标准血清 B（含抗 A 凝集素）各 1 滴，然后在两个小凹中各加入 1 滴红细胞混悬液，并用竹签将其混匀，静置于实验台上。

2. 试管法

（1）制备红细胞混悬液，方法同玻片法。

（2）取小试管两支，标明 A、B 字样，分别加入标准血清 A 或 B 1～2 滴，随后加入受试者红细胞混悬液 2～4 滴，混匀后，用粗天平称重平衡后离心 1min（1000r/min）。

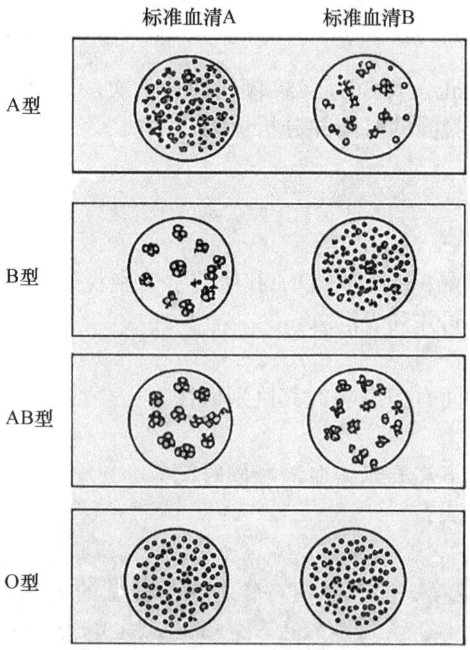

图 4-11 显微镜下红细胞的形态变化

【实验项目】

1. 玻片法 取 A、B 血型鉴定试剂各 1 滴，然后在两个小凹中各加入 1 滴待检红细胞混悬液，混匀，静置于实验台上。10min 后，肉眼观察红细胞有无凝集现象。如肉眼看不清楚，可在显微镜下观察。然后根据红细胞凝集现象的结果鉴定待检血型（图 4-11）。

2. 试管法 离心后取出试管，用手指轻弹试管底部，使沉淀物浮起，在良好的光源下观察红细胞有无凝集现象，判断受试者的血型。

【注意事项】

1. 取血部位应严格消毒。

2. 玻片法中，用竹签混匀时，A 型、B 型标准血清用各自的专用竹签，绝不能混合使用，谨防两个小凹内的液体混合在一起。

3. 红细胞混悬液和血型标准血清应新鲜、清洁，以防出现自然凝集。

（二）单克隆抗体法

【实验目的】 学习和掌握 A、B 血型鉴定试剂（单克隆抗体）鉴定 ABO 血型的方法。

【实验原理】 同（一）标准血清法。本实验所采用的 A、B 血型鉴定试剂均为基因工程技术生产的单克隆抗体。抗 A 血型鉴定试剂为抗 A 凝集原的单克隆抗体（相当于抗 A 凝集素），为蓝色；抗 B 血型鉴定试剂为抗 B 凝集原的单克隆抗体（相当于抗 B 凝集素），呈黄色。

【实验对象】 人。

【实验药品与器材】 生理盐水，75% 乙醇，抗 A、抗 B 血型鉴定试剂；一次性采血针，双凹玻片，小试管，滴管，医用酒精棉球，显微镜，记号笔，试管架，竹签等。

【实验方法与步骤】

1. 用 75% 乙醇或医用酒精棉球消毒耳垂或指端，用消毒的一次性采血针刺破皮肤 2～3mm 深，取 1～2 滴血液于装有 1.0mL 生理盐水的小试管中混匀，制成 10% 的红细胞混悬液。

2. 将双凹玻片两端分别标上“A”和“B”，并在相应的小凹中分别加入抗 A 血型鉴定试剂和抗 B 血型鉴定试剂各 1 滴，然后在两个小凹中各加入 1 滴红细胞混悬液，并用竹签将其混匀，静置于实验台上。

【实验项目】 肉眼或显微镜下观察，根据红细胞凝集现象的结果鉴定待检血型（表 4-6）。

表 4-6　反应结果及血型

血型	抗 A 血型鉴定试剂	抗 B 血型鉴定试剂
A	+	−
B	−	+
AB	+	+
O	−	−

【注意事项】

1. 采血部位应严格消毒，以防感染。

2. 红细胞混悬液和血型鉴定试剂应新鲜、清洁，以防出现自然凝集。

3. 避免抗 A 血型鉴定试剂和抗 B 血型鉴定试剂相互污染。

【思考题】

1. 临床上的输血原则指的是什么？

2. 如果你是 A 型血或 B 型血，在没有标准血清的情况下，能否检查未知血型？

3. 何谓交叉配血？意义是什么？

4. 如果抗 A 血型鉴定试剂和抗 B 血型鉴定试剂相互污染后，受检人群的 ABO 血型结果如何？为什么？

（扬州大学　戴　华）

六、药物的溶血反应

【实验目的】 掌握药物溶血反应的种类及判定方法；熟悉新药研发安全性评估（尤其是注射剂）的评价指标。

【实验原理】 溶血是指红细胞破裂、溶解的一种现象，根据有无抗原抗体反应分为免疫溶血反应和非免疫溶血反应。免疫溶血反应是指相关抗原与红细胞表面相应抗体结合，引起红细胞的破裂性溶血。非免疫溶血反应是由于各种理化因素的影响，如药物的刺激性、酸碱性等所致的红细胞溶血。本实验以常用的制剂辅料甘露醇和碳酸氢钠为研究对象，进行非免疫溶血实验，以评价药物辅料的安全性。

【实验对象】 家兔，体重 2～3kg，雌雄不拘。

【实验药品与器材】 0.9% NaCl，蒸馏水，甘露醇，碳酸氢钠；兔盒，采血针，10mL 抗凝管，10mL 试管，5mL、1mL、200μL 移液器，5mL、1mL、200μL 移液器吸头，100mL 容量瓶，试管架，离心机，水浴锅等。

【实验方法与步骤】

1. 家兔红细胞悬液的制备　取家兔 1 只，置于兔盒内固定好，用手轻揉或用加热的方法使兔耳充血，可发现在其中央有 1 条较粗、颜色较鲜红的血管，即为耳中央动脉。耳中央动脉采血方案有两种：①左手固定兔耳，右手持连接好抗凝管的采血针，在中央动脉末端使针头沿动脉平行方向穿刺入动脉，血液即可进入抗凝管。②待耳中央动脉充血后，在靠耳尖中央动脉分支处，用锋利的手术刀片轻轻切一小口，血液就会从切破的血管中流出，立即取抗凝管在血管口处采血。取血 3～5mL 后压迫止血。盖上盖子轻轻颠倒几次以使抗凝剂与血液充分混匀后，1500r/min 离心 15min 分离红细胞，以 0.9% NaCl 洗涤红细胞 2～3 次，至离心后上层液无红色。按所得红细胞体积加 0.9% NaCl 配制成 5% 红细胞悬液，摇匀，4℃保存备用。

2. 甘露醇碳酸氢钠混合溶液制备　称取甘露醇 4.0375g 及碳酸氢钠 1.1148g，置于 100mL 容量瓶中，以 0.9% NaCl 溶解，定容至刻度线，摇匀备用，作为受试品。

3. 以改良的体外溶血试管法进行各受试品体外溶血评价　取洁净玻璃试管 10 支，编号 1～8

号者为受试品管，9 号为阴性对照管，10 号为阳性对照管。依次加入受试品，0.9% NaCl 或蒸馏水，以及 1mL 的 5% 家兔红细胞悬液，最终试管内溶液总体积为 5mL。加样方法见表 4-7。

表 4-7 受试品体外溶血加样表

试管号	1	2	3	4	5	6	7	8	9	10
受试品（mL）	0.04	0.08	0.20	0.40	0.60	0.80	1.00	1.20	—	—
0.9% NaCl（mL）	3.96	3.92	3.80	3.60	3.40	3.20	3.00	2.80	4.00	—
蒸馏水（mL）	—	—	—	—	—	—	—	—	—	4.00
5% 红细胞悬液（mL）	1.00	1.00	1.00	1.00	1.00	1.00	1.00	1.00	1.00	1.00

4. 观察结果 各试管摇匀后置于 37℃恒温水浴孵育，3h 后取出观察并记录结果，或者以 1500r/min 离心 15min 后观察结果。

【实验项目】

1. 肉眼观察法 实验结果分为无溶血、部分溶血、完全溶血三种。①试管内液体下层呈混浊红色，上层为清淡无色或极淡黄色，表示无溶血。②试管内液体下层呈混浊红色，上层呈透明红色，表示部分溶血。③试管内液体不分层，完全为透明红色，管底有红细胞膜沉积，表示完全溶血。此外，还存在虽无溶血，但红细胞彼此粘连，摇动后不能分散，表示出现红细胞凝集。

2. 改良紫外分光光度计法 离心后吸取上层液，波长 545nm，进行紫外分光光度检测。按以下公式计算溶血率：

$$Z（\%）= (A_t - A_{nc}) / (A_{pc} - A_{nc}) \times 100\%$$

式中，Z 为红细胞溶血率、A_t 为实验组吸光度、A_{nc} 为阴性对照组吸光度、A_{pc} 为阳性对照组吸光度。

【注意事项】

1. 温度和观察时间可能对药物的溶血实验产生影响，应确保实验条件稳定。
2. 当溶血率在 30% 以下时，仅靠肉眼难以判定实验结果。

【思考题】

1. 何为溶血反应？
2. 药物溶血实验的意义是什么？注射剂为什么一定要进行溶血反应检测？
3. 你认为可以通过检测血红蛋白来判断溶血吗？

（南京大学 徐力致）

七、家兔弥散性血管内凝血

【实验目的】 学习家兔弥散性血管内凝血（disseminated intravascular coagulation，DIC）模型的复制方法；观察 DIC 时血液凝固性的变化和系统器官的功能及代谢变化，并分析其发生机制；了解 DIC 的诊断标准及实验室检查。

【实验原理】 DIC 是一种以获得性全身性血管内微血栓形成及止血、凝血功能障碍为特征的临床综合征，因促凝物质产生增多，引起凝血系统广泛激活，可同时或相继发生大量凝血因子和血小板消耗，引起继发性纤溶亢进，导致多部位出血、休克、器官功能障碍和微血管病性溶血性贫血等临床表现。严重或持续时间较长可导致肾脏、肺、肝脏等器官发生功能障碍，甚至衰竭。

实验使用富含组织因子的兔脑浸液，激活外源性凝血途径，诱发 DIC；并用低分子肝素进行治疗，观察凝血与抗凝血系统的功能变化对器官功能和代谢的影响。

【实验对象】 家兔，体重 2～3kg，雌雄不拘。

【实验药品与器材】 20% 氨基甲酸乙酯，4% 兔脑浸液，3.8% 枸橼酸钠，血小板稀释液，胶乳颗粒，1% 硫酸鱼精蛋白注射液，25mmol/L 氯化钙，凝血酶，D-二聚体单克隆抗体，0.5mmol/L

甘氨酸，低分子肝素钠注射液，瑞氏染液，香柏油；兔手术台，婴儿磅秤，哺乳动物手术器械一套，生物信号采集与分析系统，压力传感器，张力传感器，计滴导线，静脉输液装置，水浴箱，离心机，血细胞计数板，试管，吸管，离心管，玻片，5mL、10mL、20mL 注射器等。

【实验方法与步骤】

1. 家兔称重后，经耳缘静脉注射 20% 氨基甲酸乙酯（1～1.2g/kg）麻醉，仰卧位固定于兔手术台上，剪去颈部和腹部被毛。

2. 颈部正中皮肤切口，沿血管走向用血管钳钝性分离出左侧颈总动脉和右侧颈外静脉，长度为 2～3cm，分别穿线备用。

3. 血管插管：提前注满低分子肝素钠注射液，进行左侧颈总动脉插管和右侧颈外静脉插管，分别通过三通管连接压力传感器，用生物信号采集与分析系统记录动脉血压和中心静脉压。

4. 在家兔剑突下腹部随呼吸起伏最明显处，剪去局部被毛。以弯针穿棉线连接该部位皮肤，棉线另一端固定于张力传感器上，调整棉线的松紧度和换能器方向，描记呼吸曲线。

5. 在下腹部耻骨联合上方 3～5cm 做正中切口，暴露膀胱，在膀胱底部找到并分离出两侧输尿管，在两侧输尿管下穿线，上翻膀胱，结扎膀胱颈部（下尿道）。在膀胱前壁血管较少处，用眼科剪在膀胱上剪一小口，插入膀胱插管，用棉线将切口处的膀胱壁结扎固定于插管上，膀胱插管另一端置于计滴导线上记录尿量（滴/min）。

6. 在左侧腹股沟部沿股动脉走行方向切开皮肤，分离出股动脉，插管，采血用。

7. DIC 模型的复制：家兔称重后，经耳缘静脉缓慢注射 4% 兔脑浸液，按 2.0mL/kg，将总量用生理盐水稀释至 30mL，在 15min 内注射完。其中第一个 5min 以 1.0mL/min 注入，第二个 5min 以 2.0mL/min 注入，最后 5min 以 3.0mL/min 注入。

对照组家兔注射等量生理盐水，其注入途径、总量、速度等均与 DIC 模型家兔相同。

8. 肝素治疗组：将低分子肝素钠注射液用 40mL 生理盐水稀释，在家兔一侧耳缘静脉注射 4% 兔脑浸液进行 DIC 造模的同时，从对侧耳缘静脉缓慢滴注肝素治疗 2h［肝素推荐剂量按 2U/(kg·h) 计算］。

【实验项目】

1. 在 DIC 模型复制前、DIC 模型复制完成后和实验结束前，观察动脉血压、中心静脉压、呼吸（频率和幅度）、尿量等指标的变化情况。

2. 在 DIC 模型复制前、DIC 模型复制完成后和实验结束前，分别由股动脉取血样本（每次取血样前先废弃血液数滴），置于盛有抗凝剂（3.8% 枸橼酸钠）的试管中，抗凝剂与血液的体积比为 1∶9（*V*/*V*），3000r/min 离心 10min，分离出血浆作为下列血液学检查使用。

（1）凝血酶原时间测定：取 0.1mL 待测血浆置于试管中，加入 0.1mL 4% 兔脑浸液混匀，37℃水浴中孵育 2min，加入 25mmol/L 氯化钙，立即启动秒表，记录凝固时间，即为凝血酶原时间。

（2）血浆纤维蛋白原含量测定：取被检血浆 0.5mL 置于试管中，加入饱和氯化钠溶液 4.5mL，充分混匀，置 37℃水浴中孵育 3min，取出后再次混匀，用分光光度计比色，测定光密度；以生理盐水代替饱和氯化钠溶液，进行同样操作，作为对照；用对照管调零点，测出光密度（波长 520nm）后，按下式计算纤维蛋白原含量：纤维蛋白原含量（g/L）=（测定管光密度/0.5）× 10。

（3）血浆硫酸鱼精蛋白副凝试验（3P 试验）：取 0.45mL 待测血浆置于试管中，加入 1% 硫酸鱼精蛋白注射液 0.05mL，混匀，置 37℃水浴中 15min 后，轻轻摇动试管观察溶液是否清亮，如浑浊、有不溶物质形成，则为阳性；无白色纤维者为阴性。

（4）D-二聚体测定：以胶乳凝集法为例。该方法是将单克隆抗体共价吸附在胶乳颗粒上，用于定性或根据其稀释度半定量测定标本中的 D-二聚体含量。先将胶乳颗粒用抗 D-二聚体单克隆抗体标记，成为胶乳试剂。将待测血浆和阳性对照血浆分别与 0.5mmol/L 甘氨酸以 1∶5 的比例稀释。取阳性对照血浆未稀释和稀释样品各 0.02mL 分别与等体积胶乳试剂混合，取待测稀释血浆和待测未稀释血浆 0.02mL 分别与等体积胶乳试剂混合，观察是否有凝集反应。如有凝集反应则为D-二聚体阳性。

3. 在DIC模型复制前、DIC模型复制完成后和实验结束前，分别由股动脉取血样本1～2滴（每次取血样前先废弃血液数滴），进行如下检验。

（1）血小板计数：每次在不同时间点取血样本时，采血1～2滴供血小板计数用。取血20μL并立即把血液放至盛有0.38mL血小板稀释液的试管中，充分混匀；用滴管将上述混悬液滴入血细胞计数室，静置10～15min后，高倍镜下计数，数5个中方格内的血小板数，即计数结果为血小板数 $\times 10^9$ 个/L。

（2）红细胞形态观察：在实验结束前，将采集的血样本加1滴在载玻片上，将推片与载玻片呈30°～50°，轻推制成血涂片，并在空气中晃动，使其干燥。将瑞氏染液滴加在血涂片上，染色一定时间后，将血涂片轻轻冲洗干净，自然干燥后待用。滴加香柏油1滴，在油镜下观察红细胞形态，观察是否出现裂体细胞或红细胞碎片。

4. 动物死亡或处死后解剖，观察肺脏、心脏、肾脏、肝脏等内脏组织及皮下组织有何异常变化。

【注意事项】

1. 血管插管内注满1%肝素生理盐水溶液，避免血液凝固。

2. 在注射4%兔脑浸液的过程中，需连续观察机体反应。如血压急剧下降或有出血时应停止注射；应密切观察家兔呼吸情况，如呼吸急促加剧，酌情减缓注射速度或停止注射。

【思考题】

1. 在DIC发展过程中，血小板、红细胞、凝血酶原时间、纤维蛋白原、3P试验、D-二聚体试验等血液相关指标有何变化？为什么？

2. 实验家兔出现了哪些器官的病理改变，其判断依据和发生机制是什么？

（武汉大学　张德玲　何小华）

第三节　心血管系统实验

一、蛙心起搏点的观察

【实验目的】 熟悉蛙类心脏的结构。观察蛙心局部温度改变对心脏自动节律性的影响。分别观察斯氏第一结扎和斯氏第二结扎后静脉窦、心房和心室的搏动节律的改变。

【实验原理】 心脏的特殊传导系统各部分的自律性高低不同。哺乳动物以窦房结的自律性为最高，正常心脏每次兴奋都从窦房结（sinoatrial node）发出，依次传到心房（atria）、心室（ventricle），相继引起心房、心室收缩，所以窦房结是哺乳动物心脏的起搏点。两栖动物心脏的静脉窦（venous sinus）的自动节律性最高，所以静脉窦是两栖动物心脏的起搏点。正常情况下，蛙心脏的活动节律服从静脉窦的节律，其活动顺序为：静脉窦→心房→心室。当正常起搏点的下传冲动受阻时，心脏下一级节律性较低部位的自动节律性才能发挥作用。本实验利用改变局部温度的方法，观察温度对心脏自动节律性的影响；用斯氏结扎（Stannius' ligature）的方法观察蛙心起搏点和蛙心不同部位自动节律性的高低。

【实验对象】 蛙或蟾蜍。

【实验药品与器材】 任氏液；温水，冰块，蛙类动物手术器械一套，秒表，滴管等。

【实验方法与步骤】

1. 暴露心脏

（1）用刺蛙针经枕骨大孔破坏动物的脑和脊髓。

（2）用有齿镊提起剑突下皮肤及肌肉组织，用手术剪剪开皮肤及肌肉。由剪口将剪刀伸入腹腔及胸腔，剪开剑突下至左右锁骨肩端的皮肤及肌肉，剪断两侧锁骨和喙骨，从下颌、颈部横向剪除软组织、锁骨、喙骨，形成三角形创口。

（3）用直眼科镊提起心包膜，用眼科剪剪开心包膜，充分暴露心脏，盖上吸足任氏液的棉花球（或片）防止心脏表面干燥。

2. 观察心脏的结构 从心脏的腹面可看到心房、心室及房室沟（图 4-12）。心室右上方有一动脉圆锥，是动脉根部的膨大。动脉干向上分成左右两分支。用玻璃分针将心脏翻向头侧，可以看到心房下端有节律搏动的静脉窦。在心房与静脉窦之间有一条白色半月形界线，称为窦房沟（图 4-13）。

最后按实验项目操作并记录实验结果。

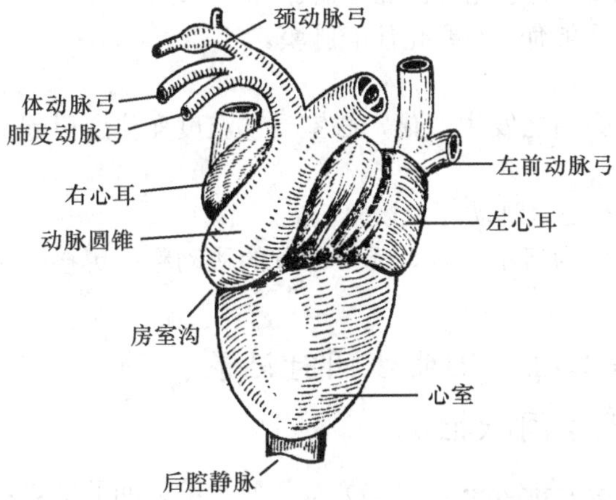

图 4-12 蛙心结构示意图（心脏腹面）

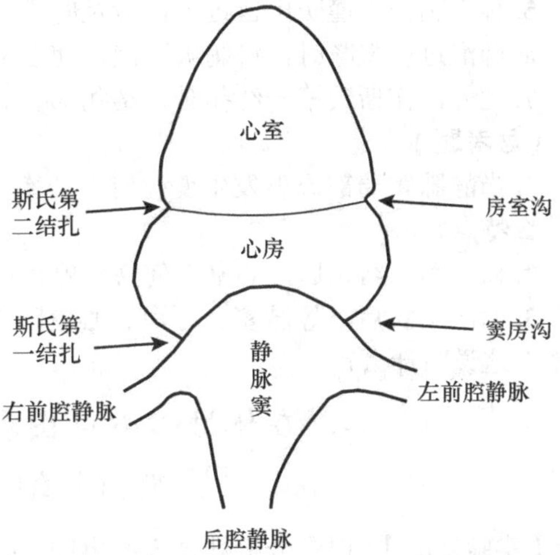

图 4-13 蛙心结构（背面）及斯氏结扎示意图

【实验项目】

1. 观察正常心脏搏动顺序、节律 仔细观察和记录静脉窦、心房及心室收缩的顺序和节律。

2. 局部温度对蛙心搏动节律的影响 分别用盛有 37℃温水或冰块的小试管底部接触静脉窦或心室以改变它的温度，观察和记录蛙心搏动节律的变化。

3. 斯氏第一结扎对蛙心搏动节律的影响 在主动脉下穿一线备用，然后将心尖翻向头端，暴露心脏背面，用主动脉干下的线在静脉窦和心房之间结扎（此为斯氏第一结扎）以阻断静脉窦和心房之间的兴奋传导。待心房和心室恢复搏动后，分别记录静脉窦、心房和心室的搏动情况（图 4-13）。

4. 斯氏第二结扎对蛙心搏动节律的影响 待心房、心室及静脉窦搏动恢复稳定后，再取一丝线在房室沟作第二次结扎（此为斯氏第二结扎）以阻断心房和心室之间的传导，观察并记录静脉窦、心房和心室的搏动情况（图 4-13）。

将以上记录结果填入表 4-8 中。

表 4-8 蛙心起搏点实验结果记录表

实验项目	搏动频率（次/min）			三者频率是否一致
	静脉窦	心房	心室	
对照				
37℃温水试管底部接触静脉窦				
37℃温水试管底部接触心室				
冰块试管底部接触静脉窦				
冰块试管底部接触心室				
斯氏第一结扎				
斯氏第二结扎				

【注意事项】

1. 实验时室内温度应适宜且稳定。

2. 三角形创口不要太大，尽量不要暴露肺和肝脏，剪胸骨和肌肉时紧贴胸壁，以免损伤心脏和血管。

3. 提起和剪开心包膜时要细心，避免损伤心脏。

4. 实验中注意滴加任氏液，以保持暴露的组织表面湿润。

5. 标本制作中谨防出血过多，应及时止血。

6. 肺泡过度鼓胀时，可刺破肺泡，使之塌陷，有利于充分暴露心脏。

7. 此外，作斯氏第一结扎时，结扎部位一定要准确，不要扎住静脉窦。

【思考题】

1. 当静脉窦局部温度发生变化时，心率为何会随之发生变化？心室局部温度变化所引起效应有什么特点？

2. 斯氏第二结扎后，心室为何突然停止跳动？心室跳动还能恢复吗？

3. 两次结扎后，静脉窦、心房、心室跳动次数为何不一致？哪一部分的跳动频率更接近正常心率？这说明什么？

二、在体蛙心心电图和蛙心脏收缩曲线同时记录、期前收缩和代偿间歇检测

【实验目的】 记录分析蛙体表心电图（electrocardiogram，ECG）与心肌收缩之间的关系；在心脏活动的不同时期给予电刺激，观察心肌兴奋性的阶段性变化特征。

【实验原理】 体表心电图记录了心动周期中心肌细胞电活动产生的电压瞬时综合向量在体表心电导联轴上的投影。在记录蛙体表心电图的同时，用蛙心夹和张力传感器记录在体蛙心脏收缩曲线，即可直观地显示 ECG 与心肌收缩之间的关系。

心肌每兴奋一次，其兴奋性就发生一次周期性的变化。心肌兴奋性的特点在于其有效不应期特别长，约相当于整个收缩期和舒张早期之和。因此，在心脏的收缩期和舒张早期内，任何刺激均不能引起心肌兴奋而收缩，但在舒张早期以后，给予一次较强的阈上刺激就可以在正常节律性兴奋到达以前，产生一次提前出现的兴奋和收缩，称为期前兴奋和期前收缩（premature systole）。

同理，期前兴奋亦有不应期，因此，如果下一次正常的窦性节律性兴奋到达时正好落在期前兴奋的有效不应期内，便不能引起心肌兴奋和收缩，这样在期前收缩之后就会出现一个较长舒张期，称为代偿间歇（compensatory pause）。

【实验对象】 蛙或蟾蜍。

【实验药品与器材】 任氏液；生物信号采集与分析系统，蛙类动物手术器械一套，滴管，10cm 培养皿，污物缸，纱布，棉球少许，生物电信号输入线（带鳄鱼夹 3 个），6 号金属注射针头（作针形电极用），刺激电极，张力传感器。

【实验方法与步骤】

1. 充分暴露心脏 参见本节实验一。

2. 信号记录

（1）将针形电极插入动物右前肢（白，负）、左后肢（红，正）和右后肢（黑，接地）皮下引导Ⅱ导联心电图，连接通道 1 记录 ECG。

（2）用蛙心夹夹住心尖，蛙心夹的连线沿水平方向附于张力传感器的应变梁上，调节张力传感器和放大器，接通道 2 记录心脏的收缩活动。

【实验项目】

1. 在体蛙心心电图和蛙心脏收缩曲线的同时记录和比较

（1）观测通道 1 的 ECG 波形，辨认心电图各波及时相。

（2）观测通道 2 的正常蛙心脏收缩曲线，分辨曲线的收缩相和舒张相。

（3）改变通道 2 曲线颜色，将通道 2 的信号叠显在通道 1 上，比较 ECG 的各波与心脏收缩曲线之间关系。

典型波形结果见图 4-14。

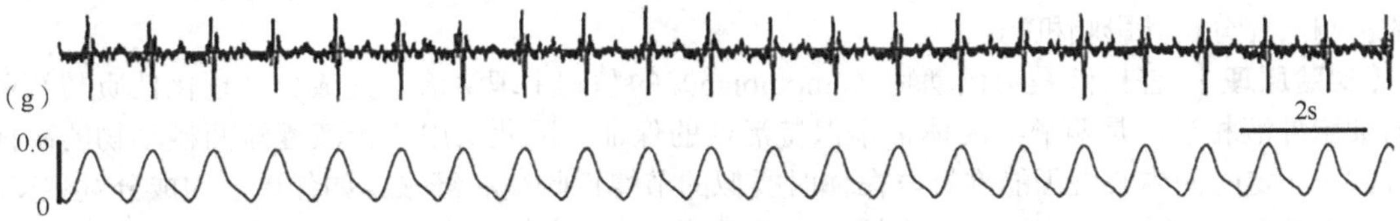

图 4-14　两栖类体表 ECG 和心脏收缩曲线的同步记录

上线：ECG；下线：心脏收缩曲线

2. 期前收缩和代偿间歇的记录　用通道 2 记录正常的心脏收缩曲线。用中等强度的单个阈上刺激分别在心室收缩的早、中、晚期和心室舒张的早、中、晚期刺激心室（每次刺激前后要有三四个正常心搏波作对照），观察各次刺激能否引起期前收缩。若能引起期前收缩，观察其后是否出现代偿间歇。

典型波形结果示例如图 4-15 所示。

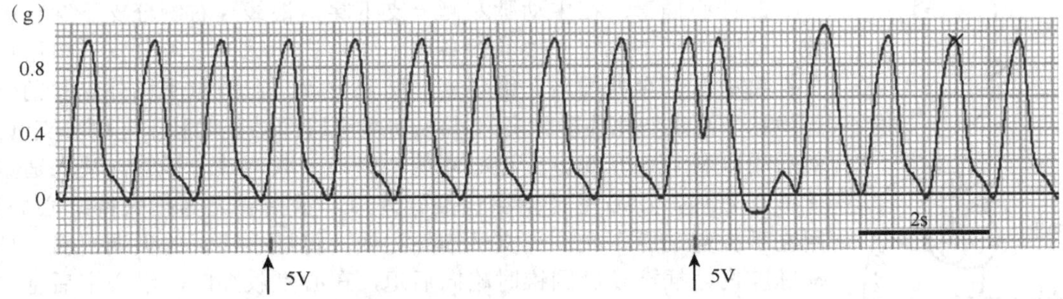

图 4-15　两栖动物心脏的期前收缩和代偿间歇波形记录

上线：心脏收缩曲线；下线：箭头及其上方标记示意刺激作用时间。左侧刺激位于心脏收缩早期，右侧刺激位于心脏舒张中晚期

实验数据处理分析后的结果填入表 4-9 中。

表 4-9　期前收缩和代偿间歇与刺激时间的关系

刺激时间		是否有期前收缩（Y/N）	是否有代偿间歇（Y/N）	结果分析
收缩期	早			
	中			
	晚			
舒张期	早			
	中			
	晚			

【注意事项】 相关注意事项参见本节实验一。

【思考题】

1. 举例说明可反映心室肌细胞电活动变化的心电图改变。

2. 请分析产生期前收缩和代偿间歇的原因。

3. 心肌每发生一次兴奋后，其兴奋性的改变有何特点，其生理意义是什么？

4. 心率过快或过缓时，期前收缩是否会伴随代偿间歇的出现？

（汕头大学　沈建新　陈淑玲　许淑芹　黄静明）

三、影响离体蛙心收缩活动的因素

【实验目的】 学习离体蛙心灌流的实验方法。观察灌流液中多种离子浓度改变对心脏收缩活动的影响，并分析其影响机制。

【实验原理】 任氏液是两栖动物（amphibian）的基础生理溶液，其成分及理化性质与两栖动物的细胞外液相当，是两栖类离体标本保持活性的保证。因此，用任氏液灌流两栖动物的离体心脏时，在一定时间内心脏仍能维持与在体时类似的节律性收缩和舒张。如任氏液的成分发生变化，如分别改变任氏液中 Na^+、K^+、Ca^{2+} 的浓度及酸度、碱度等，两栖动物的心脏跳动频率和幅度就会发生相应的改变。往灌流液中加入药物也可使心脏的活动发生相应的改变。

【实验对象】 蛙或蟾蜍。

【实验药品与器材】 任氏液，0.65% NaCl，1% KCl，2% $CaCl_2$，3% 乳酸，2.5% $NaHCO_3$，0.01% 肾上腺素，0.001% 乙酰胆碱；生物信号采集与分析系统，蛙类动物手术器械一套，蛙心插管，玻璃分针，眼科剪，铁支架，双凹夹，蛙心插管固定夹，张力传感器等。

【实验方法与步骤】

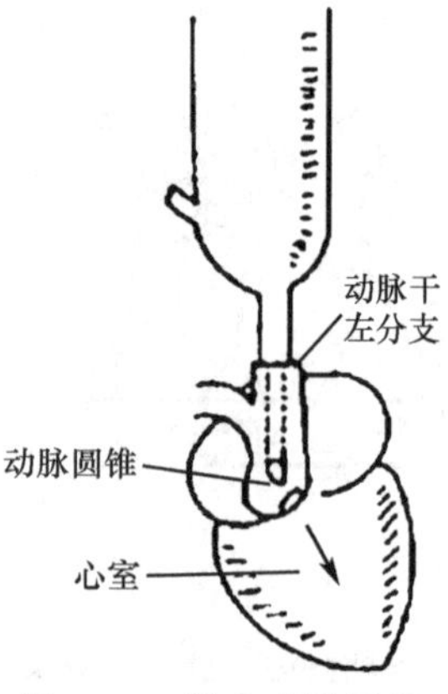

图 4-16　蛙心动脉插管模式图

1. 破坏动物的脑和脊髓，暴露心脏。

2. 蛙心插管：在主动脉左侧分支下穿两根线，右侧分支下穿一根丝线，动脉主干下也穿一根丝线备用。先结扎动脉干右侧分支，再用玻璃分针将心脏翻至背面，仔细观察静脉窦位置，在静脉窦以外结扎前、后腔静脉（注意勿扎住静脉窦）。将心脏翻至腹面结扎动脉干左侧分支远端，然后用眼科剪在左侧分支近心端剪一斜口。取一蛙心插管，注入适量任氏液于管内，用右手拇指堵住插管外口，示指和无名指夹持蛙心插管，用左手提起动脉干左侧分支远端结扎线，将蛙心插管的尖端自斜口插入动脉腔内，插至动脉圆锥时略向后退，在心室收缩时，沿心室后壁方向向下插入心室（图 4-16）。插管进入心室后，管内液面会随着心室缩舒而上下波动，血液在心室收缩时射入管内。最后用近心端备用线结扎并固定蛙心插管和动脉管壁，并将结扎线固定于插管侧壁的小突起上。

3. 将蛙心离体并将插管固定于铁支架上：提起插管，在结扎线远心端分别剪断动脉干左、右侧分支和前、后腔静脉，将心脏离体，注意勿损伤静脉窦。随即用任氏液反复换洗插管内液体至完全澄清。用双凹夹将蛙心插管固定于铁支架上备用。

4. 连接仪器：在心室舒张时，用蛙心夹夹住心尖约 2mm，将蛙心夹上的丝线连接到张力传感器上，接记录系统通道 1，调节相关参数至波形稳定而明显。

【实验项目】

1. 描记正常心脏收缩曲线。曲线向上移动表示心室收缩，其顶点水平代表心室收缩所达到的最大程度；曲线向下移动表示心室舒张，其最低点代表心室舒张的最大程度。曲线幅度代表心室收缩的强弱，单位时间内的心脏收缩或舒张次数代表心跳频率（图 4-17）。

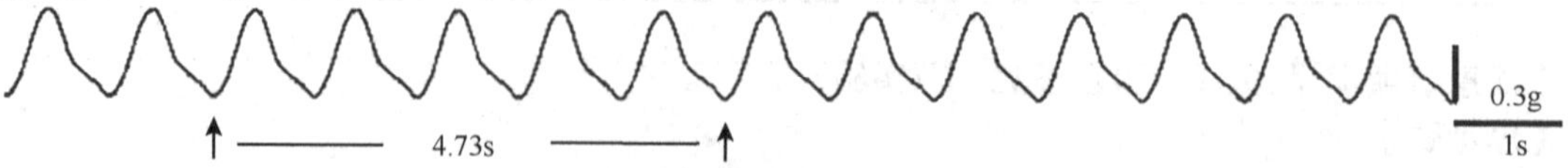

图 4-17　蛙心脏收缩曲线示例

图中心跳频率为 63.4 次/min

2. 吸出插管内全部任氏液，换入 0.65% NaCl，观察心脏收缩曲线变化，待效应出现后，用新鲜任氏液反复换洗直至心脏收缩曲线恢复正常。

3. 加入 150μL（1～2 滴）2% $CaCl_2$ 于任氏液中，观察心脏收缩曲线的变化，待效应出现后，用新鲜任氏液反复换洗至曲线恢复正常。

4. 加入 150μL（1～2 滴）1% KCl 于任氏液中，观察心脏收缩曲线的变化，待效应刚出现时，立即用新鲜任氏液反复换洗直至心脏收缩曲线恢复正常。

5. 加入 150μL（1～2 滴）0.01% 肾上腺素，观察心脏收缩曲线的变化，待效应出现后，用新鲜任氏液反复换洗直至心脏收缩曲线恢复正常。

6. 加入 150μL（1～2 滴）0.001% 乙酰胆碱，观察心脏收缩曲线的变化，待效应刚出现时，立即用新鲜任氏液反复换洗直至心脏收缩曲线恢复正常。

7. 加入 150μL（1～2 滴）3% 乳酸，观察心脏收缩曲线的变化，待效应出现后，加入 1 滴 2.5% $NaHCO_3$，再观察心脏收缩曲线的变化，至心脏收缩曲线基本恢复时，再用新鲜任氏液反复换洗直至心脏收缩曲线恢复正常。

8. 测量不同情况下心脏收缩幅度及心率，并将实验结果填入表 4-10 中。

表 4-10 影响离体蛙心收缩活动的一些因素及效果

实验项目	幅度（g）	心率（次/min）
正常收缩曲线		
换入 0.65% NaCl		
加入 150μL 2% $CaCl_2$		
加入 150μL 1% KCl		
加入 150μL 0.01% 肾上腺素		
加入 150μL 0.001% 乙酰胆碱		
加入 150μL 3% 乳酸		

【注意事项】

1. 实验过程中，要经常用任氏液保持心脏表面的湿润。结扎血管、插管和游离心脏时勿损伤静脉窦。

2. 观察到每种化学药物（尤其是抑制心脏活动的药物）的明显作用时，应立即换洗，以免心肌受损。反复用任氏液换洗数次，待心脏收缩曲线恢复正常后再进行下一步实验。用药和换洗时注意做好标记。

3. 做每项实验时均应保持插管内的液面在相同高度。

4. 不同药物之间不能混用滴管，以免影响实验结果。

【思考题】

1. 0.65% NaCl 对心脏收缩曲线有何影响？主要机制是什么？

2. 2% $CaCl_2$ 对心脏收缩曲线有何影响？主要机制是什么？

3. 1% KCl 对心脏收缩曲线有何影响？主要机制是什么？

4. 0.01% 肾上腺素对心脏收缩曲线有何影响？主要机制是什么？

5. 0.001% 乙酰胆碱对心脏收缩曲线有何影响？主要机制是什么？

6. 3% 乳酸对心脏收缩曲线有何影响？主要机制是什么？

四、影响在体蛙心心输出量的因素

【实验目的】 学习在体两栖动物心脏的恒压灌流方法。观察前负荷、后负荷和心肌收缩能力等因素的改变对心输出量的影响。

【实验原理】心输出量等于搏出量乘以心率，可受到前负荷（preload）、后负荷（afterload）、心肌收缩能力（contractility）、灌流液中离子浓度及pH改变等多种因素的影响。前负荷即心脏舒张末期心室内容积，与回心血量成正比。体内液体量增加或某些疾病（如贫血、甲状腺功能亢进、心脏瓣膜病等）可增加前负荷。后负荷即大动脉血压。高血压、主动脉瓣狭窄等疾病可增加后负荷。心肌收缩能力是指心肌不依赖于前、后负荷而改变其力学活动的一种内在特性，受兴奋-收缩耦联过程各个环节的影响。

【实验对象】蛙或蟾蜍。

【实验药品与器材】任氏液，0.01%肾上腺素，0.001%乙酰胆碱，0.01%阿托品，0.01%普萘洛尔（心得安），1% KCl，1% $CaCl_2$，1% HCl；蛙类动物手术器械一套，恒压灌流装置，小量筒，烧杯，注射器和针头等。

【实验方法与步骤】

1. 组装恒压灌流装置 如图4-18所示，用一个500mL的广口瓶作为灌流液的储液瓶，内盛任氏液约400mL。灌流液从储液瓶出口经橡皮管流至灌流器官，橡皮管上有螺旋夹，可以调节灌流液的流量。从储液瓶上口的橡皮塞中心孔插入一根玻璃管，其下端距瓶底约1cm，作为进气管。此进气管下口的压力恒等于实验时的大气压，故以此处作为压力测量的参考“零点”。参考零点与灌流器官之间的垂直距离，即为灌流压。灌流液插管末端即为静脉插管，因此灌流压的高低可反映回心血量的多少，即前负荷的大小，以cmH_2O表示。在灌流过程中，尽管储液瓶中液面不断下降，但只要储液瓶位置不变，液面也不低于进气管下口，则灌流压便可保持恒定不变。而改变储液瓶的高度亦即改变进气管下口压力参考“零点”的高度，从而可以改变灌流压（或前负荷）。

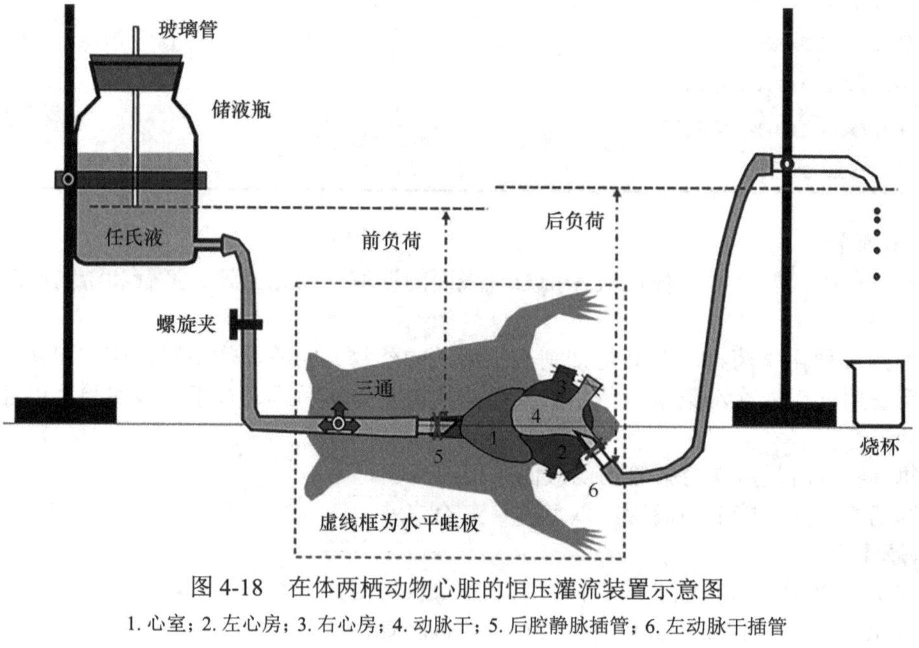

图4-18 在体两栖动物心脏的恒压灌流装置示意图

1. 心室；2. 左心房；3. 右心房；4. 动脉干；5. 后腔静脉插管；6. 左动脉干插管

2. 制备蛙或蟾蜍在体心脏灌流标本

（1）损毁蛙或蟾蜍的脑和脊髓，背位固定于蛙板上，剪开心包膜暴露心脏。分离两侧主动脉，分别穿线备用。

（2）辨认心脏结构并于后腔静脉下穿两根线备用：用玻璃分针将心脏翻向头端，仔细辨认静脉窦、后腔静脉（口径最粗）、前腔静脉等。在后腔静脉下穿两根线，一根留置备用；另一根向前绕过主动脉背侧，再绕回来将除后腔静脉之外的静脉血管全部结扎（注意勿损伤静脉窦）。

（3）后腔静脉插管：在后腔静脉远端剪一小口，将充满任氏液的静脉插管插入，用留置的线结扎，并固定在管壁上防止滑脱。储液瓶下口输液管和静脉插管之间连一个三通管，后述实验项目中各种药物由此三通管注射进入静脉插管。

（4）左主动脉插管：翻转心脏，用线结扎右主动脉，然后在左主动脉上剪一小口，旋开灌注胶管上的螺旋夹，使任氏液流入心脏，冲洗掉心脏内的积血。沿左主动脉向心脏方向插入动脉插管（或细塑料管），用备用线结扎固定。插管尾端经橡皮管连一玻璃小滴管，以便收集心脏搏出的灌流液。

（5）调节好前后负荷：心脏平面至动脉插管尾端小滴管出口水平的垂直距离可反映总外周阻力（即后负荷），调节好灌流压（前负荷）和小滴管（后负荷）的高度，使灌流液的流量合适。

【实验项目】

1. 计算对照条件下的每搏输出量和心输出量　对照条件为：前负荷 3cmH_2O，后负荷 0cmH_2O，任氏液灌流。用小烧杯或小量筒收集心脏搏出的灌流液 2～3min，同时计算心率。将搏出液量除以收集时间（min），得到心输出量，将心输出量除以心率即得到平均每搏输出量。以后每次实验均按此方法计算。

2. 前负荷对心输出量的影响　后负荷保持对照条件不变，依次将前负荷升高到 6cmH_2O、9cmH_2O、12cmH_2O，分别观察比较不同前负荷时的心率、搏出量和心输出量。

3. 后负荷对心输出量的影响　使前负荷恢复对照条件 3cmH_2O 并保持不变，依次将后负荷升到 6cmH_2O 和 12cmH_2O，分别观察上述各项指标的变化。

4. 乙酰胆碱和阿托品对心输出量的影响　先将前、后负荷都保持在对照条件，待心脏活动稳定后，由三通管注射 0.001% 的乙酰胆碱 0.2mL 进入静脉插管，观察上述各项指标的变化。然后用任氏液灌流使心脏活动恢复；通过三通管注射 0.01% 阿托品 0.2mL 进入静脉插管，再注入 0.001% 乙酰胆碱 0.2mL，观察上述各项指标有无变化。

5. 肾上腺素和普萘洛尔对心输出量的影响　用任氏液灌流使心脏活动恢复，待心脏活动稳定后，通过三通管注射 0.01% 肾上腺素 0.2mL 进入静脉插管，观察上述各项指标的变化；用任氏液灌流使心脏活动恢复后，通过三通管注射 0.01% 普萘洛尔 0.2mL 进入静脉插管，再注入 0.01% 肾上腺素 0.2mL，观察上述各项指标有无改变。

6. KCl 对心输出量的影响　改用任氏液灌流，待心脏恢复活动至稳定后，通过三通管注射 1% KCl 0.2mL 进入静脉插管，观察上述各项指标有无改变。

7. $CaCl_2$ 对心输出量的影响　改用任氏液灌流，待心脏恢复活动至稳定后，通过三通管注射 1% $CaCl_2$ 0.2mL 进入静脉插管，观察上述各项指标有无改变。

8. pH 对心输出量的影响　改用任氏液灌流，待心脏活动恢复平稳后，通过三通管注射 1% HCl 0.2mL 进入静脉插管，观察上述各项指标有无改变。

最后将实验结果填入表 4-11 中。

表 4-11　前、后负荷和药物对在体蛙心率、搏出量和心输出量的影响

前负荷（cmH_2O）	后负荷（cmH_2O）	灌流液或药物	心率（次/min）	搏出量（mL/min）	心输出量（mL/min）	结果分析
3	0	任氏液				
6	0	任氏液				
9	0	任氏液				
12	0	任氏液				
3	6	任氏液				
3	12	任氏液				
3	0	ACh				
3	0	Atr+ACh				

续表

前负荷（cmH_2O）	后负荷（cmH_2O）	灌流液或药物	心率（次/min）	搏出量（mL/min）	心输出量（mL/min）	结果分析
3	0	AD				
3	0	普萘洛尔 + AD				
3	0	KCl				
3	0	$CaCl_2$				
3	0	HCl				

注：ACh，0.001% 乙酰胆碱 0.2mL；Atr，0.01% 阿托品 0.2mL；AD，0.01% 肾上腺素 0.2mL；普萘洛尔，0.01% 普萘洛尔 0.2mL；KCl，1% KCl 0.2mL；$CaCl_2$，1% $CaCl_2$ 0.2mL；HCl，1% HCl 0.2mL。

【注意事项】

1. 心脏表面要经常滴加任氏液，以保持湿润。

2. 灌流管内不得有气泡。

【思考题】

1. 前负荷和后负荷对心脏的泵血功能有何影响？本实验中用什么指标来代表心脏的前负荷和后负荷？试说明其原理？

2. 影响心输出量的因素有哪些？结合本实验结果，试分析这些影响因素的作用机制。

3. 请说明本实验中所使用的恒压灌流系统的工作原理。

（汕头大学　沈建新　许淑芹　陈淑玲　黄静明）

五、不同药物对离体蛙心收缩活动的影响

【实验目的】 掌握离体蛙心制备方法；观察药物（如强心苷、β 受体激动药和 β 受体阻断药）对离体蛙心的作用及这几种药物之间的相互作用。

【实验原理】 机体内心脏活动受胆碱能神经和去甲肾上腺素能神经调控。当去甲肾上腺素能神经兴奋时，可使心肌收缩能力增强，心率加快，此作用可被 β 受体阻断药抑制。强心苷通过直接兴奋心肌细胞，增加细胞内钙离子浓度，从而增强心肌收缩能力。还能通过兴奋胆碱能神经，减慢心率。治疗心力衰竭（以下简称心衰）时，强心苷类药物不仅能增强心肌收缩能力，还能延长心脏舒张期，改善心肌血流量，并减少心室内残余血量，从而降低心肌耗氧量，常被作为某些类型心衰的首选治疗药物。

蛙或蟾蜍的离体心脏置在与其血浆理化特性近似的任氏液中，能存活较长时间，可保持离体心脏较稳定的节律性收缩和舒张。本实验利用低钙任氏液使离体心脏的心功能降低，模拟心衰状态下心肌收缩能力减弱。

【实验对象】 蛙或蟾蜍。

【实验药品与器材】 10% 洋地黄酊，0.002% 普萘洛尔，0.001% 异丙肾上腺素，任氏液，低钙任氏液（$CaCl_2$ 0.06g/L）；生物信号采集与分析系统，蛙类动物手术器械一套，蛙心插管，铁支架，双凹夹，蛙心插管固定夹，张力传感器，1mL 滴管，蛙心夹，万能杠杆，烧杯，1mL 注射器，50μL 和 100μL 微量注射器等。

【实验方法与步骤】

1. 离体蟾蜍心脏标本制备

（1）取蟾蜍一只，通过枕骨大孔用刺蛙针破坏大脑和脊髓，使蟾蜍四肢瘫痪，背位固定在蛙板上，剪开胸部皮肤和胸骨，暴露心脏。

（2）分离主动脉和动脉圆锥，在左主动脉下方和动脉圆锥 2～3mm 处穿线。在动脉圆锥前端沿向心方向剪一斜口，将含少量任氏液的蛙心插管从该切口插入至心室腔。

（3）更换新鲜任氏液以清除插管中的血液。用备用线将左、右主动脉和插管结扎固定，切断结扎线上方的血管，并固定心脏下方的静脉以保留静脉窦与心脏的联系。

（4）反复用任氏液冲洗心室内的残余血直到清洗干净，确保插管内的液面保持高度稳定。

2. 心收缩曲线描记准备　将离体心脏标本固定在支架上，用蛙心夹夹住心尖部并与张力传感器连接。心脏外部不断滴加任氏液以保持湿润。

3. 数据记录　连接张力传感器和生物信号采集与分析系统，记录心收缩曲线。

【实验项目】

1. 记录正常任氏液灌流时离体蛙心收缩曲线，将蛙心导管中的任氏液更换为低钙任氏液，观察并记录心脏的收缩振幅和心率变化。

2. 向蛙心插管内滴入 10% 洋地黄酊 2～3 滴，连续观察 3～5min，记录心脏收缩振幅、心率等变化。若作用不明显，可再加入洋地黄酊 1～2 滴。

3. 待药物作用明显后，用低钙任氏液冲洗 3 次或以上，使心脏活动恢复至给药前状态。

4. 向蛙心插管内加入普萘洛尔，使任氏液中药物终浓度为 3.38×10^{-7}mol/L，观察心收缩曲线变化。

5. 当出现药物作用时，立即重复上述实验项目“2”，观察有何变化。

6. 更换另一心脏标本，描记正常任氏液灌流时的心收缩曲线，再换用低钙任氏液清洗 3 次，描记低钙任氏液中心收缩曲线。

7. 向蛙心插管内加入异丙肾上腺素（终浓度 3.59×10^{-8}mol/L），观察 3～5min，记录上述各项指标。

8. 用低钙任氏液冲洗 3 次或以上，使心脏活动恢复到给药前状态。

9. 向蛙心插管内加入普萘洛尔，使低钙任氏液中药物终浓度为 3.38×10^{-7}mol/L，观察心收缩曲线变化。

10. 当出现药物作用时，立即向插管内加入异丙肾上腺素（终浓度为 3.59×10^{-8}mol/L），观察 3～5min，记录上述各项指标。

11. 将上述实验结果分别填入表 4-12 和表 4-13 中。

表 4-12　洋地黄酊对离体蛙心收缩活动的影响

指标	正常任氏液	低钙任氏液	洋地黄酊剂	低钙任氏液	普萘洛尔	洋地黄酊剂
心肌收缩幅度（cm）						
心率（次/min）						

表 4-13　异丙肾上腺素对离体蛙心收缩活动的影响

指标	正常任氏液	低钙任氏液	异丙肾上腺素	低钙任氏液	普萘洛尔	异丙肾上腺素
心肌收缩幅度（cm）						
心率（次/min）						

【注意事项】

1. 标本制备时应避免损伤心脏，以防心脏灌流时液体渗漏。

2. 记录心脏收缩振幅和心率时，应至少记录 30s。

3. 每次换药前后，插管内液体量应一致。

4. 加洋地黄酊时，应逐滴加入，待出现药物效应时即停止加药，以免加药量过大造成洋地黄中毒。

【思考题】

1. 本实验中若逐步提高任氏液中钙浓度会出现什么结果？为什么？有何意义？

2. 洋地黄酊和异丙肾上腺素对离体蟾蜍心脏有何作用？普萘洛尔对这两种药物作用的影响有何不同？

3. 通过本实验能否观察上述药物对心脏前负荷、后负荷的影响？为什么？

（哈尔滨医科大学 曹永刚）

六、药物对家兔离体心脏功能的影响

【实验目的】 学习哺乳动物离体心脏灌流的实验方法；观察不同药物对哺乳动物离体心脏功能的影响。

【实验原理】 心脏从哺乳动物体内摘取后行主动脉插管，利用 Langendorff 离体心脏灌流系统，为心脏提供充足的氧气和营养物质，使离体心脏仍可维持较长时间的节律性活动。通过生物信号采集与分析系统对心脏的活动进行记录和分析，并可观察药物、缺氧等因素对心脏活动（心脏的收缩和舒张功能、冠脉流量等）的影响。

不同药物通过不同机制影响心脏功能，如肾上腺素（adrenaline）通过激动心脏 β_1 受体，增强心肌收缩力；氨茶碱（aminophylline）主要通过抑制磷酸二酯酶，升高心肌细胞内 cAMP 含量，使心肌收缩力增加；强心苷类药物如毒毛花苷 K（strophanthin K）可通过抑制 Na^+-K^+-ATP 酶活性，增加心肌细胞内 Ca^{2+}，产生正性肌力作用；硝酸甘油（nitroglycerin）通过释放 NO 扩张静脉和动脉，降低心脏前负荷、后负荷而改善心功能，还可直接扩张冠脉血管，增加冠脉血流。

【实验对象】 家兔，体重 2～3kg，雌雄不拘。

【实验药品与器材】 1000U/mL 肝素钠，20% 氨基甲酸乙酯，0.0002% 肾上腺素，2.5% 氨茶碱，2.5% 毒毛花苷 K，0.002% 硝酸甘油，克-亨（K-H）液；改良 Langendorff 装置，生物信号采集与分析系统，压力传感器，恒温循环器，氧气瓶，主动脉插管，球囊导管，婴儿磅秤，哺乳动物手术器械一套，注射器，棉球，丝线。

【实验方法与步骤】

1. 心脏标本制备 取家兔一只，称重，经耳缘静脉注射 1000U/mL 肝素钠（1mL/kg）进行全身肝素化。耳缘静脉注射 20% 氨基甲酸乙酯 1～1.2g/kg（5～6mL/kg）麻醉。迅速开胸，暴露心脏，剪开心包膜，取出心脏并保留至少 1cm 主动脉相连。立即将心脏放入预冷（4℃）的 K-H 液中，用手轻轻挤压心脏以排出心腔内残血，清除心脏表面附着的其他组织。

2. 心脏灌流 将主动脉套在充有 K-H 液的主动脉插管上，结扎固定并与改良 Langendorff 装置相连，经主动脉逆行灌流 K-H 液（37℃，95%O_2+5%CO_2 混合氧气饱和），通过调节灌流槽及槽内液面高度将灌注压调节为 60～70mmHg。

3. 心脏活动监测 心脏复跳后，在左心耳上剪一小口，经切口将末端固定有球囊的导管穿过二尖瓣插入左心室内，导管另一端经压力传感器连接生物信号采集与分析系统。向球囊内缓慢注入生理盐水，调节囊内压为 4～10mmHg，随心脏节律性收缩与舒张即可记录到心脏的收缩曲线，检测心率（heart rate，HR）、左心室收缩压（left ventricular systolic pressure，LVSP）、左心室舒张末压（left ventricular end-diastolic pressure，LVEDP）、左心室内压最大上升速率（$+dp/dt_{max}$）等指标。以保温灌流槽罩住心脏，用量筒收集每分钟经灌流槽漏斗流出的灌注液，记为冠脉流量（coronary flow，CF）。

【实验项目】 待心脏跳动稳定后，记录正常情况下心脏各功能指标（HR、LVSP、LVEDP、$+dp/dt_{max}$ 和 CF）作为对照，然后从动脉插管的侧管依次注入下列药物，动态观察不同药物对心脏功能的影响，将药物产生最大效应时各指标对应的数据填至表 4-14 内，并对实验结果进行分析。

1. 推注 0.0002% 肾上腺素 0.5mL。

2. 推注 2.5% 氨茶碱 0.5mL。

3. 推注 2.5% 毒毛花苷 K 0.3mL。

4. 推注 0.002% 硝酸甘油 0.5mL。

表 4-14　药物对离体心脏功能的影响

	HR（次/min）	LVSP（mmHg）	LVEDP（mmHg）	$+dp/dt_{max}$（mmHg/s）	CF（mL/min）
K-H 液					
肾上腺素					
氨茶碱					
毒毛花苷 K					
硝酸甘油					

【注意事项】

1. 制备离体心脏时，操作要迅速、仔细，不要损伤心脏。

2. 主动脉插管不宜插得过深，以免堵塞冠状动脉开口影响冠状动脉循环。

3. 插入心室的球囊要求壁薄、顺应性好，囊内不能有气泡，以便有效传递左心室内压。

4. 每次给药后须待心脏收缩曲线恢复正常后再进行下一项目。

5. 若药物效应不明显，可重复给药，或将一定浓度的药物加入灌流液中进行循环灌流。

【思考题】

1. 肾上腺素、氨茶碱、毒毛花苷 K 对心脏有何作用？作用机制各是什么？

2. 硝酸甘油对心脏有何作用？其对离体心脏的作用有何特点？

（华中科技大学　刘　慧）

七、氧反常和钙反常对大鼠离体心脏的影响

【实验目的】

1. 学习离体心脏灌流模型的制作方法。

2. 观察氧反常现象及其对大鼠离体心脏的影响。

3. 观察钙反常现象及其对大鼠离体心脏的影响。

【实验原理】 Langendorff 离体心脏灌流技术将含氧灌流液以恒压或恒流的方式，从主动脉根部逆向灌注心脏，这种逆向灌注关闭了主动脉瓣，使得灌注液通过主动脉根部进入冠状动脉，并流入冠状窦和右心房，实现离体心脏的正常跳动、代谢与各项功能的维持。

缺血损伤是许多疾病共同的发病基础。尽管尽早恢复组织的血液灌注（即再灌注）是减轻缺血损伤的根本措施，但其也可能加重细胞及组织的损伤，即发生缺血再灌注损伤。缺血再灌注损伤的发生机制复杂，主要与活性氧的大量生成、钙超载和白细胞激活有关。缺氧导致细胞损伤，再灌注时氧供应恢复正常，组织细胞的损伤不仅未能恢复，反而加重，这种现象称为氧反常（oxygen paradox）。心肌钙代谢紊乱必然导致心肌组织结构与功能受损害。预先用无钙溶液灌注大鼠心脏 2min，再用含钙溶液进行灌注，出现心肌细胞酶释放增加、肌纤维过度收缩及心肌电信号异常的现象为钙反常（calcium paradox）。细胞内钙超载可能是钙反常、氧反常和缺血再灌注损伤的重要环节。应用钙通道阻滞剂阻止钙超载可减轻缺血再灌注损伤。

【实验动物】 大鼠，体重 180～250g，雌雄不拘。

【实验药品与器材】 含钙 K-H 液：NaCl 118.4mmol/L，KCl 4.7mmol/L，$MgSO_4$ 1.18mmol/L，KH_2PO_4 1.2mmol/L，$NaHCO_3$ 24.5mmol/L，$CaCl_2$ 22.25mmol/L，葡萄糖 11.1mmol/L，pH 7.4。无钙 K-H 液：在含钙 K-H 液的基础上去除 $CaCl_2$（加 EDTA-Na_2 0.1mmol/L），10% 中性福尔马林液，2% 戊巴比妥钠，1% 肝素生理盐水，维拉帕米（异搏定）0.3mol/L，乳酸脱氢酶（lactate dehydrogenase，LDH）、超氧化物歧化酶（superoxide dismutase，SOD）活性和丙二醛（malondialdehyde，MDA）

含量检测试剂盒。哺乳动物手术器械一套，供气瓶，储气瓶，恒流泵，超级恒温水浴器，心脏保温瓶，张力传感器，生物信号采集与分析系统，减压阀带流量表（2个），三通接头（2个），心导管，主动脉插管，小动脉夹，注射器。

【实验方法与步骤】

1. 麻醉与分离心脏：取大鼠一只，称重，腹腔注射2%戊巴比妥钠（40mg/kg）麻醉。腹腔注射1%肝素生理盐水（10mg/kg）进行抗凝，15min后，暴露心脏和大血管，并迅速分离取出心脏。

2. 主动脉插管及心脏灌流预平衡：将离体的心脏立即放入4℃的K-H液中。于液面下行主动脉插管，并用丝线结扎固定。将心脏接入Langendorff灌流装置上，用95%O_2+5%CO_2混合氧气平衡的37℃、pH 7.4的K-H液行主动脉逆行恒压灌流，灌流压力为80cmH_2O。预平衡15min，待心跳稳定后再按分组灌流。

3. 建立氧反常模型：灌流程序分预灌、缺氧和再灌期，各期均为15min。预灌和再灌采用富氧K-H液（充以95%O_2+5%CO_2混合氧气），缺氧采用乏氧K-H液（充以95%N_2+5%CO_2缺氧气体）。收集最后15min的灌流液。对照组采用富氧K-H液持续灌注45min。

4. 建立钙反常模型：先用含钙K-H液灌流15min，然后置换无钙K-H液灌流15min，再置换含钙K-H液灌流15min。对照组采用含钙K-H液灌流45min。给药组在所有灌流液中加入0.3mol/L异搏定。

5. 灌流结束时，用10mL终止液（150mmol/L LiCl，4℃）从主动脉逆行冲洗心脏。

6. 处理标本，检测各项指标。

【实验项目】

1. 心电记录 电极置于心尖部，参考电极置于主动脉根部，信号引至生物信号采集与分析系统，与收缩曲线同步描记和显示心外膜电图。以200mm/s纸速间隔5min同步记录心肌收缩和心电曲线，测量曲线幅度。以25mm/s纸速在再灌期连续记录，以判断心律失常发生时间和非窦性心律持续时间。

2. 心肌收缩曲线 用蛙心夹钳住心尖部，信号经张力传感器引至生物信号采集与分析系统Ⅱ通道和心电信号同步描记，观察心动周期和收缩张力。

3. 冠脉流量 收集冠脉流出液，计算冠脉流量［mL/(g·min)］。冠脉流量 = V/15·ww，V为15min总流量，ww为心肌湿重。

4. SOD活性和MDA含量测定 每隔5min收集一次冠脉流出液，按SOD试剂盒说明操作，测定不同时间冠脉流出液SOD活性，灌注完毕取下心脏，从心尖向上取心肌组织块0.2g制成10%心肌匀浆，按MDA试剂盒说明操作，测定心肌组织中MDA含量，同时测定心肌组织中SOD活性。

5. 心肌钙含量测定 结果以μmol/g dw表示，dw为心肌干重。

6. LDH漏出量测定 按试剂盒说明的方法测出漏出液中LDH的浓度，再求出平均每克心肌LDH漏出量，结果以U/g ww表示，ww为心肌湿重。

7. 心肌病理组织制片 心脏称重后，取心尖部0.5cm×0.5cm×0.5cm大小的心肌组织，放入10%中性福尔马林液中固定。然后，制作HE染色病理切片，光镜下观察心肌组织学形态。

最后，将实验结果填入表4-15和表4-16中。

表4-15 氧反常对大鼠离体心脏的影响

指标	对照组	氧反常组
心电曲线幅度		
心律失常发生时间		
非窦性心律持续时间		

续表

指标	对照组	氧反常组
心动周期		
心肌收缩张力		
冠脉流量 [mL/(g · min)]		
SOD 活性（U/g ww）		
MDA 含量（U/g ww）		
LDH 漏出量（U/g ww）		
心肌组织 HE 染色结果		

表 4-16　钙反常对大鼠离体心脏的影响

指标	对照组	钙反常组	异搏定组
心电曲线幅度			
心律失常发生时间			
非窦性心律持续时间			
心动周期			
心肌收缩张力			
冠脉流量 [mL/(g · min)]			
心肌钙含量（μmol/g dw）			
SOD 活性（U/g ww）			
MDA 含量（U/g ww）			
LDH 漏出量（U/g ww）			
心肌组织 HE 染色结果			

【注意事项】

1. 灌流液应新鲜配制。

2. 从心脏分离到灌流使之复跳，动作要迅速。

【思考题】

1. 氧反常、钙反常的机制是什么？

2. 如何避免或减轻缺血再灌注损伤？

3. 钙反常致心肌细胞损害的机制是什么？

（中南大学　王　念）

八、尼莫地平大鼠离体心脏缺血再灌注损伤的影响

【实验目的】 学习哺乳动物离体工作心脏缺血再灌注模型的制作方法；观察药物对离体工作心脏缺血再灌注损伤的影响。

【实验原理】 Langendorff 离体心脏灌流系统模拟在体心脏的工作方式，通过向离体工作心脏主动脉根部逆向灌注含饱和氧的生理溶液，使灌注液通过冠状动脉分布至整个心脏，最后通过冠状静脉窦流出，从右心房排出。

在离体工作心脏模型上，通过停灌灌流液可模拟心肌缺血，随后重新灌流，模拟心肌缺血再灌注损伤，观察心功能多个参数（如心电图、心率、心室内压）的变化，同时收集灌流出的液体即冠脉流量。通过分析这些指标的变化，可评估药物对心肌缺血再灌注损伤的影响，理解药物的作用。

【实验对象】大鼠，体重180～250g，雄性。

【实验药品与器材】改良K-H液，0.9%肝素生理盐水，20%氨基甲酸乙酯，尼莫地平；95%O_2+5%CO_2混合氧气，生物信号采集与分析系统，压力传感器，恒温水浴器，心脏保温瓶，恒流泵，储液瓶，哺乳动物手术器械一套，心导管，主动脉插管，动脉夹，0号手术缝合线等。

【实验方法与步骤】

1. 连接好仪器设备，调试生物信号采集与分析系统，改良K-H液（pH 7.4）通以95% O_2+5%CO_2混合氧气，温度保持在37℃。

2. 取雄性大鼠2只，分为对照组和处理组。大鼠离体心脏制备及灌流方法详见本节实验七。

3. 观察正常离体工作心脏的相关指标

（1）左心室压力和心电图：经心尖部将充满0.9%肝素生理盐水的心导管（内径约1mm）插入左心室并固定，导管的另一端通过压力传感器和生物信号采集与分析系统相连，记录左心室内压波形，将心电图电极置入右心房下方，持续记录心外膜心电图。

（2）心功能参数：记录正常的左心室内压。

（3）冠脉流量和主动脉流量：通过记录和收集冠脉及主动脉中流出和流入的液体量，计算每分钟冠脉流量和主动脉流量。

【实验项目】

1. 对照组大鼠离体工作心脏缺血再灌注：离体工作心脏以恒定压力灌流20min后，夹闭，停止灌流15min，造成急性心肌缺血，然后再灌注，观察再灌注30min期间心电图、心功能及冠脉流量和主动脉流量的变化，将结果填入表4-17中。

2. 处理组大鼠分别在心肌缺血前和再灌注前5min，将尼莫地平10mg/L加入至主动脉灌流瓶内进行灌流给药处理。观察尼莫地平处理后再灌注30min期间心电图、心功能及冠脉流量和主动脉流量的变化，将结果填入表4-17中。

3. 分析实验结果。

表4-17 尼莫地平对大鼠离体心脏缺血再灌注损伤的影响

组别	指标	恒压灌流20min	停止灌流15min	再灌流30min
对照组	左心室内压（mmHg）			
	冠脉流量（mL/min）			
	主动脉流量（mL/min）			
	心电图（mV）			
		恒压灌流15min＋尼莫地平5min	停止灌流15min	尼莫地平5min＋再灌注25min
处理组	左心室内压（mmHg）			
	冠脉流量（mL/min）			
	主动脉流量（mL/min）			
	心电图（mV）			

【注意事项】

1. 改良K-H液现配现用，灌流前通以95%O_2+5%CO_2混合氧气进行氧饱和。

2. 主动脉插管动作要快，且不宜太深，避免形成缺血预处理或堵住冠脉口。

【思考题】

1. 比较在体和离体心脏缺血再灌注模型制备的不同，再评价药物作用时两种模型各自的优缺点。

2. 防治心肌缺血再灌注损伤的常用药物有哪些？其作用机制是什么？

（哈尔滨医科大学 曹永刚）

九、药物对大鼠在体心肌缺血再灌注损伤的影响

【实验目的】 学习整体动物心肌缺血再灌注模型的制备方法；以心功能参数为指标，观察药物对心肌缺血再灌注损伤的影响。

【实验原理】 心肌缺血可致心绞痛和心肌梗死，心肌缺血或梗死一定时间后再供给血液，可加重原有的缺血心肌的损伤。整体动物心肌缺血再灌注模型可通过结扎犬、兔或大鼠冠状动脉进行制备。现常用大鼠在体冠状动脉左前降支结扎后再灌注损伤模型。由于左侧主要冠状动脉闭塞和再通，引起冠状动脉左前降支支配的左侧心室肌区域发生明显的缺血再灌注损伤。缺血再灌注时，在恢复血流后的不同时间心肌氧自由基聚集、钙离子超载，加之缺血区心肌能量代谢紊乱，收缩蛋白降解，导致心室肌收缩和舒张功能障碍，表现为心室肌静息张力增加和左心室发展压的下降，左心室舒张末压（LVEDP）升高，心室收缩压峰值（LVSP）下降及左心室内压最大上升速率（$\pm dp/dt_{max}$）降低。此外，由于氧自由基的聚集和细胞内钙超载，使心肌细胞静息膜电位的负值减小，易于发生早后去极化和迟后去极化，心肌传导性和不应期暂时不一致，易于形成折返激动而发生再灌性心律失常。因此，任何具有拮抗心肌氧自由基形成和钙拮抗作用的因素，都可能抑制再灌注心肌损伤发生的相应环节，对缺血再灌注心肌起到保护作用。

【实验对象】 SD 或 Wistar 大鼠，体重 180～250g，雌雄不拘。

【实验药品与器材】 3% 戊巴比妥钠，1% 肝素生理盐水，3% 葛根素注射液；生物信号采集与分析系统，压力传感器，心导管，动脉夹，小动物呼吸机，心电导联线与电极，大鼠手术台，2mL、5mL 注射器，哺乳动物手术器械一套，5 号无创伤缝合针及缝合线，纱布，小硅胶管，气管插管等。

【实验方法与步骤】

1. 生物信号采集与分析系统的连接 先将心电图电缆线接至生物信号采集与分析系统 CH1 信号输入插孔，再将压力传感器的输出线和生物信号采集与分析系统 CH2 信号输入插孔连接。将压力传感器头端的两个端口通过三通管分别与心导管和盛有 1% 肝素生理盐水的注射器相连，并调节三通管旋柄，使心导管内充满肝素生理盐水。开启主机和显示器，启动生物信号采集与分析系统，进入检测状态。

2. 动物麻醉及固定 取体重相近大鼠 2 只，分为对照组与给药组。称重，腹腔注射 3% 戊巴比妥钠 30mg/kg（1mL/kg）麻醉，仰卧位固定于大鼠手术台上。

3. 记录正常心电图（electrocardiogram，ECG） 将针形电极向心方向插入大鼠四肢皮下，并安放好电极（右前肢：红色，左前肢：黄色，左后肢：绿色，右后肢：黑色），适当调节增益，即可连续监测标准肢体Ⅱ导联心电图（ECG Ⅱ），计算心率和测量心电图的参数，作为缺血前对照。

4. 气管插管 颈部备皮，沿正中线作 2～4cm 长的皮肤和皮下组织切口，用止血钳沿正中线纵向分离皮下组织，暴露颈前肌肉群，用止血钳插入两侧肌肉群，顺肌纤维方向作钝性分离。再沿气管走行方向分离气管两侧及其与食管间的结缔组织，游离气管，在气管下方穿一棉线。术者左手轻提棉线，右手持组织剪在甲状软骨下缘 1～2cm 处的气管环状软骨间横向剪开气管前壁，深度约 1/3 气管直径，再于剪口上缘向头侧剪开 0.5cm 长的纵切口，使切口成一“⊥”形。如气管内有血液或分泌物，应用棉签吸干净。将气管插管经此“⊥”形切口向肺脏方向插入适当深度，用棉线将气管与气管插管一并结扎固定，以防气管插管滑脱。呼气末正压通气，频率 55～60 次/min，潮气量 3～4mL/100g。

5. 颈外静脉插管 游离左侧颈外静脉（紫蓝色，较粗），长 2～3cm，在其下方穿两根丝线备用。用动脉夹夹闭颈外静脉游离段的近心端，待血管充盈后用一根丝线结扎其远心端。用眼科剪呈 45° 靠近远心端结扎处朝心方向将颈外静脉剪一“V”形小口，然后插入充满生理盐水的静脉插管，插入深度约 2cm，用另一根丝线将静脉与插管结扎并固定，以防插管滑脱，最后松开动脉夹。

6. 左心室插管及心功能记录 游离右侧颈总动脉，长 2～3cm，并在其下方穿两根丝线备用。

检查心导管插入端是否光滑，确定无尖无钩，将插管内充满1%肝素生理盐水，并排尽插管内气泡。用一根丝线结扎分离的颈总动脉段远心端，用动脉夹夹闭其近心端，另一丝线置于结扎部位与动脉夹之间。术者左手拇、中指提起结扎线，示指自下方托起血管，右手持眼科剪在靠近结扎线处呈45°在颈总动脉向心方向做一“V”形切口，切口大小为颈总动脉直径的1/3～1/2，在生物信号采集与分析系统的监视下，沿颈总动脉向心脏方向插入心导管，边插管边松开动脉夹，进入左心室，当压力波形由正常血压波变成谷值达0kPa附近且具有明显舒张期，并出现峰顶平坦时，表明插管成功。用线将插管与动脉结扎固定，以防插管滑出。适当调节放大增益，即可记录左心室各心功能参数。

7. 心肌缺血再灌注模型制备及给药 左侧胸备皮，在胸骨左侧第4肋间部位，斜行切开胸壁，钝性分离肌肉，用止血钳撑开第4肋间隙，剪开心包，即可暴露心脏。以左冠状动脉主干为标志，在左心耳根部下方2mm处用5号无创伤缝合针穿过左冠状动脉前降支下方的心肌表层（图4-19），在肺动脉圆锥旁出针，以备结扎用。待心电图恢复并稳定10min后，由静脉插管注射3%葛根素注射液30mg/kg（1mL/kg）或等容积生理盐水，10min后收紧丝线，将一直径为2～3mm的小硅胶管置于结扎线与血管之间，使硅胶压迫左冠状动脉前降支造成左心室心肌缺血，结扎10min后小心剪断结扎线，以恢复冠脉血流，并观察30min心电图的变化。

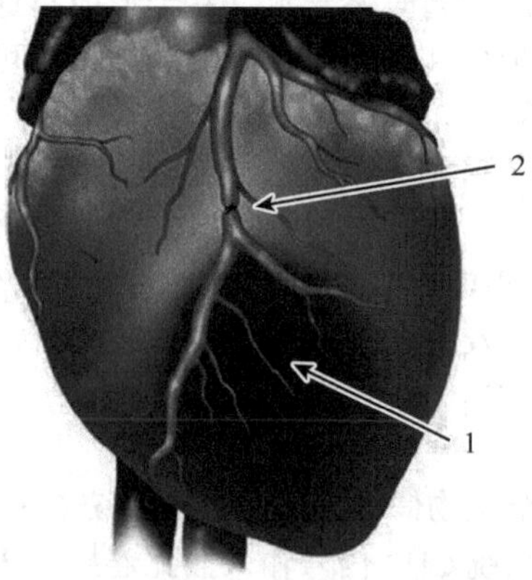

图4-19　冠状动脉结扎部位及缺血梗死区域

1. 结扎冠状动脉左前降支所造成的心肌梗死区域；2. 结扎冠状动脉左前降支

【实验项目】

1. 心电图的观察 在整个实验过程中，连续监测标准肢体Ⅱ导联心电图，单纯结扎冠状动脉引起心肌缺血时，心电图ST段抬高（其抬高程度随缺血程度而异），T波倒置呈鱼钩状；心肌血供恢复后心电图ST段下降（下降至原来的1/2）。观察并分析大鼠在给药前，结扎前，结扎后（每个时间点各观察10min），以及再灌注后（观察30min）室性心律失常的出现时间和持续时间，并采用Lambeth Convention心律失常评分法对心律失常的严重程度进行定量分析（表4-18）。

表4-18　心律失常评分标准

心律失常评分	心律失常类型
1	室性期前收缩
2	二联律
3	室性心动过速
4	非持续性心室颤动
5	持续性心室颤动

2. 心功能的观察 监测并记录大鼠在给药前，结扎前，结扎后0min、5min、10min，以及再灌注后0min、5min、10min、20min、30min左心室压力波形，并分析左心室功能参数LVSP、LVEDP、$\pm dp/dt_{max}$的变化，填入表4-19中。打印记录结果，分析并比较两大鼠间各时间点心功能参数的变化。

【注意事项】

1. 动物麻醉不宜过深，否则易引起呼吸抑制而死亡。

2. 左心室插管时勿刺破主动脉壁及心室壁，心导管应预先充满1%肝素生理盐水（导管内不宜有气泡，在实验中应始终保持其畅通）。

表 4-19 药物对大鼠在体心肌缺血再灌注损伤的影响

分组	指标	给药前	结扎前	结扎后			再灌注后				
				0min	5min	10min	0min	5min	10min	20min	30min
对照组	LVSP										
	LVEDP										
	$\pm dp/dt_{max}$										
实验组	LVSP										
	LVEDP										
	$\pm dp/dt_{max}$										

3. 冠状动脉结扎部位一定要准确，两组结扎的部位、深浅及力度均应一致。
4. 应严格掌握心肌缺血的时间。

【思考题】

1. 心肌缺血再灌注损伤可见于临床上的哪些疾病？
2. 试述心肌缺血再灌注损伤发生的病理生理机制及药物干预的靶点。
3. 结合本实验，分析临床上对心肌梗死可能采取哪些治疗方法？

（空军军医大学 李凯峰 田 菲 张海锋）

十、药物对家兔在体心肌缺血再灌注损伤的影响

【实验目的】

1. 了解急性心肌缺血再灌注损伤动物模型的制作方法。
2. 观察心肌梗死后心电图及血流动力学指标的变化。
3. 观察药物对心肌缺血再灌注损伤的治疗作用，并探讨其作用机制。

【实验原理】 急性心肌梗死是冠状动脉血流急剧中断或减少，引起相应心肌缺血坏死，甚至导致心律失常、心源性休克和心力衰竭等严重后果的病理过程。本实验通过结扎位于心尖部的左冠状动脉，造成心室下壁急性心肌梗死模型（图 4-20）。

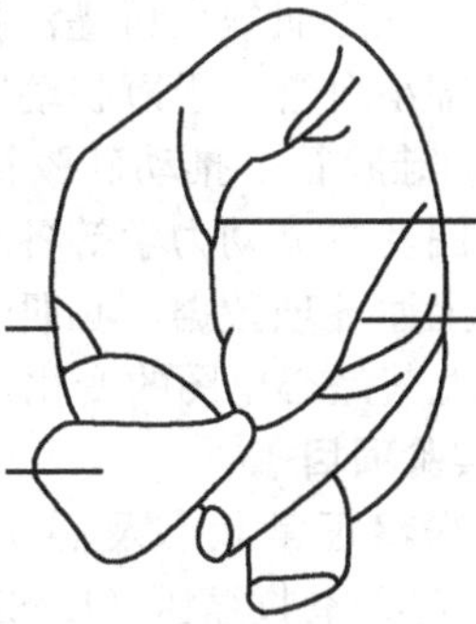

图 4-20 家兔冠状动脉左室支走行示意图

心肌梗死发生后，心电图Ⅱ导联上立即有特征性 S-T 段上升，并出现左心室收缩和舒张功能障碍的血流动力学变化（图 4-21）。当松开结扎的冠状动脉恢复心肌血供时，心脏血流动力学指标变化可能并未得到恢复，心肌损伤甚至更加严重，或出现心室颤动等致死性心律失常，即为缺血再灌注损伤现象。

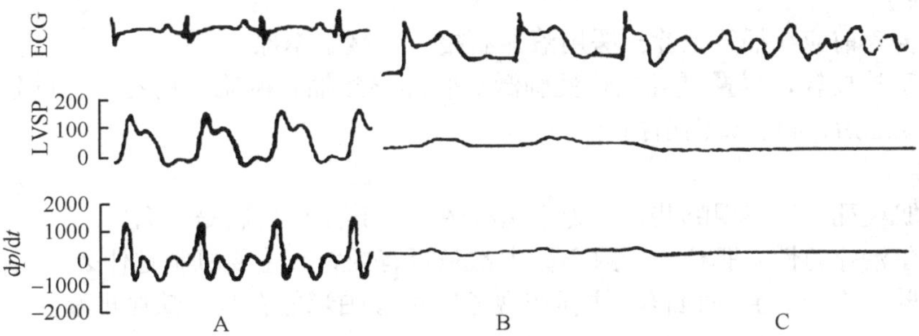

图 4-21 家兔急性心肌梗死及再灌注损伤时的 ECG、LVSP 和 dp/dt 的变化

A. 正常；B. 急性心肌梗死；C. 再灌注损伤。ECG：心电图；LVSP：左心室收缩压；dp/dt：左心室内压最大速率

普萘洛尔（propranolol）为β受体阻断药，通过降低自律性、减慢传导速度和延长心室的有效不应期，从而对抗交感神经兴奋或儿茶酚胺增多所致各种快速型心律失常，对缺血性心脏病患者的室性心律失常也有效。维拉帕米（verapamil）为钙通道阻滞药，通过抑制钙内流降低心肌自律性及抑制胞内钙超载等，可用于治疗缺血再灌注损伤所致的心律失常。

【实验对象】 家兔，体重2～3kg，雌雄不拘。

【实验药品与器材】 3%戊巴比妥钠，0.01%普萘洛尔，0.25%维拉帕米，1%肝素生理盐水；生物信号采集与分析系统，婴儿磅秤，小动物呼吸机，颈静脉插管，中心静脉压测压装置，左心室插管，输液器，哺乳动物手术器械一套，4号无创伤缝合针及缝合线，小硅胶管，心电导联线与电极，5mL、10mL注射器，恒速注药装置（灌流泵）。

【实验方法与步骤】

1. 家兔称重，耳缘静脉注射3%戊巴比妥钠20～30mg/kg麻醉，仰卧位固定。

2. 颈部行正中切口，分离气管、左侧颈外静脉和右侧颈总动脉。

3. 心电图记录：将不同颜色针形电极插入家兔四肢皮下（连接方式一般为：白色线-右前肢，红色线-左后肢，黑色线-右后肢）。注意勿刺入肌肉中，防止肌电活动干扰。将电极线和生物信号采集与分析系统对应通道相连，选择监测心电信号，即可记录标准肢体Ⅱ导联心电图。

4. 气管插管及连接呼吸机，调节潮气量为10mL/kg，频率为30次/min，呼吸时程比为1.25∶1。

5. 左侧颈外静脉插管，插入深度约2.5cm（进胸腔即可）。通过三通连接输液瓶和中心静脉压测压装置及恒速注药装置，打开输液开关，输液流量约为15滴/min。

6. 左心室插管及心功能记录：将充满1%肝素生理盐水的动脉插管插入右侧颈总动脉，稍向左插入3～4cm后，观察生物信号采集与分析系统血压波形，同时继续插入，直到血压呈负值，随后出现左心室压波形，将插管固定。

7. 急性心肌缺血再灌注损伤模型制作：从左侧胸壁开胸，暴露心脏，剪开心包，无影灯下可见心尖部小血管，于冠状动脉左心室支上、中1/3交界处穿线，将线的两端穿过直径约3mm、长0.5cm的硅胶管，推动硅胶管压向冠状动脉，收紧结扎线，阻断冠状动脉血流造成心肌缺血，观察心电图及血流动力学等各项指标，若出现心电图S-T段抬高，表明已出现心肌缺血，记录心肌缺血后上述各项数据。心肌缺血30min后小心剪断结扎线，取下硅胶管实现血液再灌注，观察各项指标尤其是心电图的变化。

【实验项目】

1. 观察正常状态及心肌梗死后心电图及血流动力学指标的变化，记录心电图波形及心率（HR）、左心室收缩压（LVSP）、左心室舒张压（LVDP）、左心室内压最大上升速率（$+dp/dt_{max}$）、左心室内压最大下降速率（$-dp/dt_{max}$）、中心静脉压（CVP）。心肌缺血后继续观察15min，如出现心律失常则静脉注射0.01%普萘洛尔0.8mL/kg（0.08mg/kg），观察上述指标变化。

2. 观察心肌缺血再灌注后心电图及血流动力学指标变化，再灌注后如出现心室颤动，可用0.25%维拉帕米0.5mg/kg缓慢静脉推注，观察心电图及上述血流动力学指标的变化。

【注意事项】

1. 左心室插管前应在插管上涂抹医用液体石蜡，以减小摩擦。

2. 插管时手法要轻，尽量减轻血管受刺激后收缩导致插管困难；切勿用力过猛刺破血管，如遇阻力可旋转或退后，再尝试向前插管。

【思考题】

1. 急性心肌梗死可能出现哪些血流力学指标改变？其主要机制是什么？

2. 普萘洛尔治疗急性心肌梗死所致心律失常是否有效？其主要机制是什么？

3. 本次实验是否观察到缺血再灌注损伤现象？维拉帕米能否减轻缺血再灌注损伤？其主要机制是什么？

（哈尔滨医科大学　曹永刚）

十一、电刺激诱发的家兔心室颤动

【实验目的】

1. 掌握家兔开胸手术操作技术。

2. 学习电刺激诱发心室颤动的方法。

3. 掌握心肌缺血模型的建立方法。

【实验原理】 心室颤动简称室颤，为一种极其严重的致死性心律失常，是指心室发生快速无序的激动，导致心脏不能有效泵血。其心电图波形、振幅和频率极不规则，无法辨认 QRS 波群、S-T 段与 T 波，若不及时抢救，心电活动一般在数分钟内迅速消失，临床症状包括意识丧失、抽搐、呼吸停顿甚至死亡。室颤动物模型的建立对于室颤发生机制和防治措施的研究至关重要。

电刺激诱发室颤是常用的室颤模型建立方法之一，其原理是在动物不同部位施加直流/交流电刺激心脏，干扰心脏电活动而诱发室颤。较为经典的电刺激实验方法是开胸暴露动物心脏，直接以交流电经心外膜刺激心脏以诱发室颤。

心肌缺血时心肌细胞代谢异常和电活动异常，心肌易出现异位起搏点或传导异常而引发心律失常。采用结扎动物冠状动脉左前降支造成急性心肌缺血损伤，或结扎后再松开造成心肌缺血再灌注损伤，更易诱发室性心律失常如室性心动过速乃至室颤。

【实验对象】 家兔，体重 2～3kg，雄性。

【实验药品与器材】 20% 氨基甲酸乙酯；生物信号采集与分析系统，心电导联线与电极，哺乳动物手术器械一套，婴儿磅秤，眼科剪，兔手术台，注射器，烧杯，棉球，纱布，丝线，小硅胶管，带缝针的 0 号手术缝合线。

【实验方法与步骤】

1. 称重、麻醉与备皮　取家兔一只，称重，耳缘静脉注射 20% 氨基甲酸乙酯 1～1.2g/kg（5～6mL/kg），待麻醉后仰卧位固定于手术台上，注意保持气管通畅。剪去胸部兔毛，无须消毒皮肤。

2. 开胸暴露心脏　沿胸骨正中线左侧旁开 1～2cm 处将皮肤纵向切开（约 5cm 长切口），逐层切开浅筋膜、胸部肌肉，暴露左侧第 2、3、4 肋骨，如有出血可用止血棉或电刀止血。在第 2 肋间隙距胸骨左缘约 5mm 处紧贴第 2 肋骨下缘进针，穿两根 0 号线，从第 2 肋骨上缘穿出，再分别将两根缝线围绕第 2 肋骨结扎，依此操作穿线结扎第 3、4 肋骨。于每根肋骨上两根结扎线之间的胸肋关节处剪断第 2、3、4 肋骨，将三根肋骨上的六根线按每侧三根聚拢后，分别用力拉向左右两侧并固定，以拉开肋骨暴露胸腔，可看到跳动的心脏。若有小三爪自动牵开器扩开肋骨，则此穿线步骤可省。

3. 缝制心包吊床　用眼科镊在距心尖 5～6mm 处提起心包并用眼科剪剪一小口，自心尖部沿心脏长轴向主动脉方向剪开心包膜，剪至主动脉根部上方约 3mm 处，然后将剪开的心包膜两侧边缘分别缝制于胸壁上以兜起心包抬高心脏，充分暴露心脏及其表面血管。

4. 体表心电图记录　将不同颜色针形电极插入家兔四肢皮下，连接方式一般为：白色线-右前肢，红色线-左后肢，黑色线-右后肢。将电极线与生物信号采集与分析系统对应通道相连，选择监测心电信号，即可记录标准肢体Ⅱ导联心电图。

【实验项目】 将刺激电极分别置于心尖（正极）和靠近左心室房室沟处的心外膜上（负极），两电极间距离约为 1cm，电极另一端连接于生物信号采集与分析系统的刺激器输出端。采用连续方波电刺激，频率为 50Hz，波宽为 0.3ms，以恒压输出（2V 电压起始），每隔 3min 刺激一次，每次刺激 10s，逐次增加电压，每次增幅为 1V，直至心电图上出现室颤波形。室颤恢复后间隔 5min 再重复测一次，将两次致室颤的电压平均值作为室颤阈值，同时记录每次室颤的持续时间并计算其平均值。

可根据实验需求采用不同干预方式，如给予药物或造成心肌缺血再灌注损伤，观察这些处理项对电刺激诱发家兔室颤的影响，将数据填至表 4-20 内，并对实验结果进行比较分析。

1. 药物对家兔室颤的影响 经耳缘静脉注射不同受试药物（如利多卡因 2mg/kg），测定给药后电刺激诱发的室颤阈值和持续时间。

2. 心肌缺血再灌注损伤对家兔室颤的影响 以结扎心脏左前降支再松扎方式构建心肌缺血再灌注损伤模型（具体步骤见本节实验十），于冠脉结扎 30～40min 后再松扎的不同时间点（如 30min 和 2h）测定再灌注后电刺激诱发的室颤阈值和持续时间。

表 4-20 不同处理对家兔室颤的影响

处理方式	室颤阈值（V）	室颤持续时间（s）
处理前		
药物处理		
心肌缺血再灌注		

【注意事项】

1. 家兔开胸手术难度较大，操作应小心谨慎。

2. 麻醉后呼吸道分泌物较多，可于麻醉前肌内注射阿托品 0.05mg/kg 以抑制腺体分泌，保持呼吸道通畅。

3. 家兔的胸腔构造不同于其他动物，胸腔中央由纵隔将胸腔分为左右两部分，互不相通。肺被肋胸膜和肺胸膜隔开，心脏又被心包隔开。开胸后打开心包暴露心脏进行实验操作而不弄破纵隔膜，动物无须做气管插管进行人工呼吸。

4. 刺激电极可用不锈钢针灸针制作成挂钩状，放置电极时可将挂钩尖端浅刺入心肌不脱落即可，或用不锈钢蛙心夹改制，夹在心脏相应部位。

5. 家兔经电刺激产生室颤后一般可在较短时间内自行复律，若室颤不能自行恢复，可用手直接按压或以除颤器在心脏直接除颤。

6. 观察不同处理项对家兔室颤的影响时，可进行自身前后对照，也可分组进行，如观察药物作用时，设置对照组（注射生理盐水或相应溶剂）和给药组，对结果进行组间比较。

7. 观察心肌缺血再灌注损伤对室颤的影响时，可根据实验需求调整冠脉结扎时间。

【思考题】

1. 诱发心脏发生室颤的常见因素有哪些？电刺激诱发室颤的机制是什么？

2. 急性心梗时为何较易发生室颤？

（华中科技大学 刘 慧）

十二、急性高血钾对家兔体表心电图的影响及其解救

【实验目的】 学习家兔高钾血症模型的制备方法；掌握高钾血症时心电图改变的特征及抢救措施。

【实验原理】 K^+ 是人体内重要的离子之一，正常值为 3.3～5.5mmol/L，血清钾浓度高于 5.5mmol/L 称为高钾血症。高钾血症对机体的影响首先表现为心脏毒性，使心脏有效不应期缩短，兴奋性和传导性呈双相变化，严重时可导致传导阻滞和兴奋性消失而导致心跳停止。高钾血症时心电图主要表现为 T 波高尖，P 波和 QRS 波振幅降低，间期增宽，S 波增深。高钾血症的抢救主要采用注射葡萄糖酸钙、碳酸氢钠注射液、胰岛素-葡萄糖合剂，对抗高血钾的心肌毒性作用，同时促进 K^+ 转移入细胞内，降低血中钾浓度。

【实验对象】 家兔，体重 2～3kg，雌雄不拘。

【实验药品与器材】 20% 氨基甲酸乙酯，肝素溶液（125U/mL），10% 氯化钾，5% 氯化钙；心电导联线与电极，兔手术台，婴儿磅秤，哺乳动物手术器械一套，5mL、10mL、20mL 注射器，1.5mL 塑料离心管，离心机，生物信号采集与分析系统，血气电解质分析仪等。

【实验方法与步骤】

1. 麻醉固定 取家兔1只，称重，耳缘静脉注射麻醉20%氨基甲酸乙酯1～1.2g/kg（5～6mL/kg），待角膜反射消失后将家兔仰卧位固定在兔手术台上。

2. 血钾浓度测定 分离左侧颈总动脉，进行动脉插管。打开三通，弃掉最先流出的生理盐水和几滴血液后，立即将插管口对准提前肝素化的1.5mL塑料离心管中，取血1mL后迅速盖紧管盖。立即用血气电解质分析仪测定血钾浓度。

3. 体表心电图记录 将针形电极分别刺入家兔四肢远端皮下（连接方式一般为：白色线-右前肢，红色线-左后肢，黑色线-右后肢）。注意勿刺入肌肉中，防止肌电活动干扰。将电极另一端连接于生物信号采集与分析系统，选择监测心电信号，在整个实验过程中连续监测标准肢体Ⅱ导联心电图。

4. 观察指标 神经精神状态（兴奋、躁动、昏迷、痉挛），呼吸情况（频率、幅度、节律），心电图变化，血钾浓度。

【实验项目】

1. 耳缘静脉推注10%氯化钾3mL/kg，观察心电图波形的变化，同时由颈总动脉取动脉血1mL测定血钾浓度。

2. 高钾血症抢救：待心电图出现正弦波或出现心室扑动或颤动波形后立即停止注射氯化钾；由另外一侧耳缘静脉推注5%氯化钙2mL/kg进行抢救，观察心电图变化，再次由颈总动脉取血1mL，测定给予氯化钙后的血钾浓度。

3. 观察并分析家兔在推注氯化钾前、后及推注氯化钙后心电图的变化特点（包括P波幅值、QRS波幅值、T波幅值、P—R间期、Q—T间期、心率等）。记录实验结果（表4-21），并分析讨论实验结果。

表4-21 急性高血钾对家兔体表心电图的影响

实验项目	取血时间	血钾浓度	精神状态	呼吸情况	心电图变化
实验前					
10%氯化钾					
5%氯化钙					

【注意事项】

1. 耳缘静脉注射麻醉药时要注意观察家兔的呼吸、肌张力及角膜反射情况，确保麻醉的深浅适度。

2. 生物信号采集与分析系统良好接地，避免干扰；刺入到家兔四肢皮下的针形电极深度要适宜，不能插入到肌肉中；记录心电图时，不要触摸动物。

3. 耳缘静脉推注10%氯化钾时速度要缓慢，推注氯化钙抢救高钾血症时，要及时且速度宜慢，否则极易造成高血钙引起动物猝死。

【思考题】

1. 不同血钾浓度对心肌的影响，在心电图上有哪些表现？

2. 临床上发生高钾血症的常见原因有哪些？试举例说明。

3. 临床上如何治疗高钾血症？

（空军军医大学 季乐乐 张海锋）

十三、药物的抗心律失常作用

【实验目的】 学习药物诱发心律失常的实验方法；观察不同药物的抗心律失常作用。

（一）奎尼丁对乌头碱诱发小鼠心律失常的作用

【实验原理】 乌头碱（aconitine）是一种具有强烈心脏毒性的生物碱，可使心肌细胞膜钠通道持续激活，促使细胞膜去极化，提高快反应细胞自律性，且可诱发后除极引起触发活动，易致室性心律失常。奎尼丁（quinidine）属于Ⅰa类抗心律失常药，对多种离子通道，如钠通道和钾通道有抑制作用，可降低心肌细胞自律性、减慢传导、延长动作电位时程，拮抗乌头碱诱发的室性心律失常。

【实验对象】 小鼠，体重18～25g，雌雄不拘。

【实验药品与器材】 20%氨基甲酸乙酯，0.004%乌头碱，0.5%奎尼丁，生理盐水；生物信号采集与分析系统，心电导联线与针形电极，电子秤，小鼠手术台，1mL注射器。

【实验方法与步骤】

1. 称重与分组 取小鼠20只，称重、编号，随机分为对照组和实验组，每组10只。

2. 麻醉与固定 小鼠腹腔注射20%氨基甲酸乙酯1.2g/kg（0.06mL/10g），待麻醉后仰卧位固定于小鼠手术台上。

3. 心电图监测 将不同颜色针形电极插入小鼠四肢皮下，连接方式一般为：白色线-右前肢，红色线-左后肢，黑色线-右后肢。将电极线和生物信号采集与分析系统对应通道相连，选择监测心电信号，即可记录小鼠标准肢体Ⅱ导联心电图。调节心电图波形至合适大小及走速，待稳定3～5min后开始实验。

【实验项目】 观察并记录一段正常心电图后，对照组小鼠腹腔注射生理盐水0.1mL/10g，实验组小鼠则腹腔注射0.5%奎尼丁50mg/kg（0.1mL/10g）。6min后，每只小鼠均腹腔注射0.004%乌头碱0.4mg/kg（0.1mL/10g）。持续观察注射乌头碱后20min内小鼠心电图变化，记录首次出现室性心律失常的时间。超过20min未出现室性心律失常者，时间记为20min。将数据填入表4-22，并对实验结果进行统计分析。

表4-22 奎尼丁对乌头碱诱发小鼠心律失常的作用

对照组		实验组	
动物编号	心律失常出现时间（min）	动物编号	心律失常出现时间（min）
$\bar{x}\pm s$		$\bar{x}\pm s$	

【注意事项】

1. 腹腔注射药物时，谨防注入皮下、膀胱或肠腔，影响药物效果。

2. 针形电极应插入小鼠四肢皮下，不可插入肌肉，以防肌电干扰。

3. 首次出现下列任一种类型的室性心律失常，如室性期前收缩、室性二联律、室性三联律、室性心动过速、心室扑动和心室颤动等，即可记为室性心律失常开始时间。

【思考题】

1. 简述抗心律失常药物的分类及各类代表药物。

2. 试述奎尼丁抗心律失常的作用机制和临床应用。

（二）利多卡因对氯化钡诱发大鼠心律失常的作用

【实验原理】 氯化钡（barium chloride）能促进心脏浦肯野纤维Na^+内流，抑制K^+外流，促进4期自动除极，使自律性增强，从而诱发室性心律失常。利多卡因（lidocaine）属于Ⅰb类抗心律失常药，可抑制浦肯野纤维和心室肌细胞Na^+内流，促进K^+外流，降低自律性，缩短动作电位时程和有效不应期，消除折返激动，主要用于防治室性心律失常。

【实验对象】 大鼠，体重 180～250g，雌雄不拘。

【实验药品与器材】 20% 氨基甲酸乙酯，0.4% 氯化钡，0.5% 利多卡因，生理盐水；生物信号采集与分析系统，心电导联线与针形电极，静脉插管，动脉夹，电子秤，大鼠手术台，哺乳动物手术器械一套，1mL、2.5mL 注射器，烧杯，棉球，丝线。

【实验方法与步骤】

1. 称重与分组 取大鼠 12 只，称重、编号，随机分为对照组和实验组，每组 6 只。

2. 麻醉与固定 大鼠腹腔注射 20% 氨基甲酸乙酯 1～1.2g/kg（5～6mL/kg），待麻醉后仰卧位固定于手术台上。

3. 颈外静脉插管 沿颈部正中线剪开大鼠皮肤，钝性游离出一侧颈外静脉，在静脉下穿两根丝线备用。先用动脉夹夹闭静脉的近心端，待静脉充盈后结扎远心端，在结扎线与动脉夹之间偏远心端处用眼科剪向心方向剪一"V"形口，插入已充满生理盐水的静脉插管，结扎固定。移除动脉夹，从静脉插管推注少量生理盐水确认无漏液。

4. 心电图监测 将不同颜色针形电极插入大鼠四肢皮下，连接方式一般为：白色线-右前肢，红色线-左后肢，黑色线-右后肢。将电极线和生物信号采集与分析系统对应通道相连，选择监测心电信号，即可记录大鼠标准肢体Ⅱ导联心电图。调节心电图波形至合适大小及走速，待稳定 3～5min 后开始实验。

【实验项目】 观察并记录一段正常心电图后，各组大鼠分别经颈外静脉注射 0.4% 氯化钡 4mg/kg（0.1mL/100g），持续观察注射氯化钡后心电图的变化，记录首次出现室性心律失常的时间。待心律失常明显时（出现室性心动过速），对照组大鼠静脉注射生理盐水 0.1mL/100g，实验组大鼠静脉注射 0.5% 利多卡因 5mg/kg（0.1mL/100g），观察注射生理盐水或利多卡因后 60min 内各组大鼠心电图的变化，记录室性心律失常消失的时间。若心律失常在 60min 内未消失，则记为 60min。将数据填至表 4-23，并对实验结果进行统计分析。

表 4-23　利多卡因对氯化钡诱发大鼠心律失常的作用

对照组			实验组		
动物编号	心律失常出现时间（min）	心律失常消失时间（min）	动物编号	心律失常出现时间（min）	心律失常消失时间（min）
$\bar{x}\pm s$			$\bar{x}\pm s$		

【注意事项】

1. 针形电极应插入大鼠四肢皮下，不可插入肌肉，以防肌电干扰。

2. 首次出现下列任一种类型的室性心律失常，如室性期前收缩、室性二联律、室性三联律、室性心动过速、心室扑动和心室颤动等，即可记录为室性心律失常开始时间。

3. 利多卡因起效快，静脉注射时应缓慢推注，并密切观察心电图变化。

【思考题】

1. 简述心律失常发生的电生理机制。

2. 利多卡因治疗哪种类型的心律失常效果较好？为什么？

（华中科技大学　刘　慧）

十四、影响家兔在体减压神经放电的因素

【实验目的】 在体记录哺乳动物神经干的放电活动；分析影响家兔减压神经传入冲动的因素。

【实验原理】 压力感受性反射，又称颈动脉窦和主动脉弓压力感受性反射，其反射活动能缓冲动脉血压的快速变化，保持动脉血压相对稳定，是心血管神经调节的重要方式之一。家兔的主动脉弓压力感受器的传入神经纤维在颈部自成一束，与颈部迷走神经伴行，称为减压神经（depressor nerve）或主动脉神经。

在一个心动周期中，动脉血压随心脏活动发生周期性波动，主动脉弓压力感受器的传入冲动因此也会发生相应的周期性改变。在心脏射血期，动脉血压升高，主动脉弓压力感受器受到的机械性牵张刺激的程度增大，减压神经传入冲动增多；在心脏舒张期，动脉血压下降，主动脉弓压力感受器经减压神经传入的冲动则相应减少。在此基础上，当动脉血压突然升高时，主动脉弓压力感受器经减压神经传入冲动进一步增多，可反射性抑制心脏活动、降低外周阻力，导致动脉血压回落；当动脉血压突然降低时，主动脉弓压力感受器经由减压神经传入的冲动则进一步减少，压力感受性反射活动减弱，动脉血压回升。因此，任何能改变主动脉弓压力感受器受机械牵张刺激程度的因素，均可影响家兔减压神经的放电活动，并通过压力感受性反射活动的变化调节动脉血压。

本实验根据经典的细胞外记录原理，用一对记录电极在体记录一束减压神经两点之间的电位差来反映其放电活动，因此，减压神经放电随单根神经纤维的放电频率和神经纤维的兴奋数目的变化而呈现特定波形。此外，实验中使用的一些常用的工具药物可改变动脉血压，通过观察用药前后减压神经放电活动的改变，可加深对减压神经放电活动的影响因素及其生理意义的理解。

【实验对象】 家兔，体重 2～3kg，雌雄不拘。

【实验药品与器材】 医用液体石蜡（38～40℃），1% 戊巴比妥钠或 20% 氨基甲酸乙酯，0.001% 乙酰胆碱，0.01% 去甲肾上腺素，生理盐水；生物信号采集与分析系统，钩状记录电极，哺乳动物手术器材一套，兔手术台，1mL 注射器，玻璃分针等。

【实验方法与步骤】

1. 麻醉固定 取家兔一只，称重，耳缘静脉注射 1% 戊巴比妥钠 30mg/kg（3mL/kg）或 20% 氨基甲酸乙酯 1～1.2g/kg（5～6mL/kg），待麻醉后仰卧位固定于兔手术台上。颈部剪毛，颈正中部位作 5～7cm 切口。

2. 暴露颈总动脉鞘，辨认并分离减压神经 用拇指和示指捏住一侧颈部皮肤和肌肉的切口缘向外侧牵拉，用剩余三指从皮肤外侧将气管旁侧的深部组织轻轻顶起，充分暴露颈总动脉鞘。仔细辨认颈总动脉鞘内的颈总动脉及伴行的迷走神经、交感神经和减压神经。颈总动脉为红色、有搏动；与之伴行的神经为白色，迷走神经最粗，交感神经次之，减压神经最细。认清减压神经后，小心地用玻璃分针或眼科镊沿神经走向钝性分离 2cm 左右的减压神经，在神经下方穿一根用生理盐水润湿的细丝线备用，滴上医用液体石蜡（38～40℃），以防干燥。

3. 仪器连接和参数设置 记录电极与导线均用屏蔽线，将输入导线插头插入生物信号采集与分析系统信号输入面板的通道 1。打开生物信号采集与分析系统软件，将通道 1 设置为神经放电记录模式。参数设置参考值为：τ，0.001s；高频滤波，10kHz；电压增益 5000 倍左右。

4. 记录减压神经放电 用钩状记录电极将减压神经悬空钩起并固定在支架上，将地线接于皮下组织。可根据神经放电波形调整电极位置，注意勿过度牵拉神经，电极间距适中，避免电极与周围组织接触。

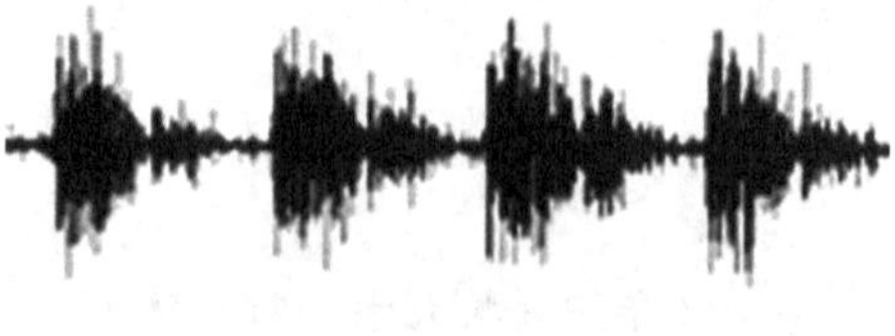

图 4-22 家兔减压神经放电的典型波形图

【实验项目】 正常情况下，减压神经放电的特点是呈三角形群集性放电（图 4-22），每次放电的幅度突然增加，以后逐渐减弱至停止，电位幅度一般为 30～200μV；群集性放电频率与心率一致，监听器中可同步听到类似“轰、轰、轰”的声音。

1. 静脉注射去甲肾上腺素 记录并观察正常减压神经放电活动，待波形稳定后由耳缘静脉注入 0.01% 去甲肾上腺素 0.2～0.3mL，对比观察用药前后减压神经放电波形变化。

2. 静脉注射乙酰胆碱 待减压神经放电恢复稳定后，由耳缘静脉注入 0.001% 乙酰胆碱 0.2～0.3mL，对比观察用药前后减压神经放电波形变化。

将上述给药前后减压神经放电波形变化定性描述填入表 4-24 内，并对实验结果进行分析。

表 4-24 影响家兔在体减压神经放电的因素

编号	实验项目	减压神经放电的波形特点		结果分析
		用药前	用药后	
1	0.01% 去甲肾上腺素			
2	0.001% 乙酰胆碱			

【注意事项】

1. 分离减压神经时注意：先辨认清楚再分离，分离神经时动作轻柔，尽量去除神经外的结缔组织，勿用力牵拉或损伤神经，并注意滴加医用液体石蜡，以保持神经湿润。必要时分离另一侧神经备用。

2. 记录时动物需要接地，避免其他生物电干扰。

【思考题】

1. 本实验中为何减压神经放电活动呈现三角形群集性放电的特点？

2. 如何设计实验证明减压神经在压力感受性反射中的作用及其放电活动对动脉血压的影响？

十五、家兔心血管活动的神经、体液调节

【实验目的】 知晓动脉血压直接测量法的原理；用直接测量法记录哺乳动物的动脉血压；以动脉血压为观察指标，分析某些影响家兔心血管活动的因素。

【实验原理】 动脉血压（arterial blood pressure）是指血液在动脉内流动时对单位面积管壁的侧压力。直接法测量动脉血压时，须将导管插入家兔一侧颈总动脉，通过压力传感器检测到的压力是血流的部分动能所转变成的压强能，因此所测得的血压称为端压，其数值稍高于侧压。健康成年家兔的收缩压为 12.7～17.3kPa（95～130mmHg），舒张压为 8.0～12.0kPa（60～90mmHg）。

动脉血压主要受心输出量（cardiac output）和外周阻力（peripheral resistance）的影响，是衡量心血管活动的重要指标。心脏主要受心交感神经和心迷走神经的双重支配，心交感神经兴奋时，通过释放神经递质去甲肾上腺素作用于心脏 β 受体，增强心脏活动，增加心输出量；而心迷走神经兴奋时，则通过神经递质乙酰胆碱作用于心脏 M 受体，抑制心脏活动，降低心输出量。大多数血管则受交感缩血管神经纤维支配，该神经兴奋时释放去甲肾上腺素，通过作用于血管平滑肌的 α 受体收缩血管，增大外周阻力。在各种心血管反射活动中，心交感神经、心迷走神经及交感缩血管神经可作为心血管中枢指令的传出通路，调节心脏和血管活动，使心输出量和外周阻力发生相应改变，动脉血压随之改变。其中，压力感受性反射是快速调节动脉血压、维持心血管活动稳态的最重要的神经调节机制。

本实验中，通过给予不同刺激改变压力感受性反射活动，或给予上述受体的激动剂，以动脉血压为观察指标，分析心血管活动的神经调节机制和体液调节机制。

【实验对象】 家兔，体重 2～3kg，雌雄不拘。

【实验药品与器材】 1% 戊巴比妥钠或 20% 氨基甲酸乙酯，0.5% 肝素生理盐水，0.001% 乙酰胆碱，0.01% 去甲肾上腺素，生理盐水；哺乳动物手术器材一套，压力传感器，钩状刺激电极，生物信号采集与分析系统。

【实验方法与步骤】

1. 仪器连接和系统设置

（1）仪器连接：将压力传感器头端的一正一侧两个开口分别连接三通管，将动脉插管和正开口处的三通阀相连。将压力传感器的输入导线接头连至生物信号采集与分析系统面板的通道 1。将刺激电极导线接至刺激输出口。启动生物信号采集与分析系统，预热 15min。

（2）换能器调零：将压力传感器水平位固定于铁架台上，高度约与家兔心脏平齐；关闭换能器侧开口处的三通阀，打开正开口处的三通阀，使压力传感器通过动脉插管与大气相通，从生物信号采集与分析系统“信号输入”进入，选择“通道 1”，选择“压力”，选择“自动调零”。

将压力传感器头端向上垂直固定，从侧开口处的三通阀缓慢注入 0.5% 肝素生理盐水，使换能器和动脉插管内（尤其是插管头端）充满肝素溶液，关闭正、侧的三通阀，确认无漏气和漏液后，重新将换能器水平位固定备用。

（3）参数设置：增益建议设为 1mV/cm（可适当调整增益倍数）；显示方式建议设为连续示波，平滑滤波；显速设为250～500mm/s。选择“设刺激器”设置电刺激参数，刺激迷走神经用 5～10V，刺激减压神经用 3～5V，刺激频率为 20Hz（周期 50ms）。

2. 实验动物处理步骤

（1）麻醉、固定、剪毛、颈部正中手术、暴露颈总动脉鞘：具体步骤参见本节实验十四。

（2）辨认和分离颈总动脉、减压神经和迷走神经：仔细辨认双侧颈总动脉鞘内的颈总动脉及伴行的迷走神经、交感神经和减压神经。辨认清楚后，先分离双侧减压神经，再分离右侧迷走神经，最后分离双侧颈总动脉，所有神经和血管分离后均须各穿一根经生理盐水润湿后的细丝线备用，左侧颈总动脉须穿两根细丝线备用。

（3）左侧颈总动脉插管：插管前须将动脉插管及其相连的压力传感器中充满 0.5% 肝素，注意关闭所有三通阀，避免残留气泡和漏液。尽量靠家兔头端（远心端）用预留细丝线结扎颈总动脉，结扎线须留用。间隔 4cm 左右或尽量靠近心端用动脉夹夹闭动脉。动脉剪口的位置在结扎线和动脉夹之间、靠远心端处，用眼科剪呈 30° 剪“V”形小口（不超过血管横截面的 1/2）。插管方向朝向心脏，插管后妥善结扎、固定。

（4）连通换能器：小心转动压力传感器头端正开口处的三通阀旋钮，使动脉插管和压力传感器相通。先松开动脉夹检查是否有出血、漏气或漏液，确认无前述问题后方可取下动脉夹。注意观察动脉插管头端的少量血液与无色肝素溶液形成的分界线，正常情况下该分界线可随心脏活动小幅来回移动，若分界线持续向换能器方向移动，则提示有漏气或漏液，须处理后再进行实验。

（5）股部手术、分离双侧股动脉穿线备用：选做步骤，具体步骤参见第二章-第七节。

【实验项目】 在通道 1 观察动脉血压曲线（图 4-23），可见到一级波和二级波，有时可见到三级波。一级波又称心搏波，是由心脏活动引起的动脉血压波动，心脏射血时血压升高，心脏舒张时血压下降，其频率与心率一致。二级波又称呼吸波，是由呼吸运动所引起的动脉血压波动，吸气时血压先下降继而回升，呼气时血压先上升继而回落，其频率与呼吸频率一致。三级波不常出现，可能由心血管中枢的紧张性活动周期变化所致。

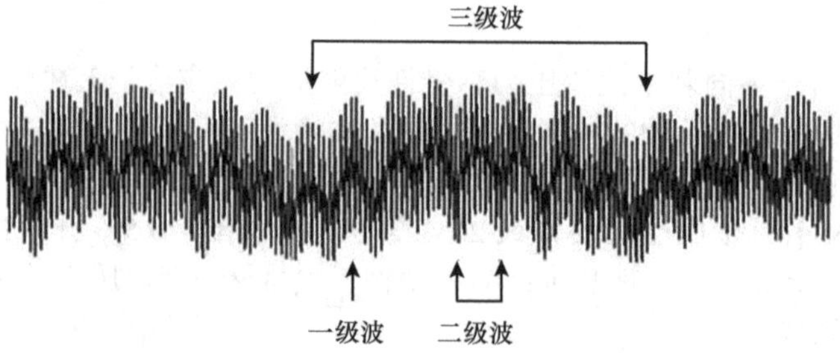

图 4-23 家兔颈总动脉血压曲线

以下所有项目均为定性观察，每项实验均须待动脉血压相对稳定后方可给予刺激或用药，实验结果填入表 4-25 中。

表 4-25　家兔心血管活动的神经、体液调节

编号	实验项目		动脉血压（mmHg）		结果分析
			对照	刺激（用药）后	
1	夹闭单侧颈总动脉				
2	夹闭双侧股动脉（选做）				
3	牵拉颈总动脉				
4	0.01% 去甲肾上腺素				
5	0.001% 乙酰胆碱				
6	电刺激减压神经	完整			
		中枢端			
		外周端			
7	电刺激迷走神经外周端				
8	体位改变	头高位			
		头低位			

1. 夹闭未插管侧（右侧）的颈总动脉　观察并记录正常（对照）动脉血压曲线，血压稳定后用动脉夹夹闭右侧颈总动脉 5～10s，对比观察夹闭前后动脉血压的变化。

2. 夹闭双侧股动脉（选做项目）　血压稳定后用动脉夹夹闭双侧股动脉 5～10s，对比观察夹闭前后动脉血压的变化。

3. 牵拉插管侧（左侧）颈总动脉　手持左侧颈总动脉远心端的结扎线，向心脏方向轻轻拉紧。待血压稳定后做有节奏的往复牵拉（2～5 次/s），持续 5～10s，对比观察牵拉前后动脉血压的变化。

4. 静脉注射去甲肾上腺素　待血压稳定后，由耳缘静脉注射 0.01% 去甲肾上腺素 0.2～0.3mL，对比观察给药前后动脉血压的变化。

5. 静脉注射乙酰胆碱　待血压稳定后，由耳缘静脉注射 0.001% 乙酰胆碱 0.2～0.3mL，对比观察给药前后动脉血压的变化。

6. 电刺激右侧减压神经　电刺激参数：刺激方式为间断刺激，刺激强度为 3～5V，刺激频率为 20Hz。注意勿过度牵拉神经，避免电极与周围非神经组织接触。

（1）电刺激完整减压神经：用钩状刺激电极钩住完整的减压神经，待血压稳定后，给予电刺激 5～10s，对比观察刺激前后动脉血压的变化。

（2）电刺激减压神经的中枢端和外周端：将右侧减压神经游离 2～3cm 长，在游离段的中部作双重结扎，在两结扎线之间剪断减压神经，用钩状刺激电极分别钩住其中枢端和外周端，待血压稳定后，给予与项目“6 中（1）”同样的电刺激，对比观察刺激前后动脉血压的变化。

7. 电刺激右侧迷走神经外周端　电刺激参数：刺激方式为间断刺激，刺激强度为 5～10V，刺激频率为 20Hz。靠中枢端结扎右侧迷走神经，在结扎线的中枢端剪断神经，用钩状双极电极钩住神经外周端，待血压稳定后，给予电刺激 5～10s，对比观察刺激前后动脉血压的变化。

8. 改变体位

（1）头高位：待血压稳定后迅速抬起家兔的头部并维持至少 10s，观察动脉血压的变化过程。

（2）头低位：将动物放平，待血压稳定后迅速抬起家兔的后肢并维持至少 10s，观察动脉血压的变化过程。

【注意事项】

1. 本实验麻醉应适度，过浅则动物挣扎，过深则反射不灵敏。

2. 手术时尽量减少出血，以免血压过低。

3. 分离血管和神经时应特别小心，须先仔细辨认清楚后再钝性分离，须先分离最细的减压神经，最后分离血管。分离后穿线备用，注意保湿。

4. 动脉插管和压力传感器内应充满肝素溶液，整个实验中须避免漏气或漏液。

5. 动脉插管时注意须朝向心脏方向插管，结扎和固定须牢固，避免出血或插管滑脱。

6. 实验中不要过度牵拉而损伤神经。

7. 每次实验后，须待动脉血压基本恢复并稳定后，再进行下一项实验。

8. 注射药物时，注意清洗或更换注射器及针头，避免药物混合影响效果。

【思考题】

1. 为什么吸气时动脉血压先下降后回升，而呼气时动脉血压先上升后回落？

2. 夹闭颈总动脉和夹闭股动脉对动脉血压的影响是否相同？为什么？

3. 如何通过实验证明压力感受器的适宜刺激并非血压本身？

4. 如何通过实验证明减压神经是压力感受性反射的传入通路？

十六、家兔肾交感神经放电、心电图和动脉血压的同步记录

【实验目的】 知晓不同生物信号的在体同步记录原理；实施家兔肾交感神经放电、心电图和动脉血压的同步记录。

【实验原理】 肾血管平滑肌、肾小管上皮细胞和近球细胞均受肾交感神经传出纤维的支配，因此肾交感神经可调节肾血流量、肾小管的重吸收及肾素分泌，影响尿液生成、水盐平衡和动脉血压。容量感受性反射、压力感受性反射和渗透压感受性反射活动均可影响交感中枢的紧张性，通过肾交感神经调节肾血流量、肾小管重吸收和肾素分泌，通过心交感神经调节心脏活动，通过交感缩血管神经调节血管状态，从而维持血容量、水盐平衡和动脉血压的稳态。整体动物实验时同步记录肾交感神经电活动、心电图和动脉血压，既能反映实验因素对交感中枢紧张性的影响，也可反映实验因素对效应器官的作用。

【实验对象】 家兔，体重 2～3kg，雌雄不拘。

【实验药品与器材】 1% 戊巴比妥钠或 20% 氨基甲酸乙酯，0.5% 肝素生理盐水，生理盐水，医用液体石蜡（38～40℃），0.01% 去甲肾上腺素，0.001% 乙酰胆碱；哺乳动物手术器材一套，压力传感器，钩状记录电极，心电导联线与电极，生物信号采集与分析系统等。

【实验方法与步骤】

1. 仪器连接 将压力传感器、心电图导联线和肾交感神经放电活动引导电极分别连接到生物机能实验系统面板的通道 1、2 和 3。启动生物信号采集与分析系统，预热 15min。

2. 实验动物处理步骤

（1）麻醉、固定、剪毛、颈部正中手术：具体步骤参见第二章-第七节，麻醉不宜太浅，以防动物挣扎而产生肌电干扰。

（2）颈总动脉插管和动脉血压的记录：将压力传感器连接动脉插管，分离一侧颈总动脉并插管，具体步骤参见本节实验十五。

（3）股部手术、单侧股动脉插管：选做步骤，具体步骤参见第二章-第七节。

（4）心电图的记录：将针形电极分别刺入家兔四肢远端皮下（连接方式一般为：白色线-右前肢，红色线-左后肢，黑色线-右后肢），记录标准肢体Ⅱ导联心电图。

（5）肾交感神经放电的记录：将家兔固定为右侧卧位，在左侧肋弓下侧肾区作长约 6cm 的纵向切口，钝性分离皮下组织及肌肉，在拉钩辅助下于腹膜后暴露左侧肾脏及肾蒂，在肾动静脉之间仔细辨认白色的肾交感神经后，用两个钩状细玻璃分针钩起并钝性分离肾交感神经，小心将肾

交感神经置于钩状记录电极上（电极间距约 3mm）记录肾交感神经放电，地线接于家兔皮下组织。用背部皮肤肌肉做成皮兜，滴入适量 37℃医用液体石蜡以防神经干燥。

3. 实验参数设置 通道 1 选择“压力”记录动脉血压，增益 50 倍，时间常数为 DC，滤波为 100Hz；通道 2 选择“心电”记录心电图，增益为 1000 倍，时间常数为 0.1s，滤波为 1.0kHz；通道 3 选择“神经放电”记录肾交感神经放电活动，增益为 5000 倍，时间常数为 0.001s，滤波为 10kHz。实验中可根据波形适当调节参数。

【实验项目】 同步记录肾交感神经放电、心电图和动脉血压，观察三种生物信号的对应关系。以下所有项目均为定性观察，每项实验均须待三种生物信号相对稳定后方可用药或放血，实验结果填入表 4-26 中。

表 4-26 家兔肾交感神经放电、心电图和动脉血压的同步记录

编号	实验项目	肾交感神经放电		心电图		动脉血压		结果分析
		前	后	前	后	前	后	
1	0.01% 去甲肾上腺素							
2	0.001% 乙酰胆碱							
3	股动脉放血							

1. 静脉注射去甲肾上腺素 由耳缘静脉注射 0.01% 去甲肾上腺素 0.2～0.3mL，对比观察给药前后肾交感神经放电、心电图和动脉血压的变化。

2. 静脉注射乙酰胆碱 待三种生物信号稳定后，由耳缘静脉注射 0.001% 乙酰胆碱 0.2～0.3mL，对比观察给药前后肾交感神经放电、心电图和动脉血压的变化。

3. 股动脉放血 待三种生物信号稳定后，经股动脉放血，放血量为总血量的 10%，对比观察放血前后肾交感神经放电、心电图和动脉血压的变化。

【注意事项】

1. 在分离肾神经过程中切勿损伤神经组织，以免影响肾神经放电的观察记录。
2. 实验过程中保持肾神经浸没于医用液体石蜡中，以防肾神经直接暴露于空气中而干燥。

（华中科技大学 席姣娅）

十七、药物对家兔离体血管张力的影响

【实验目的】 观察哌唑嗪（prazosin）对去甲肾上腺素（noradrenaline）、氯化钾（potassium chloride）诱导的血管平滑肌收缩作用的影响。

【实验原理】 主动脉平滑肌上有 α_1 和 β_2 受体，激动 α_1 受体引起血管平滑肌收缩；激动 β_2 受体使血管平滑肌舒张。高钾能引起平滑肌细胞膜去极化，从而激活电压门控钙通道，使胞外 Ca^{2+} 内流，导致血管平滑肌收缩。

【实验对象】 家兔，体重 2～3kg，雌雄不拘。

【实验药品与器材】 20% 氨基甲酸乙酯或 3% 戊巴比妥钠，4mol/L 氯化钾，克氏液（每升含 NaCl 6.9g，KCl 0.35g，葡萄糖 2.0g，$CaCl_2$ 0.28g，$MgCl_2$ 0.29g，KH_2PO_4 0.16g，$NaHCO_3$ 2.0g），10^{-2}mol/L 哌唑嗪，3×10^{-3}mol/L 去甲肾上腺素；恒温水浴锅，张力传感器，生物信号采集与分析系统，麦氏浴管，铁支架，双凹夹，标本板，95%O_2+5%CO_2 混合氧气，1mL 和 10mL 注射器，5 号针头，手术剪，眼科镊，眼科剪，培养皿，100mL 烧杯，丝线，直径 2～3mm 的细玻璃棒等。

【实验方法与步骤】

1. 制备家兔胸主动脉条标本

（1）家兔称重，耳缘静脉注射 20% 氨基甲酸乙酯 1～1.2g/kg 或 3% 戊巴比妥钠 30mg/kg 麻醉。

（2）迅速打开胸腔，暴露心脏，分离胸主动脉。

（3）将克氏液提前置于37℃水浴锅中，并通入95%O_2+5%CO_2混合氧气。将胸主动脉分别在其近心端及其远心端（在膈肌处）剪断，将其迅速置于通有混合氧的克氏液中，剔除血管外结缔组织及脂肪，洗去凝血块，轻轻套在与之同样粗细的玻璃棒上。

（4）用眼科剪将胸主动脉剪成宽3～4mm、长2～3cm的螺旋形条片。

（5）两端分别穿线结扎，置于麦氏浴管内，其中一端接在超级恒温水浴器内的“L”形管上。麦氏浴管内充有30mL克氏液，维持水浴温度37℃±1℃，并通入95%O_2+5%CO_2混合氧气。

2. 记录胸主动脉螺旋条的张力 首先将生物信号采集与分析系统和张力传感器连接并校准。张力传感器空载时张力为零。将主动脉螺旋条的另一端连在张力传感器上，此时显示有张力，将前负荷调整为2g。平衡1h，其间不断调整张力，使之维持在2g的恒定水平，每20min换一次克氏液。

【实验项目】

1. 待主动脉螺旋条稳定约1h后，记录一段正常张力曲线。随后按如下顺序给药，并在生物信号采集与分析系统界面进行打标记录。

（1）加入3×10^{-3}mol/L去甲肾上腺素0.1mL，待血管条收缩稳定。

（2）加入10^{-2}mol/L哌唑嗪0.2mL，待作用稳定后，观察并记录其收缩曲线。用克氏液连续冲洗3次，再每15min冲洗1次，直到血管条张力恢复到实验前的基础水平，可以开始下一轮实验。

（3）向浴管内加入4mol/L氯化钾0.1mL，待血管条收缩稳定。

（4）加入10^{-2}mol/L哌唑嗪0.2mL，观察血管收缩曲线。

2. 根据生物信号采集与分析系统描记的曲线，将实验结果填入表4-27中，并对结果进行分析。

表4-27 药物对家兔离体血管张力的影响

药物处理	描述张力曲线的变化，并记录张力数值
正常	
去甲肾上腺素	
去甲肾上腺素＋哌唑嗪	
氯化钾	
氯化钾＋哌唑嗪	

【注意事项】

1. 制备主动脉条标本时操作要轻柔，切勿用力牵拉，以免损害主动脉平滑肌组织。

2. 标本不宜在空气中暴露过久，以免失去敏感性。

3. 克氏液必须新鲜配制。

4. 向浴管内通入混合氧气时，注意通气量，一般为40～60个气泡/min。

5. 亦可采用大鼠的胸主动脉条标本进行实验，以长2～3cm、宽2～2.5mm为宜，负荷2g，平衡1～2h。

【思考题】 根据实验结果分析哌唑嗪对血管平滑肌的作用机制。

（空军军医大学 邢文娟 李凯峰 张海锋）

十八、硝酸甘油对兔耳的扩血管作用

【实验目的】 观察硝酸甘油（nitroglycerin）的扩血管作用，理解其作用机制及临床应用。

【实验原理】 硝酸酯类药物能有效扩张全身静脉和动脉，对小静脉的舒张作用更为显著。这种作用有助于降低心脏的前后负荷，并减少心肌耗氧量。此外，硝酸酯类药物可选择性地舒张冠状动脉的大血管和侧支血管，从而增加缺血区心肌的血液供应。因此，硝酸酯类药物能迅速缓解因心肌缺血引起的心绞痛症状，主要用于治疗各种类型的心绞痛和心肌梗死。

【实验对象】 家兔，体重2～3kg，雌雄不拘。

【实验药品与器材】 1%硝酸甘油；兔盒，滴管。

【实验方法与步骤】

1. 取家兔一只，称重后置于兔盒内。观察记录正常兔耳的颜色和温度、血管的粗细和密度。兔耳的温度可直接用手触摸兔耳判断。

2. 用滴管吸取1%硝酸甘油滴于兔舌下4～5滴。

3. 用药后密切观察并记录兔耳的颜色、温度、血管粗细和密度的变化，并记录变化发生的开始时间与维持时间。

4. 将数据填入表4-28，分析实验结果。

表4-28 硝酸甘油对兔耳的血管扩张作用

	耳部血管			作用开始时间（min）	作用持续时间（min）
	粗细	颜色	温度		
给药前					
给药后					

【注意事项】 观察用药前后各种血管粗细和密度时，应注意在兔耳的同一部位进行。

【思考题】

1. 硝酸甘油扩张血管的作用机制是什么？

2. 硝酸甘油治疗心绞痛的机制是什么？

3. 还有哪些药物可用于治疗心绞痛？其作用机制与硝酸甘油有何异同？

（哈尔滨医科大学 曹永刚）

十九、可乐定的中枢性降压作用

【实验目的】 学习外周和中枢给药的实验方法；分析可乐定（clonidine）的降压作用和机制。

【实验原理】 如果某药物中枢和外周给药均有降压作用，且产生中枢降压所需的剂量远比外周静脉给药剂量小，则可认为该药的降压作用在中枢。可乐定中枢给药引起降压作用的剂量远小于其外周给药剂量，且其降压作用能被α_2肾上腺素受体阻断药育亨宾（yohimbine）所抑制，却不受α_1肾上腺素受体阻断药哌唑嗪（prazosin）的影响，提示可乐定的降压作用部位主要在中枢，并与中枢α_2肾上腺素受体有关。

【实验对象】 家兔，体重2kg以上，雌雄不拘。

【实验药品与器材】 3%戊巴比妥，0.001%可乐定，0.1%哌唑嗪，0.1%育亨宾，0.01%肝素生理盐水；生物信号采集与分析系统，压力传感器，兔手术台，哺乳动物手术器械一套，婴儿磅秤，颈动脉插管，静脉插管，小动物呼吸机，气管插管，动脉夹，直尺，颅骨钻，注射器，针头，丝线，纱布。

【实验方法与步骤】

1. 麻醉固定 取健康家兔一只，称重，静脉注射3%戊巴比妥30mg/kg（1mL/kg），麻醉后仰卧位固定于兔手术台上，颈部及一侧腹股沟备皮。

2. 气管插管 于颈部正中分离出气管，插入气管插管，接呼吸机备用。

3. 颈总动脉插管 分离出一侧颈总动脉，结扎远心端，用动脉夹夹住近心端以阻断血流，然后在结扎部位下方约0.3cm处，用眼科剪剪一斜行小口，朝近心端插入充满0.01%肝素生理盐水的动脉插管，并用丝线结扎固定，接压力传感器，启动生物信号采集与分析系统记录血压。

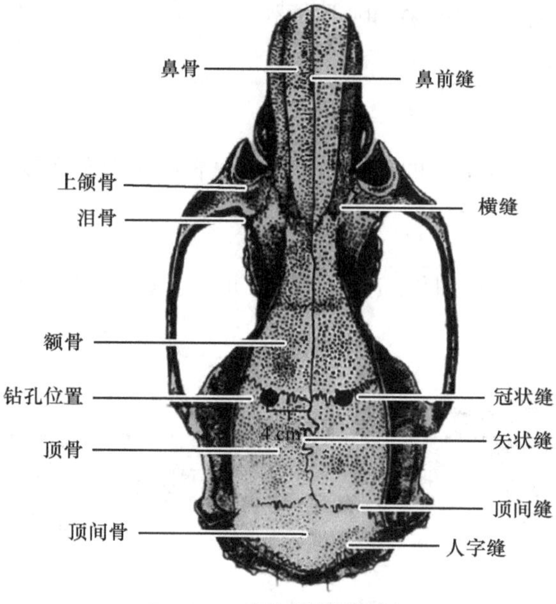

图 4-24 侧脑室钻孔位置示意图

4. 股静脉插管 分离出一侧股静脉，插入充满生理盐水的静脉插管，以备给药或输液用。

5. 侧脑室注射位点定位 在头顶中央，眼眶后缘前后作一矢状切口，长约 3cm。用钝刀刮去筋膜，暴露冠状缝及矢状缝，在冠状缝左右两侧离矢状缝4cm处用记号笔标记两点（图4-24），然后用颅骨钻在此两点上各钻一小孔，孔径约 2mm，钻入深度以刚钻透颅骨为宜，不得损伤脑组织，随后盖上盐水纱布，以备做脑室注射用。

上述操作完成后，先记录一段正常血压，待血压平稳后进行实验，并观察血压变化情况。

【实验项目】

1. 股静脉注射 0.001% 可乐定 1mL/kg，观察并记录血压变化 10～30min。

2. 右侧脑室注射 0.001% 可乐定 0.2mL/kg，观察并记录血压变化 10～30min。

3. 待出现降压作用（降低 5.3kPa 左右），左侧脑室注射 0.1% 哌唑嗪 0.2mL/kg，经 5～10min 血压稳定后，观察其对可乐定的降压作用有无影响。

4. 待血压稳定后，侧脑室注射 0.1% 育亨宾 0.2mL/kg，经 5～10min 血压稳定后，观察其对可乐定的降压作用有无影响。

5. 汇总统计实验数据，将各组家兔动脉血压填入表 4-29 中。

表 4-29 可乐定不同给药途径对血压的影响

项目	股静脉注射可乐定	侧脑室注射		
		可乐定	哌唑嗪	育亨宾
给药前血压（mmHg）				
给药后血压（mmHg）				

【注意事项】

1. 冠状缝呈曲线形，做颅骨钻孔时，钻孔必须在冠状缝上。
2. 侧脑室注射时需进针 7mm 左右，药液应缓慢注入。
3. 应注意给实验动物保温。

【思考题】为证实某药物属中枢性降压药，需做哪些实验？为什么？

（空军军医大学 李 泽 张海锋）

二十、拟肾上腺素药对麻醉大鼠血压的影响

【实验目的】 学习麻醉大鼠血压测量的实验方法；观察拟肾上腺素药对麻醉大鼠血压的影响。

【实验原理】 采用动脉插管法直接测量麻醉动物的动脉血压，是研究药物对动物血压作用的基本实验方法之一。将动脉插管一端直接插入动脉，另一端通过压力传感器连接生物信号采集与分析系统，动脉内的压力变化即可通过封闭的液压系统被采集记录下来形成血压波形，再通过静脉插管建立静脉给药通道，即可观察不同药物对麻醉动物血压的影响。

拟肾上腺素药如肾上腺素（adrenaline）、去甲肾上腺素（noradrenaline）和异丙肾上腺素（isoprenaline），可与心脏和血管平滑肌上的肾上腺素受体结合，激动相应受体产生肾上腺素样

作用，使心输出量、心率、外周血管阻力等影响血压的因素发生变化，进而使血压升高或降低。肾上腺素受体阻断药，如α受体阻断药酚妥拉明（phentolamine）或β受体阻断药普萘洛尔（propranolol）则通过阻断相应受体而影响拟肾上腺素药的心血管作用。

【实验对象】 大鼠，体重180～250g，雄性。

【实验药品与器材】 20%氨基甲酸乙酯，500U/mL肝素生理盐水，生理盐水，0.0002%肾上腺素，0.0002%去甲肾上腺素，0.0002%异丙肾上腺素，0.1%酚妥拉明，0.1%普萘洛尔；生物信号采集与分析系统，压力传感器，动脉插管，静脉插管，动脉夹，电子秤，大鼠手术台，哺乳动物手术器械一套，1mL、2.5mL注射器，烧杯，棉球，丝线。

【实验方法与步骤】

1. 麻醉与固定 取大鼠一只，称重，腹腔注射20%氨基甲酸乙酯1～1.2g/kg（5～6mL/kg），待麻醉后将大鼠仰卧位固定于大鼠手术台上。

2. 颈外静脉插管 沿颈部正中线剪开大鼠皮肤，钝性游离出左侧颈外静脉，在静脉下穿两根丝线备用。先用动脉夹夹闭静脉的近心端，待静脉充盈后结扎远心端，在静脉偏远心端处用眼科剪向心方向剪一“V”形口，插入已充满生理盐水的静脉插管，结扎固定。移除动脉夹，从静脉插管推注少量生理盐水确认无漏液。

3. 颈总动脉插管和血压监测 在气管旁找出右颈总动脉并与其周围的神经和筋膜等组织分离，在颈总动脉下穿两根丝线备用。先结扎动脉的远心端，再用动脉夹夹闭近心端，在动脉偏远心端处用眼科剪向心方向剪一“V”形口，插入与压力传感器连接并已充满肝素生理盐水的动脉插管，结扎固定。移除动脉夹确认无漏血后，开启三通阀，通过与压力传感器相连的生物信号采集与分析系统监测血压波形。

【实验项目】 待大鼠血压稳定后记录一段正常血压波形，然后按下列顺序经颈外静脉给药。

1. 推注0.0002%肾上腺素2μg/kg（0.1mL/100g）。
2. 推注0.0002%去甲肾上腺素2μg/kg（0.1mL/100g）。
3. 推注0.0002%异丙肾上腺素2μg/kg（0.1mL/100g）。
4. 推注0.1%酚妥拉明1mg/kg（0.1mL/100g）。
5. 10min后重复操作实验项目“1～3”，观察α受体阻断药（酚妥拉明）对拟肾上腺素药作用的影响。
6. 推注0.1%普萘洛尔1mg/kg（0.1mL/100g）。
7. 8min后重复操作实验项目“1～3”，观察β受体阻断药（普萘洛尔）对拟肾上腺素药作用的影响。

观察每次给药前后血压的变化，打印血压波形图，根据实验结果进行分析讨论。

【注意事项】

1. 大鼠固定不宜太紧，注意保持呼吸道通畅。
2. 手术操作时注意尽量减少创面，防止动物出血过多。
3. 静脉推注拟肾上腺素药速度要快，推注肾上腺素受体阻断药尤其是酚妥拉明时速度则务必要慢，避免快速给药导致血压骤降发生意外。
4. 每次给药后立即用适量生理盐水冲洗管内残留药物，待血压恢复至给药前水平或重新稳定后再给下一种药物。
5. 动物麻醉后体温会有所降低，应注意保温。

【思考题】

1. 试比较肾上腺素、去甲肾上腺素和异丙肾上腺素对心血管系统的作用及作用机制。
2. 酚妥拉明对血压有何影响？其机制是什么？
3. 普萘洛尔有哪些临床应用？

二十一、硝普钠和三磷酸腺苷对麻醉家兔的降压作用

【实验目的】 观察硝普钠（sodium nitroprusside）、三磷酸腺苷（adenosine triphosphate，ATP）的降压作用特点。

【实验原理】 控制性降压是指在全麻手术期间，在保证患者安全、不引起重要器官损害的前提下，采用降压药物和技术手段，人为地使患者血压维持在较低水平，在终止降压后血压又可迅速恢复至正常水平，目的是减少术中出血、改善手术视野、缩短手术时间、增加手术安全性。

临床上常用的控制性降压方法包括应用麻醉药物或血管扩张药降压等，硝普钠、硝酸甘油和ATP等为常用的血管扩张药，作用特点为起效快、持续时间短。硝普钠属硝基类药物，可通过释放一氧化氮直接松弛小动脉和静脉平滑肌而产生降压作用；ATP在体内降解为腺苷（adenosine），后者激动腺苷受体，通过扩张小动脉使外周血管阻力下降而产生降压作用，对静脉血管张力无明显影响。本实验直接应用腺苷溶液。

【实验对象】 家兔，体重2～3kg，雄性。

【实验药品与器材】 3%苯巴比妥钠，0.01%硝普钠，0.5%腺苷，500U/mL肝素生理盐水，生理盐水；生物信号采集与分析系统，压力传感器，头皮静脉针，动脉插管，婴儿磅秤，兔手术台，输液架，哺乳动物手术器械一套，1mL、2.5mL注射器，烧杯，棉球，丝线等。

【实验方法与步骤】

1. 麻醉和固定 家兔耳缘静脉注射3%苯巴比妥钠30mg/kg（1mL/kg），待麻醉后将家兔仰卧位固定于手术台上。

2. 耳缘静脉输液 将与输液管相连的头皮静脉针刺入耳缘静脉，用动脉夹或医用胶布将针头与兔耳固定，缓慢滴注生理盐水（约30滴/min）备用。

3. 颈总动脉插管和血压监测 沿正中线切开颈部皮肤，纵向钝性分离皮下组织和颈前肌肉，充分暴露气管，在气管旁找出一侧颈总动脉，使之与周围的神经和筋膜等组织分离，在颈总动脉下穿两根丝线备用。先结扎动脉远心端，再用动脉夹夹闭近心端，在偏远心端处用眼科剪在动脉向心方向剪一“V”形口，插入充满肝素生理盐水的动脉插管，结扎固定。移除动脉夹确认无漏血后，开启三通阀，通过与压力传感器相连的生物信号采集与分析系统监测血压波形。

【实验项目】 待家兔血压稳定后记录一段正常血压波形，然后按下列顺序给药。

1. 耳缘静脉滴注0.01%硝普钠，约20滴/min。

2. 耳缘静脉滴注0.5%腺苷，约20滴/min。

每次给药后持续观察血压变化，待血压降至稳定水平5min后停止滴注，观察血压恢复情况，记录停药后血压恢复至给药前水平所用时间。打印血压波形图，观测不同药物对血压的影响，将数据填至表4-30内，并对实验结果进行分析。

表4-30 药物对麻醉家兔血压的影响

药物	收缩压（mmHg）		舒张压（mmHg）		停药后血压恢复时间（min）
	用药前	用药后	用药前	用药后	
硝普钠					
腺苷					

【注意事项】

1. 实验操作前，家兔耳部和颈部皮肤需去毛备皮。

2. 硝普钠性质不稳定，遇光易分解，须在使用前新鲜配制，并将输液瓶以锡箔纸包裹避光。

3. 采用静脉滴注便于控制用药量。滴注药物时注意控制滴速，避免血压降幅过大。

【思考题】

1. 何为控制性降压？控制性降压在临床麻醉中有何意义？

2. 硝普钠或三磷酸腺苷为什么可用于控制性降压？

（华中科技大学 刘 慧）

二十二、抗高血压药物对大鼠急性肾血管性高血压的影响

【实验目的】 复制大鼠急性肾血管性高血压模型；观察药物对急性肾血管性高血压的作用。

【实验原理】 通过夹闭一侧肾动脉造成局部肾缺血，引起肾素分泌，进而激活肾素-血管紧张素-醛固酮系统（renin-angiotensin-aldosterone system，RAAS），使小动脉收缩，总外周阻力增加，引起肾血管性高血压的发生。

常见降压药的降压机制包括中枢降压作用、神经节的阻断作用、外周抗交感神经作用、血管平滑肌的松弛作用、电压依赖性钙通道的阻断作用、排钠利尿降压作用等。本实验中使用的药物有盐酸普萘洛尔（propranolol hydrochloride）、可乐定（clonidine）和利舍平（reserpine），普萘洛尔为β肾上腺素受体阻断药，可通过多种机制产生降压作用，如在不同水平抑制交感神经系统活性（中枢部位、压力感受性反射及外周神经水平）、抑制肾素释放、减少心输出量及增加前列腺素合成等。可乐定能够激活中枢神经系统和外周神经系统的α_2肾上腺素受体，从而抑制交感神经活动，降低心率、心输出量和外周血管阻力，达到降低血压的目的。利舍平通过竞争性阻断突触前膜上的β受体，减少去甲肾上腺素的储存与释放，进而减慢心率和降低血压。

【实验对象】 大鼠，体重180～250g，雌雄不拘。

【实验药品与器材】 3%戊巴比妥钠，2%肝素，0.1%盐酸普萘洛尔，0.006%可乐定，0.2%利舍平，生理盐水；大鼠手术台，生物信号采集与分析系统，脑血管银夹，静脉插管，动脉插管，动脉夹，压力传感器，哺乳动物手术器械一套，1mL、2.5mL注射器，丝线，缝针，缝线。

【实验方法与步骤】

1. 麻醉固定 取大鼠一只，称重，腹腔注射3%戊巴比妥钠15mg/kg，麻醉后将大鼠仰卧位固定于手术台上。

2. 颈外静脉插管 颈部备皮，颈部正中纵行切开皮肤，钝性游离出一侧颈外静脉，长2～3cm，在其下方穿两根丝线备用。用动脉夹夹闭静脉近心端，待血管充盈后用一根丝线结扎其远心端。在静脉偏远心端处向心脏方向用眼科剪剪一“V”形口，插入充满生理盐水的静脉插管，插入长度约2cm，然后用另一根丝线将静脉与插管结扎并固定。移除动脉夹，从静脉插管推注少量生理盐水确认无漏液。

3. 颈总动脉插管 分离对侧颈总动脉，插入与压力传感器连接并已充满肝素生理盐水的动脉插管，开启三通阀，通过与压力传感器相连的生物信号采集与分析系统记录血压波形。

4. 左（或右）肾动脉狭窄手术 腹部手术视野区备皮，在剑突下1.5cm沿腹部正中线纵行切开皮肤及肌层，将腹腔脏器推向一侧，暴露一侧肾及肾蒂，用左手示指与拇指固定肾，右手用眼科直镊小心分离肾蒂部筋膜，沿肾静脉下方分离一侧肾动脉，在近腹主动脉端用脑血管银夹套上，同时观察左肾颜色变化，以肾颜色变浅为“土黄”色为宜。

【实验项目】

1. 夹闭肾动脉3.5～4h后，松开脑血管银夹，观察动脉血压变化。

2. 待动脉血压稳定升高20～30mmHg（一般松夹后15min左右），由颈外静脉注入下列药物，观察血压变化。每次给药后待血压稳定再给下一种药物，比较各药对急性肾血管性高血压的降压效果。

（1）0.1%盐酸普萘洛尔0.05mg/kg。

（2）0.006%可乐定0.003mg/kg。

（3）0.2% 利舍平 0.1mg/kg。

3. 汇总统计实验数据，将各组大鼠动脉血压填入表 4-31 中。

表 4-31　抗高血压药物对大鼠急性肾血管性高血压的影响

项目	盐酸普萘洛尔	可乐定	利舍平
干预前动脉血压（mmHg）			
干预后动脉血压（mmHg）			

【注意事项】

1. 注意肾动脉狭窄程度。如果肾动脉狭窄不够，则动物不能形成高血压，如果肾动脉狭窄过度，则引起肾坏死，因严重肾功能不全导致动物死亡，也可能因单侧肾功能丧失造成对侧肾功能完全代偿，使动物不能形成高血压。

2. 分离肾动脉应注意有无分支，如仅肾动脉分支狭窄，则不能造成高血压。

3. 一般采用成年动物，因为幼年动物生长迅速，肾对血液需要量增加过快，容易引起肾动脉狭窄后肾坏死。

4. 动脉导管内要用肝素抗凝，必要时给大鼠静脉注射肝素。

5. 注意麻醉大鼠保温。

【思考题】 普萘洛尔、可乐定、利舍平的降压机制是什么？哪几种适用于肾血管性高血压的治疗？

（空军军医大学　李　泽　张海锋）

二十三、酸中毒对离体蛙心收缩活动的影响

【实验目的】 学习采用心脏灌注乳酸任氏液诱发蛙急性心力衰竭实验模型的方法。比较酸中毒前后蛙心对后负荷增加的代偿能力。

【实验原理】 采用乳酸诱导动物发生急性酸中毒，抑制其心脏功能。在此基础上，分析酸中毒如何通过改变心肌的能量代谢、兴奋-收缩耦联等机制影响心肌的收缩与舒张能力。

【实验动物】 蛙。

【实验药品与器材】 2～3mmol/L 乳酸任氏液，任氏液；蛙类动物手术器械一套，输液装置（输液瓶，滴管及细塑料管），心功能管，5～10mL 刻度试管。

【实验方法与步骤】

1. 以刺蛙针捣毁蛙的脑脊髓后，将其仰卧固定于蛙板上。

2. 用粗剪刀依次剪开蛙的胸腔，剪去胸骨，暴露心包。

3. 用眼科剪小心剪开蛙的心包，仔细分离出左、右主动脉，左右前腔静脉和后腔静脉，穿线备用。

4. 由左主动脉向心插入连接心功能管的塑料管，结扎固定。

5. 由后腔静脉向心插入充满任氏液的塑料管，结扎固定。插入前注意排出管内气体，滴注速度为 30～40 滴/min，以不改变心脏外形的最大速度为好。

6. 结扎左右前腔静脉，结扎右主动脉。

【实验项目】

1. 增加蛙心后负荷　按上述选定的位置和速度，稳定地灌流任氏液（不再随便调整），以心功能管液面高出心脏 5cm 为起点，测定每分输出量。之后，每次将心功能管的液面提高 5cm，连续测定不同高度的每分输出量。同时观察心脏外形和心肌收缩张力的变化，当每分输出量明显下降时，将心功能管液面降至 5cm 处，让其恢复。

2. 乳酸任氏液灌流　待心脏活动恢复后，以同样速度灌注乳酸任氏液，并立即观察心脏外形及心肌收缩张力的变化，按上述方法逐渐提高心功能管液面，分别测定每次的每分输出量，观察

心脏外形及心肌收缩张力的变化，直至每分输出量明显下降。最后比较正常与酸中毒时增加后负荷后的心功能变化。

将实验结果填入表 4-32 中。

表 4-32　乳酸灌注对蛙心功能的影响

心功能管液面距离心脏	灌流任氏液			灌注乳酸任氏液		
	5cm	10cm	15cm	5cm	10cm	15cm
每分输出量						
心脏外形（体积、颜色）						
心肌收缩张力						

【注意事项】

1. 插入左主动脉的塑料管不能插入动脉圆锥，否则会影响心室收缩。

2. 后腔静脉处的插管应尽量远离静脉窦，以免影响其收缩。

3. 灌流液应新鲜配制。各个接头处一定要紧密，不得有渗漏。

【思考题】

1. 乳酸造成心功能减弱的机制是什么？

2. 如何复制急性心肌缺血所致的心力衰竭？

（中南大学　王　念）

二十四、家兔急性右心衰竭

【实验目的】

1. 学习制作家兔急性右心衰竭模型的方法。

2. 观察急性右心衰竭时血流动力学的主要变化。

3. 分析讨论急性右心衰竭的病因和发生机制。

【实验原理】 心力衰竭（heart failure）是指心脏舒缩功能受损加重或充盈严重受限，在有足够循环血量的情况下，心输出量明显减少到不能满足机体日常代谢需要，导致全身组织器官灌流不足，同时出现肺循环和（或）体循环静脉淤血的临床综合征。

导致心力衰竭的基本病因为原发性心肌舒缩功能障碍和心脏负荷（包括前负荷和后负荷）过度。前负荷（preload）指心脏舒张时所承受的容量负荷，后负荷（afterload）指心脏收缩时所承受的压力负荷。

本实验通过静脉注射油酸（oleic acid）可堵塞肺动脉从而增加肺动脉压（pulmonary artery pressure），导致右心室后负荷增加，而大量快速静脉输液可增加右心室的前负荷。当右心室前后负荷的快速增加超过右心室的代偿能力时，则可导致急性右心衰竭（acute right heart failure）。

【实验对象】 家兔，体重 2～3kg，雌雄不拘。

【实验药品与器材】 20% 氨基甲酸乙酯，1% 肝素生理盐水，油酸，生理盐水；兔手术台，婴儿磅秤，生物信号采集与分析系统，压力传感器，张力传感器，哺乳动物手术器械一套，静脉输液装置，三通管，1mL、5mL、20mL 注射器等。

【实验方法与步骤】

1. 家兔称重后，耳缘静脉注射 20% 氨基甲酸乙酯（1～1.2g/kg）麻醉，仰卧固定于兔手术台上，剪去颈部被毛。

2. 在甲状软骨与胸骨切迹之间作颈部正中切口，逐层分离颈部肌肉组织，游离右侧颈外静脉和左侧颈总动脉。

3. 由耳缘静脉注入 1% 肝素生理盐水（1mL/kg）抗凝。

4. 进行右侧颈外静脉和左侧颈总动脉插管。插管前打开分别连接中心静脉压（central venous pressure，CVP）及动脉血压插管的三通阀，使换能器与大气相通进行调零，应特别注意 CVP 测定器与右心房处于同一水平。右侧颈外静脉插管需插至上腔静脉，深约 5cm，插管通过三通管连接压力传感器和静脉输液装置。左侧颈总动脉插管通过三通管连接压力传感器以测定动脉血压。插管成功后，调节三通阀，监视记录 CVP 及动脉血压。

5. 在家兔剑突下腹部随呼吸起伏最明显处，以弯针穿线并固定于张力传感器上，调整其松紧程度以描记呼吸曲线。

【实验项目】

1. 调好实验记录装置，待家兔安静 5min 后，记录各项观察指标：动脉血压（BP）、呼吸（频率和幅度）、CVP、肝-中心静脉压反流试验（以压迫右侧肋弓下 3s，中心静脉压上升的毫米水柱数表示）。

2. 用 1mL 注射器（针头小，刻度更加细化，易控制速度与剂量）从耳缘静脉缓慢均匀地注入油酸（0.8mL/kg，如一次注射量不够时，可留住针头，小心取下注射器，吸取油酸排尽空气，继续注射达要求量），密切观察 BP、CVP、呼吸等各项指标变化。当某一项指标发生急剧变化时（动脉血压明显下降或中心静脉压明显上升），应减慢注射速度或停止注射，观察 5min。待指标值恢复至接近正常水平，继续缓慢注射油酸，直至动脉血压下降 10～20mmHg 或 CVP 明显升高。观察 5min 后，记录各项观察指标，做肝-中心静脉压反流试验。

3. 以每分钟 5mL/kg 的速度输入生理盐水，输液每隔 10min 记录各项观察指标及肝-中心静脉压反流试验一次，直至家兔死亡。

4. 家兔死亡后，挤压胸壁，观察气管内有无分泌物溢出。剖开胸腔、腹腔（注意不要损伤脏器和大血管），观察有无胸腔积液、腹水；取下肺脏、心脏标本，观察肺脏外观及切面变化，以及心脏各腔室的体积；取下肝脏，观察肝脏外表及切面变化；观察肠系膜血管的充盈情况，肠壁有无水肿。

5. 取一只正常家兔深度麻醉状态下放血处死作为对照，观察“4.”所述指标。

6. 将实验结果记录在表 4-33 和表 4-34 中。

表 4-33　家兔急性右心衰竭过程中生理指标的变化

时间节点		动脉血压（mmHg）	呼吸频率（次/min）	呼吸幅度	CVP（mmH_2O）	肝-中心静脉压反流试验（CVP 上升 mmH_2O）
注射油酸前	家兔安静时					
注射油酸	造模成功时					
静脉输入生理盐水后	10min					
	20min					
	30min					
	家兔死亡时					

表 4-34　家兔急性右心衰竭死亡后观察指标

序号	观察项目	情况描述	
		对照组	造模组
1	挤压胸壁，气管内有无分泌物溢出		
2	剖开胸腔，是否有胸腔积液		
3	剖开腹腔，是否有腹水		

续表

序号	观察项目	情况描述	
		对照组	造模组
4	肺脏外观及切面变化		
5	心脏各腔室的体积		
6	肝脏外表及切面变化		
7	肠系膜血管的充盈情况		
8	肠壁有无水肿		

【注意事项】

1. 天气寒冷时，油酸易形成沉淀。使用前需用温水加热油酸至常温（约 25℃）。

2. 耳缘静脉输注油酸的量和速度是本实验是否成功的关键点。注入过量时，容易造成家兔迅速死亡。注入过少则需要输入大量生理盐水。注射速度应缓慢匀速，如果某一指标发生显著变化，应减慢速度或立即停止注射后观察指标变化；否则，家兔容易因急性呼吸衰竭而死亡。

3. 若输液量已超过 200mL/kg，而家兔各项指标变化仍不显著，可再补充注入油酸直至家兔死亡。

4. 压力传感器和插管中预先充满 1% 肝素生理盐水，排空气泡，以免影响实验结果。

5. 如家兔因颈部手术切口疼痛而挣扎时，可滴加少量普鲁卡因进行局部麻醉。

【思考题】

1. 右心衰竭时，机体的主要病理、生理变化有哪些？本实验出现了哪些变化？

2. 影响中心静脉压的因素有哪些？为什么右心衰竭会出现中心静脉压升高？

3. 肝-中心静脉压反流试验的原理是什么？有何临床意义？

（南开大学 李 娜）

二十五、家兔急性心源性心力衰竭

【实验目的】

1. 学习制作家兔急性心源性心力衰竭模型的方法。

2. 观察强心苷引起急性心源性心力衰竭发生和发展的病理生理过程。

3. 观察急性心源性心力衰竭时心电图以及心血管系统的改变，掌握其发生机制。

【实验原理】 心脏通过心肌细胞规律地收缩-舒张发挥泵血功能，推动血液循环正常运行。当各种原因对心肌细胞兴奋-收缩偶联产生严重影响时，会导致心泵功能的降低，甚至诱发心力衰竭。

毒毛花苷 K 是治疗心力衰竭的常用药物，其能选择性地与心肌细胞膜 Na^+-K^+-ATP 酶结合而抑制该酶的活性，使心肌细胞膜内外 Na^+-K^+ 主动偶联转运受损，心肌细胞内 Na^+ 浓度升高，K^+ 浓度降低，肌膜上 Na^+-Ca^{2+} 交换增加，或使 Na^+ 内流减少，Ca^{2+} 外流减少，最终导致细胞胞质内 Ca^{2+} 增多，肌质网内 Ca^{2+} 储量亦增多，在心肌兴奋时，有较多的 Ca^{2+} 释放，心肌收缩力增加。但是当大剂量应用时则可直接抑制 Na^+-K^+-ATP 酶，导致细胞内 Ca^{2+} 超负荷，继而抑制窦房结、房室结和希氏束而呈现窦性心动过缓和不同程度的房室传导阻滞，从而引发中毒甚至急性心源性心力衰竭。

【实验对象】 家兔，体重 2～3kg，雌雄不拘。

【实验药品与器材】 0.025% 毒毛花苷 K（strophanthin K），20% 氨基甲酸乙酯，1% 普鲁卡因，生理盐水，4% 肝素生理盐水，0.4% 肝素生理盐水；哺乳动物手术器械一套，兔手术台，颈动脉插管，静脉插管，张力传感器一套，压力传感器两套，三通管，静脉输液装置一套，心电导联线及电极，婴儿磅秤，1mL、5mL、10mL 注射器。

【实验方法与步骤】

1. 全身麻醉、固定及备皮 家兔称重后，耳缘静脉处注射 20% 氨基甲酸乙酯 1～1.2g/kg（5～6mL/kg）麻醉，静脉滴注 0.4% 肝素生理盐水维持静脉注射通道的畅通。背位固定在兔手术台上，颈部剪毛备皮。

2. 气管插管 从颈部正中纵行切开皮肤，分离皮下结缔组织，钝性分离颈部肌肉，暴露气管，在气管下穿入一根粗线绳以备结扎用，在甲状软骨下缘 1～2cm 处的气管环状软骨之间横向剪开气管前壁，深度约为气管直径的 1/3，再于剪口上缘向头侧剪开 0.5cm 长的纵切口，使切口成一“⊥”形。插入“Y”形气管插管并结扎固定。大弯针穿过剑突下方皮肤，通过手术线与张力传感器相连，在计算机屏幕上调整呼吸波形，描记呼吸运动曲线，记录呼吸频率和幅度。

3. 颈外静脉及颈总动脉插管 用 4% 肝素生理盐水充盈动静脉插管及三通管。游离右侧颈外静脉，静脉插管，通过三通管连接压力传感器测定静脉血压。游离左侧颈总动脉，动脉插管，通过三通管连接压力传感器测定动脉血压。

4. 心电图记录 将针形电极插入动物四肢踝部皮下，心电导联线的鳄鱼夹分别夹住插入四肢的电极柄部，分别连接右前肢（红）、左前肢（黄）、左后肢（绿）、右后肢（黑）。通过生物信号采集与分析系统观察并描记正常的心电图。

5. 听诊 肺部呼吸音。

【实验项目】

1. 完成上述手术操作后，待家兔安静 5min 后，记录心电图，心率、动脉血压、中心静脉压和呼吸运动频率及幅度；观察家兔口唇及皮肤黏膜颜色的变化并记录，听诊肺部呼吸音。

2. 心源性心力衰竭的模型建立：耳缘静脉缓慢注射 0.025% 毒毛花苷 K 1.5mg/kg（6mL/kg），每 10min 记录心电图，心率、动脉血压、中心静脉压和呼吸运动；观察家兔口唇及皮肤黏膜颜色的变化并记录，听诊肺部呼吸音的变化，直到家兔死亡。

3. 家兔死亡后，挤压胸腔，观察气管内有无分泌物溢出。

4. 剖开胸腔、腹腔（注意不要损害脏器和大血管），观察有无胸腔积液、腹水；取下心脏、肺脏标本，观察肺脏外观及切面变化，以及心脏各腔室的体积；观察肠系膜血管的充盈情况，肠壁有无水肿；摘取肝脏，观察肝脏外观及切面变化。

5. 将实验结果分别记录在表 4-35 和表 4-36 中。

表 4-35 家兔急性心源性心力衰竭过程中生理指标及心功能指标的变化

时间点		心率（次/min）	动脉血压（mmHg）	呼吸频率（次/min）	呼吸幅度	中心静脉压（mmH_2O）	口唇及黏膜颜色	肺部呼吸音	心电图情况
输入毒毛花苷K前	家兔静止时								
输入毒毛花苷K后	0min								
	10min								
	20min								
	30min								
	家兔死亡时								

表 4-36 家兔急性心源性心力衰竭死亡后观察指标

序号	观察项目	情况描述
1	挤压胸壁，气管内有无分泌物溢出	
2	剖开胸腔，是否有胸腔积液	
3	剖开腹腔，是否有腹水	

续表

序号	观察项目	情况描述
4	肺脏外观及切面变化	
5	心脏各腔室的体积	
6	肝脏外表及切面变化	
7	肠系膜血管的充盈情况	
8	肠壁有无水肿	

【注意事项】

1. 耳缘静脉注射毒毛花苷 K 速度不宜过快。

2. 三通管中避免出现气泡。

3. 手术中应尽量避免出血。

4. 术中如果动物因手术切口疼痛挣扎，可局部应用少量普鲁卡因进行局部麻醉。

【思考题】

1. 毒毛花苷 K 诱导心源性心力衰竭的原理。

2. 心力衰竭时，机体的主要病理变化有哪些？本实验揭示出哪些变化？

（南开大学　李　娜）

二十六、家兔急性心力衰竭及其治疗

【实验目的】

1. 学习制作家兔急性心力衰竭模型的方法及原理。

2. 观察急性心力衰竭时心功能、血流动力学和血气指标的变化特点。

3. 掌握急性心力衰竭的治疗原则。

【实验原理】 影响心脏泵血功能的因素包括心肌的收缩和（或）舒张特性、心脏前负荷（容量负荷，preload）和心脏后负荷（压力负荷，afterload）。增加心脏负荷（容量负荷和压力负荷）、心肌缺血缺氧损伤、化学药物等因素均可诱发心力衰竭（heart failure）。按发生的部位不同，心力衰竭可分为左心衰竭、右心衰竭和全心衰竭。

心肌变力作用是影响心功能的重要因素。戊巴比妥钠（pentobarbital）属于巴比妥类中枢神经系统抑制药，具有内在负性变力作用，对心肌收缩性能及左心室功能均有抑制作用，通过静脉注射大剂量的戊巴比妥钠可使心肌收缩力特别是左心室收缩性能严重减退。大剂量的去甲肾上腺素（noradrenaline，NA）几乎能使所有血管强烈收缩，外周阻力明显增高。在整体情况下，由于去甲肾上腺素的血管强烈收缩作用，总外周阻力增高，增加了心脏射血阻力（压力负荷），同时反射性引起心率减慢，每分钟心输出量无改变或略下降；大剂量 NA 也可因心肌自律性升高而产生心律失常。静脉输液过多、过快时，机体循环血容量过多，导致心脏容量负荷增加。本实验先后通过静脉大量输入戊巴比妥钠抑制心肌收缩功能，由静脉大剂量输入去甲肾上腺素增加心脏的压力负荷，经静脉快速输入过多的生理盐水增加心脏的容量负荷，从而诱导急性心力衰竭（acute heart failure）的发生。

呋塞米（速尿，呋喃苯胺酸，furosemide）是一种强力、速效的利尿药，能抑制肾髓袢升支粗段髓质部对 Na^+、Cl^- 的主动重吸收，使肾排出大量的低渗尿，减少机体循环血量，从而降低心脏的容量负荷，促进心功能的恢复。哇巴因（毒毛花苷 G，ouabain）属于洋地黄苷类强心药（cardiac glycoside），能直接增强心肌收缩力，同时还能减慢心功能不全时的心率加快。静脉注射哇巴因能明显增强心力衰竭时心肌的收缩性能，从而有效治疗急性心力衰竭。

【实验对象】 家兔，体重 2～3kg，雌雄不拘。

【实验药品与器材】 20% 氨基甲酸乙酯，3% 戊巴比妥钠，0.4% 戊巴比妥钠，1% 去甲肾上腺素生理盐水，1% 呋塞米注射液，1% 肝素生理盐水，0.03mg/mL 哇巴因，生理盐水；兔手术台，婴儿磅秤，生物信号采集与分析系统，电磁流量计，输液装置，恒速输液泵，压力传感器，张力传感器，动脉插管，静脉插管，心电导联线及电极，血气分析仪，哺乳动物手术器械一套，三通管，导尿管，动脉夹，20mL 量筒，听诊器，电子秤，滤纸，棉线，1mL、5mL、10mL 和 30mL 注射器等。

【实验方法与步骤】

1. 家兔称重后，耳缘静脉注入 20% 氨基甲酸乙酯（1～1.2g/kg）麻醉，仰卧固定于兔手术台上，剪去颈部、胸部及左侧腹股沟部兔毛。

2. 在甲状软骨与胸骨切迹之间做颈部正中切口，逐层分离颈部肌肉组织，游离两侧颈总动脉。

3. 在胸部沿胸骨中线自胸锁关节水平至剑突上切开皮肤，分离肌层，暴露胸骨及软骨部位。在第 3、4 肋间隙剪断肋软骨、打开胸腔（勿破损胸膜腔），暴露并游离主动脉，将电磁流量计探头置于升主动脉根部测升主动脉血流量。以升主动脉流量作为心输出量（cardiac output，CO），按公式计算心脏指数（CI）、每搏作功（SW）、每搏指数（SI）。

4. 在腹股沟部于股动脉搏动明显处沿动脉走行方向切开皮肤，逐层分离组织，游离左侧股静脉，进行静脉插管，插管深约 5cm 之后，由耳缘静脉注入 1% 肝素生理盐水（1mL/kg）抗凝。

5. 进行动脉插管。其中，右侧颈总动脉插管通过三通管连接压力传感器（测动脉血压）；左侧颈总动脉插管至左心室，通过三通管连接压力传感器。将颈总动脉插管向近心端插入约 2cm，用近心端的穿线结扎动脉血管和插管，但是不要太紧，以便插管可以继续插入。松开动脉夹记录一段颈总动脉的血压波形。用左手指捏着剪口处的血管和插管，用右手轻轻地将插管向心脏方向送入，插管经过颈总动脉、主动脉弓到达主动脉瓣膜口时，血压的波幅会有些变大，手指可以明显地感受到心脏的跳动，继续送入插管使之进入左心室，即可记录到左心室内压和左心室内压变化速率的波形，根据记录波形，再轻轻调整一下插管的位置，用近心端的棉线结扎固定。

6. 同时，用生物信号采集与分析系统检测心率（heart rate，HR），左心室收缩压（left ventricular systolic pressure，LVSP），左心室内压最大上升速率（$+dp/dt_{max}$）和左心室内压最大下降速率（$-dp/dt_{max}$）、左心室开始收缩至左心室内压上升速率最大值的时间（$T\text{–}dp/dt_{max}$）；左侧股静脉插管连接输液装置和恒速输液泵供给药用。

7. 将针形电极分别对称插入家兔四肢踝部皮下，导线按右前肢（红）、左前肢（黄）、左后肢（绿）、右后肢（黑）的顺序连接，记录心电图波形。

8. 在下腹部耻骨联合上做正中切口，长 3～5cm，找出膀胱后，用小圆针细丝线在少血管区进行荷包缝合。在荷包内做一切口，插入导管后拉紧缝线并固定。导出膀胱内残留尿后，记录尿量（滴/min）。

9. 在家兔剑突下腹部随呼吸起伏最明显处，以弯针穿线并固定于张力传感器上，调整其松紧程度以描记呼吸曲线。

【实验项目】

1. 完成上述手术操作后，待家兔安静 5min 后，记录各项生理指标及心功能指标正常值，包括动脉血压（BP）、呼吸（频率和幅度）、心率（HR）、心输出量（CO）、心脏指数（CI）、每搏作功（SW）、每搏指数（SI）、左心室收缩压（LVSP）、左心室内压最大上升速率（$+dp/dt_{max}$）、左心室内压最大下降速率（$-dp/dt_{max}$）、Ⅱ导联心电图、左心室开始收缩至左心室内压上升速率最大值的时间（$T\text{–}dp/dt_{max}$）。

2. 打开颈总动脉插管连接的三通管开关，取动脉血 1mL，利用血气分析仪测定动脉血 pH、动脉血二氧化碳分压（$PaCO_2$）、动脉血氧分压（PaO_2）、标准碳酸氢盐（SB）、实际碳酸氢盐（AB）、碱剩余（BE）和阴离子间隙（AG），作为正常对照值。

3. 经左侧股静脉留置的输液管，通过恒速输液泵恒速输入 3% 戊巴比妥钠 0.15mL/(kg · min)，密切观察各项心功能指标的变化。LVSP、$+dp/dt_{max}$ 主要反映左心室的收缩功能，当 $+dp/dt_{max}$ 降至正常基础值的30%左右时，即可认作为心力衰竭模型造成。持续恒速给予维持量的0.4%戊巴比妥钠0.6mL/(kg·min)，记录即刻、2min、5min、10min时上述各项生理指标及心功能指标；记录10min时家兔血气及血液酸碱指标。

4. 经耳缘静脉缓慢注入1%去甲肾上腺素生理盐水1mL/kg，记录即刻、2min、5min、10min时的各项生理指标及心功能指标。记录10min时血气及血液酸碱指标的改变。

5. 由左侧股静脉留置的输液管以5mL/(kg·min)的速度输入生理盐水，记录5min、10min、15min时各项生理指标及心功能指标和15min时血气指标的变化；用听诊器听诊家兔肺的呼吸音，并记录肺水泡音出现的时间。

6. 由耳缘静脉注入1%呋塞米注射液0.5mL/kg，记录5min、10min、15min时上述各项生理指标、心功能指标及尿量。

7. 15min后，由耳缘静脉缓慢注入0.03mg/mL哇巴因1mL。记录给药后5min、15min、30min时各项生理指标及心功能指标；记录30min时血气及血液酸碱指标的值。

8. 实验结束后，处死家兔，进行剖检，观察心包积液、胸腔积液、腹水，取出肺脏。

9. 测定肺系数：于气管分叉上约1cm处结扎气管，自结扎线上端剪断气管，将连于肺的血管等组织全部剪断，取出肺脏，用滤纸吸去表面的水分，称肺重量。操作过程中，勿挤压肺脏。肺系数=肺重量（g）/体重（kg）×100%。家兔肺系数的正常值为4～5。

10. 将实验结果分别记录在表4-37～表4-39中。

表4-37 家兔生理指标及心功能指标的实验结果

时间节点		动脉血压（mmHg）	呼吸频率（次/min）	呼吸幅度	心率（次/min）	心输出量（mL/min）	心脏指数［mL/(min·m²)］	每搏作功（mL/mmHg）	每搏指数（mL/beat）	LVSP（mmHg）	LV+dp/dt_{max}（mmHg/s）	LV−dp/dt_{max}（mmHg/s）	T-dp/dt_{max}（s）
输入3%戊巴比妥钠前	家兔静止时												
输入3%戊巴比妥钠后	0min												
	2min												
	5min												
	10min												
静脉注入1%去甲肾上腺素生理盐水后	0min												
	2min												
	5min												
	10min												
静脉注入生理盐水后	5min												
	10min												
	15min												
静脉注入1%呋塞米注射液后	5min												
	10min												
	15min												
静脉注入0.03mg/mL哇巴因后	5min												
	15min												
	30min												

表 4-38 家兔动脉血气指标实验结果

时间节点		血 pH	$PaCO_2$（mmHg）	PaO_2（mmHg）	标准碳酸氢盐（mmol/L）	实际碳酸氢盐（mmol/L）	碱剩余（mmol/L）	阴离子间隙（mmol/L）
输入 3% 戊巴比妥钠前	家兔静止时							
输入 3% 戊巴比妥钠后	10min							
静脉注入 1% 去甲肾上腺素生理盐水后	10min							
静脉注入生理盐水后	15min							
静脉注入 1% 呋塞米注射液后	15min							
静脉注入 0.03mg/mL 哇巴因后	30min							

表 4-39 家兔死亡后观察指标

序号	观察项目	情况描述
1	剖开胸腔，是否有胸腔积液	
2	剖开心包，是否有心包积液	
3	剖开腹腔，是否有腹水	
4	肺系数测定	

【注意事项】

1. 手术中应尽量避免出血。
2. 开胸时应小心，避免胸膜破损。
3. 应使用较长的心导管插入心室记录 LVSP，心导管内不得带有气泡，否则记录波形易受影响。
4. 描记心电图时，注意避免周围电磁干扰。

【思考题】

1. 心力衰竭的发生机制有哪些？
2. 急性心力衰竭时机体各项血流动力学指标的改变有何病理生理学意义？
3. 急性心力衰竭时机体血气指标有何改变？为什么？
4. 如何对急性心力衰竭进行治疗？

（南开大学 李 娜）

二十七、强心苷对急性心功能不全的治疗作用

【实验目的】 学习动物急性心功能不全模型的制作方法；观察动物急性心功能不全的表现；观察强心苷类药物抗心功能不全的作用，以及其中毒表现和解救方法。

【实验原理】 静脉注射较大剂量中枢抑制药戊巴比妥钠可严重抑制心脏功能，使心肌收缩力降低 40% 以上，左心室内压最大上升速率（$+dp/dt_{max}$）降低，心输出量下降 30%～50%，中心静脉压升高，最终导致急性心力衰竭。

强心苷类药物可直接与心肌细胞膜上 Na^+-K^+-ATP 酶结合并抑制其活性，使心肌细胞内 Na^+ 含量增加而 K^+ 含量减少。细胞内 Na^+ 含量的增加促进 Na^+-Ca^{2+} 交换，使细胞内 Ca^{2+} 增加，进一步促进肌质网上的 Ca^{2+} 依赖性钙通道的开放，使肌质网内储存的 Ca^{2+} 释放，最终使得心肌细胞胞质内 Ca^{2+} 增加，心肌收缩力增强，增加衰竭心脏的每搏作功和每搏输出量。毒毛花苷 K（strophanthin K）为一短效、速效强心苷类药物，静脉注射 5～10min 即开始起效，故常用来治疗急性心功能不全。

中毒量强心苷可直接抑制浦肯野细胞的 Na^+-K^+-ATP 酶，使细胞内 K^+ 减少，最大舒张电位减少，自律性增高，或直接抑制窦房结与房室传导等引起多种类型的心律失常。临床上常用利多卡因、苯妥英钠等药物治疗强心苷中毒。

（一）强心苷对家兔急性心功能不全的治疗作用

【实验对象】 家兔，体重 2～3kg，雌雄不拘。

【实验药品与器材】 20% 氨基甲酸乙酯，3% 戊巴比妥钠，1% 肝素生理盐水，0.025% 毒毛花苷 K；兔手术台，哺乳动物手术器械一套，静脉导管，恒速灌注泵，心导管，1mL、2.5mL 注射器，气管插管，静脉插管，小动物呼吸机，动脉夹，生物信号采集与分析系统，压力传感器等。

【实验方法与步骤】

1. 称重、麻醉 取家兔 1 只，称重，由耳缘静脉缓慢注入 20% 氨基甲酸乙酯（1～1.2g/kg），待麻醉后仰卧位固定于手术台上。

2. 分离气管、颈总动脉、颈外静脉 颈部备皮，颈正中部位作 5～7cm 切口，游离气管、右侧颈总动脉和左侧颈外静脉各 3～4cm，并穿线备用。

3. 气管插管 在分离的气管上做一倒“T”形切口，插入与小动物呼吸机相连的气管插管，结扎固定。启动小动物呼吸机，将呼吸频率调至 15～16 次/min，通气量为 25～30mL/次。

4. 静脉插管 用动脉夹夹闭颈外静脉近心端，待静脉内血液充盈后，结扎远心端，用塑料板垫于血管下，在靠近结扎处朝心方向用眼科剪呈 45° 剪一“V”形口（为管径的 1/3～1/2），插入充满肝素生理盐水的静脉插管，结扎固定。静脉插管与恒速灌注泵相连。

5. 左心室内插管 心导管先与压力传感器相连，压力传感器和生物信号采集与分析系统的通道 2 连接。用动脉夹夹闭颈总动脉的近心端，结扎远心端，用塑料板垫于血管下，在靠近结扎处朝心方向用眼科剪呈 45° 剪一“V”形口（为管径的 1/3～1/2），将充满肝素生理盐水的心导管插入右侧颈总动脉后，小心松开动脉夹，在显示器的监视下，继续将心导管插入至左心室腔，若血压突然下降至 0mmHg 附近，并出现上升支锐陡、波峰平缓的压力波形时，表明导管已插入左心室内，此时可明显感觉到导管随心脏跳动而抖动。结扎固定导管。

【实验项目】

1. 观察和记录正常状态下心脏的各项血流动力学参数 心率（HR）、左心室收缩压（LVSP）、左心室舒张压（LVDP）、左心室内压最大上升速率（$+dp/dt_{max}$）、左心室内压最大下降速率（$-dp/dt_{max}$）、左心室开始收缩至左心室内压上升速率最大值的时间（$T\text{–}dp/dt_{max}$）、心肌最大缩短速度（Vpm）。以 $+dp/dt_{max}$ 作为判断心力衰竭（以下简称心衰）出现的指标。

2. 建立急性心衰模型 经颈外静脉恒速输入 3% 戊巴比妥钠 0.15mL/(kg · min)，密切观察各项心功能指标的变化。当 $+dp/dt_{max}$ 降至正常基础值的 30%～40%，且 5min 内无上升倾向时，即可认为心衰模型建立成功。持续恒速给予戊巴比妥钠 0.25mg/(kg · s)，以维持稳定的心衰状态。心衰建立后，观察 5min，记录心脏各项血流动力学参数的变化。

3. 心衰治疗 0.025% 毒毛花苷 K（0.25mg/kg）缓慢由耳缘静脉注入，连续观察并记录各项血流动力学参数的变化。

将结果填入表 4-40 中，并对结果进行分析。

表 4-40 毒毛花苷 K 对家兔急性心功能不全的影响

心功能参数	正常状态	急性心衰	毒毛花苷 K 治疗后		
			第 5min	第 15min	第 30min
HR（次/min）					
LVSP（mmHg）					
LVDP（mmHg）					

续表

心功能参数	正常状态	急性心衰	毒毛花苷K治疗后		
			第5min	第15min	第30min
$+dp/dt_{max}$（mmHg/s）					
$-dp/dt_{max}$（mmHg/s）					
$T\text{-}dp/dt_{max}$（s）					
Vpm（s^{-1}）					

【注意事项】

1. 注射戊巴比妥钠应缓慢，使心肌收缩力逐渐下降，同时密切注意动物的呼吸情况。若心肌收缩力下降太快，易使动物死亡。

2. 心衰程度若不严重，停用戊巴比妥钠后心肌收缩力可自行恢复，故建立心衰模型后应适量恒速灌注戊巴比妥钠以维持稳定心衰。

3. 心室插管时，动作要轻柔，以免导管穿破心室壁。心导管和压力传感器系统中不得有气泡，否则记录图形将失真。排出气泡时，切忌传感器受压过高，以免损坏。

【思考题】 具有正性肌力作用的药物有哪几类？在心功能不全的治疗上各类药物的临床评价如何？

（二）强心苷对豚鼠急性心功能不全的治疗作用

【实验对象】 豚鼠，体重350～450g，雌雄不拘。

【实验药品与器材】 6%戊巴比妥钠；大鼠手术台，张力传感器，蛙心夹，滑轮；余同上文中“（一）强心苷对家兔急性心功能不全的治疗作用”。

【实验方法与步骤】

1. 称重、麻醉 取豚鼠1只，称重后，腹腔注射20%氨基甲酸乙酯1～1.2g/kg，待麻醉后仰卧位固定于手术台上。

2. 分离气管及一侧颈外静脉 颈部备皮，颈部正中作4～5cm皮肤切口，分离气管、左侧颈外静脉各2～3cm，穿线备用。

3. 气管插管 在游离的气管上做一倒“T”形切口，插入与小动物呼吸机相连的气管插管，结扎并固定。启动呼吸机，将呼吸频率调至30～40次/min。

4. 静脉插管 用动脉夹夹闭颈外静脉近心端，待静脉内血液充盈后，结扎远心端，用塑料板垫于血管下，在靠近结扎处朝心方向用眼科剪呈45°剪一“V”形口（为管径的1/3～1/2），插入充满肝素生理盐水的静脉导管，结扎固定，供给药用。

5. 开胸暴露心脏 沿正中线切开胸部皮肤至剑突，将两层肌肉逐层剥离，露出肋骨后，在心脏搏动最明显处，紧靠胸骨左缘剪断3～4根肋骨，暴露心脏。用开胸器使心脏完全暴露，小心剪开心包膜，用蛙心夹夹住心尖，并将蛙心夹的连线与张力传感器相连。张力传感器连于生物信号采集与分析系统，连接蛙心夹前先调零使初始压力位于零刻度线。

【实验项目】

1. 稳定5～10min后，记录正常状态下心脏的收缩幅度和心率。

2. 建立急性心衰模型：6%戊巴比妥钠缓慢静脉注射，每次0.5mL，每隔3min注射一次，总量为3～4mL，使心肌收缩力逐渐下降，当心肌收缩力下降到正常水平的40%～50%时，观察并记录心脏收缩力和心率变化，若5min内心肌收缩力无上升倾向，视为形成急性心衰。

3. 毒毛花苷K对心衰的作用。

（1）经颈外静脉缓慢注射0.025%毒毛花苷K 0.5mg/kg（2mL/kg），连续记录15min内心肌收缩力和心率的变化。

（2）经颈外静脉缓慢注射 0.025% 毒毛花苷 K 1.5mg/kg（6mL/kg），连续记录 15min 内心肌收缩力和心率的变化。

4. 将结果填入表 4-41 中，并对结果进行分析。

表 4-41 毒毛花苷 K 对豚鼠急性心功能不全的治疗作用

心功能参数	正常状态	急性心衰	毒毛花苷 K 处理 15min 后	
			0.5mg/kg	1.5mg/kg
收缩幅度（mg）				
心率（次/min）				

【注意事项】

1. 应缓慢注射戊巴比妥钠，使心肌收缩力逐渐下降，同时密切注意动物的呼吸情况。若心肌收缩力下降太快，易使动物死亡。

2. 心衰程度若不严重，停用后心肌收缩力可自行恢复，或静脉注射戊巴比妥钠总量达 4mL 仍未出现明显心衰，可每次注射 0.3mL 戊巴比妥钠，直至出现明显心衰。

3. 实验过程中，经常用温热盐水滴在心脏上，保持湿润。

4. 记录收缩力时，使心尖端离开胸腔，以免受呼吸干扰，影响结果准确性。

【思考题】

1. 试述强心苷类药物的中毒机制及中毒后的治疗。

2. 强心苷类药物有哪些不良反应？

3. 哪些情况下不应使用强心苷类药物？

（空军军医大学　季乐乐　张海锋）

（三）强心苷对蛙急性心功能不全的治疗作用

【实验对象】 蛙或蟾蜍。

【实验药品与器材】 1% 戊巴比妥钠，0.025% 毒毛花苷 K，0.2% 利多卡因，0.9% 氯化钠；生物信号采集与分析系统，张力传感器，蛙类动物手术器械一套，动脉夹，头皮针，1mL 注射器，丝线等。

【实验方法与步骤】

1. 取蛙或蟾蜍 1 只，称重，从枕骨大孔插入刺蛙针捣毁脑和脊髓，仰卧位固定于蛙板上。

2. 剪去胸腹部皮肤及胸骨，暴露心脏。剪开腹部肌肉，暴露正中腹壁静脉，插入充有生理盐水的头皮针备用，并用动脉夹将其固定在皮肤上。

3. 剪开心包膜，用蛙心夹夹住心尖部，蛙心夹另一端用丝线与张力传感器相连。用双凹夹将张力传感器固定在铁架台上，调节其高度使丝线松紧适宜。

4. 将张力传感器导线和生物信号采集与分析系统相连，开启主机进入用户界面与主菜单，选定实验模块并开始记录。

【实验项目】

1. 稳定 15min 后，记录一段正常的收缩曲线。

2. 建立急性心衰模型：每隔 5min，经腹壁静脉注射 1% 戊巴比妥钠 0.1mL/10g，观察和记录心收缩曲线，直至出现心衰（收缩幅度降至正常的 1/2 以下，心率减慢或肉眼可见心肌收缩力明显减弱，收缩频率变慢，严重时心脏体积增大，颜色变暗）。

3. 毒毛花苷 K 的作用观察。

（1）一旦出现心衰立即注入 0.025% 毒毛花苷 K 0.1mL/10g，观察心脏外观及心收缩曲线变化。

（2）待心收缩曲线恢复正常，再次缓慢注入 0.025% 毒毛花苷 K 0.1～0.3mL/10g，观察心脏外观及心收缩曲线变化，直至再次出现心衰或心脏活动明显受到抑制，立即注入 0.2% 利多卡因

0.1mL/10g，观察心脏外观及心收缩曲线变化。观察每次给药前后心脏收缩幅度和心率等指标变化。

4. 将数据填入表4-42中，并对结果进行分析。

表4-42 强心苷对在体蛙心收缩功能的影响

药物	收缩幅度（mg）		心率（次/min）		心脏外观	
	给药前	给药后	给药前	给药后	给药前	给药后
1% 戊巴比妥钠（0.1mL/10g）						
0.025% 毒毛花苷K（0.1mL/10g）						
0.025% 毒毛花苷K（0.1～0.3mL/10g）						
0.2% 利多卡因（0.1mL/10g）						

【注意事项】

1. 记录时应使心尖端离开胸腔，以免受呼吸干扰，影响结果的准确性。

2. 经腹壁静脉注射1%戊巴比妥钠制备在体急性心衰模型时，应缓慢推注，并密切观察，以免心衰过重造成心脏过度抑制而停搏。

3. 首次给予0.025%毒毛花苷K及0.2%利多卡因应迅速、及时，便于观察药效。

【思考题】

1. 毒毛花苷K治疗充血性心衰的药理学机制是什么？

2. 强心苷类药物中毒有哪些临床表现？如何解救？

（哈尔滨医科大学　曹永刚）

二十八、大鼠内毒素性休克及其治疗

【实验目的】

1. 学习感染性休克中常见的内毒素性休克动物模型的建立方法。

2. 观察内毒素性休克时动物肠系膜微循环和血流动力学的变化。

3. 比较缩血管药与扩血管药在内毒素性休克治疗中的作用。

【实验原理】 严重的革兰氏阴性菌感染是引起感染性休克的常见原因，革兰氏阴性菌所产生的内毒素是主要的致病因子。内毒素可通过其直接与间接作用，引起复杂的神经体液反应和细胞损伤，导致全身性血液循环障碍，引起休克。本实验直接采用静脉注射内毒素复制休克模型，观察内毒素性休克时机体的血流动力学和肠系膜微循环等变化，并比较缩血管药与扩血管药在内毒素性休克治疗中的作用。

【实验动物】 大鼠，体重180～300g，雄性。

【实验药品与器材】 20%氨基甲酸乙酯，1%肝素生理盐水，内毒素（100μg/mL），生理盐水，去甲肾上腺素，山莨菪碱，医用液体石蜡；大鼠手术台，1mL、5mL、50mL注射器，20mL量筒，小烧杯，哺乳动物手术器械一套，压力传感器，动脉插管，静脉插管，导尿管，三通阀，静脉输液装置，恒温水浴灌流盒，计滴导线，微循环观察系统，生物信号采集与分析系统，棉线，水银体温计等。

【实验方法与步骤】

1. 称重、麻醉 大鼠称重后，采用腹腔注射20%氨基甲酸乙酯1～1.2g/kg（5～6mL/kg）进行麻醉。

2. 固定与备皮 将麻醉后的动物仰卧位固定在手术台上，并备皮（范围为：甲状软骨下缘至胸骨上切迹，腹部正中）。

3. 左颈总动脉插管 颈部正中切口，分离左侧颈总动脉，插管内注满肝素并排尽气泡后，行颈总动脉插管，记录正常平均动脉压、脉压、心率、呼吸。

4. 右侧颈外静脉插管 分离右侧颈外静脉，穿两根棉线备用，结扎远心端后，静脉剪一小口，从远心端向近心端插管 2cm 深，测量中心静脉压值，不测压时与静脉输液装置连通，缓慢输入生理盐水 5～10 滴/min，保持导管通畅。

5. 膀胱插管 下腹部耻骨联合上做正中切口，长 1～2cm，沿腹白线切开腹壁，找出膀胱，并将膀胱翻出体外，用小圆针穿细丝线在少血管区进行荷包缝合。在荷包内做一直切口，插管后拉紧缝线并固定。插管另一端置于计滴导线上记录尿量（滴/min）。

6. 测温 将涂有润滑油的大鼠肛温计插入直肠，测量和记录肛温。

7. 肠系膜微循环观察

（1）侧腹部切口，选择一段游离度较大的小肠袢，拉出，放入加有 37℃生理盐水的恒温水浴灌流盒的水浴槽内，使肠系膜均匀铺在有机玻璃凸形观察环上，调整液面，使之刚覆盖过肠系膜，用透射光源或侧光源在显微镜下观察。

（2）镜下选择好视野，辨别肠系膜微动脉、微静脉和毛细血管网，观察血流速度、毛细血管开放数及毛细血管入口口径、出口口径，找出标记血管，以便固定视野做动态比较。

【实验项目】

1. 手术操作后，动物安静 5min，记录基础状态的各项指标，包括平均动脉压（MAP）、脉压（PP）、心率（HR）、中心静脉压（CVP）、体温（T）、肠系膜微循环、尿量（如有条件可用心阻抗血流图等法测心输出量）。

2. 2min 内从颈外静脉推注内毒素（参考剂量 600μg/100g），诱导内毒素性休克，注射后 1h 内密切观察动物各项指标的变化。

3. 动物出现明显的休克病理生理变化后，通过静脉输液装置，经右侧颈外静脉按 5～10mL/100g 剂量快速滴注生理盐水补液，直至 CVP 恢复正常。同一实验室四组实验中，两组在输液同时加入去甲肾上腺素（参考剂量 1.25mg/kg），另两组加入山莨菪碱（参考剂量 6.25mg/kg），观察并记录各指标变化。

4. 将组内不同时间点及不同组同一时间点的实验结果填入表 4-43 中，并对实验结果进行分析比较。

表 4-43 去甲肾上腺素与山莨菪碱对内毒素性休克的治疗作用比较

组别	指标	MAP（mmHg）	PP（mmHg）	HR（次/min）	CVP（mmHg）	T（℃）	微循环			尿量
							毛细血管数	管径	流速	
输液＋去甲肾上腺素治疗	基础状态									
	注入内毒素后 1h									
	治疗后 15min									
	治疗后 30min									
	治疗后 60min									
输液＋山莨菪碱治疗	基础状态									
	注入内毒素后 1h									
	治疗后 15min									
	治疗后 30min									
	治疗后 60min									

【注意事项】

1. 实验过程中尽量减少手术引起的出血和疼痛，注意防止血管插管内凝血。

2. 牵拉肠袢动作要轻，以免引起严重低血压。

3. 所有动脉插管、静脉插管及压力传感器内均应充盈肝素或生理盐水，并排尽气泡。

4. 在观察肠系膜微循环的过程中，不断滴加预温的生理盐水，以防肠系膜干燥，影响观察。

【思考题】

1. 简述各监测指标变化的意义。

2. 内毒素引起休克的机制是什么？

3. 判断内毒素性休克模型复制是否成功的主要实验依据是什么？

4. 如何依据实验指标的变化判断动物处于休克的哪一期？

5. 使用何种血管活性药物治疗效果更好，实验依据是什么？

二十九、家兔失血性休克及其治疗

【实验目的】

1. 学习制作家兔失血性休克模型的方法。

2. 观察失血性休克时和抢救过程中的主要体征及血流动力学变化。

3. 使用微循环学说分析实验过程中各指标变化的机制。

【实验原理】 休克（shock）是在严重失血失液、感染、创伤等强烈致病因素作用下，有效循环血量急剧减少，组织血液灌流量严重不足，以致机体组织细胞和重要生命器官发生功能、代谢障碍及结构损害的病理过程。失血性休克（hemorrhagic shock）是一种常见的休克类型，具有休克的典型临床表现。大量失血可引起失血性休克，见于外伤出血、胃溃疡出血、食管静脉曲张破裂出血及产后大出血等。休克的发生与否取决于失血量和失血速度：一般15min内失血少于全身总血量的10%时，机体可通过代偿使血压和组织灌流量保持基本正常；若快速失血超过总血量的20%左右，即可引起休克；失血量超过总血量的50%，则往往导致死亡。微循环是指微动脉和微静脉之间的血液循环。典型的微循环由微动脉、后微动脉、毛细血管前括约肌、毛细血管网、直捷通路、动-静脉吻合支和微静脉等部分组成。失血性休克的主要病理生理学特点是微循环血液灌流障碍。根据微循环变化情况可将失血性休克分为三期：微循环缺血期、微循环淤血期和微循环衰竭期，因失血量及速度不同，各期持续时间、病理生理变化和临床表现不同。

实验采用颈总动脉放血的方法，可快速减少有效循环血量，复制休克模型。由于循环血量不足，静脉回心血量减少，血压下降，通过压力感受器反射引起交感神经兴奋，外周血管收缩，组织灌流量急剧减少，导致失血性休克。失血性休克的治疗原则是去除病因，通过输液或输血补充血容量，提高有效循环血量、心输出量，改善组织灌流，还可合理使用血管活性药物，改善微循环。

【实验动物】 家兔，体重2～3kg，雌雄不拘。

【实验药品与器材】 20%氨基甲酸乙酯，1%肝素生理盐水，生理盐水，去甲肾上腺素，多巴胺；兔手术台，婴儿磅秤，哺乳动物手术器械一套，生物信号采集与分析系统，压力传感器，张力传感器，计滴导线，微循环观察系统，血气分析仪，动脉插管，三通阀，静脉插管，静脉输液装置，20mL量筒，小烧杯，5mL、10mL、50mL注射器，棉线，水银体温计等。

【实验方法与步骤】

1. 称重、麻醉 家兔称重后，采用腹腔注射20%氨基甲酸乙酯（1～1.2g/kg）进行麻醉。

2. 固定与备皮 将麻醉后的动物仰卧位固定在手术台上，并备皮（范围为：甲状软骨下缘至胸骨上切迹，腹部正中）。

3. 左颈总动脉插管 颈部正中切口，分离左侧颈总动脉，插管内注满肝素并排尽气泡后，行左颈总动脉插管，记录正常平均动脉压、脉压、心率、呼吸。

4. 右侧颈外静脉插管 分离右侧颈外静脉，穿两根棉线备用，结扎远心端后，静脉剪一小口，从远心端向近心端插管6cm深，测量中心静脉压值，不测压时与静脉输液装置连通，缓慢输入生理盐水5～10滴/min，保持导管通畅。

5. 在家兔剑突下腹部随呼吸起伏最明显处，以弯针穿线并固定于张力传感器上，调整缝线的松紧度和换能器方向，描记呼吸曲线。

6. 下腹部耻骨联合上做正中切口，长 3～5cm，沿腹白线切开腹壁，找出膀胱，并将膀胱翻出体外，用小圆针穿细丝线在少血管区进行荷包缝合。在荷包内做一直切口，插管后拉紧缝线并固定。插管另一端置于计滴导线上记录尿量（滴/min）。

7. 将涂有润滑油的体温计插入直肠，测量和记录肛温。

8. 左侧股三角区沿动脉走行方向做一长约 3cm 切口，分离出股动脉，插管，以备放血和采血。

9. **肠系膜微循环观察** 具体步骤见本节实验二十八。

【实验项目】

1. 手术操作后，动物安静 5min，记录基础状态的各项指标，包括平均动脉压（MAP）、脉压（PP）、心率（HR）、中心静脉压（CVP）、体温（T）、肠系膜微循环、尿量（如有条件可用心阻抗血流图等法测心输出量）。

2. 由耳缘静脉注入 1% 肝素生理盐水（1mL/kg）进行全身肝素化。家兔的血容量可按体重（g）乘以 8% 估算（mL，如家兔体重 2kg，总血量约 160mL）。出血量在血容量的 10% 以下，机体通过代偿机制可不表现症状；出血量达 20%～30%，动物发生休克；出血量达 50%，动物易死亡。打开股动脉插管的三通阀，缓慢放血（2mL/min），盛于小烧杯中。初始时每放出 10mL 血液即夹闭插管，观察动脉血压变化，使动脉血压缓慢降至 60mmHg。稳定 10min 后，继续放血，使血压降至 40mmHg，停止放血。如血压上升，则再次放血使血压稳定至 40mmHg。密切观察放血后家兔的 MAP、PP、HR、T、CVP、尿量及微循环指标。

3. 失血性休克动物治疗：第一只家兔复制失血性休克血压稳定于 40mmHg 达 10min 后，经耳缘静脉（或通过静脉输液装置）以 40～60 滴/min 的速度滴注生理盐水，输液量为失血量的 2～3 倍。第二只家兔复制失血性休克后，在输液同时给予多巴胺［参考剂量 3.3～16.5μg/(kg·min)］。第三只家兔复制失血性休克后，在输液同时给予去甲肾上腺素［参考剂量 0.1～5μg/(kg·min)］。测定输液 50mL 后和治疗结束时 MAP、PP、HR、T、CVP、尿量及微循环指标。

4. 在放血前，稳定至 40mmHg 10min 后和治疗结束时分别取动脉血 1mL 检测各指标，包括动脉血 pH、动脉血氧分压（PaO_2）、动脉血二氧化碳分压（$PaCO_2$）等。

5. 将组内不同时间点及不同组同一时间点的实验结果填入表 4-44 中，并对实验结果进行分析比较。

表 4-44 不同药物治疗家兔失血性休克的效果比较

组别		MAP（mmHg）	PP（mmHg）	HR（次/min）	CVP（mmHg）	T（℃）	微循环			尿量	血气分析
							毛细血管数	管径	流速		
输液治疗	放血前										
	放血至 60mmHg 时										
	稳定至 40mmHg 10min 后										
	输液 50mL 后										
	治疗结束时										
输液＋多巴胺治疗	放血前										
	放血至 60mmHg 时										
	稳定至 40mmHg 10min 后										
	输液 50mL 后										
	治疗结束时										

续表

组别		MAP（mmHg）	PP（mmHg）	HR（次/min）	CVP（mmHg）	T（℃）	微循环			尿量	血气分析
							毛细血管数	管径	流速		
输液＋去甲肾上腺素治疗	放血前										
	放血至 60mmHg 时										
	稳定至 40mmHg 10min 后										
	输液 50mL 后										
	治疗结束时										

【注意事项】

1. 尽量减少手术出血，分离血管及肌层时，应钝性分离，切勿使用手术刀或手术剪，若出血应设法止血。

2. 血管插管必须充满肝素生理盐水，并排出气泡。血管插管须固定，以防止滑脱，并避免过度移动。保持动静脉插管与血管平行，以免刺破血管。压力传感器与心脏同高度。

3. 牵拉肠袢动作要轻，以免引起严重低血压，影响结果的准确性。

4. 术后用生理盐水纱布覆盖颈部和腹部切口。

5. 在观察肠系膜微循环的过程中，不断滴加预温的生理盐水，以防肠系膜干燥，分清动静脉及毛细血管，选好标志血管，固定视野，以保持前后观察结果一致。

【思考题】

1. 失血性休克发生后，家兔各指标如何变化，机制是什么？

2. 失血性休克家兔是否存在水、电解质与酸碱平衡紊乱？简述其发生机制。

3. 选用何种血管活性药物治疗失血性休克更好，为什么？

（中南大学　王　念）

三十、药物对家兔血流动力学的影响

【实验目的】 学习哺乳动物血流动力学的测定方法；观察药物对血流动力学的影响。

【实验原理】 血流动力学（hemodynamics）是指血液在心血管系统中流动时的一系列物理学问题；其基本研究内容是血流量、血流阻力、血压及其相互关系。血流量是指单位时间内流过某一血管截面的血液量，单位是 mL/s，可通过电磁流量计等直接测定；主动脉弓血流量大致相当于心输出量（冠脉血流量忽略不计），以器官为研究对象时则测定被研究器官的血流量。血压是指血管内血液对单位面积血管壁的侧压力，单位通常是 mmHg 或 kPa，可通过直接法或间接法测得。血流动力学研究中需要测定某血管两端的血压差，体循环血压差是指主动脉压与中心静脉压之间的血压差。血流阻力是指血液在血管内流动时所遇到的阻力，不能直接测定，但可根据计算获得：

$$血流阻力 = 血压差（mmHg）/血流量（mL/s）$$

血流阻力单位是 mmHg/(mL · s) 或 dyn · s/cm^5，也可用外周阻力单位（PRU）来表示，PRU=1mmHg/(mL · s)=1333dyn · s/cm^5。

哺乳动物心输出量、器官血流量、动脉血压、中心静脉压、外周阻力、器官血流阻力受神经体液因素的调节，并受许多其他因素的影响。

【实验对象】 家兔，体重 2～3kg，雌雄不拘。

【实验药品与器材】 20% 氨基甲酸乙酯或 3% 戊巴比妥钠，0.005% 异丙肾上腺素，1% 普萘洛尔，0.01% 去甲肾上腺素，12% 磷酸二氢钠，5% 碳酸氢钠，生理盐水，0.025% 毒毛花苷，1% 肝素生理盐水，2%～3% 普鲁卡因；电磁流量计主机，1.5mm、2mm、2.5mm、4mm 和 5mm 电磁流量计探头，生物信号采集与分析系统，压力传感器，水检压计，动脉插管，静脉插管，兔手术台，小动物呼吸机，哺乳动物手术器械一套，婴儿磅秤，肌肉牵开器，棉球，1mL、2mL 和 20mL 注射器等。

【实验方法与步骤】

1. 连接实验装置

（1）电磁流量计调试：选择适当直径的电磁流量计探头放入生理盐水中浸泡半小时，随后与电磁流量计主机相连。将电磁流量计主机接通电源预热半小时。把电磁流量计探头静置于生理盐水中，将电磁流量计调平衡、调零、定标，即可将电磁流量计探头套挂相应的动脉以测定心输出量或器官血流量。

（2）压力传感器连接：将压力传感器经三通管与动脉插管相连，由三通管向压力传感器和动脉插管注入 1% 肝素生理盐水，排出管道内的气泡，关好三通管。将水检压计内注满生理盐水。

2. 实验动物手术操作

（1）麻醉固定：家兔称重，耳缘静脉注射 20% 氨基甲酸乙酯（1～1.2g/kg）或 3% 戊巴比妥钠（30mg/kg）麻醉，仰卧位固定于兔手术台。

（2）气管插管：颈部和胸前区备皮，沿颈正中线切开颈部皮肤至胸骨上缘。沿颈正中线分离肌肉，暴露气管，插入与小动物呼吸机相连的气管插管，结扎固定。启动小动物呼吸机，将呼吸频率调至 15～16 次/min，通气量为 25～30mL/次。

（3）颈外静脉插管：分离右侧颈外静脉，将连接水检压计的静脉插管由颈外静脉插入至上腔静脉，结扎固定。调节水检压计高度使“0”刻度位于动物腋中线水平，以测定中心静脉压。也可用高灵敏度的压力传感器，由生物信号采集与分析系统记录中心静脉压。

（4）颈总动脉插管：分离左侧颈总动脉，插入动脉插管并结扎固定，测定动脉血压。

（5）分离主动脉。

1）分离胸骨与纵隔：自胸骨上缘继续切开胸部正中线皮肤约 5cm，暴露胸骨。用弯止血钳自胸骨上缘，紧贴胸骨后壁，用止血钳反复撑开的方法分离胸骨后组织，并逐渐将止血钳紧贴胸骨后壁伸入胸廓，边分离，边伸入，直至止血钳伸进约 5cm，使胸骨与纵隔器官分离。

2）显露主动脉弓：用骨剪自正中线剪开胸骨约 5cm，用肌肉牵开器将胸壁切口向两侧撑开 3.5～4cm，以看清纵隔器官。将胸腺向头侧推开，显露心包。用小止血钳夹持心包膜组织，轻轻提起，用组织剪剪开心包膜前壁，显露心脏和主动脉弓。

3）套挂电磁流量计探头：左手用玻璃分针轻轻挑提起主动脉弓，右手持电磁流量计探头（内直径 4～5mm）套挂主动脉，即可记录主动脉血流量（大致相当于心输出量）。

（6）分离右侧颈总动脉：以备测定颈总动脉血流量，宜选用内直径为 2mm 的电磁流量计探头。

（7）分离肾动脉

1）分离腰背筋膜：动物取右侧卧位，在左侧腰部和腹部外侧备皮。自肋缘下，沿骶棘肌腹侧缘做长 7～ 8 cm 的皮肤纵向切口，暴露腰背筋膜。用止血钳提起腰背筋膜，于骶棘肌腹外侧纵向剪开腰背筋膜约 7cm，注意勿伤及腹肌和骶棘肌，以防出血。

2）显露肾动脉：用止血钳沿骶棘肌腹外侧缘轻轻分离，暴露位于腹膜后的肾脏。将肾脏向腹侧轻推，并用肌肉牵开器将肾脏与骶棘肌牵开约 3cm，可显露肾静脉、肾动脉、肾神经和肾盂。

3）套挂电磁流量计探头：用玻璃分针轻轻分离肾动脉 1～1.5cm。随后用浸有 2%～3% 普鲁卡因的棉球置于肾动脉表面，以防止和缓解肾动脉痉挛。测定肾动脉血流量宜选用内直径为 1.5mm 的电磁流量计探头。

3. 动脉血流量记录 在电磁流量计主机上读取相应电磁流量计探头所记录的动脉血流量数值。

4. 生物信号采集与分析系统的连接 将压力传感器输出插头连接到生物信号采集与分析系统的通道 1 输入插孔，用于记录动脉血压。开启电脑，进入生物信号采集与分析系统。

【实验项目】 给予以下干预，记录心输出量或器官血流量、动脉血压、中心静脉压，并计算总外周阻力或肾脏血流阻力，填入表 4-45 中，讨论药物对各血流动力学指标的作用及其机制。

1. 静脉注射生理盐水 20～30mL，观察上述指标的变化。

2. 静脉注射 0.005% 异丙肾上腺素 5μg/kg，观察上述指标变化。

3. 静脉注射 1% 普萘洛尔 1mg/kg，观察上述指标变化。

4. 静脉注射 0.01% 去甲肾上腺素 10μg/kg，观察上述指标变化。

5. 静脉注射 12% 磷酸二氢钠 4mL/kg，观察上述指标变化；随后静脉注射 5% 碳酸氢钠 4mL/kg，观察上述指标变化。

6. 静脉注射生理盐水 180～200 滴/min，直到 100mL/kg，观察上述指标变化；随后静脉注射 0.25mg/mL 毒毛花苷 0.1mL（先抽取毒毛花苷 0.1mL，稀释成 1mL 后再注射），观察上述指标变化。

表 4-45 药物对家兔血流动力学的影响

药物处理	心输出量（mL/s）	肾脏血流量（mL/s）	动脉血压（mmHg）	中心静脉压（mmHg）	总外周阻力［mmHg/(mL·s)］	肾脏血流阻力［mmHg/(mL·s)］
生理盐水（20～30mL）						
异丙肾上腺素						
普萘洛尔						
去甲肾上腺素						
磷酸二氢钠						
碳酸氢钠						
生理盐水（100mL/kg）						
毒毛花苷						

【注意事项】

1. 分离胸骨与胸骨后纵隔器官时一定要紧贴胸骨后壁，以防伤及胸内大血管和胸膜，尤其要注意不要撕裂颈总静脉，以防引发大出血。

2. 应在正中线剪开胸骨，以防损伤肋间血管，引起出血过多；用肌肉牵开器向两侧撑开胸壁切口时，不可过猛，撑开不宜超过 4cm，以防发生气胸。

3. 剪开心包应充分显露主动脉弓，并注意不要损伤心脏和血管。

4. 因该实验所用药物较多，注意保护兔耳缘静脉，必要时可自颈外静脉注射给药。

5. 电磁流量计探头套挂肾动脉和颈总动脉时一定使探头与动脉自然走行方向保持一致，保证动脉不发生扭曲。

6. 中心静脉压也可通过压力传感器由生物信号采集与分析系统记录和测定。

7. 本实验测定部位和项目较多，难度大，实际应用时可根据需要选取。

【思考题】

1. 结合实验观察到的异丙肾上腺素、普萘洛尔、去甲肾上腺素等药物对中心静脉压、心输出量、动脉血压和外周阻力的不同影响，试分析以上药物在临床上有哪些具体应用？

2. 如果用动脉夹夹闭颈总动脉 1min，然后去除动脉夹，颈总动脉血流量较夹闭前有何变化？为什么？如果用动脉夹夹闭肾动脉 1min，然后去除动脉夹，肾动脉血流量变化与颈总动脉血流量变化有无不同？为什么？

3. 你认为还有哪些药物及因素可以影响体循环或某器官血流动力学，如何证明？

三十一、药物对大鼠血流动力学的影响

【实验目的】 学习麻醉大鼠心功能的测定方法；观察维拉帕米对麻醉大鼠心功能的影响。

【实验原理】 通过有创性动脉和左心室插管，记录动脉血压和左心室内压，并同步记录心电图，计算分析血流动力学指标，以评价心脏功能。给予不同的药物，观察血流动力学指标的改变，讨论药物对心功能的作用及其机制。维拉帕米（verapamil）是一种钙通道阻滞剂，能够对抗钙离子进入心肌细胞和血管平滑肌细胞而使心肌收缩力减弱、心率降低、血管扩张和血压下降。

【实验对象】 Wistar 或 Sprague Dawley 大鼠，体重 200g 左右，雌雄不拘。

【实验药品与器材】 20% 氨基甲酸乙酯，500U/mL 肝素生理盐水，生理盐水，0.1% 维拉帕米；生物信号采集与分析系统，压力传感器 2 个，哺乳动物手术器械一套，PE-50 动静脉插管，左心室导管，心电导联线与电极，电子秤，动脉夹，大鼠手术台，棉球，手术丝线，1mL、2.5mL 注射器等。

【实验方法与步骤】

1. 生物信号采集与分析系统的连接 通道 1 用于记录心电图；将压力传感器输出插头分别连接到通道 2 和通道 3 的输入插孔，用于记录动脉血压和左心室内压。开启电脑，进入生物信号采集与分析系统。

2. 实验动物手术操作

（1）动物麻醉固定：取大鼠一只，称重，腹腔注射 20% 氨基甲酸乙酯（1～1.2g/kg）麻醉，仰卧位固定于手术台上。

（2）股静脉插管：沿股静脉走向切开右侧大腿内侧皮肤，分离股静脉，插入预充满生理盐水的静脉插管，以供给药用。

（3）左心室压测定：沿颈部正中线切开皮肤，分离右侧颈总动脉。右侧颈总动脉插入充满肝素生理盐水的左心室导管，打开三通管，通道 3 上先出现血压波形，继续将导管插向左心室腔。当波形由血压波变成谷值达 0mmHg 附近，具有明显舒张期而峰顶平坦的波形时（图 4-25），即表明导管口已通过主动脉瓣进入左心室腔，再送入导管 0.2～0.3cm，若仍保持同样波形则结扎固定心导管，观察并记录血流动力学指标。

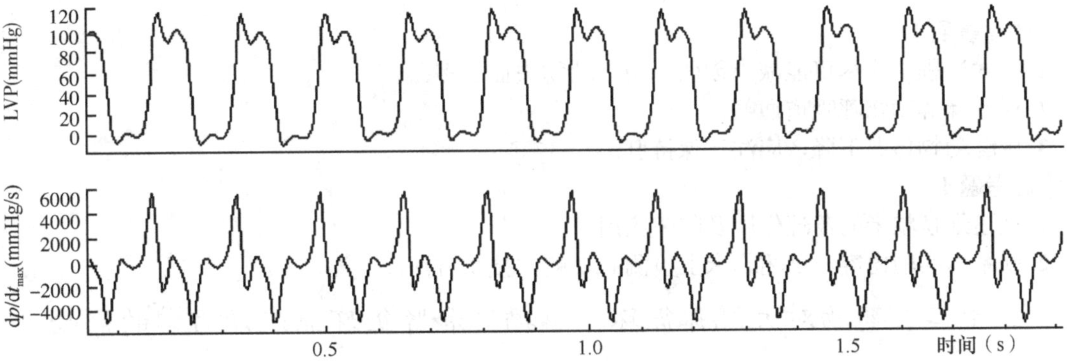

图 4-25 左心室内压波形代表图

（4）股动脉插管：用手指感触股动脉搏动，以明确股部血管的位置，沿血管走行方向切开皮肤 3～5cm。用止血钳顺血管走行方向分离股血管表面筋膜和肌肉（熟练者用眼科剪更为方便），暴露股血管和股神经。一般股动脉在背外侧，可被股静脉掩盖，呈粉红色，壁较厚，有搏动；股静脉在股动脉腹内侧，呈紫蓝色，壁较薄，较粗；股神经位于股动脉背外侧。用止血钳沿血管方向分离神经、血管鞘和血管之间的结缔组织，游离股动脉和股静脉 2～3cm，并分别在其下方放置两根手术丝线备用。将股动脉远心端结扎，近心端用动脉夹夹闭，用眼科剪在结扎处的近心端剪

一“V”形小口，将充满肝素生理盐水的动脉插管插入股动脉约 1.5cm，用丝线将动脉和插管结扎固定，以防插管滑脱；去除动脉夹，打开三通管即可在通道 2 观察到血压波形。

（5）心电图记录：将不同颜色针形电极插入大鼠四肢皮下，连接方式一般为：白色线-右前肢，红色线-左后肢，黑色线-右后肢。由通道 1 记录Ⅱ导联心电图。待波形稳定后即可开始正常记录，观察并记录一段正常波形。

3. 给药 静脉注射 0.1% 维拉帕米 1.2mg/kg，并做好标记，观察并记录维拉帕米对血流动力学指标及心电图波形的影响。

【实验项目】

1. 观察给药前后大鼠血流动力学的变化，将实验结果填入表 4-46 中。

（1）心率（HR）。

（2）血压（BP）：包括收缩压（SP），舒张压（DP）与平均动脉压（MAP）。

（3）左心室压力（LVP）：代表等容收缩期左心室内压力的变化，当前、后负荷升高或心肌收缩力加强时左心室内压上升，包括左心室收缩压（LVSP）、左心室舒张压（LVDP）。

（4）左心室舒张末压（LVEDP）：代表左心室前负荷，是分析心功能的重要参数，一般在 ±10mmHg 以内。

（5）左心室内压最大上升速率（$\pm dp/dt_{max}$）：可反映室壁张力的变化速率，单位为 kPa/s。

（6）左心室开始收缩至左心室内压上升速率最大值的时间（$T\text{–}dp/dt_{max}$）：在变力因素作用下 $+dp/dt_{max}$ 与 $T\text{–}dp/dt_{max}$ 变化方向相反，而负荷状态改变时变化方向相同，单位为 ms。

2. 观察给药前后Ⅱ导联心电图的波形变化。

表 4-46 药物对大鼠血流动力学的影响

检测时间	HR（次/min）	BP（mmHg）			LVP（mmHg）		LVEDP（mmHg）	$\pm dp/dt_{max}$（mmHg/s）	$T\text{–}dp/dt_{max}$（s）
		SP	DP	MAP	LVSP	LVDP			
给药前									
给药后									

【注意事项】

1. 手术过程中应尽可能减小创面，防止动物失血过多。

2. 保持麻醉动物呼吸道通畅。

3. 麻醉动物体温下降，应注意保持肛温在 37℃。

【思考题】

1. 试述维拉帕米的药理作用及临床应用。

2. 联系本实验内容，试述临床上检测心功能的技术方法。

三十二、药物对犬冠脉循环、脑循环和肾循环血流动力学的影响

【实验目的】 学习麻醉犬冠脉循环、脑循环、肾循环血流动力学检测的手术操作和测定方法。观察某些药物和生理因素对冠脉循环、脑循环、肾循环血流动力学的影响。

【实验原理】 冠脉循环、脑循环和肾循环的血流动力学异常是常见的病理生理学问题。药物或其他干预措施纠正或改善这些血流动力学异常是改善患者远期生存率的关键环节。

冠脉循环、脑循环和肾循环血流动力学研究主要检测体循环血压差、冠脉血流量、颈总动脉血流量和肾动脉血流量，分别计算冠脉循环、脑循环和肾循环血流阻力。计算公式为：$R=(P_1-P_2)/Q$，R 是血流阻力，P_1-P_2 是体循环血压差（主动脉压与中央静脉压之间的血压差），Q 是血流量。

【实验对象】 犬，体重 15～20kg，雌雄不拘。

【实验药品与器材】 3% 戊巴比妥钠，生理盐水，0.1% 卡托普利注射液，0.02% 尼莫地平注射液，0.5% 双嘧达莫（潘生丁）注射液，0.01% 去甲肾上腺素注射液，硝酸甘油；电磁流量计，1mm、1.5mm、2mm、2.5mm 和 4mm 电磁流量计探头或多普勒血流计及其探头，动物麻醉机，人工通气机，生物信号采集与分析系统，压力传感器，水检压计，哺乳动物手术器械一套，肌肉牵开器，动脉夹，动脉插管，静脉插管，纱布，手术丝线，棉球，1mL、2mL 和 20mL 注射器等。

【实验方法与步骤】

1. 实验装置连接及调试 参见本节实验三十。

2. 手术

（1）气管插管：犬称重，前肢静脉注射 3% 戊巴比妥钠（30mg/kg）麻醉，仰卧位固定于手术台上，沿颈正中线切开皮肤 10cm，用止血钳沿颈正中线分离筋膜和颈前肌群，暴露气管并进行气管插管。

（2）右侧股动脉、股静脉和右颈外静脉插管：剪去腹股沟部位的被毛。用手指感触股动脉搏动，以明确股部血管的位置，沿血管走行方向切开皮肤 5～6cm。用止血钳顺血管走行方向分离股血管表面筋膜和肌肉（熟练者用眼科剪更为方便），暴露股血管和股神经。一般股动脉在背外侧，可被股静脉掩盖，呈粉红色，壁较厚，有搏动；股静脉在股动脉腹内侧，呈紫蓝色，壁较薄，较粗；股神经位于股动脉背外侧。用止血钳沿血管方向分离神经、血管鞘和血管之间的结缔组织，游离股动脉和股静脉 2～2.5cm，并分别在其下方放置两根丝线备用。将股动脉远心端结扎，近心端用动脉夹夹闭，用眼科剪在结扎处的近心端剪一“V”形小口，将与压力传感器相连的动脉插管插入股动脉约 1.5cm，用丝线将动脉和插管结扎固定，以防插管滑脱；去除动脉夹，即可测定股动脉血压。用类似方法进行股静脉插管，以供给药用。

用止血钳沿肌肉走行方向分离颈部肌肉和皮肤之间筋膜，暴露附着于皮肤内侧的右颈外静脉（较粗、紫蓝色、壁薄），分离右侧颈外静脉，将连接水检压计的静脉插管插入颈外静脉，直至上腔静脉并结扎固定；然后使水检压计“0”刻度相当于动物腋中线，以测定中心静脉压（或通过高灵敏的压力传感器，用生物信号采集与分析系统记录中心静脉压）。

（3）分离颈总动脉：将颈部皮肤和肌肉向外侧牵拉，用止血钳分离左侧颈总动脉以备测定血流量，然后向头端继续分离，寻找颈外动脉并将其结扎。测定颈总动脉血流量宜选用内直径为 4mm 的电磁流量计探头。分离右侧颈总动脉备用。

（4）分离肾动脉：让动物取侧卧位，剪去动物左侧腰部和腹部外侧被毛。自肋缘下，沿骶棘肌腹侧缘做长约 15cm 的皮肤纵向切口，暴露腰背筋膜。用止血钳提起腰背筋膜，于骶棘肌腹外侧纵向剪开腰背筋膜约 14cm，注意勿伤及腹肌和骶棘肌，以防出血。用止血钳沿骶棘肌腹外侧缘轻轻分离，暴露位于腹膜后的肾脏。将肾脏向腹侧轻推，并用肌肉牵开器将肾脏与骶棘肌牵开约 4cm，暴露肾静脉、肾动脉、肾神经和肾盂。用玻璃分针轻轻分离肾动脉 1～1.5cm。测定肾动脉血流量宜选用内直径为 2mm 的电磁流量计探头。

（5）游离冠状动脉左前降支：将人工通气机连接犬气管插管，启动人工通气机，使呼吸频率为 18 次/min，潮气量为 300mL。剪去左胸部被毛，于左侧第 5 肋骨处沿肋骨走行方向切开皮肤 25～30cm，分离浅筋膜，暴露第 5 肋骨。用手术刀在肋骨表面切开骨膜，用刀柄分离骨膜，用骨剪剪去第 5 肋骨 20～25cm，再切开肋骨后筋膜，进入胸腔。用肌肉牵开器撑开肋骨 15～20cm，暴露心脏。剪开心包膜前壁，暴露心脏前表面，可见位于室间沟的冠状动脉左前降支。用小镊子夹持左前降支起始部位筋膜，用眼科剪沿血管方向仔细分离冠状动脉侧表面筋膜，再用玻璃分针仔细游离冠状动脉 3～4mm。用电磁流量计或多普勒血流计探头（内直径 1mm 或 1.5mm）顺势套挂冠状动脉即可测定其血流量。如遇动脉痉挛，等待 10～20min，多可自行缓解。

【实验项目】

1. 记录动脉血压、中心静脉压、冠脉血流量、颈总动脉血流量和肾动脉血流量，分别计算冠脉循环、脑循环和肾循环血流阻力。

2. 用动脉夹夹闭右颈总动脉，观察左颈总动脉血流量变化并计算其脑循环血流阻力；松开右颈总动脉后，再用动脉夹夹闭左颈总动脉 1min，松开动脉夹后观察左颈总动脉血流量变化，并计算脑循环血流阻力。

3. 用动脉夹夹闭肾动脉 1min，松开动脉夹后观察肾动脉血流量变化，并计算肾循环血流阻力。

4. 静脉注射生理盐水 15mL/kg，观察动脉血压、中心静脉压、冠脉血流量、颈总动脉血流量和肾动脉血流量，分别计算冠脉循环、脑循环和肾循环血流阻力。

5. 静脉注射 0.1% 卡托普利 1mg/kg，观察上述指标变化。

6. 静脉注射 0.02% 尼莫地平 1mg/kg，观察上述指标变化。

7. 硝酸甘油 0.3mg 置于犬舌下，观察上述指标变化。

8. 静脉注射 0.5% 双嘧达莫（潘生丁）1mg/kg，观察上述指标变化。

9. 静脉注射 0.01% 去甲肾上腺素 10μg/kg，观察上述指标变化。

【注意事项】

1. 腹股沟区股动脉段常有分支，如分离时遇较大阻力，应注意是否存在分支，不可盲目用力，以防撕裂血管，引起出血。遇到分支时，不必处理，可继续分离下段血管。股静脉壁较薄，且该段股静脉的纵向张力较大，弹性小，容易撕裂出血，故分离时须仔细、耐心、轻柔，以防出血。

2. 插管前须检查导管顶部是否光滑，是否过尖；插管后结扎并固定，以防插管滑脱。

【思考题】

1. 对比分析卡托普利、尼莫地平、硝酸甘油、双嘧达莫、去甲肾上腺素对冠脉循环、脑循环和肾循环血流动力学的影响，其的药理机制分别是什么？

2. 结合本实验，试分析冠脉循环、脑循环和肾循环血流动力学的检测在临床上有哪些应用？

（空军军医大学　李凯峰　张海锋）

第四节　呼吸系统实验

一、家兔胸膜腔负压观察

【实验目的】 学习胸膜腔负压的测量方法；观察不同因素对胸膜腔负压的影响。

【实验原理】 在脏层胸膜和壁层胸膜之间存在一密闭的潜在腔隙，即胸膜腔。胸膜腔内的压力称为胸膜腔内压（intrapleural pressure），简称胸内压，其大小主要由肺弹性回缩压决定。平静呼吸时，胸内压随呼吸运动发生周期性变化，但始终低于大气压。若将大气压记为 0，则胸内压为负压，故又称为胸膜腔负压（intrapleural negative pressure）或胸内负压。在关闭声门用力呼气时，胸内压可以高于大气压。胸膜腔保持负压的重要前提为胸膜腔须保持其密闭性。一旦密闭的胸膜腔与大气相通，外界空气便会进入胸膜腔形成气胸（pneumothorax），此时胸内负压将降低甚至消失，造成呼吸和循环功能障碍。胸膜腔负压可采用直接法或间接法进行测量。直接法是将与测压计相连接的套管或针头刺入胸膜腔，直接测定胸膜腔内压，但此法可能刺破脏层胸膜和肺，具有一定的危险性。间接法则是利用呼吸过程中食管内压与胸膜腔内压的变化值基本一致，故将带有薄壁气囊的导管置于下胸段食管内，通过测定食管内压的变化来间接反映胸膜腔内压的变化。本实验采用直接法观察胸膜腔负压的存在及其影响因素。

【实验对象】 家兔，体重 2～2.5kg，雌雄不拘。

【实验药品与器材】 20% 氨基甲酸乙酯，生理盐水；生物信号采集与分析系统，压力传感器，兔手术台，哺乳动物手术器械一套，婴儿磅秤，胸内套管（或粗穿刺针头），硬质塑料管，橡皮管，手术缝合线，气管插管，20mL 注射器。

【实验方法与步骤】

1. 仪器连接

（1）将特制的胸内套管或粗穿刺针头的尾端通过硬质塑料管与压力传感器相连，传感器的输出端插入生物信号采集与分析系统面板的输入插孔。

（2）启动计算机，进入生物信号采集与分析系统主界面，信号输入选择“压力”，以测量和记录胸膜腔内压力的变化。

2. 实验动物操作步骤

（1）麻醉和固定：家兔称重后，经耳缘静脉注射 20% 氨基甲酸乙酯（1～1.2g/kg），待其麻醉后仰卧位固定于兔手术台上。

（2）气管插管：剪去颈部和右侧胸部的兔毛，沿颈部正中线切开皮肤（长约 5cm），钝性分离皮下组织及肌肉，暴露气管，在甲状软骨下 3～4 气管环间做一“⊥”形剪口，插入气管插管并用手术缝合线结扎固定，具体操作见第二章-第七节。

（3）胸膜腔内插管：在家兔右胸腋前线第 4、5 肋间切开皮肤（长约 2cm）。沿肋骨上缘将胸内套管的箭头尖端垂直刺入胸膜腔内，迅速旋转 90° 并向外牵引，使箭头尖端的后缘紧贴于胸廓内壁。调整套管的长方形固定片，使之与肋骨方向垂直，旋紧固定螺钉，以保持胸膜腔的密封状态。若此时系统显示压力值低于 0mmHg，提示套管已正确插入胸膜腔内。也可用粗穿刺针头代替胸内套管，在第 5 肋骨上缘将针头顺肋骨方向斜插入胸膜腔内，若压力值降至 0mmHg 以下并随呼吸而升降，提示针头插入的深度适宜（图 4-26，图 4-27）。用胶布将针尾固定于胸部皮肤上，以防针头移位或滑出。

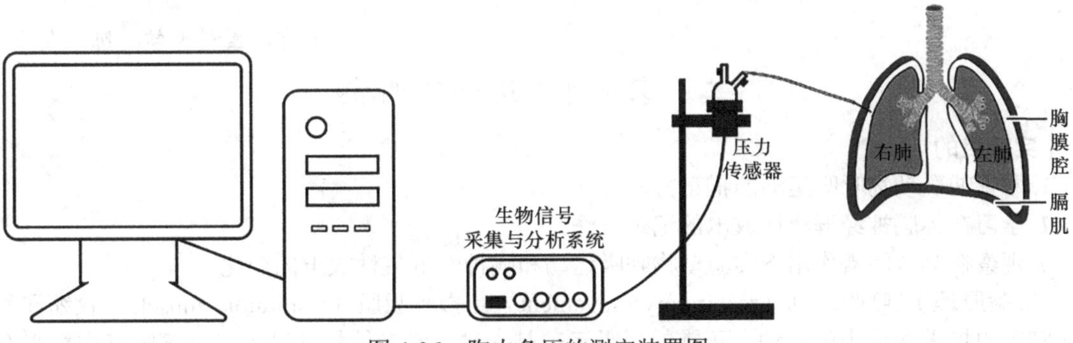

图 4-26　胸内负压的测定装置图

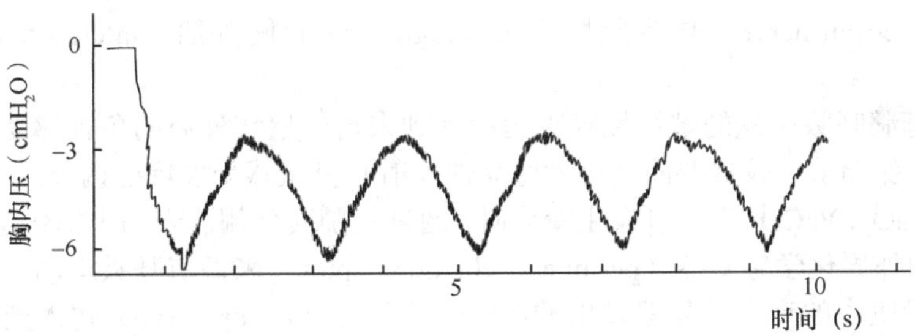

图 4-27　家兔胸内负压测定曲线

【实验项目】

1. 平静呼吸时的胸内压　待家兔的呼吸平稳后，观察和记录胸内压的数值，比较吸气时和呼气时胸内压的变化情况。

2. 深呼吸时的胸内压　于气管插管的一侧管上连接一根长 50～100cm 的橡皮管，堵住气管插管另一侧管的开口，以增大无效腔，使呼吸加深加快。观察和记录此时胸内压的数值，并与平静呼吸时的相应数值进行比较。

3. 憋气时的胸内压 在吸气末和呼气末，分别堵住气管插管的两侧开口，此时动物虽用力呼吸，但不能呼出或吸入外界空气，处于憋气状态。观察和记录此时胸内压变动的最大幅度，注意呼气时的胸内压是否高于大气压。

4. 气胸对胸内压的影响 在剑突下方剪去兔毛，沿腹白线做一切口（长 5～7cm），打开腹腔。用止血钳夹持剑突尖部，向动物头端翻转剑突可看到膈肌，透过膈肌观察肺的情况。在穿刺侧沿第 7 肋骨上缘切开皮肤，钝性分离肋间肌，造成一贯穿胸壁的创口（长约 1cm），使胸膜腔与大气相通而形成开放性气胸。观察肺组织是否萎缩，记录此时胸内压的数值，注意其是否仍低于大气压并随呼吸而升降。再封闭贯穿胸壁的创口，并用注射器抽出胸膜腔内的空气，观察此时胸内压的变化。

【注意事项】

1. 插入胸内套管时，切口不可太大，动作要迅速，以免空气漏入胸膜腔内造成气胸。

2. 用穿刺针检测胸膜腔内压时，需控制穿刺力度，切勿插得过猛过深，以免刺破肺组织和血管，形成气胸或血气胸。

3. 检测胸膜腔内压时若不慎形成气胸，应及时封堵创口，再用注射器抽出胸膜腔内的气体，可重新形成胸内负压。

【思考题】

1. 为什么平静呼吸时的胸膜腔内压始终低于大气压？

2. 憋气并用力呼吸时，胸膜腔内压的变化有何特征？为什么出现这样的变化？

3. 当胸膜腔与外界相通时，胸内负压有何变化？对呼吸功能有何影响？

（重庆医科大学 陈 笛）

二、家兔呼吸运动的调节

【实验目的】

1. 掌握哺乳动物呼吸运动的描记方法。

2. 学习在体膈神经群集性放电的记录方法。

3. 观察在某些因素作用下实验动物呼吸运动和膈神经群集性放电的变化。

【实验原理】 呼吸运动（respiratory movement）是指呼吸肌（respiratory muscle）收缩和舒张引起胸廓的扩大和缩小的运动。正常的呼吸运动是一种自动节律性活动，当延髓吸气中枢兴奋时传出冲动到达脊髓引起支配吸气的运动神经元发生兴奋，发出神经冲动经膈神经（phrenic nerve）和肋间神经（intercostal nerve）传到膈肌（diaphragm）和肋间外肌（intercostale externi），引起吸气。

这种起源于延髓呼吸中枢的节律性呼吸运动受到来自中枢和外周的各种感受器传入信息的反射调节，在这些反射调节中较重要的是化学感受性反射和机械感受性反射调节。

当动脉血中 PaO_2、$PaCO_2$ 和 $[H^+]$ 发生变化时，通过延髓腹外侧浅表的中枢化学感受器（central chemoreceptor）和外周化学感受器（peripheral chemoreceptor）来调节呼吸运动。当肺扩张或萎陷时，通过气道平滑肌中的牵张感受器发出冲动经迷走神经（vagus nerve）传入延髓，反射性调节吸气和呼气的相互转换。在某些动物，如家兔，肺牵张反射（pulmonary stretch reflex）在其呼吸调节中起着重要作用。

由于吸气是吸气中枢的兴奋最终通过膈神经及肋间神经传出，引起膈肌和肋间外肌收缩而引起，因而可以通过记录膈神经放电、呼吸流量、膈肌肌电或膈肌的收缩运动为指标，观察各种处理因素对动物呼吸运动的影响。

本实验以记录家兔膈神经放电和呼吸流量等指标观察和分析各种处理因素对呼吸运动的影响及其机制。

【实验对象】 家兔，体重 2～2.5kg，雌雄不拘。

【实验药品与器材】 20% 氨基甲酸乙酯，3% 乳酸（lactic acid），医用液体石蜡，生理盐水；生物信号采集与分析系统，引导电极，张力传感器，监听器，哺乳动物手术器械一套，婴儿磅秤，兔手术台，“Y”形气管插管，玻璃分针，5mL、20mL 注射器，50cm 长的橡皮管，盛有氮气和 CO_2 的球胆各一只，纱布，手术缝合线等。

【实验方法与步骤】

1. 麻醉与固定 家兔称重后，耳缘静脉缓慢注射 20% 氨基甲酸乙酯 1～1.2g/kg 麻醉，待麻醉后以五点（四肢及头部）固定方式将其仰卧固定于兔手术台上。

2. 气管插管 剪去颈部的兔毛，沿颈部正中切开皮肤及筋膜（长 6～8cm），用止血钳钝性分离皮下软组织，暴露气管。将气管与周围软组织分开，然后在甲状软骨下 3～4 或 4～5 气管环间作一“⊥”形剪口，插入“Y”形气管插管（注意插管的斜面向上），用手术缝合线结扎固定。

3. 分离两侧迷走神经 用玻璃分针在两侧颈总动脉鞘内找到并分离出迷走神经，在其下方穿线作一标记备用（图 4-28）。

4. 分离颈部膈神经 暴露胸锁乳突肌及其外侧的颈外静脉，在两者之间用止血钳向深处分离，在脊柱旁可见数丛粗大的臂丛神经由脊柱发出向后外走行。臂丛的内侧，可见较细的向下向内侧走行的膈神经，在臂丛腹面横过并与之交叉（图 4-29）。用玻璃分针在尽可能靠近锁骨部位，小心、仔细分离出长 1～2cm 的膈神经，穿线备用，然后用温热生理盐水纱布覆盖保护手术野。

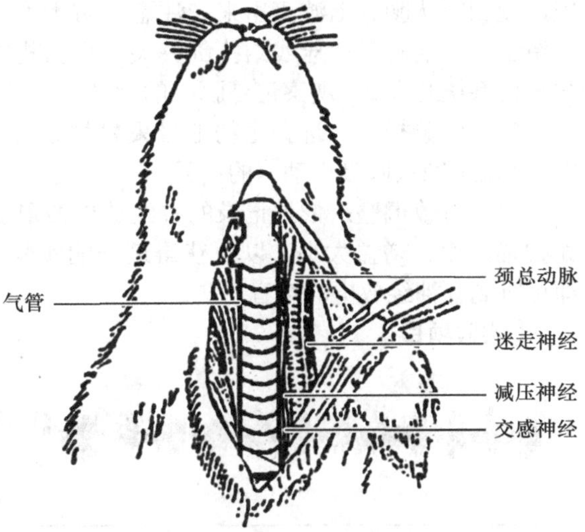

图 4-28　家兔颈部迷走神经解剖位置示意图

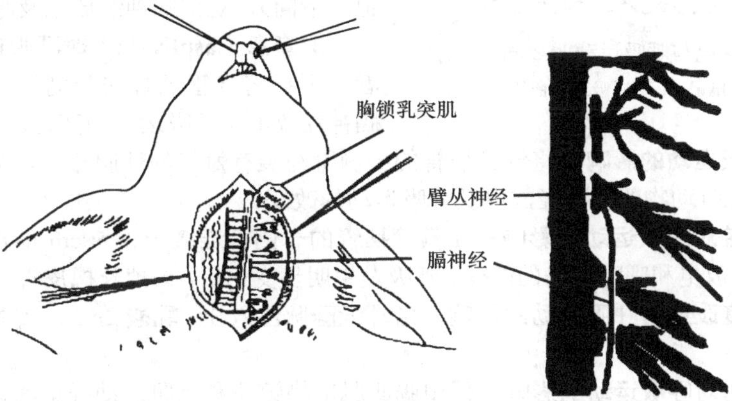

图 4-29　家兔膈神经解剖位置示意图

5. 仪器的连接及参数的设定

（1）引导膈神经放电：于分出膈神经的一侧，用止血钳夹住伤口外侧皮肤向外、向上牵拉固定，形成一皮兜，滴入 38～40℃的医用液体石蜡，起到保温、绝缘及防止神经干燥的作用。将引导电极固定于适当位置，用玻璃分针轻轻挑起膈神经搭在电极上，引导电极应悬空，不与周围组织接触，但神经不可牵拉过紧。同时将接地电极夹在颈部肌肉上，动物接地，以减少干扰。将引导电极的输入端与生物信号采集与分析系统通道 1 的输入接口连接，监听器输入线插入“监听”插孔。启动计算机，点击生物信号采集与分析系统的图标，进入实验系统软件界面。

（2）呼吸运动记录（以下方法任选一个即可）。

1）气道流量法：将呼吸流量换能器信息采集端口连接在Y形气管插管的一个软管上，将换能器输入端和生物信号采集与分析系统通道2的输入接口连接。

2）膈肌肌电描记法：在剑突下方沿腹中线作一长3～4cm的切口，沿腹白线分离两侧腹壁肌以暴露剑突，将剑突表面组织剥离，用有齿镊夹住剑突软骨的边缘，将其提起，在剑突的内侧面可以看到两侧附着的膈肌（即膈肌角）。用两根针形引导电极（可自制）平行插入膈肌中，将接地电极夹在腹壁肌肉上，以减少干扰。引导电极的输入端连于生物信号采集与分析系统通道2的输入接口，按神经放电的参数调节，即可引导出膈肌肌电。

3）膈肌运动描记法：用粗剪刀将剑突胸骨柄结合部剪开并剪去大约2mm长的一小段软骨组织，使剑突从胸骨上游离出来（注意：防止手术造成气胸），用组织剪将剑突两侧边缘软骨剪去，保留剑突尖端软骨，拴线结扎剑突尖。将结扎线的另一端连在张力传感器上，连于生物信号采集与分析系统通道2，观察记录膈肌的运动。

（3）实验模块：选择生物信号采集与分析系统中呼吸实验模块，同时显示通道1（膈神经放电）和通道2（呼吸运动）的信号。

（4）参数调整：依据记录的神经放电波形及呼吸运动曲线的大小、形状，适当调节实验参数如扫描速度、增益大小，以便获得最佳的实验效果。打开监听器开关，将音量调整到合适大小，即可听到膈神经放电的声音。

【实验项目】

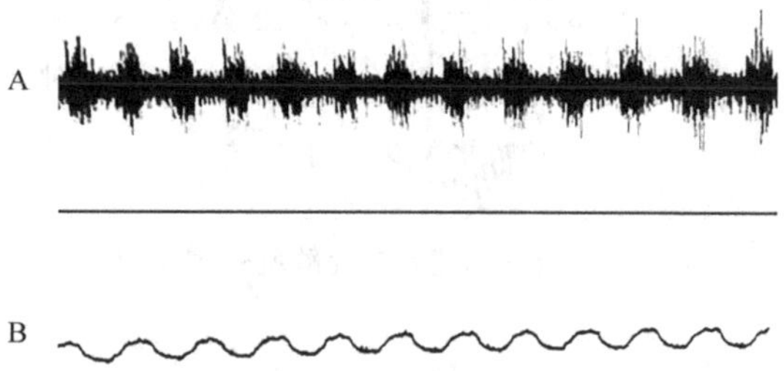

图4-30 膈神经放电与呼吸运动曲线同步记录
A.膈神经放电记录；B.呼吸运动曲线

1. 描记对照曲线 描记一段正常的膈神经电活动及呼吸运动曲线，作为对照（图4-30）。

2. 增加吸入气中CO_2浓度对呼吸运动的影响 将装有CO_2的球胆管口靠近气管插管的一侧管开口，并将CO_2球胆管上的螺旋逐渐打开，让动物吸入含CO_2的气体（注意做好处理的项目标记，下同），观察膈神经放电及呼吸运动的变化。

3. 窒息（asphyxia）时呼吸运动的改变 操作者用手指将气管插管的一侧管堵住5～10s，观察膈神经放电及呼吸运动的变化。

4. 缺氧对呼吸运动的影响 将气管插管的一侧管与装有氮气的球胆相连，只让动物呼吸球胆内的氮气，观察此时动物的膈神经放电及呼吸运动的改变。

5. 增大无效腔对呼吸运动的影响 在气管插管的一侧管连接一长50cm的橡皮管，使无效腔增大，观察膈神经放电和呼吸运动的改变。呼吸发生明显变化后，去掉长橡皮管，使呼吸恢复正常。

6. 血液酸碱度改变对呼吸运动的影响 由耳缘静脉注入3%乳酸2mL，观察膈神经放电及呼吸运动的变化。

7. 肺牵张反射对呼吸运动的影响 采用膈肌肌电描记法和膈肌运动描记法记录呼吸运动，观察肺牵张反射对呼吸运动的影响。

（1）肺扩张反射：将20mL注射器连于气管插管一侧的橡皮管上，抽气20mL备用，在吸气之末（膈神经放电之末）用手指堵住气管插管另一侧开口的同时向肺内注入20mL空气，并维持肺扩张状态数秒钟，观察膈神经放电和呼吸运动的变化。

（2）肺萎陷反射：在呼气之末（膈神经放电开始之前）用手指堵住气管插管另一侧开口的同时抽出肺内空气约20mL，并维持肺缩小状态几秒钟，观察膈神经放电和呼吸运动的变化。

8. 迷走神经在呼吸运动中的作用 描记一段正常膈神经放电和呼吸运动曲线后，先切断一侧迷走神经，观察呼吸的频率、深度的变化及每分钟膈神经放电次数、幅度的改变。再切断另一侧迷走神经，观察呼吸运动的频率、深度的变化及每分钟膈神经放电次数、幅度的改变。

9. 重复肺牵张反射对呼吸运动的影响（第 7 项）处理，观察膈神经放电和呼吸运动的变化。

【注意事项】

1. 麻醉动物时要缓慢注射，注意观察动物的呼吸情况及对刺激的反应。

2. 分离的神经须保持湿润，并避免被过度牵拉。

3. 分离剑突下膈肌条（膈肌角）时不能向上分离过多，否则有可能造成气胸，剪断剑突骨柄时切勿伤及膈肌条（膈肌角）。

4. 每次给予处理前、后均要有一段正常的膈神经放电曲线和呼吸曲线作为对照。每项处理时均应做上处理内容的标记。

5. 记录膈神经放电和膈肌肌电时，注意良好接地，减少干扰。

【思考题】

1. 窒息中、窒息后呼吸运动的变化有何不同，试阐述其作用机制。

2. 吸入 CO_2、缺氧、注射乳酸后，呼吸运动有何变化？试阐述其各自的作用机制。

3. 增大无效腔对呼吸运动有何影响？试阐述其作用机制。

4. 切断双侧颈部迷走神经后，呼吸运动有什么变化？为什么？

（湖北中医药大学　吴丰华）

三、豚鼠离体气管平滑肌张力的影响因素

【实验目的】 学习哺乳动物离体标本机能学实验方法；观察几种因素对豚鼠离体气管平滑肌张力的影响，并分析其影响机制。

【实验原理】 气管平滑肌的活动水平与细胞膜电位的高低有关，受离子浓度（特别是 K^+）的影响。气管平滑肌细胞膜上存在胆碱能和肾上腺素能受体。故改变细胞外液中的 K^+ 浓度，或加入相应受体的激动剂或拮抗剂时，均可影响气管平滑肌的活动，升高或降低其肌张力。豚鼠气管对药物反应性较其他动物敏感，其生理功能特性也更接近人的支气管。因此，本实验制备豚鼠离体气管标本，以气管平滑肌张力的变化为指标，观察和分析不同因素对平滑肌活动的影响，讨论其作用机制。

【实验对象】 豚鼠，体重 400～600g，雌雄不拘。

【实验药品与器材】 20% 氨基甲酸乙酯，95%O_2+5%CO_2 混合氧气，克-亨液（NaCl 118mmol/L、KCl 4.7mmol/L、$MgSO_4 \cdot 7H_2O$ 3.4mmol/L、KH_2PO_4 1.18mmol/L、$CaCl_2$ 2.52mmol/L、$NaHCO_3$ 24.48mmol/L、Glucose 11mmol/L），10^{-1}mol/L KCl，10^{-5}mol/L 异丙肾上腺素，10^{-4}mol/L 普萘洛尔（心得安），10^{-4}mol/L 硫酸阿托品，10^{-5}mol/L 乙酰胆碱（acetylcholine，ACh）；生物信号采集与分析系统，张力传感器，电子秤，哺乳动物离体标本恒温灌流系统，哺乳动物手术器械一套，鼠手术台，固定标本通气钩，水银体温计，10cm 培养皿，手术缝合线，1mL、30mL 注射器等。

【实验方法与步骤】

1. 仪器连接

（1）连接张力传感器，启动计算机，进入生物信号采集与分析系统主界面，信号输入选择“张力”，根据仪器的提示调节平衡，必要时进行定标。调节至适宜的扫描速度。

（2）将克-亨液预热至 38℃。

2. 实验动物操作步骤

（1）麻醉和固定：豚鼠称重后，20% 氨基甲酸乙酯半剂量腹腔注射（0.5g/kg），待其麻醉后仰卧位固定于鼠手术台上。

（2）分离气管：沿颈部正中线切开皮肤和皮下组织，分离肌肉至气管，尽量长地游离气管，于甲状软骨下方剪断并取出气管。将取出的气管标本放入盛有 38℃ 克-亨液的培养皿中，并通入 95%O_2+5%CO_2 混合氧气，清除气管周围的结缔组织。

（3）制备气管环或气管螺旋条标本（任选一种即可）。

1）制备气管环：每间隔 2 个气管软骨环横向剪断气管，将 3～5 个游离的气管环，用手术缝合线结扎成气管环串，两末端气管环扎线备用（图 4-31）。

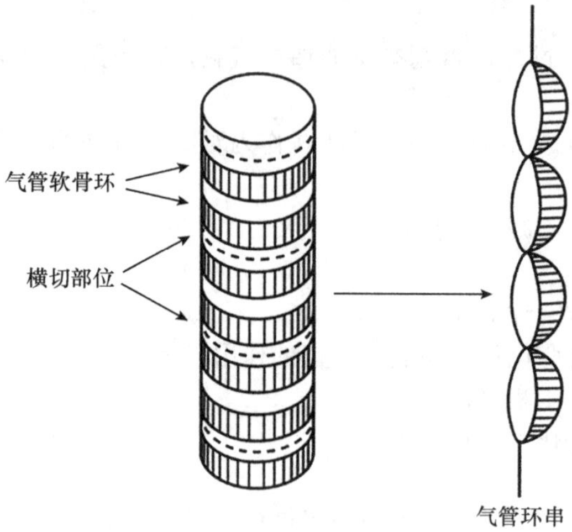

图 4-31 气管环制备法

2）制备气管螺旋条（spiral strip）标本：将离体的气管由一端开始向另一端螺旋形剪成条状，每间隔 2～3 个气管环剪成一个螺旋，此为气管螺旋条标本。拉伸长度为 1.5～2cm，两端扎线备用。

（4）安装和记录（以气管螺旋条标本的实验为例）：将制备好的气管螺旋条一端的结扎线系于固定标本的通气钩上，将标本和通气钩放入标本灌流浴槽并固定于适当位置，将另一端的结扎线连接在张力传感器上，调节传感器的高度和位置，尽量使标本与地面垂直。预负荷 1g，通气平衡 1h，其间每 15min 换液一次，以维持标本的正常机能状态。

【实验项目】

1. 描记离体气管标本的收缩曲线 记录 38℃克-亨液中离体气管标本的收缩曲线作为对照，观察正常状态下气管平滑肌张力的大小。

2. KCl 的作用 在灌流浴槽中加入适量的 10^{-1}mol/L KCl 溶液，使灌流液中 KCl 终浓度为 40mmol/L（KCl 溶液的加入量需根据灌流液的容积、KCl 溶液的浓度和灌流液中 KCl 的终浓度进行计算，下同），记录并观察气管平滑肌标本收缩曲线的变化。

3. ACh 的作用 用新鲜克-亨液反复换洗 2～3 次，待平滑肌收缩曲线稳定后加入适量的 10^{-5}mol/L ACh，使灌流液中 ACh 终浓度达 10^{-7}mol/L，记录并观察气管平滑肌标本收缩曲线的变化。

4. 阿托品的作用 用新鲜克-亨液反复换洗 2～3 次，待平滑肌收缩曲线稳定后加入适量的 10^{-4}mol/L 硫酸阿托品，使灌流液中阿托品的终浓度达 10^{-6}mol/L，5min 后加入与“3”项等量的 10^{-5}mol/L ACh，记录气管平滑肌标本收缩曲线。比较实验项目“3”和“4”项加入 ACh 后气管平滑肌张力的差异。

5. 异丙肾上腺素的作用 用新鲜克-亨液反复换洗 2～3 次，待平滑肌收缩曲线稳定后加入与“2”项等量的 10^{-1}mol/L KCl 溶液，反应稳定后再加入适量的 10^{-5}mol/L 异丙肾上腺素，使灌流液中异丙肾上腺素的终浓度达 10^{-7}mol/L，记录气管平滑肌标本收缩曲线的变化。比较“2”和“5”项中气管平滑肌张力的差异。

6. 普萘洛尔的作用 用新鲜克-亨液反复换洗 2～3 次，待平滑肌收缩曲线稳定后加入与“2”项等量的 10^{-1}mol/L KCl 溶液，反应稳定后再加入适量的 10^{-4}mol/L 普萘洛尔，使灌流液中普萘洛尔的终浓度达 10^{-6}mol/L，5min 后加入与“5”项等量的 10^{-5}mol/L 异丙肾上腺素。比较“5”和“6”项加入异丙肾上腺素后气管平滑肌张力的差异。示范记录如图 4-32 所示。

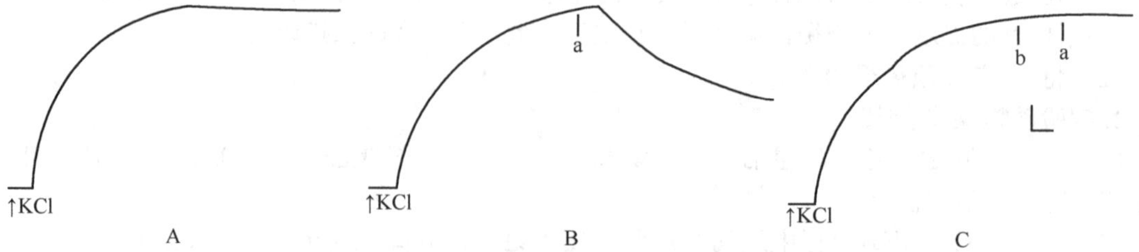

图 4-32 不同因素对离体气管条张力的影响

A. KCl 的影响；B. 异丙肾上腺素的作用；C. 普萘洛尔阻断异丙肾上腺素的效应；
a. 异丙肾上腺素；b. 普萘洛尔；标尺：横坐标 5min；纵坐标 0.25g

【注意事项】

1. 分离气管和制备标本时动作应迅速而轻柔，防止损伤。

2. 离体气管标本不可在空气中暴露过久，勿用力牵拉。

3. 克-亨液的温度需维持在 38℃，pH 7.4～7.6。

4. 灌流液中需连续通入 95%O_2+5%CO_2 混合氧气，不能中断。

【思考题】

1. 解释上述各种试剂引起气管平滑肌张力变化的机制。

2. 请根据气管平滑肌的特点设计其他观察项目。

（重庆医科大学　陈　笛）

四、大鼠呼吸衰竭

【实验目的】

1. 学习两种不同类型呼吸衰竭模型的复制方法，明确呼吸衰竭病因。

2. 观察不同类型呼吸衰竭的血气与运动变化，分析指标变化可能机制。

3. 观察并分析不同浓度的 CO_2 与 O_2 对呼吸运动的影响。

【实验原理】

1. 通过窒息动物的方式复制全肺通气障碍导致Ⅱ型呼吸衰竭。

2. 通过油酸注射的方式，引起肺泡-毛细血管膜损伤，复制Ⅰ型或Ⅱ型呼吸衰竭模型。

3. 通过吸入不同浓度的低氧气体和高二氧化碳气体，观察不同程度缺氧和二氧化碳潴留对呼吸功能的影响，分析化学感受器反射在呼吸调节中的作用。

【实验对象】 大鼠，体重 250～300g，雄性。

【实验药品与器材】 20% 氨基甲酸乙酯，1% 普鲁卡因，1% 肝素生理盐水，油酸，生理盐水；含 3% 和 6%O_2 气体，含 3% 和 6%CO_2 气体，大鼠手术台，1mL、2mL、5mL 注射器各 2 支，气管插管，动脉插管，静脉插管，哺乳动物手术器械一套，电子秤，血气分析仪，呼吸描记装置（阻抗仪），抓鼠专用手套等。

【实验方法与步骤】

1. 大鼠 2 只，称重，腹腔注射 20% 氨基甲酸乙酯 1～1.2g/kg（5～6mL/kg），麻醉后仰卧固定于手术台上。

2. 颈部正中皮下注入 1% 普鲁卡因局部浸润麻醉，自颌下至胸骨上缘切口，逐层钝性分离颈部肌肉、气管、右侧颈外静脉和左侧颈总动脉，均穿双线备用。

3. 一只大鼠（A 组）进行气管插管，并结扎固定；颈总动脉插管，并结扎固定。

4. 另一只大鼠（B 组）除气管插管、颈总动脉插管外，还需进行大鼠颈外静脉插管。

5. 在大鼠胸部第 4～6 肋间呼吸最明显处皮下分别插入 2 只发射（红）和 2 只接收（黑）电极（发射电极在胸部内侧，接收电极在外侧），连接阻抗仪描记大鼠呼吸运动。待动物恢复平静、稳定呼吸后测定各项指标。

6. 用注射器抽出动脉插管内的无效腔液，然后用经肝素化处理的注射器取血，迅速套上带有软木塞的针头作血气分析。

【实验项目】 观测受试大鼠呼气运动变化，检测全血 pH、$PaCO_2$、PaO_2 等血气指标，实验结果填入表 4-47。

1. A 组：窒息处理

（1）夹闭气管插管，使动物处于完全窒息状态不超过 40s，于窒息 25s 时排净导管无效腔液后立即取动脉血 0.4～0.5mL，作血气分析。同时，每 10s 观察记录呼吸运动的变化。

（2）待动物呼吸恢复正常后，观察并分析不同浓度 CO_2 与 O_2 气体对呼吸运动的影响。

1）吸入含 6%O_2 的气体 2～5min，迅速记录呼吸运动的变化，然后恢复正常通气 30min。

2）吸入含 3%O_2 的气体 2～5min，记录呼吸运动的变化后，恢复正常通气 30min。

3）吸入含 3%CO_2 的气体 2～5min，迅速记录呼吸运动的变化，恢复正常通气 30min。

4）吸入含 6%CO_2 的气体 2～5min，记录呼吸运动的变化。

2. B 组：颈外静脉油酸处理

（1）颈外静脉缓慢注入油酸（10～15μL/100g）（若为家兔，参考剂量为 0.3～0.6mL/kg），注射后密切关注动物呼吸运动的变化，当呼吸变浅变快时取血 0.4～0.5mL 做血气分析，并记录呼吸运动的变化。

（2）肺病变观察

1）处死大鼠，开胸取出双肺，肉眼观察肺形态变化。

2）称重，计算肺系数。肺系数 = 肺重量（g）/体重（g）×100%。

3）剪开肺组织，观察有无泡沫样液体流出。

表 4-47　大鼠呼吸衰竭过程中血气结果与呼吸变化

分组		血气			呼吸	
		pH	$PaCO_2$	PaO_2	频率	幅度
A 组	基础状态					
	窒息					
	不同浓度气体对呼吸影响					
	常氧					
	6%O_2					
	3%O_2					
	常氧					
	3%CO_2					
	6%CO_2					
B 组	基础状态					
	注油酸后					

【注意事项】 颈动脉取血切忌与空气接触，如针管内有小气泡要及时排出。

【思考题】

1. 窒息和油酸所引起的呼吸衰竭有什么不同？为什么？

2. 吸入不同浓度 CO_2 与 O_2 对呼吸的影响有什么不同？为什么？

3. Ⅰ型呼吸衰竭和Ⅱ型呼吸衰竭时氧疗有何不同？为什么？

五、小鼠缺氧症

【实验目的】

1. 学习不同类型缺氧模型的复制方法，掌握缺氧病因与机制。

2. 结合不同类型缺氧的理论血氧指标，比对并观察缺氧对机体呼吸、皮肤黏膜、内脏、血液颜色等的影响。

3. 观察亚甲蓝对高铁血红蛋白血症及硫代硫酸钠对氰化物中毒的救治效果，了解其作用机制。

【实验原理】 组织细胞供氧不足或用氧障碍引起缺氧发生，因此，根据机体供氧和用氧环节障碍，可将缺氧分为四种类型，包括供氧障碍型的低张性缺氧、血液性缺氧与循环性缺氧，以及用氧不能型的组织性缺氧。

【实验对象】小鼠，相同性别、相同年龄段、体重近似（20～24g）。

【实验药品与器材】浓硫酸，甲酸，5%$NaNO_2$，氰化钾，1%亚甲蓝，0.1%氰化钾，10%硫代硫酸钠，乙醚，2%普鲁卡因，2%肝素，生理盐水；小鼠缺氧瓶（或125mL带胶塞的广口瓶），乳胶管，玻璃管，CO发生装置，钠石灰（NaOH·CaO），铁纱片，5%NaOH，苦味酸（标记用），5mL、2mL刻度移液管，1mL注射器，酒精灯，氧气袋，500mL烧杯，滴管，凹面玻片，哺乳动物手术器械一套，电子秤等。

【实验方法与步骤】

1. 低张性缺氧模型

（1）取2只小鼠，称重并用苦味酸标记后，将2只小鼠分别放入盛有钠石灰约5g的缺氧瓶中。

（2）观察动物一般行为、皮肤、黏膜颜色及呼吸频率、深度，然后塞紧瓶塞开始记录1号鼠的存活时间（从塞紧缺氧瓶塞至小鼠死亡这段时间）。动态观察各鼠在缺氧瓶中的情况。每3min重复观察、记录各项观察指标，如指标有其他变化则应随时记录。计算存活时间，然后测定耗氧量并计算出耗氧率，耗氧率[mL/(g·min)]=耗氧量（mL）/体重（g）/存活时间（min）。当2号鼠的呼吸显著加深，抬头向空中张口呼吸时，注意其变化，如出现跌倒、抽搐或呼吸深大时，立即将小鼠取出，让其呼吸新鲜空气，继续观察各项指标有何变化，直至其恢复正常。

2. 等张性缺氧模型：CO中毒

（1）取3只小鼠，称重并编号。

（2）观察1号鼠的行为及皮肤、黏膜颜色后放入图4-33所示的瓶中。

（3）如图4-33所示，安装好装置，点燃酒精灯缓慢加热，即有生成的CO向玻璃注射器中通入，但不可过热以致液体沸腾，进而导致CO产生过多将瓶塞和注射器顶开、脱落。

（4）用装有CO的注射器刺入乳胶管内，向瓶内缓慢注射CO并密切观察小鼠行为、皮肤、黏膜颜色有无变化，并随时记录变化及死亡时间。

（5）小鼠死亡后立即解剖观察肝脏颜色，用滴管吸取3滴血液置于凹面玻片上，再加5%NaOH 3滴，观察血液的变化。

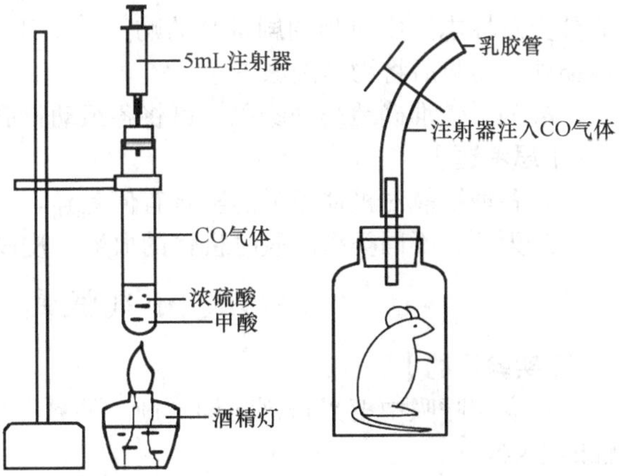

图4-33 CO发生装置图及小鼠CO中毒图

（6）将2号鼠重复上述（1）～（3）步，待小鼠出现站立不稳时，立即打开瓶塞取出小鼠，放在桌面上，将氧气袋上的弹簧夹打开，对准小鼠的口鼻处吹氧至小鼠清醒，3min后观察其皮肤、黏膜颜色，并取血（眼球后静脉丛采血）3滴置于凹面玻片上，观察加5%NaOH 3滴后血液有无变化。

（7）将3号鼠作为正常对照，观察其皮肤、黏膜颜色，并取血（眼球后静脉丛采血）3滴置于凹面玻片上，观察加5%NaOH 3滴后血液的改变。

3. 等张性缺氧模型：高铁血红蛋白血症

（1）取体重相等或相近的小鼠2只，称重并编号，观察其行为、皮肤黏膜颜色。

（2）2只小鼠均腹腔注射5%$NaNO_2$ 10mL/kg（约0.3mL）后，1号鼠立即腹腔注射1%亚甲蓝10mL/kg（约0.3mL），2号鼠立即腹腔注射生理盐水0.3mL。

（3）给药完毕后观察小鼠行为及皮肤、黏膜颜色的变化，记录存活时间。待小鼠死亡后进行解剖，观察其肝脏及血液颜色。若1号鼠一直存活，则将其断颈处死后解剖，观察其肝脏及血液颜色。

4. 等张性缺氧模型：组织性缺氧（氰化物中毒）

（1）取体重相近的小鼠2只，称重并编号，观察其行为、皮肤黏膜颜色后，腹腔内分别注射0.1%氰化钾0.2mL。

（2）给药后观察动物的一般情况、呼吸频率（次/10s）、呼吸深度、皮肤和黏膜的颜色。

（3）待动物出现四肢软瘫时，立即给 1 号鼠腹腔注射 10% 硫代硫酸钠 0.4mL，给 2 号鼠腹腔注射等量生理盐水。

（4）观察 2 只小鼠上述指标的变化及死亡时间。

【实验项目】 在上述各个实验中，要注意观察和记录下列各项指标：动物的全身状态、行为、痉挛、排便；呼吸频率（次/10s）、节律和幅度；存活时间；皮肤及黏膜颜色变化（耳郭、鼻尖部、趾端、尾）；尸体解剖观察内脏（主要是肝脏）及血液颜色的变化。

【注意事项】

1. 复制低张性缺氧时，缺氧瓶口必须密闭，可用少量凡士林涂在瓶塞周围，增加密闭性。

2. 复制 CO 中毒时，用注射器注入 CO 时可将瓶子倒置，以使小鼠能够吸入 CO 气体，产生中毒症状。但须注意的是注射器注入 CO 气体的速度不可过快，以免小鼠迅速死亡血液颜色改变不明显而影响观察结果。一定要缓慢注入 CO 气体，如果一次注射的气体量不够，还可以注射第二次，直到小鼠出现明显中毒症状为止。

3. CO 为有毒气体，实验中要注意防护，实验结束后应妥善处理。

4. 亚甲蓝的注入剂量一定要适当，过少起不到抗 $NaNO_2$ 的作用；过多又会加重 $NaNO_2$ 的毒性，反而使小鼠存活时间缩短。

5. 氰化钾为剧毒品，应严格执行中华人民共和国国家标准 GB 13690—1992《常用危险化学品的分类及标志》中所列的剧毒品的购买、管理和使用法规。实验中勿沾染皮肤、黏膜，特别是有破损处。实验后将物品洗涤干净。

6. 为了较准确地辨别颜色，可将各组动物肝脏及血液样本等放在一起相互比较。

【思考题】

1. 各型缺氧对机体呼吸的影响有何差异？

2. 为什么不同类型缺氧时机体的血液、皮肤、黏膜等颜色呈现差异？

六、小鼠低氧耐受性的影响因素

【实验目的】

1. 观察呼吸中枢兴奋剂和抑制剂、外界环境温度、CO_2 浓度，以及预适应等对机体低氧耐受性的影响。

2. 探讨环境因素在低氧发病中的作用和临床冬眠疗法、低温疗法及预适应对缺氧的保护作用。

【实验原理】 机体对低氧的耐受性除受低氧程度和发生速度影响外，还与其他许多因素有关。本实验：①通过给予小鼠中枢兴奋剂和抑制剂，改变中枢神经系统的功能代谢状态，观测动物的代谢耗氧量及存活时间，并通过计算代谢耗氧率，探讨不同中枢神经系统功能状况对低氧耐受性的影响。②通过改变小鼠所处的外环境温度，观测高温与低温情况下小鼠的代谢耗氧量和存活时间，并通过计算代谢耗氧率，探讨温度对低氧耐受性的影响。③通过增加环境中 CO_2 浓度，观测小鼠在高浓度 CO_2 情况下的代谢耗氧量和存活时间，计算代谢耗氧率以探讨环境中 CO_2 浓度对小鼠低氧耐受性的影响。④通过三次预低氧实验，检测同样指标，观察预适应对低氧耐受性的影响。

【实验对象】 小鼠，相同性别、相同年龄段、体重近似（20～24g）。

【实验药品与器材】 1% 咖啡因，0.25% 氯丙嗪，生理盐水，冷水，热水；钠石灰，碎冰块，无氧水（用时临时配制），苦味酸（标记用）；小鼠低氧瓶和测耗氧量装置，1mL、5mL 注射器，电子秤，1000mL 烧杯。

【实验方法与步骤】

1. 机体状况对低氧耐受性的影响

（1）取小鼠 3 只，称重并编号后，分别作如下处理：1 号鼠，腹腔注射 1% 咖啡因 10mL/kg；2 号鼠，腹腔注射 0.25% 氯丙嗪 10mL/kg；3 号鼠，腹腔注射生理盐水 10mL/kg。

（2）15～20min 后，将 3 只小鼠分别放入盛有钠石灰的低氧瓶中（瓶中钠石灰大约 5g），观察动物一般表现（呼吸、唇色、活动等），密闭后开始计时。

（3）持续观察各鼠在瓶中的活动情况，待小鼠死亡后，准确计算存活时间。

（4）用测耗氧量装置测量小鼠的耗氧量（图 4-34）。

按以下公式计算小鼠的耗氧率（R）：

耗氧率［mL/(g · min)］= 耗氧量（mL）/体重（g）/存活时间（min）

2. 环境温度对低氧耐受性的影响

（1）取小鼠低氧瓶 3 个，分别放入钠石灰约 5g。

（2）取 1000mL 烧杯 2 个，一个加入碎冰块和冷水，将杯内水温调至 0～4℃，另一个加入热水，将温度调至 40～42℃。

（3）取体重相近的小鼠 3 只，称重后分别装入低氧瓶内，两只低氧瓶分别放入盛有冰水和热水的烧杯内，另一只置室温中，观察动物的一般表现、呼吸等，塞紧瓶塞开始计时。

（4）持续观察各鼠在瓶中的活动情况，待小鼠死亡后，计算存活时间，并立即从烧杯内取出低氧瓶，置室温中平衡 15min。

（5）以下方法同步骤 1 中的（4）。

3. CO_2 浓度增高对低氧耐受性的影响

（1）取小鼠 2 只，称重后分别放入有钠石灰和无钠石灰的低氧瓶内，密闭后开始计时。

（2）以下方法同步骤 1 中（3）、（4）。

4. 预低氧对低氧耐受性的影响

（1）取小鼠 2 只，称重后分别放入有钠石灰的低氧瓶内，密闭后开始计时，记录其中一只出现喘息和直至死亡的时间。另一只小鼠当其出现剧烈喘息呼吸时，记录喘息出现的时间，并立即将瓶塞打开，恢复常氧 15min，然后盖紧瓶塞，进行第二次同样的低氧实验，恢复 10min 后，进行第三次低氧实验，恢复 10min 后，进行第四次低氧，直至小鼠死亡，同样记录小鼠出现喘息的时间及直至死亡的时间。

（2）以下方法同实验方法与步骤 1 中（4）。

【实验项目】 根据表 4-48 观察各项指标，并将实验结果记录在表中。

表 4-48 低氧耐受性结果

指标	低氧前一般情况	低氧 40min、55min、70min 一般情况	出现喘息的时间	死亡时间	耗氧率
（一）中枢神经系统状态					
1 号鼠 咖啡因					
2 号鼠 氯丙嗪					
3 号鼠 生理盐水					
（二）环境温度					
1 号鼠 0～4℃					
2 号鼠 40～42℃					
3 号鼠 室温					
（三）CO_2					
1 号鼠 有钠石灰					
2 号鼠 无钠石灰					

续表

指标	低氧前一般情况	低氧 40min、55min、70min 一般情况	出现喘息的时间	死亡时间	耗氧率
（四）低氧预适应					
1 号鼠　第一次预低氧					
第二次预低氧					
第三次预低氧					
第四次低氧					
2 号鼠					

【注意事项】

1. 低氧瓶一定要密闭。

2. 咖啡因、氯丙嗪注射后，一定待药物发挥作用后再进行实验。

3. 放在冰水和热水中的两只低氧瓶须放在室温下平衡 15min 左右再测耗氧量。

4. 各组小鼠的性别应尽可能相同，体重以及一般状态应尽可能相近。

附　用测耗氧量装置测定小鼠的总耗氧量

1. 原理　小鼠在密闭的低氧瓶内不断消耗氧气，而产生的 CO_2 又被钠石灰吸收，瓶内氧分压逐渐降低而产生负压，当低氧瓶与测耗氧量的量筒相连时，移液管内液面因瓶内负压吸引而上升，此时，移液管内液面从“0”参考点上升的毫升数即为小鼠消耗氧的量（图 4-34）。

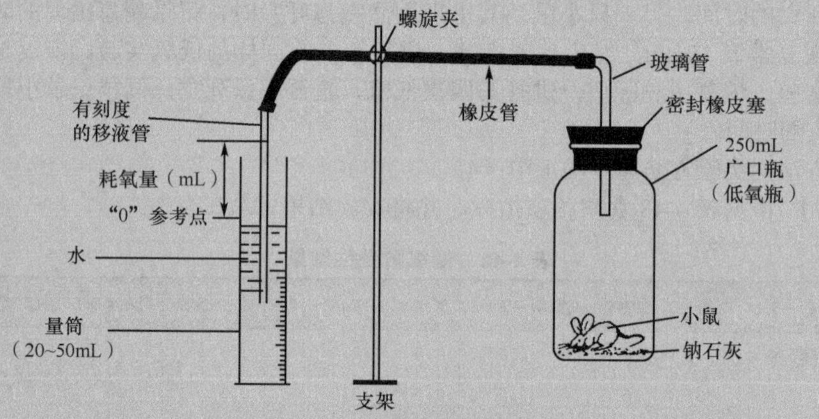

图 4-34　小鼠耗氧量测定装置

2. 方法与步骤

（1）向量筒内充水至适当高度，将有刻度的移液管一端浸入盛水的量筒内，使移液管管中液体达平衡位置，记下“0”参考点，然后将另一端与低氧瓶塞上的橡皮管相连。

（2）打开橡皮管上的螺旋夹，待移液管内水平面上升稳定后，从移液管读出液面从“0”参考点上升的毫升数，即为小鼠的总耗氧量。

【思考题】

1. 中枢神经系统的功能状况不同和环境温度的改变，对低氧耐受性影响的机制是什么？对临床有何指导意义？

2. 低氧瓶中无钠石灰为什么会影响机体对低氧的耐受性？

3. 低氧预适应影响机体对低氧耐受性的机制是什么？对临床有何指导意义？

七、旁分泌调节在缺氧性大鼠肺血管收缩反应中的作用

【实验目的】

1. 学习记录离体器官张力变化的实验方法。

2. 探讨肺血管内皮在缺氧性肺血管收缩（hypoxic pulmonary vasoconstriction，HPV）中的作用。

3. 探讨环氧合酶代谢产物在离体肺动脉缺氧性收缩反应中的作用。

【实验原理】 肺泡缺氧引起肺小动脉收缩，可以使缺氧的肺泡血流量减少，有利于维持肺泡通气与血流的适当比例，维持较高的动脉血氧分压。但广泛而持久的肺血管收缩可引起肺动脉高压，甚至右心肥大和衰竭。

缺氧性肺血管收缩的机制与肺血管的平滑肌、内皮细胞及肥大细胞等释放的一些血管活性物质的自分泌及旁分泌有关，如前列腺素、内皮素、一氧化氮等参与介导或调节缺氧性肺血管收缩反应。本实验通过比较内皮完整和去内皮的血管环在使用环氧合酶抑制剂吲哚美辛前后缺氧时肺动脉条张力变化的差异，观察内皮细胞分泌的血管活性物质前列腺素类物质（PG_s），以及平滑肌细胞自分泌的 PG_s 在缺氧性肺血管收缩反应中的作用。

【实验动物】 大鼠，体重 250～300g，雄性。

【实验药品与器材】 20% 氨基甲酸乙酯，10^{-3}mol/L 苯肾上腺素（又称去氧肾上腺素，phenylephrine，PE），10^{-5}mol/L 乙酰胆碱（acetylcholine，ACh），5mg/mL 吲哚美辛（indomethacin），克-亨（K-H）液；混合氧气（95%O_2+5%CO_2），缺氧气体（95%N_2+5%CO_2），哺乳动物手术器械一套，电子秤，张力传感器，微调器，生物信号采集与分析系统，超级恒温器，微量进样器，减压阀（带流量表），三通接头，浴槽蜡盘，大头针若干，银丝若干，竹签。

【实验方法与步骤】

1. 实验装置与调试

（1）如图 4-35 安装灌流记录系统。

（2）开恒温器、生物信号采集与分析系统、将 K-H 液放在恒温器中预温。

（3）调零：将换能器空载，平衡后，调零。定标：在传感器上置重为 1g 的标准砝码，标定生物信号采集与分析系统。

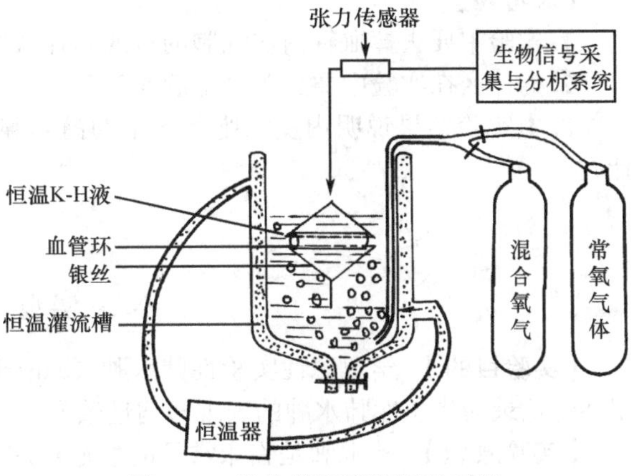

图 4-35 肺血管环灌流记录系统

2. 离体肺动脉环的制备

（1）大鼠称重后，腹腔注射 20% 氨基甲酸乙酯 1～1.2g/kg 麻醉。

（2）迅速打开胸腔，游离出完整心肺，将心肺迅速浸入预冷的 K-H 液中。

（3）在肺门处剪下一片完整的肺叶，置入盛有 10mL 预冷 K-H 液的蜡盘中，用大头针在肺边缘将肺舒展固定。

（4）在肺门处仔细辨认肺动脉分支，沿其走行逐级分离，取两段 3～4mm 长、无分支的同级肺内动脉环，其中一段内穿两根银丝，分别作钩栓线，下端固定在盛满 K-H 液的恒温浴槽里，上端悬挂在张力传感器上；另一段在穿银丝前作去内皮处理：用一表面光滑的细竹签插入血管腔，轻轻旋转和前后移动数次即可，然后同样穿银丝、作钩栓线、悬挂在张力传感器上。

（5）打开混合氧气（95%O_2+5%CO_2），使流量维持在 2mL/min。

（6）通过微调器，调节动脉环基础张力在 0.5g 左右，使整个系统平衡 60min，其间每 20min 换等量新鲜 K-H 液 1 次。

【实验项目】

1. 去内皮的鉴定 加入苯肾上腺素10μL，待张力上升稳定后再加入乙酰胆碱10μL，待张力变化稳定后，再加入乙酰胆碱20μL，观察张力变化，当张力变化稳定后，再加入乙酰胆碱70μL，观察张力变化，以判断血管环有无内皮剂量依赖性舒张反应。

2. 缺氧反应

（1）换液，重新平衡30～60min后加入苯肾上腺素10μL，待张力上升稳定后改通缺氧气体10min，观察张力变化情况。

（2）改通混合氧气（$95\%O_2+5\%CO_2$），换液，平衡30～60min后重复步骤“（1）”一次。

（3）改通混合氧气（$95\%O_2+5\%CO_2$），换液，平衡30～60min后加入苯肾上腺素10μL，待张力上升稳定后改通缺氧气体10min，分别记录张力变化情况。

（4）重新通混合氧气（$95\%O_2+5\%CO_2$），平衡30～60min，按时换液。

（5）最后一次换液时，定容10mL，用微量进样器加入吲哚美辛40μL，待基线稳定后加入苯肾上腺素10μL，待张力上升稳定后，改通缺氧气体10min，记录张力变化情况。

3. 记录结果 将不同处理引起的肺动脉张力变化结果填入表4-49中，并对结果进行分析。

表4-49 不同处理依次引起的肺动脉张力变化

	PE_1	ACh_1	ACh_2	ACh_3	PE_2	$Hypo_1$	PE_3	$Hypo_2$	PE_4	$Hypo_3$	indomethacin	PE_5	$Hypo_4$
有内皮环													
去内皮环													

注：PE_1 指苯肾上腺素第1次给药，ACh_1 指乙酰胆碱第1次给药，$Hypo_1$ 指缺氧通气第1次，余同。

【注意事项】

1. 要辨认清楚肺动脉及其分支，分离动作要轻柔，血管环两端用镊子夹过的部位要剪去。
2. 固定血管环的线一定要竖直向下，不能倾斜，否则影响实验结果。

【思考题】

1. 实验中要去掉血管内皮细胞的目的是什么？
2. 为什么在实验中要加苯肾上腺素？
3. 本实验结果说明内皮细胞所产生的前列腺素类物质在HPV中起到什么样的作用？根据是什么？

（江汉大学 王小川）

八、实验性肺水肿

【实验目的】 学习急性实验性肺水肿（experimental pulmonary edema）动物模型的复制方法；观察并记录动物急性肺水肿的表现和病理改变，理解急性肺水肿的发生机制。

【实验原理】 肺水肿是临床常见的急危重症，发病原因众多。最常见于左心衰竭患者，尤其是在心功能不全的基础上输液过多、过快时。此外，神经源性肺水肿与肾上腺素引起的血液重新分布有关。因此，给动物注射中毒剂量的肾上腺素也可诱发肺水肿。

本实验通过快速、大量输液引起血容量增加，血液稀释而使血管内胶体渗透压下降、流体静压升高；快速输入中毒剂量的肾上腺素可增强心肌收缩力，使体循环外周血管强烈收缩，导致血液由体循环迅速转移到肺循环，从而使肺的血容量快速增加，而未能为左心所适应，结果使左心房压力和肺毛细血管流体静压突然升高；另外，液体大量冲刷的切应力作用和肺循环血量急骤增加、血管被动扩张也使血管内皮细胞间隙增大，导致血管壁通透性增大；上述因素的共同作用使过多液体滤入肺间质，甚至肺泡，而发生肺水肿。

【实验对象】 Wistar雄性大鼠，体重180～250g（或家兔，体重2～3kg），雌雄不拘。

【实验药品与器材】 0.1%肾上腺素注射液，生理盐水，1%普鲁卡因，0.5%山莨菪碱注射液；1mL、2mL注射器各2支，针头若干个，动物手术台，光学显微镜，哺乳动物手术器械一套，生物信号采集与分析系统，气管插管及呼吸换能器一套，静脉导管及静脉输液装置，听诊器1个，100mL烧杯，纱布，滤纸，丝线，棉线等。

【实验方法与步骤】

（一）大鼠实验性肺水肿

1. 取甲、乙两只体重相近的大鼠，观察动物的一般表现、呼吸节律和幅度、耳朵、口唇及鼠爪皮肤颜色等。

2. 甲鼠腹腔注射0.1%肾上腺素1.5～2.0mL，乙鼠腹腔注射等量的生理盐水，记录给药时间，同时密切观察呼吸改变和口鼻有无泡沫样液体流出，泡沫样液体是否呈现粉红色等，记录存活时间。

3. 待其中一鼠口鼻出现泡沫样液体时，立即用脊椎脱臼法处死两鼠，并准确称取大鼠尸体重量。

4. 解剖两鼠尸体，打开胸腔，取出肺脏，尽量在靠近肺门处结扎气管，在结扎上方切断气管，小心分离出肺脏，观察并比较两鼠肺大体形态，将肺表面血迹用滤纸吸去后准确称重，计算大鼠的肺系数［肺系数＝肺重量（g）/体重（g）×100%，若肺系数＞1%提示肺水肿已发生］。切开肺叶，观察切面的改变，挤压肺组织，观察切面有无泡沫样液体流出。

（二）家兔实验性肺水肿

1. 术前准备　取家兔3只，称重并编号为甲、乙、丙兔，分别进行颈部手术后给药观察（可以每组只做一只家兔，最后综合全班各组结果进行比较）。启动生物信号采集与分析系统，记录实验波形。

2. 颈部手术　将家兔仰卧位固定在兔手术台上，剪去颈部兔毛，沿颈部正中线皮下注射1%普鲁卡因4～6mL，局部麻醉后，在颈部正中纵行切开皮肤，分离皮下结缔组织，钝性分离颈部肌肉，暴露气管，在气管下穿入一根粗线以备结扎用，在气管正中部做倒“T”形切口，在切口处插入“Y”形气管插管并结扎固定，将气管一端与呼吸换能器相连，在计算机屏幕上调整呼吸波形，记录呼吸频率和幅度。在一侧皮下找到并分离颈外静脉，择一粗段并分离出2cm长度，在该静脉下穿入两根线，提起颈外静脉近心端，待颈外静脉充盈后结扎其远心端，在近心端靠近结扎处剪一“V”形小口，向近心端方向插入连于输液装置的充满生理盐水的静脉导管，结扎固定后，打开静脉输液装置，缓慢输入生理盐水（5～10滴/min），以保持静脉通畅。

3. 模型制备及给药　观察正常呼吸（频率、幅度），描记各家兔正常呼吸曲线，并听诊肺部呼吸音。然后各家兔进行以下处理。

（1）大量快速输液：给3只家兔分别大量快速静脉输入37℃生理盐水，输入液体总量按100mL/kg计，输液速度为160～180滴/min。

（2）甲兔（实验组）：待输液将要结束时（大约留有10mL），停止滴注，推注0.1%肾上腺素注射液（0.5mL/kg）后继续滴注剩余的生理盐水。

（3）乙兔（治疗组）：推注肾上腺素同甲组，待推注肾上腺素后立即按20mg/kg的量加输0.5%山莨菪碱注射液，然后继续滴注剩余的生理盐水。

（4）丙兔（对照组）：只进行上述步骤（1）。

4. 观察指标　①要求在滴注的整个过程中不时用听诊器听取肺底部有无湿啰音、水泡音的出现，记录出现时间；②呼吸频率、幅度的改变；③呼吸困难、发绀观察：气管插管中是否有粉红色泡沫样液体溢出，皮肤、黏膜颜色等。

5. 打开胸腔，取出肺脏　死亡动物记录死亡时间和体重。存活动物出现肺水肿后即可夹闭气管处死动物并称重。分别解剖家兔尸体，剪开胸前壁，尽量在靠近肺门的气管分叉处结扎气管，在结扎处上方剪断气管，小心分离出肺脏，观察并比较3只家兔的肺大体形态，将肺表面水分用滤纸吸去后准确称重，计算各家兔的肺系数［肺系数＝肺重量（g）/体重（kg），家兔肺系数的正常值为4～5］。切开肺叶，观察切面的改变，挤压肺组织，观察切面有无泡沫样液体流出。

6. 镜下观察肺组织 光镜下区分正常肺组织与肺水肿病变组织切片的不同（组织切片需预先制作）。

【实验项目】

1. 大鼠实验性肺水肿 将计算数据和观察到的实验结果填入表4-50中，并分析实验结果。

表4-50 大鼠实验性肺水肿实验结果汇总表

大鼠	体重（g）	一般表现	呼吸频率、深度	皮肤黏膜颜色	口鼻分泌物	肺大体观	存活时间（min）	肺系数
甲鼠								
乙鼠								

2. 家兔实验性肺水肿 将计算数据和观察的实验结果填入表4-51中，并分析实验结果。

表4-51 家兔实验性肺水肿实验结果汇总表

家兔	体重（kg）	一般表现	呼吸频率、深度	皮肤黏膜颜色	口鼻分泌物	肺大体观	存活时间（min）	肺系数
甲兔								
乙兔								
丙兔								

【注意事项】

1. 捉拿大鼠时一定要戴上抓鼠手套，以防被其咬伤。

2. 忌用实验前已有明显肺部异常征象（如啰音、喘息、气促等）或体弱、怀孕的动物，否则影响实验结果的可靠性。

3. 3只家兔的输液速度应基本一致，输液速度不宜太快，并严格控制输液量。

4. 在第一次使用肾上腺素后肺水肿现象不明显者，可重复使用，两次给药应间隔10～15min，不宜过频。

5. 解剖取出肺组织时，注意勿损伤肺表面和挤压肺组织，防止水肿液流出，影响肺系数的准确性。

【思考题】

1. 肾上腺素导致动物肺水肿的机制是什么？

2. 发生肺水肿的动物肺脏大体观察有何不同？光镜下观察有何不同？肺系数有何差异？为什么？

3. 根据实验结果，联系理论知识，详细分析肺水肿发生机制。

4. 临床上最常见的引起急性肺水肿的疾病有哪些？其病理生理变化过程有何特点？

（武汉科技大学 袁修学）

第五节 消化系统实验

一、神经刺激及药物对家兔在体消化道平滑肌运动的影响

【实验目的】 观察哺乳动物在体胃肠运动的形式；观察神经刺激和某些药物对胃肠运动的影响。

【实验原理】 消化道平滑肌兴奋性较低，收缩缓慢并有自律性。在整体情况下消化道平滑肌

受副交感神经和交感神经双重支配。副交感神经兴奋时，其节后纤维释放乙酰胆碱（acetylcholine，ACh），与平滑肌细胞膜上M受体结合，产生兴奋效应，使胃肠运动增强；交感神经兴奋时，绝大多数节后纤维释放去甲肾上腺素（noradrenalin，NA），与平滑肌细胞膜上α、β受体结合，产生抑制效应，使胃肠运动减弱。应用特定受体激动剂和受体阻断剂将对胃肠运动分别产生相应的效应。

【实验对象】 家兔，体重2～2.5kg，雌雄不拘（实验前喂食物）。

【实验药品与器材】 台氏液（或生理盐水），20%氨基甲酸乙酯，0.01%肾上腺素（adrenalin 或 epinephrine），0.1%新斯的明（neostigmine）注射液，0.05%阿托品（atropine）注射液；哺乳动物手术器械一套，兔手术台，婴儿磅秤，玻璃分针，纱布，细丝线，刺激器及保护刺激电极，1mL、2mL和10mL注射器。

【实验方法与步骤】

1. 称重固定 家兔称重后，由耳缘静脉缓慢注入20%氨基甲酸乙酯（1～1.2g/kg），待家兔麻醉后，将其背位固定于兔手术台上，用弯剪刀剪去腹部手术野的被毛。

2. 腹腔手术 从剑突0.5cm下沿正中线切开皮肤5～6cm，打开腹腔，暴露胃肠组织。在膈下食管的末端用玻璃分针分离出迷走神经的前支1～2cm，穿线备用；在左侧腹后壁肾上腺的上方找出内脏大神经，并分离出1～2cm，穿线备用。

【实验项目】

1. 观察正常情况下的胃肠运动，注意其紧张度（可用手指触胃以测其紧张度）、蠕动（peristalsis）、逆蠕动（reverse peristalsis）、小肠的分节运动（segmentation contraction）等运动形式。

2. 用保护电极连续电刺激（强度：2～3V、频率：20～30Hz）膈下迷走神经1～3min，间隔2min，再重复刺激，观察胃肠运动的变化。

3. 先从耳缘静脉注射阿托品0.25mg/kg，再连续电刺激膈下迷走神经，观察胃肠运动的变化。

4. 耳缘静脉注射新斯的明0.1～0.2mg，观察胃肠运动的变化。

5. 耳缘静脉注射0.01%的肾上腺素0.3～0.5mL，观察胃肠运动的变化。

6. 连续电刺激内脏大神经1～3min，观察胃肠运动的变化。

【注意事项】

1. 避免腹腔内温度下降及消化管表面干燥，影响胃肠运动，应经常用温热的生理盐水湿润。

2. 每完成一个实验项目后，间隔数分钟后再进行下一个实验项目。

3. 实验时不要过度牵拉胃肠。

【思考题】

1. 正常情况下胃肠运动有哪些形式？

2. 迷走神经和内脏大神经对胃肠运动有何作用？

3. 本实验所用药物影响胃肠运动的机制如何？

二、家兔离体小肠平滑肌收缩活动的影响因素

【实验目的】 在模拟体内环境的条件下，观察哺乳动物消化道平滑肌活动的一般生理特性，了解某些药物对离体小肠平滑肌活动的影响，学习哺乳动物离体器官或组织灌流的实验方法。

【实验原理】 哺乳动物消化道平滑肌与体内其他部位的平滑肌相似，具有收缩性（contractility）、伸展性（extensibility）、缓慢而不规则的自动节律性（autorhythmicity）、不依赖于中枢神经系统的紧张性（微弱、持续的收缩状态），以及对化学、温度和机械牵张刺激较为敏感等生理特性。这些特性对于维持消化管腔内一定的压力、保持胃肠的正常形态和位置、完成对食物的消化吸收功能以及抵御内环境的异常变化具有重要的生理意义。本实验将观察温度、pH、氧供的变化及神经递质和化学药品对离体平滑肌生理特性的影响。

【实验对象】 家兔，体重2～2.5kg，雌雄不拘（禁食24h，自由饮水）。

【实验药品与器材】 20%氨基甲酸乙酯，生理盐水，台氏液，0.01%肾上腺素，0.01%乙酰胆碱（acetylcholine），0.01%阿托品，1%酚妥拉明（phentolamine），1%$CaCl_2$溶液，1mol/L NaOH溶液，1mol/L HCl溶液；哺乳动物手术器械一套，生物信号采集与分析系统，兔手术台，婴儿磅秤，恒温水浴槽，张力传感器，双凹夹，玻璃分针，培养皿，纱布，粗、细丝线，1mL、2mL和20mL注射器，小烧杯，水银体温计等。

【实验方法与步骤】

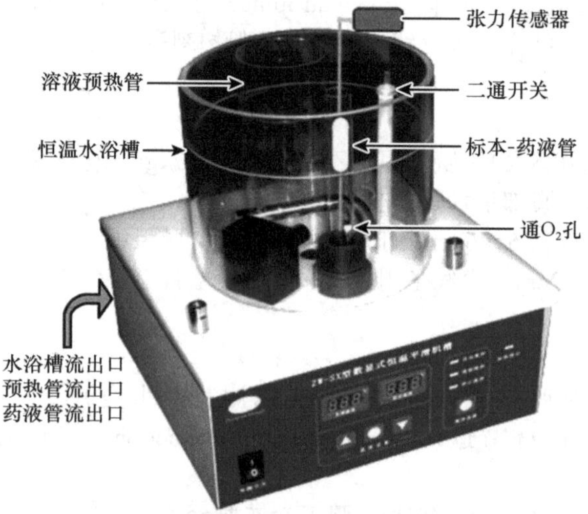

图4-36 离体小肠平滑肌恒温实验装置

1. 恒温平滑肌槽（图4-36）的准备 分别于药液管、预热管中加入3/4量台氏液，于水浴槽中加入3/4量去离子水（达药液管液面）。操作恒温仪面板触摸按钮设置水浴槽温度为38℃（此温度为水浴槽中加热管旁的水温，与药液管内温度相差1～2℃），用水银体温计检测药液管内的温度稳定为37℃后打开供氧开关，药液管内即可产生空气气泡供氧，调节供氧按钮确保气泡一个接一个冒出，但又不引起管内液体震动而影响实验结果的真实性。仪器的背面或右侧面有相应的液体流出管，控制开关可更换液体。

2. 离体肠段标本的制备 于耳缘静脉缓慢注入20%氨基甲酸乙酯（0.8g/kg）后，自剑突下3～5cm处，沿腹中线切开皮肤8cm左右，沿腹白线迅速打开腹腔，找出胃幽门部与十二指肠交界处，以此为起点分离长20～30cm的肠段，先将与该肠段相连的肠系膜结扎，从肠缘剪去系膜，再将该肠段两端用细丝线作双结扎（肠腔内少量内容物不必去除），剪断双扎后取出，于盛有37℃台氏液的培养皿中清洗末端残留物后，剪成2.5cm左右长的肠段，置于氧饱和的37℃台氏液中备用。

3. 标本的固定 将制备好的肠段标本两端各缝一根线，一端系于药液管的标本钩上，另一端垂直连接于张力传感器上，调节换能器的高度，使标本与换能器的连线松紧度合适，正好悬在药液管中央（避免连线或肠管与药液管的管壁接触）。将张力传感器连至生物信号采集与分析系统上。记录参数：扫描速度5s/div，灵敏度3g/div。

【实验项目】

1. 记录小肠平滑肌自动节律性收缩曲线 记录离体肠段在37℃台氏液中的收缩活动3～5min，作为对照。注意观察收缩的幅度和节律，收缩曲线基线的高低表示小肠平滑肌紧张性的高低，收缩曲线的幅度大小表示小肠平滑肌收缩活动的强弱。

2. 乙酰胆碱的作用 在药液管中加入0.01%乙酰胆碱1～2滴，同时在记录曲线上做标记，观察其收缩活动，待发生明显改变后，立即打开药液管的流出口，放掉含乙酰胆碱的台氏液，并打开二通开关加入新的预热的台氏液，重复冲洗2～3次，待肠管收缩活动恢复到用药前状态，再进行下一步实验。

3. 阿托品的作用 在药液管中加入0.01%阿托品2～4滴，2min后不换液再加入0.01%乙酰胆碱1～2滴，记录肠管平滑肌收缩活动的改变，并与实验项目2进行比较。冲洗方法同上。

4. 肾上腺素的作用 在药液管中加入0.01%肾上腺素1～2滴，记录肠管平滑肌收缩活动的改变，待作用明显后，按上述方法冲洗。

5. 酚妥拉明的作用 在药液管中加入1%酚妥拉明3～4滴，2min后再加入0.01%肾上腺素1～2滴，观察肠管平滑肌收缩活动的改变，并与实验项目4进行比较。冲洗换液。

6. 氯化钙的作用 在药液管中加入 1%$CaCl_2$ 溶液 1～2 滴，观察肠管平滑肌收缩活动的改变，作用明显后，冲洗换液。

7. 酸碱的作用 在药液管中加入 1mol/L 的 HCl 溶液 2～4 滴，观察肠管平滑肌收缩活动的改变。在滴加 HCl 使肠管平滑肌活动出现明显变化的基础上加入 1mol/L 的 NaOH 溶液 3～4 滴于药液管内，观察肠管平滑肌收缩活动的恢复过程。冲洗换液。

8. 温度的影响 将药液管中的台氏液全部换成 25℃台氏液，观察小肠平滑肌收缩活动的变化。然后逐步加温至 38℃，观察小肠平滑肌收缩活动的变化。

【注意事项】

1. 药液管内台氏液的量必须没过肠段，并保持恒温为 37℃。
2. 药液应滴加到台氏液中，切忌直接滴于肠管上。
3. 各药液加入的量仅供参考，可根据效果逐滴增减。
4. 每次加入不同药液时，应同时在记录曲线上做标记；每项实验出现作用后，应立即冲洗换液，待肠段收缩活动恢复到用药前状态后，再观察下一项目。

【思考题】

1. 实验中为什么要给小肠平滑肌标本持续供氧？
2. 实验中各项因素对小肠平滑肌活动的影响机制是什么？
3. 肾上腺素、乙酰胆碱对小肠平滑肌和心肌的作用有何不同？为什么？

三、肠腔内容物渗透压对家兔小肠水分吸收的影响

【实验目的】 观察肠腔内容物渗透压改变对小肠水分吸收的影响，掌握小肠吸收水分与内容物渗透压的关系。

【实验原理】 小肠是营养物质消化和吸收的主要部位。水的吸收是随各种溶质主动吸收（active absorption）产生的肠腔和组织液之间的渗透压（osmotic pressure）梯度而被动吸收（passive absorption）。所以小肠对水的吸收受肠腔内容物渗透压高低因素的影响。当肠腔内的溶液为低渗时，肠腔中水分进入血液的速度快于血液中水分进入肠腔的速度，使水的净吸收加快。当肠腔中溶液的渗透压升高接近等渗甚至高渗时，水的吸收速度减慢，净吸收减少。硫酸镁在肠道难以吸收，使肠腔内形成高渗而阻止肠内水分的吸收，肠腔容积增大。

【实验对象】 家兔，体重 2～2.5kg，雌雄不拘。

【实验药品与器材】 20% 氨基甲酸乙酯，0.9%NaCl，10% 硫酸镁，0.4%NaCl，蒸馏水，生理盐水；哺乳动物手术器械一套，兔手术台，婴儿磅秤，20mL 注射器，粗丝线，缝合针，纱布等。

【实验方法与步骤】

1. 称重固定 家兔称重后，耳缘静脉缓慢注射 20% 氨基甲酸乙酯 0.8g/kg，待动物麻醉后，背位固定在手术台上，剪去上腹部的兔毛。

2. 肠段标本制备 在剑突下 1cm 沿腹正中线切开腹腔 5～6cm，暴露胃肠，在近十二指肠幽门端，选取长约 10cm 肠段，用穿上粗丝线的缝合针紧贴肠壁穿过，牢固结扎肠段两端。然后间隔肠管 1～2cm，再选取长约 10cm 肠段，按上述方法结扎，共选择四段备用。

【实验项目】

1. 依次分别将等量（约 10mL）的 0.9% NaCl、10% 硫酸镁、0.4% NaCl 和蒸馏水注入四段肠管内。注射时用手指轻轻触压肠管，使每段肠管的充盈度均匀，然后将小肠放回腹腔，用止血钳夹闭腹腔，切口处覆盖温生理盐水纱布。
2. 注射 1h 后打开腹腔，比较各段肠管体积、充盈度的变化，将观察结果填入表 4-52 中，并对实验结果进行分析。

表 4-52 肠内容物渗透压对肠管体积和充盈度的影响

观察项目	0.9% NaCl	10% 硫酸镁	0.4% NaCl	蒸馏水
充盈度肠管体积的变化				

【注意事项】

1. 结扎肠管时动作要轻柔，切忌损伤肠系膜血管，以免出血并影响小肠的吸收。

2. 每段肠管注入液体后充盈度应均匀，以减少实验结果的误差。

【思考题】

1. 试说明肠腔内容物渗透压的变化影响小肠水分吸收的机制。

2. 决定肠道水分吸收的因素有哪些？

四、神经体液因素对胆汁分泌的影响

【实验目的】 学习胆总管插管及引流胆汁的方法，观察神经和体液因素对胆汁分泌的调控。

【实验原理】 肝细胞分泌胆汁（bile）受神经和体液因素的调节。在非消化期，由于胆总管括约肌收缩而阻止胆汁排入十二指肠，肝细胞分泌的胆汁大部分流入胆囊内储存、浓缩；在消化期则通过神经和体液因素的调节，胆汁被分泌至十二指肠与小肠内，参与消化与吸收。食物是引起胆汁分泌和排出的自然刺激物；迷走神经（vagus nerve）兴奋引起胆汁分泌和排出增多；胰泌素（secretin）、胆囊收缩素（cholecystokinin）、胆盐（bile salt）等均可促进胆汁分泌和排出，以胆囊收缩素的作用最强；小肠内的 pH 降低可通过刺激胰泌素的释放进而促进胆汁的分泌和排出。

【实验对象】 家兔，体重 2～2.5kg，雌雄不拘（实验前喂食）。

【实验器材与药品】 生理盐水，20% 氨基甲酸乙酯，0.1mol/L（pH 1.0）稀盐酸，0.01% 乙酰胆碱；哺乳动物手术器械一套，计滴器，保护电极，生物信号采集与分析系统，兔手术台，铁支架，双凹夹，胆总管插管，玻璃分针，纱布，粗、细丝线，1mL、2mL 和 20mL 注射器，小烧杯等。

【实验方法与步骤】

1. 麻醉、固定、备皮 家兔称重后，耳缘静脉缓慢注射 20% 氨基甲酸乙酯（1～1.2g/kg），待麻醉后，背位固定于手术台上，剪去颈部和上腹部的兔毛。

2. 手术分离胆总管及插管 自剑突下沿中线切开皮肤 8～10cm，再沿腹白线打开腹腔，暴露胃和肝；在膈下食管的末端前壁外膜下，用玻璃分针分离出迷走神经的前支 1cm（图 4-37），穿一湿细丝线备用；将胃轻轻拉出，将肝向上翻起，在几片肝叶的中心处找到胆囊，用动脉夹夹闭胆囊管，用注射器抽出 1mL 胆囊胆汁备用；在十二指肠上端的背面肠壁上，仔细寻找一局部肌肉增厚的乳白色小管（隆起），在肠壁内走行 0.5～1cm 穿入十二指肠，此即胆总管十二指肠入口（图 4-38）；用玻璃分针分离胆总管末段（近十二指肠端）1cm 左右，穿一湿细丝线，然后轻轻提起以看清胆总管肠壁段，在最粗厚处用眼科剪剪开 1/2 胆总管管壁，将插管朝肝脏方向插入胆总管内，见有黄绿色胆汁流出后将胆总管和插管一起结扎，并将结扎线固定于插管的防滑节上。

3. 连接分析系统 安置计滴器于胆总管插管流出端下方，连接计滴器至生物信号采集与分析系统。

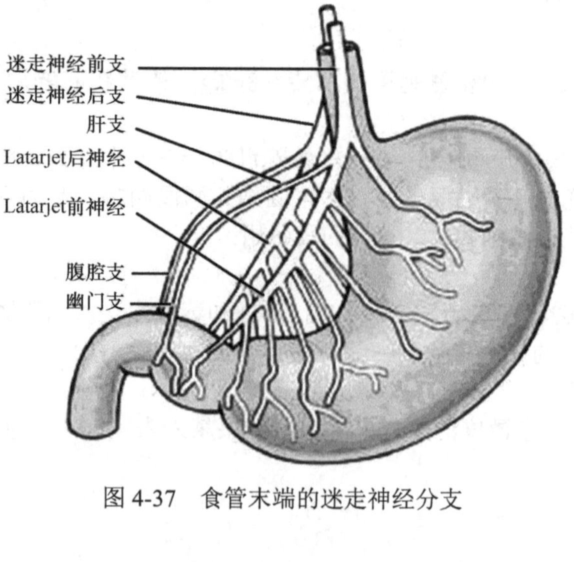

图 4-37 食管末端的迷走神经分支

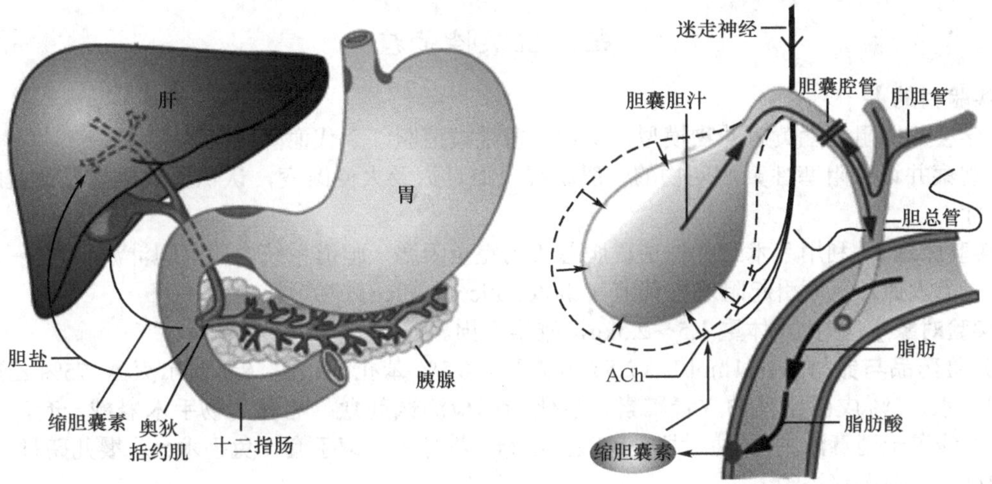

图 4-38 胆管系统解剖位置与胆总管插管示意图

【实验项目】

1. 胆汁的自然分泌 指未给予任何刺激时胆汁的分泌量（滴/min）。正常胆汁呈不间断少量分泌。

2. 迷走神经的作用 用保护电极以中等强度（2～3V）和频率（20～30Hz）连续电刺激膈下迷走神经 1min，间隔 2min 再重复刺激，如此反复 3 次，观察胆汁分泌的潜伏期和分泌量。

3. 胆汁的作用 先静脉注射 5mL 生理盐水作对照，再耳缘静脉注射 2mL 稀释的胆汁（1mL 胆汁用生理盐水稀释 10 倍），观察胆汁分泌的潜伏期和分泌量。

4. 胆碱的作用 耳缘静脉注射 0.01% 乙酰胆碱 0.5mL，观察胆汁分泌的潜伏期和分泌量。

5. 盐酸的作用 结扎十二指肠胃端和空肠端后，向十二指肠肠腔内注射 37℃温热的 0.1mol/L（pH 1.0）稀盐酸 20mL，观察胆汁分泌的潜伏期和分泌量（注射 5～10min 后，用刻度试管每 5～10min 收集一个样本，收集 4～5 管）。

6. 促胰液素的作用 先静脉注射 4～6mL 生理盐水作对照，再耳缘静脉注射粗制胰泌素 4～6mL，观察胆汁分泌的潜伏期和分泌量。

【注意事项】

1. 分离胆总管时，必须十分小心，以防损伤伴行的肝动脉和门静脉。
2. 手术完成后，将腹部创口用温热生理盐水浸湿的纱布覆盖以利于保温保湿。
3. 胆总管壁薄，注意防止插管端口被刺破或胆总管扭曲，以致引流不畅。
4. 每个实验项目结束后，须待胆汁分泌恢复到给药前水平，方可进行下一项。

【思考题】

1. 刺激膈下迷走神经与酸化十二指肠引起胆汁分泌的潜伏期和分泌量有何不同？为什么？
2. 静脉注射稀释的胆汁，为何能促进胆汁分泌？

附　　胰泌素的粗制方法

利用急性动物实验后刚处死的家兔，打开腹腔在幽门和空肠（60～70cm）两端用细绳扎紧。用大注射器向十二指肠内注入 0.1mol/L HCl 100mL，待 0.1～1h 后，取下被结扎的小肠段，纵向剪开肠段并收集肠腔内的盐酸溶液，用刀柄刮取肠段黏膜，同盐酸溶液煮沸 10～15min，静置沉淀过滤，吸取上清，低温（4℃）保存，以避免活性迅速降低；使用时用 1mol/L NaOH 中和至中性，即得到粗制胰泌素。

（大连医科大学　吴雪飞）

五、阻塞性黄疸

【实验目的】

1. 学会复制阻塞性黄疸动物模型，认识阻塞性黄疸胆红素代谢障碍的特点。

2. 观察并记录阻塞性黄疸动物的一般状况及血、尿及大便改变，认识反映阻塞性黄疸的常用生化指标。

【实验原理】 利用手术结扎法造成胆总管的完全阻塞，胆道系统内压因胆汁淤积而显著增高，胆红素反流入血，从而引起阻塞性黄疸（cholestatic jaundice）。

【实验对象】 家兔，体重1.5～2.5kg，雌雄不拘。

【实验药品与器材】 0.1mol/L（2.5%）碘酊，0.1%苯扎溴铵酊（新洁尔灭），75%乙醇，无菌生理盐水，3%戊巴比妥钠，青霉素，生化指标检测试剂盒；哺乳动物手术器械一套，手术缝针（细丝线浸于消毒液中），注射器，针头，纱布，棉球，无菌手套，兔手术台，婴儿磅秤，试管，分光光度计，恒温水浴箱。

【实验方法与步骤】

1. 胆总管结扎黄疸模型复制

（1）称重后，经耳缘静脉注射灭菌3%戊巴比妥钠30mg/kg，麻醉动物。

（2）将家兔固定于兔手术台上，剃去上腹部毛，消毒手术部位（用2.5%碘酊消毒已备皮区、无菌洞巾覆盖）。

（3）新洁尔灭泡手5min后，切开剑突下腹正中皮肤和浅筋膜，切口长约6cm，钝性分离肌层暴露腹膜，打开腹腔。提起胃幽门部和十二指肠，于幽门下约1cm处可见稍隆起的胆道口壶腹，与壶腹相连有一条约2mm宽的淡黄色（有的呈粉红色）半透明管在肠系膜中穿行并伸向肝门，即为胆总管。

（4）将连有丝线的小圆针穿过距壶腹1～2cm处的胆总管底部并结扎。缝扎时要避开周围血管。有出血时应彻底止血，然后将脏器回纳。

（5）分3层（腹膜、肌层、皮肤）连续缝合关闭腹腔。

2. 术后动物喂养与管理 单笼喂养，饲以混合饲料和自来水，每日肌内注射青霉素5万单位，连续2天。

3. 血、尿的采集 将家兔固定于兔手术台，心脏穿刺取血或经颈、股动脉抽血，血量应多于5mL，置清洁干燥试管中。4000r/min离心5min，分离血清于另一干净试管中。膀胱穿刺取尿约6mL。

【实验项目】

1. 观察动物一般状况，比较实验兔与正常兔的血清、尿、粪、巩膜、黏膜及皮肤颜色；肝脏与胆总管的外观和形态。

2. 测定以下生化指标（按试剂盒操作进行） ①血清ALT；②血清总胆红素；③血清1min胆红素；④尿胆红素定性；⑤尿胆原定性；⑥结合实验操作分析讨论实验结果。

【注意事项】

1. 准确掌握戊巴比妥钠用量，切忌麻醉过深。当手术时间过长（一般在20min内完成）、麻醉浅时，可辅以1%普鲁卡因局麻，不宜追加戊巴比妥钠。

2. 手术时避免损伤动物腹内脏器及血管。手术野、器具消毒要严密，以防感染。

3. 采血时，试管一定要清洁干燥，以免溶血。溶血标本不能用作胆红素定量测定。

4. 作胆红素定量测定时，如血清胆红素含量过高，超出校正曲线范围，可将血清先用生理盐水稀释再行测定，结果乘上稀释倍数。

【思考题】

1. 阻塞性黄疸胆红素代谢障碍的特点是什么？

2. 结合实验结果，试述阻塞性黄疸的发病机制。

六、家兔肝性脑病及其解救

【实验目的】

1. 学会急性肝功能不全动物模型的复制，认识血氨升高在肝性脑病发病机制中的作用。

2. 了解谷氨酸钠针对氨中毒（ammonia intoxication）的基本治疗作用，探讨其治疗的病理生理基础。

【实验原理】 通过血管结扎术阻断肝脏大部血供以复制急性肝功能不全（hepatic insufficiency）的动物模型，经十二指肠推注 NH_4Cl，致使实验动物血氨升高并出现肝性脑病（hepatic encephalopathy）病变。实验中设置实验组、对照组和治疗组，对经不同处理的实验动物输入复方氯化氨液，观察各组动物出现相应病理变化所需相应 NH_4Cl 的用量、时间和血氨（blood ammonia）的水平，探讨血氨升高在肝性脑病发病机制中的作用。

【实验对象】 家兔，体重≥2kg，空腹，雌雄不拘。

【实验药品与器材】 1% 普鲁卡因，1% 肝素，2.5% 复方 NH_4Cl 溶液（NH_4Cl 25g，$NaHCO_3$ 15g，以 5% 葡萄糖定容至 1L），2.5% 复方谷氨酸钠溶液（谷氨酸钠 25g，$NaHCO_3$ 15g，以 5% 葡萄糖溶液定容至 1L），2.5% 复方 NaCl 溶液（NaCl 25g，$NaHCO_3$ 15g，以 5% 葡萄糖定容至 1L）；哺乳动物手术器械一套，兔手术台，兔头夹，搪瓷方盘，动脉夹，细塑料管，粗棉线、细手术线，纱布，10mL、20mL 注射器及针头，头皮针，婴儿磅秤，血氨测定用药品与器材（见血氨的测定）。

【实验方法与步骤】 取性别相同、体重接近的家兔四只，分三组进行实验，分组及实验操作详见表 4-53。

表 4-53 实验分组及实验操作

实验组别	手术处理	实验药物 1	实验药物 2
实验组（甲兔）	肝叶大部结扎术	复方 NH_4C1 溶液	无
对照组 1（乙兔）	肝叶假手术	复方 NH_4C1 溶液	无
对照组 2（丙兔）	肝叶大部结扎术	复方 NaCl 溶液	无
治疗组（丁兔）	肝叶大部结扎术	复方谷氨酸钠溶液	复方 NH_4Cl 溶液

1. 术前准备及麻醉 将家兔称重后仰卧固定于兔手术台上，剪去颈前部及上腹部正中线附近的被毛，1% 普鲁卡因局部浸润麻醉下进行手术。

2. 颈总动脉插管 从耳缘静脉按 1mL/kg 量注射 1% 肝素。在甲状软骨下纵行切开颈正中皮肤，分离颈总动脉并插管，结扎固定。打开动脉夹，放血 2mL 于洁净试管内作血氨测定用，放血完毕后立即夹闭动脉夹。

3. 肝叶的游离和结扎 从胸骨剑突下沿上腹正中作长 6～8cm 的切口，打开腹腔，暴露肝脏，术者左手示指和中指在镰状韧带两侧将肝脏往下压，右手持剪刀剪断肝与横膈之间的镰状韧带。辨清肝脏各叶（图 4-39），用浸过生理盐水的粗线沿肝左外叶、左中叶、右中叶和方形叶之根部围绕一周并结扎，使上述肝叶迅速变成暗褐色。由于供应右外叶及尾状叶的门脉血管为独立分支，不会同时被结扎，因而得以保留。

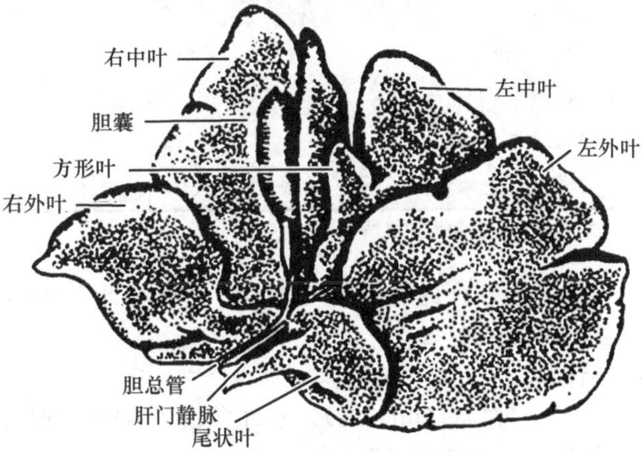

图 4-39 家兔肝脏背面俯视示意图

4. 十二指肠插管 沿胃幽门向下找出十二指肠，经肠系膜穿一粗线，牵引十二指肠并将线头固定于兔手术台的竖铁杆上，将十二指肠袢留在腹腔外，置于盐水纱布上，以组织钳对合夹住腹壁以关闭腹壁切口。在十二指肠上切一小口、插入软导管并做荷包缝合固定。

5. 模型复制 通过十二指肠导管，每隔 5min 向肠腔内快速推注复方氯化铵溶液 5mL。实验过程中，仔细观察并记录家兔的呼吸，角膜反射，瞳孔大小及对刺激的反应等情况，直至出现全身性抽搐时，从颈总动脉放血 2mL 作血氨测定，并记录从肠腔推注 NH_4Cl 至出现角弓反张的时间及氯化铵总用量，计算出每千克体重用量。

6. 实验观察指标 呼吸（频率、幅度），角膜反射，瞳孔大小，对刺激的反应，是否出现肌肉痉挛、抽搐及强直，并记录出现相应症状所需的 NH_4Cl 用量及时间，测定血氨浓度。

【实验项目】

1. 实验组甲兔 ①实验过程中，仔细观察并记录家兔的呼吸，角膜反射，瞳孔大小及对刺激的反应等情况，直至出现全身性抽搐时，从颈总动脉放血 2mL 作血氨测定，并记录从肠腔推注 NH_4Cl 至出现角弓反张的时间及氯化铵总用量，计算出每千克体重用量。②出现角弓反张后继续推注复方 NH_4Cl 直至家兔死亡，记录存活时间和复方 NH_4Cl 的剂量。

2. 对照组实验项目流程

（1）乙兔：除肝叶不结扎外，其余手术操作步骤按“实验方法与步骤”中的 1～5。如前所述推注氯化铵，当推注的氯化铵量（按 mL/kg 计算）达到甲兔出现角弓反张（此时乙兔尚未出现角弓反张）时，从颈总动脉放血 2mL 测血氨，观察家兔的一般情况，继续推注氯化铵，当该兔出现角弓反张后，再放血 2mL 测血氨，并记录从推氨至出现角弓反张的时间及氯化铵用量，与甲兔比较。

（2）丙兔：按“实验方法与步骤”中的 1～5，但从肠腔推注复方氯化钠溶液，观察动物反应，待推注量（mL/kg）达甲、乙兔出现角弓反张的氯化铵量时，分别放血 2mL 于试管内测血氨。

3. 治疗组丁兔 手术操作步骤按“实验方法与步骤”中的 1～5，但第 5 步中先按 20mL/kg 量从耳缘静脉缓慢推注复方谷氨酸钠溶液，再按前述方法推注 NH_4Cl 溶液，待推注量达到甲兔角弓反张（而此时丁兔尚未出现角弓反张）的剂量时，放血 2mL 测定血氨、观察动物一般情况。继续推注 NH_4Cl，当此时丁兔出现角弓反张后，再放血 2mL 测血氨，记录从推注 NH_4Cl 至动物出现角弓反张的时间及氯化铵用量，注意与甲兔比较。

4. 血氨的测定 本实验用谷氨酸脱氢酶法进行血氨测定。详见表 4-54 操作步骤，按空白管、标准管、测定管先后顺序进行。

表 4-54 血浆氨酶法测定操作步骤

加入物（mL）	空白管	标准管	测定管
GLDH 工作液	1.5	1.5	1.5
去氨水	0.3	—	—
标准应用液	—	0.3	—
血浆	—	—	0.3
37℃水浴 10min			
α-酮戊二酸溶液	0.06	0.06	0.06

注：GLDH，谷氨酸脱氢酶。

将上述各管内试剂混匀，用分光光度计 340nm 波长比色，分别于 10s 时读 A_1、70s 时读 A_2；求各管的 $\Delta A=A_1-A_2$。

计算：

$$血氨（\mu mol/L）= (\Delta A\ 测定管 - \Delta A\ 空白管) / (\Delta A\ 标准管 - \Delta A\ 空白管) \times 100$$

参考值为 18～72μmol/L。

【注意事项】

1. 剪镰状韧带时勿损伤膈肌和血管；游离肝脏时动作宜轻以免肝叶破裂出血，对肝叶根部的结扎要牢固，防止大出血；十二指肠插管要固定好，防止药液外漏。

2. 各组向肠腔推注 NH_4Cl 的速度、剂量及重复推注的时间应保持一致。

3. 注意抢救时机，及时施救；谷氨酸钠溶液有刺激性，避免外漏。

4. 甲兔开始推注应早于其余各组，以便出现抽搐并计算出氯化铵用量后，能对其余组作对照观察测定。

【思考题】

1. 比较四组实验结果，找出异同点并分析总结血氨升高在肝性脑病发病机制中的作用。

2. 实验中引起血氨变化的原因是什么？临床上肝功能障碍的患者血氨升高的主要原因和机制是什么？

3. 谷氨酸钠治疗肝性脑病的病理生理基础是什么？

附　　血氨测定试剂的配制

全部必须以去氨水配制。

1. 66.7mmol/L KH_2PO_4 取 9.12g KH_2PO_4 溶于去氨水中，定容到 1L，4℃保存。

2. 66.7mmol/L Na_2HPO_4 取 9.51g Na_2HPO_4 溶于去氨水中，定容到 1L，4℃保存。

3. 66.7mmol/L 磷酸盐缓冲液（PBS，pH 8.0 ± 0.05） 取 5mL“1”液及 95mL“2”液，混合，4℃保存，稳定 3 周。

4. 310mmol/L α-酮戊二酸 取 0.45g α-酮戊二酸溶于 5mL 去氨水中，用 3mol/L NaOH 调 pH 接近 5.0 时，改用 0.1mol/L NaOH 调 pH 至 6.8 ± 0.01，以去氨水定容到 10mL，4℃可稳定 10 天。

5. NADPH 储存液 称取 10mg NADPH（–20℃保存）溶于 1mL PBS 中，取出 50μL，以 PBS 稀释到 5mL 为工作液，以 PBS 调零，1cm 光径，在 340nm 波长测定 NADPH 工作液的吸光度，计算 NADPH 在其储存液中的实际浓度：

NADPH（mmol/L）$=A_{340}/6.22\times100$（6.22 为 NADPH 的毫摩尔吸光系数）

据上式计算结果确定制备 GLDH 工作液中加入 NADPH 储存液的量，使达到 149μmol/L。

需用 NADPH 储存液毫升数 = 149μmol/L × 需配 GLDH 毫升数（50）/ NADPH 储存液实际浓度（mmol/L）× 1000

6. 谷氨酸脱氢酶工作液 根据 GLDH 酶制品（–20℃保存）的比例，称出酶活力为 992 单位的相应量（如 GLDH 在甘油中，可按 U/mL 吸出 992 单位的相应体积，置 50mL 量瓶中），称入 ADP（–20℃保存）15mg，吸入计算量的 NADPH 储存液，以 PBS 稀释到 50mL，4℃保存可稳定 1 周。

7. 100mmol/L 氨标准储存液 取硫酸铵 1～2g 于 100～110℃烘 2h，置干燥器中冷却称取 660.7mg，溶于去氨水中定容到 100mL，4℃保存。

8. 氨标准应用液 用去氨水将氨标准储存液稀释成 100μmol/L。

七、小鼠急性肝功能不全对氨的耐受性

【实验目的】

1. 学会复制急性肝功能不全动物模型，认识氨在肝性脑病发生中的作用。

2. 观察并记录不同 pH 的铵盐引起动物氨中毒的过程，认识体液酸碱度对肝性脑病发生的影响。

【实验原理】 先以化学毒物四氯化碳复制小鼠急性肝功能不全动物模型，观察造模期间小鼠的主要变化，之后给予不同 pH 的氨溶液，以角膜反射、抽搐时间及强度、死亡时间为观察指标，比较各组肝性脑病临床变化出现的快慢及严重程度，初步认识酸碱度在氨中毒引起肝性脑病中的作用，探讨急性肝功能不全小鼠对不同 pH 氨的耐受性。

【实验对象】 SD小鼠，体重15～25g，雌雄不拘。

【实验药品与器材】 生理盐水，四氯化碳，0.3mol/L氯化铵，0.15mol/L碳酸铵；0.25mL注射器2支，2mL注射器4支，pH仪（酸度计）。

【实验方法与步骤】

1. 取体重相近的小鼠5只，分别编号为A、B、C、D、E，观察一般状态。

2. 分别测定氯化铵溶液与碳酸铵溶液的pH。

【实验项目】

1. A、B、E鼠经腹腔注射四氯化碳（0.05mL/10g），C、D鼠注射等量生理盐水。

2. 5～10min后，A、C鼠同时腹腔注射0.3mol/L氯化铵（0.5mL/10g），B鼠注射等量生理盐水，D鼠、E鼠经腹腔注射0.15mol/L碳酸铵（0.5mL/10g），记录注射时间。各组处理详见表4-55。

表4-55 实验分组及处置方法一览表

实验组别	四氯化碳	生理盐水	氯化铵	碳酸铵
A组	√		√	
B组	√	√		
C组		√	√	
D组		√		√
E组	√			√

3. 对照表4-56，仔细观察并记录各指标变化发生的时间（自首次给药开始计算）。

表4-56 实验结果汇总表

实验组别	变化发生时间（s）				
	开始抽搐	开始扑翼样震颤	开始角弓反张	角膜反射消失	死亡
A组					
B组					
C组					
D组					
E组					

【注意事项】

1. 必须准确记录注药时间及出现指标改变的时间。

2. 为便于观察比较，不同小鼠之间试剂的注射需同时进行。

【思考题】

1. 试述氨中毒在肝性脑病发生中的作用。

2. 结合实验现象，分析肝性脑病的诱因及作用机制。

（武汉科技大学 袁修学）

八、家兔肠缺血再灌注损伤

【实验目的】

1. 学习复制肠缺血再灌注损伤的动物模型的方法。

2. 观察肠缺血再灌注损伤时小肠肠系膜微循环变化及局部小肠形态学改变。

3. 熟悉肠缺血再灌注损伤时机体的机能变化。

【实验原理】 缺血再灌注损伤与缺血时间长短、侧支循环形成情况、对氧需求程度及电解质浓度密切相关。一般来说，缺血40～60min后再灌注、缺血后不易形成侧支循环的组织、对氧要求高的组织器官、钠钙浓度高时，易诱发再灌注损伤；反之，不易诱发再灌注损伤。缺血再灌注损伤发生的机制与自由基生成增多、细胞内钙超载、无复流现象有关。

【实验对象】 家兔，体重1.5～2.5kg，雌雄不拘。

【实验药品与器械】 0.3%肝素钠，3%戊巴比妥钠，生理盐水；哺乳动物手术器械一套，婴儿磅秤，兔手术台，微循环灌流装置，动态微循环图像分析系统，恒温水浴灌流盒，生物信号采集与分析系统，心电导联线及电极，纱布，动脉夹，1号细丝线等，水银体温计等。

【实验方法与步骤】

1. 取家兔1只，称重，从家兔耳缘静脉注射3%戊巴比妥钠（30mg/kg）进行麻醉。

2. 麻醉后固定在兔手术台上，剪去颈部和腹部被毛。

3. 沿腹正中线自剑突下2cm起向下做5cm切口，打开腹腔，用温生理盐水浸泡的纱布移动内脏，找到肠系膜上动脉，用止血钳钝性剥离周围组织，穿线备用。

4. 连接心电导联线，记录心电图。大弯针钩于剑突下皮肤，通过手术线与张力传感器相连，在计算机屏幕上调整呼吸波形，描记呼吸运动曲线，记录呼吸频率和幅度。

5. 将涂有润滑油的水银体温计插入直肠约3cm，测量和记录肛温。

6. 在腹腔右下方，找到回盲交界处，将该部上段回盲系膜拉出腹腔，并平铺于充满37℃生理盐水的恒温水浴灌流盒内，用解剖显微镜找到合适的视野，通过计算机显示屏的放大，观察正常微循环情况（毛细血管数目、口径和血流速度）。

7. 切开颈部皮肤，钝性分离一侧颈总动脉。做颈动脉插管，结扎固定，接测压装置描记血压，注意装置需充分肝素化。描记正常血压曲线。

【实验项目】

1. 完成上述手术操作后，待家兔安静5min后，记录皮肤黏膜颜色、局部肠袢形态学变化（淤血，水肿等）、每分钟肠蠕动次数、血压、心率、呼吸、肛温等指标并记录。

2. 用止血钳夹闭肠系膜上动脉10min、20min、30min和40min后，观察上述指标的变化。

3. 松开止血钳后20min观察上述指标的变化。

4. 将实验结果及数据绘制整理于表4-57中。

表4-57　家兔生理指标的实验结果

时间节点		皮肤黏膜颜色	肠袢形态	肠蠕动次数	肠系膜微循环	血压（mmHg）	心率（次/min）	呼吸（次/min）	肛温（℃）
夹闭肠系膜上动脉前	家兔静息状态								
夹闭肠系膜上动脉后	10min								
	20min								
	30min								
	40min								
松开止血钳后	20min								

【注意事项】

1. 实验操作时尽可能减少动物出血。

2. 移动内脏时动作要轻，不要人为过多损伤肠管。

【思考题】 分析不同缺血时间对再灌注后肠系膜微循环变化的原因及机制。

（南开大学　李　娜）

九、小鼠胃溃疡模型的建立与防治

【实验目的】

1. 学习诱导小鼠发生胃溃疡的动物模型的方法。

2. 观察用乙酸引起急性胃溃疡发生和发展的病理生理过程。

3. 观察急性胃溃疡时消化道功能及形态学改变并掌握其发生机制。

【实验原理】 消化性溃疡包括胃溃疡和十二指肠溃疡，主要以上腹部反复疼痛、消化道黏膜、肌层和（或）浆膜层受到损害为特征。发病机制较为复杂，目前认为与攻击因子，如胃酸、胃蛋白酶、幽门螺杆菌感染、药物等增强，以及防御因子如胃黏液-黏膜屏障，胃黏膜上皮细胞再生等削弱导致两种因子平衡失调有关。

乙酸可损伤局部组织引起血液循环障碍而形成胃溃疡。雷尼替丁能够吸附胃酸并阻断胃壁细胞上的 H_2 受体从而抑制胃酸分泌，因此能够有效防止胃溃疡发生及发展。

【实验对象】 小鼠，体重 25g 左右，雌雄不拘。

【实验药品与器材】 40% 乙酸，雷尼替丁，生理盐水；注射器，小鼠胃管，哺乳动物手术器械一套，显微镜一架等。

【实验方法与步骤】

1. 用手捉拿小鼠并固定，从口腔插入胃管，插入长度略超过食管长度，插好后为验证是否插入胃中，将胃管另一端插入水中，观察水中是否产生气泡，以排除插到肺脏的可能。

2. 然后使用 1mL 注射器给每只小鼠分别推入生理盐水对照（甲组，3 只小鼠）及 40% 乙酸 0.03mL 以造成局部溃疡损伤（乙组，3 只小鼠），推注 40% 的乙酸 0.03mL 后 20min 推注雷尼替丁（27mg/g）以模拟胃溃疡防治（丙组，3 只小鼠）。

【实验项目】

1. 拔出胃管后即开始观察小鼠的精神、对外界刺激反应，有无竖毛现象，能否自由活动，是否能立即进食进水，有无拱背、嗜卧、不活动等现象，每小时观察一次，可连续观察 4 次。

2. 分别于注射后 3h 及 24h 后取材：颈椎脱臼法处死小鼠，剖腹取胃脏，沿胃大弯剖开暴露胃内壁，用肉眼观察胃内容物、胃内壁是否有与周围正常胃（呈粉白色）区别明显的片状溃疡面及溃疡面的颜色与质地等，计算溃疡面积（S）：

$$S=\pi\times\frac{d_1}{2}\times\frac{d_2}{2}$$

式中，π 为圆周率，d_1、d_2 分别为通过溃疡中心所取的最大横径和纵径。

3. 病理示教：取红色炎性变化的胃组织及正常胃组织，经福尔马林固定、石蜡包埋及切片，用苏木精-伊红（HE）染色，在普通光镜下观察与照相。

4. 用 40% 的乙酸灌胃后，镜下显示胃溃疡组织黏膜上皮层损伤严重，部分区域黏膜上皮层完全消失，暴露出固有膜组织。而灌胃 24h 后取材的溃疡面更为明显，溃疡面边界清晰可见。

5. 用 40% 的乙酸 + 雷尼替丁灌胃后，镜下显示胃黏膜上皮受损相对较轻，可见上皮组织，无明显破损的溃疡面出现。

【注意事项】

1. 注意捉拿小鼠的正确方法，防止咬伤。

2. 插胃管时动作要慢，以防损伤会厌。

3. 胃管通过会厌部，应顺应动物做吞咽动作插入胃中，避免误入肺部造成小鼠意外死亡。

【思考题】

1. 胃溃疡时机体的主要病理生理变化有哪些？

2. 诱发胃溃疡的因素有哪些？

3. 除了雷尼替丁还有哪些防治胃溃疡的方法，作用机制是什么？

（南开大学 李 娜）

十、药物对小鼠消化道运动功能的影响

（一）泻药与止泻药实验

【实验目的】 学习小鼠腹泻模型的制作方法；观察地芬诺酯的止泻作用。

【实验原理】 番泻叶（senna leaf）是一种含有蒽醌苷类的接触性泻药。口服后，蒽醌苷被大肠内细菌分解为蒽醌，从而增加大肠的推进性蠕动并减少水分和电解质的吸收，导致稀便排出。因此，番泻叶常用于制作小鼠腹泻模型。地芬诺酯（diphenoxylate）是一种人工合成的哌替啶衍生物，激动胃肠道黏膜下神经丛 μ 阿片受体，使胃肠道张力增加，蠕动减慢，胃肠道内容物排空减慢，在结肠停留时间延长，并增加肠道对水分的吸收，起到止泻作用。

【实验对象】 昆明小鼠，18～22g，雌雄不拘。

【实验药品与器材】 30% 番泻叶煎剂，地芬诺酯，生理盐水；小鼠灌胃针，小鼠代谢笼，分规，刻度尺等。

【实验方法与步骤】

1. 取小鼠 30 只，随机分为对照组、模型组和治疗组，每组 10 只，单独饲养在有滤纸的小鼠代谢笼中。

2. 各组小鼠禁食 10h 后，模型组和治疗组小鼠给予 30% 番泻叶煎剂 0.5mL/d 灌胃一次，对照组给予生理盐水 0.5mL/d 灌胃一次。

3. 2 天后，治疗组加用地芬诺酯 1μg/10g 灌胃一次，对照组给予等体积生理盐水灌胃一次，连续 4 天。

【实验项目】

1. 稀便率 所有实验大鼠均以单笼饲养，笼底垫铁架，每日同一时间进行体重、饮水量测量和大便观察。观察大便的性状、颜色。对每只大鼠每天的稀便、干便进行计数，用分规和刻度尺测量每一稀便污迹的直径。稀便率即各组动物排稀便次数与总便次数之比，比较各组小鼠的稀便率差异。

2. 稀便级 以稀便污染滤纸形成污迹面积的大小分 4 级：污迹直径＜1cm 为 1 级，1～1.9cm 为 2 级，2～2.9cm 为 3 级，≥3cm 为 4 级。

3. 腹泻指数 即稀便率与稀便级的乘积。比较各组动物每天腹泻指数的差异，观察药物的治疗效果。

【实验结果】 将实验数据填入表 4-58，并分析实验结果。

表 4-58 药物对腹泻小鼠的影响

组别	天数	稀便率（%）	稀便级	腹泻指数
对照组	1			
	2			
	3			
	4			
模型组	1			
	2			
	3			
	4			

续表

组别	天数	稀便率（%）	稀便级	腹泻指数
治疗组	1			
	2			
	3			
	4			

【注意事项】

1. 每只小鼠必须单独饲养于代谢笼中。

2. 滤纸应及时更换，避免大便次数记录不准确影响实验结果。

【思考题】常用的泻药分为哪几类？并分述其作用机制。

（二）药物对小鼠小肠推进运动的影响

【实验目的】 观察药物对小鼠小肠推进运动的影响。

【实验原理】 新斯的明是胆碱酯酶抑制药，通过抑制乙酰胆碱水解从而增加突触间隙乙酰胆碱浓度，增强神经肌肉传递。阿托品是M胆碱受体阻断药，通过阻断乙酰胆碱作用于M胆碱受体，从而降低消化道的蠕动和腺体分泌。果导片主要成分为酚酞，可刺激肠道蠕动，从而帮助排便。通过灌胃方式将墨汁灌入小鼠体内，观察其在肠道的推进距离来研究药物对小肠推进运动的影响。

【实验对象】 昆明小鼠，体重18～22g，雌雄不拘。

【实验药品与器材】 生理盐水，0.001%新斯的明（neostigmine），0.1%阿托品（atropine），5%果导片（phenolphthalein），墨水；小鼠灌胃针，测量尺。

【实验方法与步骤】

1. 取禁食24h小鼠4只，分别标记为1～4号，称重。

2. 1号小鼠灌胃生理盐水0.2mL/10g，2号小鼠灌胃0.001%新斯的明0.2mL/10g，3号小鼠灌胃0.1%阿托品0.2mL/10g，4号小鼠灌胃5%果导片0.2mL/10g。

3. 15min后，每只小鼠分别灌胃墨水0.2mL/10g。

4. 10min后，将4只小鼠颈椎脱臼处死，打开腹腔，分离肠系膜，剪取上端至幽门部，下端至回盲部的肠管，把肠管平铺在玻璃板上，使之成一直线。用尺测量小肠全长（幽门至直肠末端），作为“小肠总长度”；从幽门至黑色墨水肠前端的距离作为“墨水在肠内推进距离”。

5. 按下列公式计算墨水推进百分率：墨水推进百分率（%）= 墨水推进距离（cm）/小肠总长度（cm）×100%，并进行统计学分析。

【实验项目】 将全实验室各组实验结果汇总，计算各组鼠各指标平均值，实验数据填入表4-59。并对药物组与盐水对照组实验结果进行比较分析。

表4-59　药物对小鼠小肠推进运动的影响

鼠号	药物	剂量	小肠总长度（cm）	墨水推进距离（cm）	墨水推进百分率（%）
1组	生理盐水	0.2mL/10g			
2组	0.001%新斯的明	0.2mL/10g			
3组	0.1%阿托品	0.2mL/10g			
4组	5%果导片	0.2mL/10g			

【注意事项】

1. 灌胃时间要准确，否则会影响实验结果。

2. 灌胃推注墨水时要连续，不要时断时续。

3. 小肠平铺时避免用力牵拉，以免影响测量结果。

【思考题】

1. 促进小肠运动的常见因素有哪些？

2. 果导片的作用机制是什么？

十一、利用豚鼠回肠平滑肌标本鉴别未知药物

【实验目的】 通过对未知药物的鉴别，提高分析问题和解决问题的能力。

【实验原理】 豚鼠回肠平滑肌上存在多种受体，如M受体、H_1受体、β受体等。M受体激动药和H_1受体激动药可引起回肠平滑肌收缩，而β受体激动药引起回肠平滑肌舒张。相应受体阻断药可拮抗这些激动药的效应。基于这一原理，可以利用豚鼠回肠平滑肌标本进行未知药物的初步鉴别。通过观察药物对回肠平滑肌的作用，结合使用特定的受体激动药和阻断药，分析药物的作用机制和靶向受体类型，初步鉴定未知药物。

【实验对象】 豚鼠，350～450g，雌雄不拘。

【实验药品与器材】 低钙乐氏液（Locke's solution，含钙量为正常乐氏液的10%～25%），0.01%组胺（histamine），0.01%苯海拉明（diphenhydramine），0.01%乙酰胆碱（acetylcholine），0.01%阿托品（atropine），0.01%异丙肾上腺素（isoprenaline），0.01%普萘洛尔（propranolol）；混合氧气（95%O_2+5%CO_2），生物信号采集与分析系统，张力传感器，恒温离体器官实验装置，空气泵，通气钩，水银体温计，搪瓷盘，平皿，针线，剪刀，眼科镊，1mL注射器等。

【实验方法与步骤】

1. 实验准备 调节恒温水浴锅温度为（37 ± 0.5）℃。在恒温离体器官浴槽中加入25ml低钙乐氏液，标记好液面高度。

2. 标本制备 取豚鼠一只，颈椎脱臼处死，立即打开腹腔，切取回肠上半段，浸入4℃低钙乐氏液中，沿肠壁小心剪去肠系膜，用低钙乐氏液将肠内容物冲净，剪成2～2.5cm长的肠段备用。

3. 标本固定及平衡 取一肠段，两端各缝一根线，一端固定于通气钩上，放入浴槽中，另一端与张力传感器相连，给予前负荷0.5～1.0g，张力传感器和生物信号采集与分析系统连接。低钙乐氏液中匀速通入混合氧气，调节气泡1～2个/s，以保持肠肌正常运动。稳定5～10min后，描记一段肠平滑肌活动曲线作为基线。

4. 给药 记录肠平滑肌正常活动曲线后，向浴槽中加入药液，待加入药液作用明显后，用低钙乐氏液连续冲洗2次，待曲线恢复至用药前水平后描记一段基线，再加入另一种药。

【实验项目】 试剂瓶分别盛有0.01%乙酰胆碱，0.01%阿托品，0.01%组胺，0.01%苯海拉明，0.01%异丙肾上腺素，0.01%普萘洛尔，但药瓶标签上未标明名称，只标有代号A、B、C、D、E、F。制备上述肠平滑肌标本，设计实验步骤，根据给药后肠平滑肌活动曲线的变化进行分析，鉴别出A、B、C、D、E、F分别为何种药物。

【注意事项】

1. 在肠段一端缝线时，只需穿过一侧肠壁，勿将肠腔结扎。

2. 注意实验中的机械故障，如肠段或挂线与浴槽壁贴附，灵敏度过大或过小等均可影响曲线描记。

3. 操作过程中避免用力牵引肠段，以免损伤组织。

【思考题】 本实验结果分析的思路是什么？

（哈尔滨医科大学　曹永刚）

第六节 泌尿系统实验

一、家兔尿生成的影响因素

【实验目的】 学习掌握膀胱或输尿管插管技术；观察不同因素对尿生成的影响，分析其影响机制，进一步认识和理解尿生成的过程及其调节。

【实验原理】 尿液的生成包括三个过程：①肾小球滤过（glomerular filtration）；②肾小管和集合管的重吸收（reabsorption）；③肾小管和集合管的分泌（secretion）与排泄（excretion）。任何影响这些过程的因素都会引起尿量或尿质的变化。本实验以尿量和尿质为指标观察不同因素对尿生成的影响。

【实验对象】 家兔，体重2～2.5kg，雌雄不拘。

【实验药品与器材】 3%戊巴比妥钠或20%氨基甲酸乙酯，6%枸橼酸钠（或1%肝素），20%葡萄糖，生理盐水，0.01%去甲肾上腺素（noradrenalin），垂体后叶素（pituitrin）6U/2mL，呋塞米（furosemide，20mg/2mL），0.6%酚红注射液，10% NaOH溶液，尿糖试纸；生物信号采集与分析系统，压力传感器，哺乳动物手术器械一套，膀胱插管，动脉插管和输尿管插管，针形电极，动脉夹，电子刺激器，刺激电极，保护电极，计滴器，细塑料插管，1mL、10mL及20mL注射器，头皮静脉针，试管，试管架，酒精灯，培养皿，输液装置及三通阀，手术灯，纱布，棉绳，棉线，兔手术台等。

【实验方法与步骤】

1. 安装调试仪器

2. 手术

（1）麻醉与固定：称重，由耳缘静脉缓慢注入20%氨基甲酸乙酯1～1.2g/kg或3%戊巴比妥钠（30～40mg/kg），固定针头并保持管道畅通留待静脉输液使用。待动物麻醉后，将家兔仰卧位固定于兔手术台上，用弯剪刀剪去兔颈部和下腹部手术野的被毛。

（2）剪去四肢踝部被毛，将心电图针形电极分别插入四肢踝部皮下。心电图导联线的连接方法：右前肢（红），左前肢（黄），左后肢（绿），右后肢（黑）。

（3）收集尿液：可选择膀胱插管法或输尿管插管法。

1）膀胱插管法：在耻骨联合上缘向上沿正中线作4cm长皮肤切口，再沿腹白线剪开腹壁和腹膜（勿损伤腹腔脏器），找出膀胱，然后把膀胱轻轻翻转至腹腔外（勿使肠脏器外露，避免造成血压下降）。在膀胱底部找出两侧输尿管，认清两侧输尿管在膀胱开口的部位。然后在膀胱顶部血管较少处剪一小口，插入充满生理盐水的膀胱插管，用线结扎固定。插管漏斗口应对着输尿管开口处并紧贴膀胱壁。膀胱插管的另一端连接至计滴器。手术完毕，用温热生理盐水纱布覆盖腹部创口。

2）输尿管插管法：在耻骨联合上方沿正中线向上作5cm长的皮肤切口，沿腹白线切开腹壁，将膀胱轻轻翻出腹腔外，暴露膀胱三角，在膀胱底部找出两侧输尿管，并将输尿管与周围组织轻轻分离，避免出血，在每侧输尿管下方各穿两条线；用一条线在近膀胱端结扎一侧输尿管（使尿液不能流进膀胱），在结扎之上部剪一“V”形小口，向肾脏方向插入充满生理盐水的输尿管插管，用另一条线扎紧并固定输尿管及插管，以免滑脱；按上述相同的方法，对另一侧输尿管进行插管，结扎固定。顺利时即有尿液从细塑料插管中缓慢流出（注意：插管要插入输尿管管腔内，不要插入管壁肌层与黏膜之间；插管方向应与输尿管方向一致，勿使输尿管扭结，以免阻碍尿液流出）。用线把双侧插管的另一侧开口端并在一起连至计滴器的玻璃管内。手术完毕后用温热（38℃左右）生理盐水纱布将腹部切口盖住，以保持腹腔内温度和湿度。

（4）颈总动脉插管：压力传感器的连接参照前述部分。分离左侧颈总动脉（穿两根线）和右侧迷走神经（穿一根线）备用。用线结扎左颈总动脉近头端，用动脉夹夹闭近心端，左手牵结扎线，在结扎处下方剪一小斜口，插入充满肝素生理盐水的动脉插管，用线结扎固定，缓慢放开动脉夹。观察动脉血压变动情况。

（5）静脉输液：由耳缘静脉缓慢输入生理盐水（20～30 滴/min），以维持动物正常生理状态。

3. 连接、设定仪器参数 记录心电图、动脉血压和尿量。

（1）将液滴信号引导线接入到生物信号采集与分析系统前面板的计滴输入插口，另一端接计滴器。

（2）开机启动生物信号采集与分析系统，预热约 15min。

（3）依次选定“信号输入”、通道 1 选择“心电”、选择适当增益、显速选择 25mm/s 或 50mm/s、平滑滤波 3～5 点、连续示波。待家兔安静、曲线稳定后按下“记录状态”，选择“Ⅱ导联”开始记录。

（4）根据压力传感器的灵敏度设定该通道的“增益选择”为 1/2mV/cm 或 1mV/cm。连续示波、显速选择 25mm/s 或 10mm/s，也可采用“横向压缩”功能观察血压变化趋势。

（5）依次选定“信号输入”、通道 3 选择“计数”、“自动调零”，按提示调零。

【实验项目】

1. 记录心电图曲线、动脉血压曲线和尿量（滴/min）作为处理前对照。

2. 从耳缘静脉快速注射 37℃的生理盐水 20mL，观察心电、血压和尿量的变化。

3. 静脉注射 0.01% 去甲肾上腺素 0.3～0.5mL，观察心电、血压和尿量的变化。

4. 取尿液 2 滴，用尿糖试纸测定尿糖。然后静脉注射 20% 葡萄糖 5～10mL，观察心电、血压和尿量的变化，待尿量明显增多时，再取尿液 2 滴做尿糖定性试验。

5. 静脉注射垂体后叶素 2～3U，观察心电、血压和尿量的变化。

6. 静脉注射呋塞米，剂量（5mg/kg），观察心电、血压和尿量的变化。

7. 静脉注射 0.6% 酚红注射液 0.5mL，并开始计时，用盛有 10% NaOH 溶液的培养皿收集尿滴。如果尿中有酚红排出，遇 NaOH 则显紫红色。计算从注射酚红起到尿中排出酚红所需要的时间（如果输尿管或膀胱插管过长，要考虑尿液流过插管的时间）。

8. 电刺激迷走神经。剪断右侧颈迷走神经，用保护电极以中等强度的脉冲电流连续刺激其外周端，强度为 3～5V，刺激频率为 30Hz，刺激 10～30s。使血压维持在低水平 40～50mmHg（5.3～6.6kPa）5min。观察心电、血压和尿量有何变化。

9. 分离一侧股动脉。插入塑料插管或直接切口进行控制放血，使动脉血压迅速下降至 50mmHg（6.6kPa）左右，观察尿量的变化。再迅速从静脉补充生理盐水，观察心电、血压和尿量的变化。

【注意事项】

1. 本实验需多次静脉给药，应注意保护兔耳缘静脉。若已通过静脉输液，其后的实验项目中所需注射的药物可自输液的头皮针接头处的三通阀注入，只要输液通畅，均可保证药物顺利进入体内。

2. 手术操作应轻巧，腹部切口不可过大，避免损伤性尿闭。剪开腹膜时，注意勿伤及内脏。

3. 依次进行实验项目。每项实验前都要记录心电、血压和尿量作为对照；前一项实验完毕后，待心电、血压和尿量基本恢复平稳后再进行下一项实验。每项实验应做标记。

4. 实验顺序的安排一般是，在尿量增多的基础上进行尿量减少的实验项目；在尿量少的基础上进行促进尿生成的实验项目。如插管后无尿，可先进行葡萄糖实验。

5. 电刺激迷走神经观察尿量变化时，强度应适当；切勿用强电流连续刺激。

6. 注射葡萄糖后，应用新的容器来盛尿，以便做尿糖测定（如不换容器，也可将尿液滴在尿糖试纸上）。

7. 在寒冬季节，要注意给动物保温。

8. 膀胱插管应尽量减少残留膀胱的溶液。

9. 手术和实验过程中谨防大出血。

【思考题】

1. 本实验中影响肾小球的滤过率的因素有哪些？影响肾小管和集合管的重吸收和分泌的因素有哪些？

2. 静脉注射葡萄糖引起尿量增多的机制是什么？

3. 静脉注射呋塞米后尿量有什么变化？为什么？

4. 静脉注射垂体后叶素后尿量有什么变化？为什么？

5. 对于休克患者，使用呋塞米后如果并未能增加尿量，能否继续加大该药使用剂量？为什么？

二、某些因素对家兔多器官生理功能的影响

【实验目的】 熟悉并掌握哺乳动物手术操作；加深理解机体对内外环境变化的反应是作为整体进行的。

【实验原理】 体内各器官、系统在神经系统和体液因素的调节和控制下，相互联系、相互制约、相互协调、相互配合，共同完成统一的整体生理功能。当某种刺激因素作用于机体后，不仅只是对一个器官的功能产生影响，而是对多个系统的功能同时发挥影响，改变它们的功能状态，以适应外环境的变化。

【实验对象】 家兔，体重 2～2.5kg，雌雄不拘。

【实验药品与器材】 20% 氨基甲酸乙酯，生理盐水，1% 肝素生理盐水，呋塞米 2mL/支，0.1‰ 肾上腺素，0.1‰ 去甲肾上腺素，0.01‰ 乙酰胆碱，20% 葡萄糖，垂体后叶素，班氏试剂（或尿糖测试纸）；生物信号采集与分析系统，哺乳动物手术器械一套，动脉夹，眼科剪，动脉插管，保护电极，兔手术台，压力传感器，张力传感器，三通管，马利气鼓，计滴器，输尿管插管，CO_2 球囊，50cm 的长橡皮管，试管和试管架，酒精灯，烧杯，纱布，1mL、2mL、10mL 和 20mL 注射器各一支，头皮静脉针，输液器等。

【实验方法与步骤】

1. 麻醉、固定 称量家兔体重，用 20% 氨基甲酸乙酯（1～1.2g/kg）沿耳缘静脉缓慢注射麻醉。仰卧位固定动物于兔手术台上。

2. 气管插管 具体操作方法见第二章-第七节。

3. 分离右侧颈部迷走神经、减压神经、颈总动脉 具体操作方法见第二章-第七节。

4. 左侧颈总动脉插管，记录血压 具体操作方法见第二章-第七节。

5. 膀胱插管，记录尿滴 膀胱插管（具体操作方法参见本节实验一）后，将与膀胱插管相连的输出管道连于计滴器，通过计滴输入线与电脑计滴插孔相连，记录尿滴。

6. 记录膈肌电活动，观察呼吸变化 在剑突下方沿腹白线作一长 3～4cm 的切口，暴露剑突，将剑突表面组织剥离，用有齿镊夹住剑突软骨的边缘，将其提起，在剑突的内侧面可以看到两侧附着的膈肌，即膈肌角，用两根针形电极平行插入膈肌中，电极另一端连于生物信号采集与分析系统通道 2，按神经放电的参数调节，即可引导出膈肌肌电。

7. 静脉输液 将输液器与灌有生理盐水的输液瓶相连，排尽输液器中的空气，行耳缘静脉穿刺，将生理盐水于耳缘静脉缓慢滴入（20～30 滴/min），以维持动物正常的生理状态，并建立静脉给药通道（静脉穿刺成功后，液体流动通畅，用动脉夹将输液针头与耳郭保持在自然位置时夹住固定）。此部分可以在第一步注射麻醉药后即可进行。

8. 仪器安装、调试及参数设置

（1）将压力传感器连于通道 1，针形电极连于通道 2，计滴输入线插入计滴插孔。

（2）开启主机与显示器电源开关，启动生物信号采集与分析系统，显示图形用户界面与主菜单，进入监视状态。

（3）选择输入信号：通道 1 为压力，通道 2 为肌电，调节两个通道的速度相同。进入记录状态后点击“设置”选项，在下拉列表中选择“计滴时间”在对话框中选择时间 10s（也可使用默

认值 30s），确定，此时可在通道 1 的右上角显示每 10s 的尿滴数。

（4）选择刺激参数：点击“打开刺激器设置对话框”按钮，再点击“设置”（模式：粗电压；方式：连续单刺激；延时：0.05ms；波宽：1.0ms；频率分别为：1Hz、5Hz、10Hz、20Hz、30Hz 和 40Hz；强度 5.0V），点击“非程控”。

【实验项目】 缓慢取下夹在左侧颈总动脉的动脉夹，记录正常血压和呼吸波动曲线。记录膈肌电活动和尿滴数（等待滴出的尿滴数稳定，规律时再记录作为对照）。

1. 夹闭右侧颈总动脉 用止血钳挑起右侧颈总动脉（未插侧），使其良好暴露，待血压稳定后再用动脉夹夹住右侧颈总动脉 15～20s，观察血压、呼吸和尿滴变化。

2. 牵拉左侧颈总动脉头端 在左侧颈总动脉头端的第二道结扎线和动脉插管间剪断颈总动脉，顺颈总动脉的长轴向心脏方向快速波动式牵拉左侧颈总动脉头端 15～20s，观察血压、呼吸和尿滴变化。

3. 增加吸入气体中 CO_2 的浓度 将装有 CO_2 球囊的输出口置于气管插管的一个端口附近（另一端已接有马利气鼓，所以不能将 CO_2 球囊的输出口直接插入气管内给 CO_2），给予适量的 CO_2 刺激（以呼吸有明显改变为度），观察血压、呼吸和尿滴变化。注意给 CO_2 时量不可过大，有效即可，以防止损伤动物。

4. 增加无效腔（dead space） 将 50cm 的长橡皮管连于气管插管的一个端口，观察血压、呼吸和尿滴变化。

5. 静脉快速注射 37℃生理盐水 20mL 用 20mL 注射器抽取 20mL 温生理盐水，通过耳缘静脉输液管的针头快速推注 20mL 生理盐水，观察血压、呼吸和尿量变化。

6. 静脉注射 0.1‰ 肾上腺素 0.3mL 通过输液管的针头注射 0.1‰ 肾上腺素 0.3mL（后面的药物注射均以此法进行），观察血压、呼吸和尿量变化。

7. 静脉注射呋塞米 5mg/kg（20mg/支，2mL） 观察血压、呼吸和尿量变化。

8. 静脉注射 0.1‰ 去甲肾上腺素 0.3mL 观察血压、呼吸和尿量变化。

9. 静脉注射 20% 葡萄糖 10mL（注射前及尿量增加后做尿糖定性试验） 观察血压、呼吸和尿量变化。

10. 静脉注射 0.01‰ 乙酰胆碱 0.3mL 观察血压、呼吸和尿量变化。

11. 静脉注射垂体后叶素 0.3mL 观察血压、呼吸和尿量变化。

12. 电刺激减压神经 15s 按“实验方法与步骤”中 8“选择刺激参数”所设置的参数，电刺激减压神经 15s，观察血压、呼吸和尿量变化。

13. 结扎并剪断右侧迷走神经 注意呼吸、血压的变化。

14. 不同频率电刺激右侧迷走神经外周端 按“实验方法与步骤”8 中“选择刺激参数”所设置的参数，刺激右侧迷走神经外周端 10～15s，观察血压、呼吸和尿量变化。代表结果见图 4-40。

将实验结果填入表 4-60。

15. 分析实验结果。

【注意事项】

1. 动脉插管前一定要准备好充满抗凝剂的压力传感器，插管前要用抗凝剂冲洗一下颈总动脉切口处（1～2 滴）。操作时照明灯不要直接照在插管侧，防止凝血，插管时注意三通管处于正确的方向。实验结束后拔插管前要先将颈总动脉结扎再将动脉插管拔出。

2. 膀胱提出腹腔外时，避免损伤膀胱。结扎尿道时不要将输尿管结扎，手术操作应该轻柔，操作过程中不要用止血钳钳夹输尿管，以免造成输尿管损伤及痉挛造成无尿。

3. 一项处理过后，要等到血压、呼吸、尿量等都恢复到稳定状态再进行下一项处理。每一步操作结果都要有一段操作前的对照。每项处理均准确做好标记。

4. 通过输液管进行注射时，要注意防止注入空气，每次注射药物后，及时用生理盐水将药液推注至动物体内。

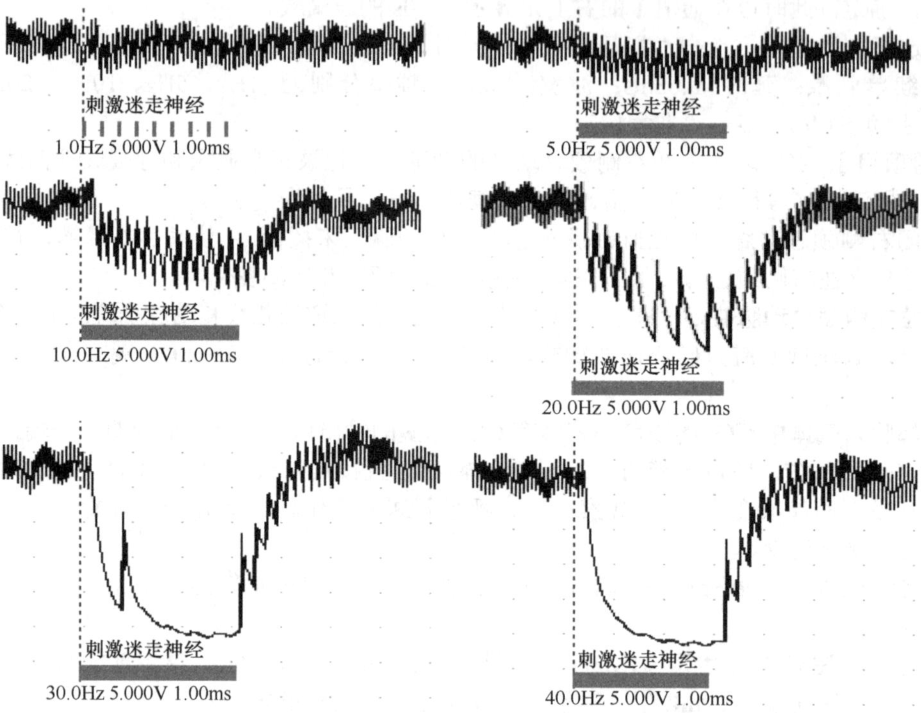

图 4-40 不同频率刺激迷走神经外周端对动脉血压的影响

表 4-60 实验结果

实验项目	血压（mmHg）		呼吸（次/min）		尿量（滴/min）		解释
	对照	处理	对照	处理	对照	处理	
1. 夹闭右侧颈总动脉							
2. 牵拉左侧颈总动脉头端							
3. 增加吸入气体中 CO_2 浓度							
4. 增加无效腔							
5. 静脉快速注射 37℃生理盐水 20mL							
6. 静脉注射 0.1‰ 肾上腺素 0.3mL							
7. 静脉注射呋塞米 5mg/kg							
8. 静脉注射 0.1‰ 去甲肾上腺素 0.3mL							
9. 静脉注射 20% 葡萄糖 10mL							
10. 静脉注射 0.01‰ 乙酰胆碱 0.3mL							
11. 静脉注射垂体后叶素 0.3mL							
12. 电刺激减压神经 15s							
13. 结扎并剪断右侧迷走神经							
14. 不同频率电刺激右侧迷走神经外周端							

【思考题】

1. 夹闭颈总动脉后，动脉血压有何变化？产生变化的机制如何？

2. 肾上腺素和去甲肾上腺素对循环和泌尿系统有何影响，机制是什么？

（中山大学　庞瑞萍）

三、利尿药实验

（一）不同利尿药对麻醉家兔的利尿作用

【实验目的】 学习麻醉家兔的利尿实验方法；观察呋塞米和甘露醇的利尿作用。

【实验原理】 呋塞米抑制肾小管髓袢升支粗段 Na^+-K^+-$2Cl^-$ 同向转运体，使 NaCl 重吸收减少，降低肾的稀释和浓缩功能，排出大量近等渗的尿液。甘露醇为渗透性利尿药，可被肾小球滤过但不易被肾小管重吸收，通过提高血浆渗透压产生组织脱水作用，并通过增加肾小管内的渗透压使肾脏排水增加。

【实验对象】 家兔，体重 2kg 左右，雄性。

【实验药品与器材】 20% 氨基甲酸乙酯，0.1% 呋塞米，20% 甘露醇，5% 葡萄糖，生理盐水；婴儿磅秤，导尿管，缝针和丝线，兔手术台，哺乳动物手术器械一套，小烧杯，刻度试管等。

【实验方法与步骤】

1. 取体重相近家兔 2 只，称重，于实验前 0.5～1h 用 5% 葡萄糖 30mL/kg 灌胃，以增加水负荷。家兔灌胃方法参见第二章-第三节。腹腔注射 20% 氨基甲酸乙酯 1～1.2g/kg（5～6mL/kg）麻醉后，仰卧位固定于兔手术台上。

2. 剪去下腹部毛，于耻骨联合上正中切开腹部皮肤 4～6cm，剪开腹肌，暴露膀胱并用手挤压使之排尽尿液。用小圆针细丝线在膀胱底作荷包缝合后，用眼科剪剪一小口，插入充满生理盐水的导尿管，结扎固定。用止血钳夹住尿道外口，通过导尿管向膀胱内注射生理盐水，检查膀胱插管处有无渗漏。若有渗漏，应重新结扎固定使插管处无渗漏。将导尿管末端放入烧杯内，收集并记录正常尿量。给药前，每 5min 收集尿液一次，连续 3 次，求每分钟尿量平均值，并计算 10min 的尿量作为给药前尿量。

3. 待尿流速度稳定后，2 只动物分别自耳缘静脉注射 20% 甘露醇 400mg/kg（2mL/kg）、0.1% 呋塞米 2mg/kg（2mL/kg）。记录给药后 10min 内的尿量。也可将甘露醇换为 50% 葡萄糖。

【实验项目】 测量尿量并将结果填入表 4-61。

表 4-61　呋塞米对麻醉家兔的利尿作用

药物	给药前尿量（mL）	给药后尿量（mL）
20% 甘露醇		
0.1% 呋塞米		

【注意事项】

1. 膀胱插管不宜过深，避免管口堵在膀胱壁上，妨碍尿液流出，插管时尽量避免损伤膀胱黏膜，出现血尿。

2. 从膀胱插管内注入生理盐水使膀胱膨大，检查结扎处有无渗水，然后将水抽出，使膀胱恢复原来的大小。

3. 膀胱插管内如有空气不利尿液流出，应将空气排出。

4. 动物麻醉后体温下降，应注意保暖，同时用温生理盐水纱布覆盖腹部切口。

【思考题】 甘露醇和呋塞米的利尿作用及临床用途有何差别？

（二）呋塞米对麻醉大鼠的利尿作用

【实验目的】 学习麻醉大鼠利尿的实验方法；观察呋塞米对麻醉大鼠的利尿作用。

【实验原理】 呋塞米为高效利尿药，作用于髓袢升支粗段，抑制 Na^+-K^+-$2Cl^-$ 同向转运体，降低肾脏的浓缩和稀释功能而发挥强大的利尿作用。预先对实验动物进行水负荷可使实验现象更为明显。

【实验对象】 大鼠，体重180～200g，雌雄不拘。

【实验药品与器材】 1%呋塞米，20%氨基甲酸乙酯，生理盐水，1%NaCl；电子秤，大鼠手术台，哺乳动物手术器械一套，注射器，灌胃针头，静脉插管，膀胱插管，刻度试管，烧杯，棉球，丝线。

【实验方法与步骤】

1. 取大鼠1只，称重，用1% NaCl 2mL/100g灌胃作水负荷。腹腔注射氨基甲酸乙酯1.2g/kg（20%，0.6mL/100g）进行麻醉。

2. 将麻醉大鼠仰卧固定于手术台上，作颈部切口，分离一侧颈外静脉并插管供给药用。

3. 自耻骨联合向上沿中线切开皮肤1.5～2cm，分离皮下组织及肌层，暴露膀胱，找出双侧输尿管进入膀胱的位置，避开输尿管在膀胱底部作一荷包缝合，并在其中剪一小口，插入预先充满生理盐水的膀胱插管，将插管结扎固定。从膀胱插管注入生理盐水，确认尿道口出水后用止血钳夹闭尿道口。再经膀胱插管注入生理盐水使膀胱膨隆，确认结扎处无漏液后使膀胱恢复到无尿状态，然后将膀胱送回腹腔，用止血钳将伤口闭合。

4. 水负荷1h后先静脉注射生理盐水0.1mL/100g，用刻度试管收集20min内的尿液作为对照值。再静脉注射1%呋塞米0.1mL/100g，同样收集20min内的尿液。

【实验项目】 测量给生理盐水及呋塞米后20min大鼠的尿量，根据实验结果进行分析及讨论。

【注意事项】

1. 麻醉动物体温下降，应注意保温。

2. 行荷包缝合前应仔细辨认输尿管开口的位置，避免将其损伤。

3. 膀胱插管时动作要轻柔，尽量避免损伤膀胱黏膜，出现血尿；膀胱插管内不得有空气，且插管不宜过深，避免管口堵在膀胱壁上，妨碍尿液流出。

（三）呋塞米对清醒大鼠的利尿作用

【实验目的】 学习清醒大鼠尿液的收集方法；观察呋塞米对清醒大鼠的利尿作用。

【实验原理】 呋塞米抑制肾小管髓袢升支粗段Na^+-K^+-$2Cl^-$同向转运体，使NaCl重吸收减少，具有高效和快速的利尿作用。为减少尿液蒸发和粪便污染，采用代谢笼实验法。

【实验对象】 SD或Wistar大鼠，体重200g左右，雌雄不拘。

【实验药品与器材】 1%呋塞米，1% NaCl，生理盐水，电子秤，1mL、10mL注射器，6号针头，大鼠灌胃针头，烧杯，代谢笼若干。

【实验方法与步骤】

1. 取大鼠8只，称重，随机分为对照组和实验组，每组4只。实验开始前轻压大鼠下腹部，排尽尿液。

2. 对照组大鼠给予1%NaCl 2mL/100g灌胃，并肌内注射生理盐水0.1mL/100g。

3. 实验组大鼠给予1%NaCl 2mL/100g灌胃，并肌内注射1%呋塞米0.1mL/100g。

4. 将大鼠放入代谢笼中，每个代谢笼放置大鼠1只，每30min收集尿液一次，连续观察90min。

【实验项目】 观察并记录各组大鼠在各时间点（给药后30min、60min和90min）的尿量实测值（或尿量变化值/变化率），汇总各组实验数据计算平均值，将结果填入表4-62。计算公式见下：

$$\text{某时间点尿量变化值（mL）}=\text{该时间点实验组尿量平均值（mL）}-\text{该时间点对照组尿量平均值（mL）}$$

$$\text{某时间点尿量变化率（\%）}=\frac{\text{该时间点尿量变化值（mL）}}{\text{该时间点对照组尿量平均值（mL）}}\times 100\%$$

表 4-62　呋塞米对清醒大鼠尿量（或尿量变化值/变化率）的影响

时间	对照组			实验组		
	例数	均数	标准差	例数	均数	标准差
30min						
60min						
90min						

【注意事项】 注意实验环境如气温及湿度等因素的影响，室温控制在 20℃左右为宜。

【思考题】 根据实验结果讨论呋塞米利尿作用特点及临床用途。

四、水肿的形成及利尿药的作用

（一）家兔腹水模型的建立及利尿药的作用

【实验目的】 掌握家兔腹水模型的制备方法，了解体循环静脉压增高致水肿发生的机制。观察不同的利尿药消除水肿的作用。

【实验原理】 正常人体组织液总量相对恒定，有赖于体内外液体交换的平衡，以及血管内外液体交换的平衡来调节。如某种因素导致过多液体在组织间隙或体腔内积聚，即上述平衡失调，则形成水肿。水肿按范围可分为全身性水肿、局部水肿（肺水肿、脑水肿）；过多的液体积聚于体腔所形成的水肿称为积液，如心包积液、脑积水、胸腔积液、腹水等。按病因的不同，可将水肿分为肾性水肿、肝性水肿、心性水肿、营养不良性水肿、淋巴水肿、炎性水肿等多种类型。

呋塞米又称速尿，抑制肾小管髓袢升支粗段 Na^{+}-K^{+}-$2Cl^{-}$ 同向转运体，使 NaCl 重吸收减少，具有强大的利尿作用，临床上常用于治疗各种严重的水肿。静脉注射高渗葡萄糖可迅速提高血浆渗透压，使组织间液向血浆转移而产生组织脱水作用，也明显增加循环血量和肾小球滤过率；还使水和部分离子在肾小管的重吸收减少，排出量增多，产生渗透性利尿作用。

【实验对象】 家兔，体重 2～2.5kg，雌雄不拘。

【实验药品与器材】 20% 氨基甲酸乙酯，0.2% 肝素生理盐水，生理盐水，0.1% 呋塞米，1% 盐酸普鲁卡因，50% 葡萄糖；医用液体石蜡，小动物呼吸机，兔手术台，哺乳动物手术器械一套，带针头塑料管，动脉夹，静脉输液装置一套，静脉插管，导尿管，10mL 注射器，干棉球，纱布，粗棉线，4 或 6 号细丝线等。

【实验方法与步骤】

1. 称重、麻醉　取健康家兔 3 只，称重、编号，腹腔注射 20% 氨基甲酸乙酯 1～1.2g/kg（5～6mL/kg）麻醉，仰卧位固定于兔手术台上，每只家兔均进行如下手术操作。

2. 颈外静脉插管　剪去颈部兔毛，在颈部正中做纵行切口，长 5～7cm。在外侧皮下找到并分离颈外静脉，结扎颈静脉远心端。在结扎处朝向心脏方向 3～5cm 处，用眼科剪作一“V”形切口，插入连于输液装置的充满生理盐水的静脉插管，用细丝线结扎牢固。缓慢输入 0.2% 肝素生理盐水（5～10 滴/min）保持静脉通畅。

3. 气管插管　在颈部正中肌肉剪开一小口，钝性分离颈部肌肉，暴露气管。分离出约 2cm 长的气管后，在气管下穿入一根粗棉线以备结扎用。在气管正中部做倒“T”形切口，切口处插入气管插管，结扎气管和插管并固定，将气管插管的一端连接到呼吸机上，调节呼吸机参数，使呼：吸 = 1.25：1，呼吸频率为 23 次/min。潮气量的调节以动物胸腹部有轻度起伏即可。

4. 尿道插管　于尿道管口滴入 1% 盐酸普鲁卡因 2～3 滴，导尿管头端涂上少量医用液体石蜡，从尿道口插入，见尿液流出后再推进约 2cm，使插入总长度为 10～12cm。

5. 阻碍下腔静脉回流　剪去右侧胸壁毛，在皮肤上沿胸骨右缘作 6～7cm 长的纵行切口，钝性分离肌肉，暴露第 7～9 肋骨。用止血钳靠紧胸骨右缘平行地自第 9～10 肋间隙插入，从第 6～7

肋间隙穿出并夹紧，同样操作再平行夹上另一把止血钳。用骨剪在两个止血钳间剪断第 7～9 肋骨。打开右胸腔，找到下腔静脉。用动脉夹夹住大部分下腔静脉（不少于 2/3）或完全夹闭。用止血钳关闭胸腔。调节生理盐水静脉滴注速度至约 120 滴/min，记录输液瓶中液面刻度并开始计时。液体输入约 250mL 时停止输液，至 50～60min 时打开腹腔观察有无腹水生成，肝肾有无改变。

6. 给药、观察 对照组家兔由耳缘静脉注射生理盐水 1～1.5mL/kg，呋塞米组家兔由耳缘静脉注射 0.1% 呋塞米 1～1.5mg/kg（1～1.5mL/kg），高渗葡萄糖组家兔由耳缘静脉注射 50% 葡萄糖 10mL/kg。给药后同时松开下腔静脉上的动脉夹，观察 10min 内尿量变化并比较腹水、肝脏、肾脏改变情况。

【实验项目】 比较三组家兔前述观察项目的结果差异。将实验数据填入表 4-63。

表 4-63 药物对腹水模型家兔尿量的影响

分组	药物	体重（kg）	药物剂量（mL）	尿量总计（mL）
对照组	生理盐水			
呋塞米组	0.1% 呋塞米			
高渗葡萄糖组	50% 葡萄糖			

【注意事项】

1. 手术过程中，勿损伤血管、膈肌、纵隔及心脏等重要器官，手术切口不宜过大。

2. 颈部手术时，切开皮肤，分离结缔组织、静脉、肌肉、气管时，组织层次要清楚，尽量减少出血。

3. 防止动脉夹脱落。

4. 使用导尿管前，先在导尿管上做好长度为 10cm、12cm、14cm 的标记，便于插管时掌握进管深度。

【思考题】

1. 腹水形成的机制及临床可能引起腹水的病因有哪些？

2. 呋塞米在上述情况下的使用效果如何？为什么？

（二）呋塞米对家兔实验性肺水肿的作用

【实验目的】 观察呋塞米对肺水肿的作用，掌握其利尿消肿的药理作用和机制。

【实验原理】 急性肺水肿是由肺循环血管与组织间液交换失衡所致。大量快速滴注生理盐水增加全身血容量后毛细血管血压升高，同时血液稀释使血浆胶体渗透压降低，血管通透性增加。肾上腺素强大的外周血管收缩作用，一方面促使血液向肺循环转移，引起肺水肿的发生；另一方面收缩肾动脉导致水钠潴留，加重肺水肿。

呋塞米静脉注射后迅速扩张血管，减少回心血量，缓解肺水肿的作用甚至发生在利尿作用之前，能迅速有效地治疗急性肺水肿。

【实验对象】 家兔，体重 2～2.5kg，雌雄不拘。

【实验药品与器材】 20% 氨基甲酸乙酯，0.2% 肝素生理盐水，生理盐水，0.1% 呋塞米，1% 盐酸普鲁卡因，0.1% 肾上腺素；小动物呼吸机，兔手术台，哺乳动物手术器械一套，带针头塑料管，动脉夹，静脉输液装置一套，静脉插管，导尿管，烧杯，纱布，10mL 注射器，干棉球，纱布，粗棉绳，4 或 6 号细丝线等。

【实验方法与步骤】

1. 取健康家兔 2 只，随机分为对照组和治疗组。麻醉、颈外静脉插管、气管插管和尿道插管同实验（一）。

2. 急性肺水肿模型参见第四章-第四节实验八“实验性肺水肿”。调节生理盐水静脉滴注速度至 160～180 滴/min，液体输入总量为 100mL/kg。滴注完毕前由耳缘静脉注射 0.1% 肾上腺素 0.5mg/kg

(0.5mL/kg)。密切观察呼吸频率、幅度和有无湿啰音，呼吸改变同时气管插管插入切口处有粉红色泡沫样液体时，即已发生急性肺水肿。

3. 对照组家兔由耳缘静脉注射生理盐水 5mL/kg，治疗组家兔由耳缘静脉注射 0.1% 呋塞米 5mg/kg（5mL/kg）。给药后观察 10min 内呼吸和尿量，治疗组肺水肿症状缓解后，与对照组同时夹闭气管处死动物，取肺称重，计算肺系数，肺系数 = 肺重量（g）/体重（kg）。

【实验项目】 将观察的实验结果及计算数据填入表 4-64。如有血气分析仪可在给药前后取股动脉血进行血气分析。

表 4-64　呋塞米对肺水肿家兔的作用

分组	体重（kg）	呼吸（次/min）	肺部啰音	肺系数	尿量（mL）
对照组					
治疗组					

【注意事项】

1. 对照组和治疗组的输液速度应保持一致，不要太快。

2. 肾上腺素使用后如肺水肿不明显，可重复使用，但给药间隔要在 10min 以上。

【思考题】 呋塞米治疗肺水肿的机制是什么？

（武汉大学　郭　喻）

五、家兔急性中毒性肾衰竭

【实验目的】 学习复制急性中毒性肾衰竭动物模型的方法；观察急性肾衰竭时动物血气、酸碱、血尿素氮、血清钾及尿的变化，分析其发生机制。

【实验原理】 采用肾毒物重金属 $HgCl_2$ 溶液造成家兔急性肾小管坏死，复制急性中毒性肾衰竭的动物模型，从而导致代谢产物在体内迅速积聚，水、电解质和酸碱平衡紊乱，出现氮质血症、高钾血症和代谢性酸中毒，并由此发生机体内环境严重紊乱的临床综合征。

【实验对象】 家兔，体重 1.5～2.5kg，雌雄不拘。

【实验药品与器材】 1%$HgCl_2$，3% 戊巴比妥钠或 20% 氨基甲酸乙酯，生理盐水，1% 肝素生理盐水，5% 乙酸，二乙酰-肟-氨基硫脲（diacetyl monoxime-thiosemicarbazide，DAM-TSC）液；婴儿磅秤，兔手术台，哺乳动物手术器械一套，1mL 和 5mL 注射器，试管，滴管，漏斗，吸管，试管夹，酒精灯，试管架，颈动脉插管，血气分析仪，生化分析仪，离心机，光电比色计，水浴锅。

【实验方法与步骤】 观察指标：血气分析仪测定全血 pH、$PaCO_2$、$[HCO_3^-]$、$[K^+]$、$[Na^+]$ 和 $[Cl^-]$；生化分析仪测定血尿素氮（blood urea nitrogen，BUN）；尿：尿量、尿蛋白定性和镜检；肾：大体及剖面外观。

1. 取家兔 2 只，一只为正常对照，一只为中毒实验兔。于实验前一天称重后，实验兔肌内注射 1%$HgCl_2$（1.5～1.7mL/kg，一次注射），造成急性中毒性肾衰竭模型，对照兔则在相同部位注射同量的生理盐水，作为对照。将两只兔分笼置于大漏斗上，收集 24h 尿液，测量尿量。

2. 实验开始，家兔称重后，耳缘静脉注射 3% 戊巴比妥钠（30mg/kg）或 20% 氨基甲酸乙酯（1～1.2g/kg），麻醉后仰卧固定于兔手术台上。下腹部剪毛，在耻骨联合上 1.5cm 处作长约 4cm 的正中切口，分离皮下组织，沿腹白线切开腹膜，暴露膀胱，穿刺取出全部尿液，供尿蛋白定性和尿液镜检。

3. 颈部正中切口，分离一侧颈总动脉，颈动脉插管内注入 1% 肝素生理盐水，进行颈动脉插管，供采血用。

【实验项目】

1. 抽取 0.5mL 动脉血作血气分析，取 3mL 动脉血（滴入肝素数滴后）离心（1500r/min，5～

10min)，取血清供尿素氮测定用。

2. 尿常规检查

（1）将尿液 1500r/min 离心 5～10min。

（2）显微镜检查：取尿沉渣，涂在玻片上，观察有无异常成分（细胞和管型）。

（3）尿蛋白定性检查：取大试管盛尿液，倾斜试管于酒精灯上，将试管中的尿加热至沸腾，观察有无混浊，加数滴乙酸，再加热至沸腾，混浊不退为蛋白质阳性，按其混浊程度以 –、+、++、+++、++++ 表示。

“–”表示尿液清晰无混浊。

“+”表示尿液出现轻度白色混浊（含蛋白质 0.01g%～0.05g%）。

“++”表示尿液出现稀薄乳样混浊（含蛋白质 0.05g%～0.2g%）。

“+++”表示尿液乳浊或有少量絮片存在（含蛋白质 0.2g%～0.5g%）。

“++++”表示尿液出现絮状混浊（含蛋白质＞0.5g%）。

如加乙酸后混浊消失，是因为加乙酸可除去磷酸盐或碳酸盐所形成的白色混浊。

3. 血尿素氮的测定 取不同试管分别标号后按表 4-65 操作。

表 4-65 血尿素氮的测定 （单位：mL）

试剂	空白管	标准管	样品管
尿素氮试剂	5.0	5.0	5.0
DAM-TSC 液	0.5	0.5	0.5
蒸馏水	0.1		
尿素标准液		0.1	
1∶5 稀释的血清			0.1

将上述各管充分摇匀，置沸水浴中加热 15min，用自来水冷却 3min，在 540nm 波长下比色，记录标准管的光密度读数（$D_{标}$）及样品管的光密度读数（$D_{样}$）。

计算每 100mL 血清中尿素氮的含量（mg）：

$$血尿素氮(\mathrm{mg/100\ mL})\times\frac{D_{样}}{D_{标}}\times 0.002\times\frac{5\times 100}{0.1}=\frac{D_{样}}{D_{标}}\times 10$$

原理：血清尿素在强酸条件下与二乙酰-肟-氨基硫脲煮沸，生成红色复合物（二嗪衍生物）。

4. 形态学观察

（1）将对照组及中毒家兔一并处死，取出肾脏，称重，计算肾重与体重之比。

（2）观察并比较 2 只家兔肾脏的大体形态、颜色、光泽、条纹等。

（3）组织切片示教：显微镜下观察对照组及中毒组皮质和髓质肾小管上皮有无明显的坏死、脱落；管腔有无蛋白质、红细胞、管型等。

5. 将实验结果填入表 4-66，并分析实验结果。

表 4-66 肾功能相关指标的测定

组别	全血					血清	尿			肾	
	pH	$[HCO_3^-]$	$[K^+]$	$[Na^+]$	$[Cl^-]$	BUN	尿量	蛋白	镜检	大体	剖面
对照组											
中毒组											

【思考题】

1. 根据什么指标判断急性肾衰竭模型复制成功？

2. 各指标变化的机制是什么？

附　　血尿素氮测定试剂的配制

1. 二乙酰-肟-氨基硫脲试剂 称取二乙酰-肟 600mg，氨基硫脲 30mg，蒸馏水溶解并加至 100mL。

2. 尿素氮试剂 取浓 H_2SO_4 44mL，85% H_3PO_4 66mL，溶于 100mL 蒸馏水中，冷至室温依次加氨基硫脲 50mg，溶解后再加硫酸镉 1.62g（$3CdSO_4 \cdot 8H_2O$）或 2.0g（$3CdSO_4 \cdot 6H_2O$），溶解后加蒸馏水至 1L，存冰箱，可保存 6 个月。

3. 尿素氮标准储备液（20mg%） 称取尿素 42.8mg，溶于 50mL 蒸馏水中加氯仿 6 滴，再用蒸馏水稀释至 100mL，可冰箱储存 6 个月。

4. 尿素氮标准液（0.02mg/mL） 取上述尿素氮标准储备液 100mL，加蒸馏水至 1000mL。

六、大鼠急性缺血性肾衰竭

【实验目的】

1. 学习大鼠急性缺血性肾衰竭动物模型的复制方法。

2. 观察用油酸或肾动脉夹闭引起急性缺血性肾衰竭发生和发展的病理生理过程。

3. 观察急性缺血性肾衰竭时肾脏泌尿功能及形态学改变以及血生化指标的变化。

4. 通过实验掌握急性缺血性肾衰竭的发生机制。

（一）油酸法

【实验原理】 肾脏的基本功能是通过尿液的生成，排出机体的代谢终产物以及摄入量超过机体需要的物质，以保证机体内环境稳定。经肾动脉注射油酸后，流经肾小球毛细血管的血流减小，肾小球的滤过率急剧下降，同时，肾小管周围毛细血管的阻断引起微循环障碍，肾实质细胞缺血缺氧、ATP 生成减少，能量代谢发生障碍，肾小管细胞内钙超载、一氧化氮合成酶过度表达，生成的一氧化氮使肾小管细胞发生坏死性损伤。肾小管出现尿液稀释和浓缩功能障碍，重吸收钠的能力降低，从而导致等渗尿，而尿钠浓度升高。尿常规检查可发现血尿，镜检有多种细胞和管型。尿素和肌酐等代谢废物排出障碍，使尿肌酐/血肌酐＜20。机体功能代谢发生改变，表现为氮质血症、电解质紊乱、水中毒和代谢性酸中毒。

【实验对象】 大鼠，体重 200～250g，雌雄不拘。

【实验药品与器材】 20% 油酸，20% 氨基甲酸乙酯，尿素氮试剂，二乙酰-肟-氨基硫脲（diacetyl monoxime-thiosemicarbazide，DAM-TSC）液，5% 乙酸，尿素氮标准应用液Ⅱ，肌酐测定试剂盒，生理盐水，4% 肝素生理盐水；电子秤，哺乳动物手术器械一套，大鼠手术台，颈动脉插管，导尿管（PE50 管），注射器，针头，离心机，试管，试管夹，酒精灯，分光光度计，血气分析仪，生化分析仪，恒温水浴箱，显微镜一架，玻片。

【实验方法与步骤】

1. 取大鼠 2 只，一只为实验鼠，一只为正常对照。称重，腹腔注射 20% 氨基甲酸乙酯（0.1g/100g）麻醉，仰卧位固定在大鼠手术台上。

2. 颈部正中切口，分离左侧颈总动脉，用 4% 肝素生理盐水充盈动脉插管及三通管。颈总动脉插管，通过三通管连接压力传感器测定动脉血压。

3. 腹部正中切口，长约 3cm。分离皮下组织，沿腹白线剪开腹膜，暴露膀胱，并将膀胱向耻骨联合方向翻出体外，在膀胱底部找到并分离双侧输尿管。在输尿管靠近膀胱处用线结扎输尿管，稍等片刻，待输尿管充盈后，用眼科剪在双侧输尿管各剪开一个小口，向肾脏方向插入导尿管，动脉夹固定，收集尿液作对照或实验。

4. 轻轻推开肠管在腹腔后壁找到肾脏。暴露左右两侧肾动脉，动脉夹夹闭左右两侧肾动脉，用 2.5mL 注射器从肾动脉向肾脏方向分别缓慢推入油酸（0.4mL/kg），打开左右两侧肾动脉夹。

【实验项目】 观察指标：①全血，血肌酐，血气分析仪测定pH、$PaCO_2$、$[HCO_3^-]$、$[K^+]$、$[Na^+]$和$[Cl^-]$；②血清，生化分析仪测定BUN；③尿，尿肌酐、尿量、尿蛋白定性和镜检；④肾，大体及剖面外观。实验结果填入表4-67中。

1. 60min后取腹主动脉血进行检查 抽取0.5mL动脉血做血气分析；取3mL动脉血，滴入肝素数滴混匀后离心（1500r/min，5～10min），取血清供尿素氮测定用；另取3mL动脉血，滴入肝素数滴混匀，测血浆肌酐浓度。

2. 血肌酐和尿肌酐测定 按肌酐测定试剂盒说明书进行。

检验原理：肌酐在肌酐酰胺水解酶的催化下生成肌酸，肌酸在肌酸水解酶的催化下水解成肌氨酸和尿素，肌氨酸再经肌氨酸氧化酶催化生成甘氨酸、甲醛和过氧化氢。过氧化氢与2,4-(6-三碘-3-羟基苯甲酸)及4-氨基安替比林在过氧化物酶的催化下反应生成紫红色化合物，可通过546nm波长比色测定。

3. 血尿素氮的测定 具体操作见本节实验五。

4. 尿常规检查 具体操作见本节实验五。

5. 形态学观察

（1）将正常对照及实验大鼠一并处死，取出双肾，称重，计算肾重与体重之比。

（2）观察并比较正常对照及实验组肾脏的大小形态、颜色、光泽、条纹等。

（3）组织切片示教：显微镜下观察皮质肾小管上皮有无明显的变化、坏死、脱落；管腔有无蛋白质、红细胞、管型等。

表4-67 肾功能相关指标的测定

鼠别	全血						
	pH	$PaCO_2$	$[HCO_3^-]$	$[K^+]$	$[Na^+]$	$[Cl^-]$	血肌酐
实验鼠							
对照鼠							
鼠别	血清	尿			肾		
	BUN	尿量	蛋白	尿肌酐	镜检	大体	剖面
实验鼠							
对照鼠							

【注意事项】

1. 注射油酸时速度不宜过快。
2. 手术中应尽量避免出血。
3. 取动脉血测血气时切忌与空气接触，如针管内有小气泡要及时排出。

【思考题】

1. 判断急性肾衰竭的实验依据是什么？
2. 急性肾衰竭的病因及相应的主要病理生理变化有哪些？

（二）夹闭肾动脉法

【实验原理】 肾脏的基本功能是通过生成尿液，排出机体可溶性代谢产物，以保证机体内环境的稳定。夹闭肾动脉后，肾脏血供严重障碍，肾小球滤过和肾小管分泌、重吸收功能受到损伤，引起肾脏排泄功能的衰竭。

夹闭肾动脉导致肾组织血流阻断，一方面直接使流经肾小球毛细血管的血流减少，使肾小球的滤过急剧下降；另一方面肾微循环发生严重障碍，使肾实质细胞缺血缺氧，ATP生成减少，能量代谢发生障碍，从而影响了肾小管主动性离子交换功能，导致吸收及排泄功能均受到影响。

ATP 进一步降低和细胞膜的损伤导致细胞外钙内流，细胞内钙增加，使细胞发生不可逆性坏死。肾小球毛细血管内皮细胞、足细胞、系膜细胞发生肿胀、退变；小管周围毛细血管内皮细胞及其管外的肾小管上皮细胞肿胀坏死；肾小管坏死及其腔内阻塞可导致小管液的回漏，引起间质水肿；毛细血管壁的破坏使其通透性发生改变，水分透过管壁进入组织，加重间质水肿。这些因素共同作用，使肾组织血流量进一步减少，肾小球滤过率降低。滤过膜本身的破坏及肾小球坏死减少了滤过面积，加重了肾小球滤过功能的障碍。

缺血性急性肾衰竭初期，肾缺血直接使肾小球滤过率下降，代谢废物在体内潴留，而肾小管还未受到明显损害，此时若及时恢复肾血灌，肾功能即能恢复，称功能性肾衰竭；若缺血持续存在，最终的发展是肾小管上皮细胞的坏死。肾小管损伤可表现为节段性或广泛性的肾小管坏死，这种损伤的直接原因是缺血缺氧。此时即使恢复肾血灌，肾功能也不能及时恢复，进入器质性肾衰竭阶段。

【实验对象】 大鼠，体重 200～250g，雌雄不拘。

【实验药品与器材】 20% 氨基甲酸乙酯，尿素氮溶液，二乙酰-肟-氨基硫脲液，5% 乙酸，尿素氮标准应用液Ⅱ，肌酐测定试剂盒，10% 氢氧化钠，生理盐水，1% 肝素生理盐水；电子秤，哺乳动物手术器械一套，大鼠手术台，颈动脉插管，分光光度计，血气分析仪，生化分析仪，恒温水浴箱，显微镜一架，玻片，导尿管，注射器，针头，离心机，试管，试管夹，酒精灯等。

【实验方法与步骤】

1. 取大鼠 2 只，一只为实验鼠，一只为正常对照。称重，腹腔注射 20% 氨基甲酸乙酯（0.1g/100g）麻醉，仰卧位固定在大鼠手术台上。

2. 颈部正中切口，分离一侧颈总动脉，颈动脉插管内注入肝素生理盐水，进行颈动脉插管。

3. 腹部正中切口，长约 3cm。分离皮下组织，沿腹白线剪开腹膜，暴露膀胱，并将膀胱向耻骨联合方向翻出体外，在膀胱底部找到并分离双侧输尿管。在输尿管靠近膀胱处用线结扎，稍等片刻，待输尿管充盈后，用 5½ 头皮针向肾脏方向刺入，用动脉夹固定，收集尿液。

4. 轻轻推开肠管，在腹腔后壁找到肾脏。双重结扎右侧肾蒂，切除右侧肾脏。1min 后夹闭实验鼠左肾动脉，对照组不夹闭，60min 后取血检查。

【实验项目】 观察指标：①全血，血肌酐，血气分析仪测定 pH、$PaCO_2$、[HCO_3^-]、[K^+]、[Na^+] 和 [Cl^-]；②血清，生化分析仪测定 BUN；③尿，尿肌酐、尿量、尿蛋白定性和镜检；④肾，大体及剖面外观。自颈动脉插管取血；各项肾功能指标测定参见本节实验六（一）油酸法。

【注意事项】 取动脉血测血气时切忌与空气接触，如针管内有小气泡要及时排出。

【思考题】

1. 判断缺血肾已发生了器质性肾衰竭的实验依据是什么？

2. 如果通过实验观察缺血再灌注性损伤对肾脏的影响，你如何设计？

（长江大学　彭小春）

第七节　神经系统实验

一、蛙脊髓反射与反射时间测定

【实验目的】 观察脊髓反射，测定反射时间，研究脊髓反射的特征。

【实验原理】 反射（reflex）是指在中枢神经系统参与下，机体对内外环境变化所作出的规律性反应。一些简单的反射通过中枢神经系统的低级部位就能完成，而较复杂的反射需要较高级中枢部位的整合方能完成。反射活动的结构基础是反射弧（reflex arc），包括感受器、传入神经、神经中枢、传出神经和效应器五个部分。反射通过反射弧各组成部分所需的时间为反射时间（reflex time）。反射弧的任何部分受破坏，均不能实现完整的反射活动。两栖动物在高位中枢切除后，尽管出血较多，各组织器官功能可基本维持正常，其脊休克时间也只有数秒，最长不过数分钟，此时动物产生的各种反射活动为单纯的脊髓反射（spinal reflex），故有利于观察和分析反射活动的某些特征。

【实验对象】 蛙/蟾蜍。

【实验药品与器材】 0.01mol/L、0.03mol/L、0.05mol/L 硫酸；蛙类动物手术器械一套，电刺激器，刺激电极，秒表，培养皿，烧杯，纱布，滤纸，棉球，蛙板，铁支架，铁夹，橡皮筋及大头针等。

【实验方法与步骤】

1. 制备脊蛙标本 取蛙一只，用纱布紧裹其前后肢及躯干，只露头部，然后用剪刀一叶经口腔置于两口角，另一叶置于顶背，沿鼓膜后缘剪去头颅，保留下颌，即脊蛙。

2. 固定脊蛙 用铁夹夹住蛙下颌，将其悬挂在铁支架上。

【实验项目】

1. 搔扒反射 将浸以 0.05mol/L 硫酸的小滤纸一块，贴在蛙腹部下段皮肤上，可见四肢向该处搔扒，直到除掉滤纸片为止。

2. 测定反射时间 将蛙任一后肢的足尖浸入 0.01mol/L 硫酸中，并用秒表记录从浸入时起至后肢发生屈曲时所需要的时间。然后迅速洗去蛙足趾尖皮肤上的残存硫酸，并用纱布擦干足趾上的水渍。重复测定 3 次，每次测定后休息 3min，求平均值，即为反射时间。

3. 屈腿反射时间测定 采用同样方法测定 0.03mol/L 和 0.05mol/L 硫酸刺激足趾尖的屈腿反射时间。

4. 总和

（1）空间总和（同时总和）：将两个刺激电极分别连接到刺激器后，接触蛙同一后肢相邻的两处皮肤，并分别找出接近阈值的阈下电刺激。当分别进行单个电刺激时均不引起反射，然后以同样的阈下电刺激同时刺激上述两处皮肤，观察是否发生反射。

（2）时间总和（相连总和）：只用一个电极，以上述阈下电刺激的重复电刺激刺激蛙后肢，观察是否发生反射。

5. 后放（after discharge） 用适宜强度的重复电刺激刺激蛙后肢皮肤至出现屈肌反射，立即停止刺激，观察是否有连续的反射活动发生，并采用秒表记录刺激停止时起到反射动作结束的时间，即后放，并观察不同强度刺激对后放的影响。

6. 扩散 以较弱的重复电刺激刺激蛙的前肢，观察其反应部位；随后逐渐加大刺激强度，观察在较强刺激下其反应部位的变化，反应范围是否增加。

7. 抑制 测定蛙一侧的反射时，用止血钳夹住同一侧前肢，待动物安静后，重复测定上述后肢的反射时间，观察其有无延长。

【注意事项】

1. 使用硫酸时应特别小心，严防滴漏到皮肤、衣服和实验台上。

2. 剪颅脑部位应适当，太高则部分脑组织保留，可能会出现自主活动；太低则伤及脊髓上部，可能造成上肢的反射消失。

3. 接触电极的皮肤部位应有一定湿度，以免皮肤过于干燥引起电阻增大，导致电流强度减小而影响刺激效应。

4. 阈强度不宜过小。

5. 同时刺激两处皮肤时的间距应小于 0.5cm。

6. 重复电刺激时，相邻两次时间间隔不能超过 15ms。

【思考题】

1. 试述脊休克的表现及其机制。

2. 试述反射时间长短的意义及其影响因素。

（中山大学 庞瑞萍）

二、蛙反射弧分析

【实验目的】 分析反射弧的组成部分，探讨反射弧的完整性与反射活动的关系。

【实验原理】 在中枢神经系统（central nervous system）参与下，机体对内、外环境变化所产生的具有适应意义的规律性应答称为反射。反射活动的结构基础是反射弧（reflex arc），包括感受器（receptor）、传入神经（afferent nerve）、神经中枢（nerve centre）、传出神经（efferent nerve）和效应器（effector）五部分。反射弧各部分同时保持结构和功能完整是完成反射活动的必要条件。反射弧的任一部分受到破坏，反射活动均不出现。

【实验对象】 蛙/蟾蜍。

【实验药品与器材】 1%硫酸；蛙类动物手术器械一套，铁支架，铁夹，探针，小烧杯，搪瓷杯，细丝线，棉球，纱布等。

【实验方法与步骤】

1. 制备脊蛙 取蛙一只，用粗剪刀横向伸入口腔，从口角后缘处剪去颅脑部，保留脊髓（spinal cord）和下颌部分。这种去掉了脑组织只保留了脊髓的蛙，称为脊蛙。以棉球压迫创口止血。

2. 固定脊蛙 用铁夹夹住蛙下颌，将其悬挂在铁支架上。

【实验项目】

1. 用小烧杯盛1%硫酸，分别将蛙后肢趾尖浸入1%硫酸中，可见双侧后肢均有屈曲反射（flexion reflex）出现。然后用搪瓷杯盛清水洗去脚趾皮肤上残留的硫酸，再用纱布轻轻揩干。

2. 将蛙左侧后肢的趾尖浸入1%硫酸中，观察屈曲反射。然后用搪瓷杯内清水洗去皮肤上的硫酸溶液，并用纱布擦干。

3. 将左后肢的皮肤沿趾关节剪一环形切口，并将切口以下的皮肤全部剥去（趾尖皮肤应剥净），再用1%硫酸浸泡该侧趾尖，观察该侧后肢是否再出现与剥皮前相同的反应。深浸该侧小腿至环形切口以上的皮肤，观察此小腿是否出现屈曲反射。

4. 在右侧大腿背侧纵行剪开皮肤，用玻璃分针在股二头肌（biceps femoris）和半膜肌（semimembranosus）之间分离，找出坐骨神经，在神经干下穿一细丝线备用。用1%硫酸分别深浸两侧后肢，观察刺激侧及对侧后肢发生屈曲反射情况。

5. 剪断右侧坐骨神经（sciatic nerve），再将该侧后肢深浸入1%硫酸中，观察双侧后肢屈曲反射变化。

6. 深浸左侧后肢于1%硫酸中，观察两侧后肢屈曲反射情况。与“5.”相比是否有区别？说明原因。

7. 用探针破坏蛙脊髓，深浸左侧后肢于1%硫酸中，观察左侧后肢屈曲反射情况。

切断右侧坐骨神经后屈曲反射变化的原因分析：①切断坐骨神经前分别深浸两侧后肢入1%硫酸中，双侧后肢均会出现屈曲反射，因刺激信息能传入同侧及对侧，并可传出；对侧出现屈曲反射为强刺激传入扩散引起。②切断右侧坐骨神经后，将该侧后肢深浸入1%硫酸（即实验项目的第5步），双侧后肢均不会出现屈曲反射：因切断坐骨神经使传入神经受损，刺激信息不能传至同侧及对侧中枢。③深浸左侧后肢于1%硫酸中（即实验项目的第6步），左侧后肢出现屈曲反射，而右侧后肢屈曲反射消失。与①相比提示：神经完好侧刺激信息可传入至同侧及对侧，所以左侧后肢出现屈曲反射，但右侧传出神经受损，不能传出，所以右侧后肢屈曲反射消失。综上，可获知切断坐骨神经后该侧后肢屈曲反射消失是因为传入神经、传出神经被破坏的结果。由此可证明坐骨神经为混合神经，既是该反射的传入神经又是传出神经。

【注意事项】

1. 每次用硫酸溶液刺激后，均应立即用清水洗净趾尖硫酸并擦干，以保持皮肤感受器的敏感性，并应防止冲淡硫酸溶液浓度。

2. 每次浸入 1% 硫酸中的趾尖范围应恒定。但浸入 1% 硫酸中的后肢部位可根据情况深浸。

【思考题】

1. 反射的基本过程是怎样进行的？

2. 分析切断右侧坐骨神经后屈曲反射变化的原因。

三、家兔去大脑僵直

【实验目的】 观察去大脑僵直的现象；分析产生去大脑僵直的机制。

【实验原理】 中枢神经系统（central nervous system）对伸肌的紧张度具有易化作用与抑制作用，通过这种作用使骨骼肌保持适当的紧张度，以维持机体的正常姿势。若在中脑的上丘、下丘之间离断动物的脑干，使大脑皮层运动区和纹状体等部位与脑干网状结构的功能联系中断，则抑制肌紧张（muscle tonus）的作用减弱而易化肌紧张的作用相对加强。动物将出现四肢僵直、头尾昂起、脊柱挺硬的角弓反张现象，称为去大脑僵直（decerebrate rigidity）。

【实验对象】 家兔，体重 2～2.5kg，雌雄不拘。

【实验药品与器材】 20% 氨基甲酸乙酯，生理盐水；哺乳动物手术器械一套，兔头固定架，婴儿磅秤，竹刀，小号缝合针，气管插管，骨蜡或止血海绵，纱布，丝线，脱脂棉等。

【实验方法与步骤】

1. 麻醉 自兔耳缘静脉按 0.5～0.8g/kg 的剂量缓慢注入 20% 氨基甲酸乙酯。

2. 手术 家兔麻醉后，剪去颈部及头顶的毛，然后将其仰卧位固定于手术台上。切开颈部正中皮肤，分离肌肉，暴露气管并行气管插管。找出两侧颈总动脉，分别穿线结扎，以避免脑部手术时出血过多。将家兔转为俯卧位，把头固定于兔头固定架上。自两眉间至枕部将头皮经正中线纵行切开，用刀柄向两侧剥离肌肉和骨膜。在矢状缝旁 0.5cm 处的颅顶部位用骨钻开孔，再以咬骨钳将创口扩大，若颅骨出血可用骨蜡止血。特别是向对侧扩展时，实验中切勿伤及矢状窦，以免大出血。用小号缝合针在矢状窦的前、后各穿一线并结扎。细心剪开硬脑膜，暴露出大脑皮质。将动物的头托起，用竹刀从大脑半球后缘轻轻翻开枕叶，即可见到四叠体（上丘较粗大，下丘较小），用竹刀在上丘、下丘之间与口裂延长线呈 45° 插入，将脑干完全切断（图 4-41）。

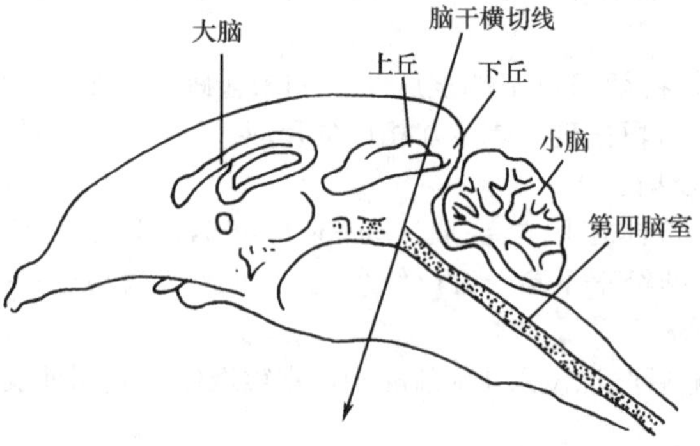

图 4-41 兔脑干切断部位示意图

【实验项目】

1. 在上丘、下丘之间横断脑干后几分钟，可见家兔的四肢伸直，头部后仰，尾部上翘，呈现角弓反张状态，即去大脑僵直。若不明显，可用两手提起家兔的背部，抖动动物，其四肢伸肌受重力牵拉作用，伸肌肌紧张将会明显增强（图 4-42）。

2. 出现明显僵直后，于下丘稍后方再次切断脑干，观察肌紧张有何变化。

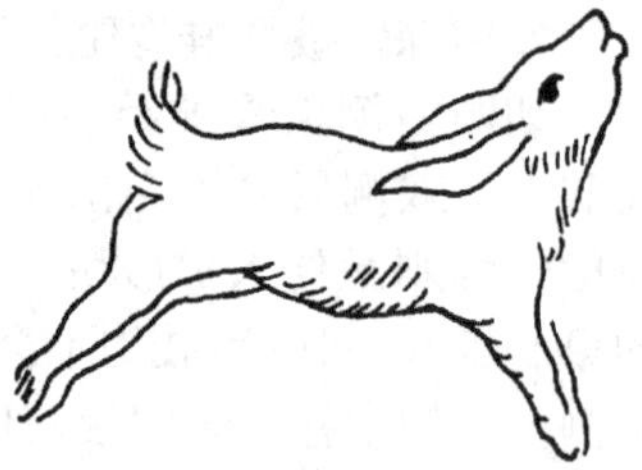

图 4-42 家兔去大脑僵直示意图

【注意事项】

1. 动物麻醉不宜过深。

2. 手术时注意勿伤及矢状窦及横窦，避免大出血。

3. 切断部位要准确，过低将伤及延髓，导致呼吸停止；过高则不易出现去大脑僵直现象。

4. 为避免切断脑干时出血过多，可用拇指与示指在第 1 颈椎横突后缘压迫椎动脉数分钟。

附　　家兔去大脑僵直实验的小开颅法

1. 用乙醚将兔轻度麻醉，在头顶部正中线切开头皮，暴露颅骨。

2. 在冠状缝中点至人字缝顶点之间划一连线（即矢状缝位置）。将此线作三等分，在前2/3与后1/3的接点向左或向右旁开5mm处即为穿刺点。穿刺的方法是用探针在穿刺点上钻一小孔，将1号注射针头尖端自小孔垂直刺入至颅底，横断脑干。此法可避免大出血。

【思考题】

1. 在中脑上、下丘之间横断脑干后动物的姿势有何异常？为什么？

2. 在下丘的下方再次横断脑干，动物的姿势有何改变？为什么？

3. 试结合实验结果总结高位中枢和脑干网状结构对肌紧张的调节作用。

4. 何谓α僵直和γ僵直？去大脑僵直属于哪种僵直？为什么？

四、家兔大脑皮层机能定位

【实验目的】 观察电刺激家兔大脑皮层不同区域引起的有关肌肉运动，以了解大脑皮层运动区的功能定位及其特点。

【实验原理】 大脑皮层运动区（motor area）是调节躯体运动功能的高级中枢。它通过锥体系（pyramidal system）和锥体外系（extrapyramidal system）下行通路控制脑神经核运动神经元和脊髓前角运动神经元的活动，以支配肌肉的运动。大脑皮层运动区对肌肉运动的支配呈规律有序的排列，且随着动物的进化逐渐精细。较低等的动物如鼠和兔，其皮层运动区机能定位已具有一定雏形，而高等灵长类动物和人的中央前回的运动机能定位最为明显。

【实验对象】 家兔，体重2～2.5kg，雌雄不拘。

【实验药品与器材】 20%氨基甲酸乙酯，生理盐水；兔头固定架，电刺激器，刺激电极，哺乳动物手术器械一套，婴儿磅秤，骨蜡或止血海绵，纱布，脱脂棉，医用液体石蜡，骨钻，咬骨钳。

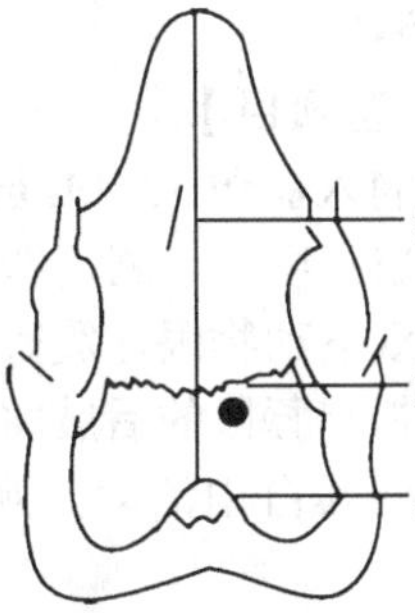

图4-43　家兔颅骨标志图

【实验方法与步骤】

1. 麻醉　从家兔耳缘静脉按0.8～1.0g/kg体重的剂量缓慢注入20%氨基甲酸乙酯。

2. 手术　家兔取俯卧位，将四肢固定于兔手术台上，并将头固定在兔头固定架上。剪去头顶部的毛，从眉间至枕部正中将头皮与骨膜纵行切开，用刀柄向两侧剥离肌肉与骨膜。用骨钻钻开颅骨（钻孔位置见图4-43），然后用咬骨钳扩大创口，暴露一侧大脑。扩创过程中切勿损伤硬脑膜和矢状窦。若颅骨创口出血时，可用骨蜡填塞止血。用一注射针头将硬脑膜挑起，然后以眼科剪仔细剪去硬脑膜。将38～40℃的医用液体石蜡滴在暴露的脑表面上，以保护脑组织。术毕放松家兔的四肢和头。

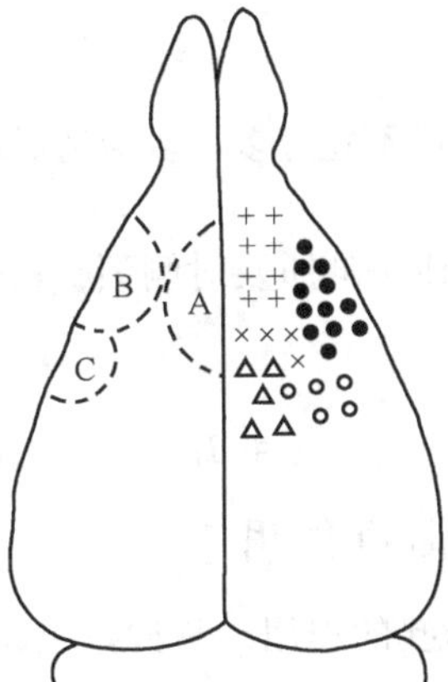

图4-44　家兔皮层的刺激效应区

A. 中央后区；B. 脑岛区；C. 下颌运动区；○. 头；●. 下颌；△. 前肢；+. 颜面肌肉和下颌；×. 前肢和后肢

【实验项目】 主要观察刺激大脑皮层所引起的骨骼肌运动。接通刺激器的电源，选择合适的刺激参数：波宽为0.1～0.2ms，频率为20～50Hz，强度为10～20V。将刺激电极的连线与电刺激器相连，依次刺激大脑皮层的不同区域，每次刺激持续5～10s。将观察到的实验结果标记在事先画好了的家兔大脑半球示意图上，并与图4-44进行比较。

【注意事项】

1. 麻醉不宜过深，否则将影响刺激的效应。若麻醉过浅妨碍手术进行时，可在头皮下局部注射普鲁卡因。

2. 注意止血和保护大脑皮层。

3. 为防止刺激电极对大脑皮层的机械性损伤，可将银丝电极的尖端烧成球形。

【思考题】

1. 大脑皮层运动区的机能定位有哪些特点？

2. 锥体系和锥体外系的作用有何不同？

五、损伤一侧迷路对豚鼠躯体运动的影响

【实验目的】 通过破坏豚鼠的一侧迷路，观察前庭器官在维持机体正常姿势与平衡中的作用。

【实验原理】 内耳迷路中的前庭器官（vestibular apparatus），即椭圆囊（utricle）、球囊（saccule）和三个半规管（semicircular canal），是机体对头部空间位置和自身运动状态的姿势感受装置，通过前庭器官活动的改变可反射性地调整颈、躯干、四肢等部位肌肉的肌紧张，从而保持机体的姿势与平衡。当破坏或消除动物一侧前庭器官的功能后，将导致机体的肌紧张协调障碍，在静止和运动时失去维持正常姿势与平衡的能力。

【实验对象】 豚鼠。

【实验药品与器材】 氯仿；滴管，纱布，棉球。

【实验方法与步骤】

1. 先观察豚鼠的正常姿势、爬行状态，有无眼球震颤（nystagmus）。

2. 将豚鼠侧卧，头部固定不动。提起一侧耳郭，用滴管向外耳道深处滴入氯仿（麻醉剂）2～3滴。握（按）紧豚鼠使其保持侧卧位置，头部固定，静候10～15min，使药物渗入迷路。注意避免氯仿漏出。

【实验项目】

1. 滴入氯仿10～15min后，动物一侧迷路的机能即可被消除。松开动物观察头的位置（头偏向迷路被破坏的一侧，即滴入氯仿的一侧）。

2. 观察动物眼球震颤。

3. 抓起豚鼠的后肢将它提起，观察头和躯干的弯向（弯向消除迷路机能的一侧）。

4. 任其自由活动，观察动物的运动状态（可见动物向消除迷路机能的那一侧做旋转运动或翻滚）。

5. 试将豚鼠的头摆正，感受其颈部肌肉的抵抗。

6. 另取一只豚鼠向两耳各滴入氯仿2～3滴，同样观察上述现象，并以正常豚鼠和一侧迷路破坏豚鼠作为对照，比较三者有何不同？

【注意事项】

1. 氯仿是一种高度脂溶性麻醉剂，故豚鼠外耳道滴入氯仿的量不宜过多，以免造成动物死亡。

2. 应标明滴入氯仿的外耳道是左侧还是右侧，以便分析。

【思考题】 为什么破坏动物一侧迷路后，出现破坏侧肢体和躯干伸肌及对侧颈肌紧张性降低，头和躯干皆歪向迷路被破坏的一侧，导致躯体平衡失调？

（中山大学　庞瑞萍）

六、传出神经系统药物对家兔瞳孔的作用

【实验目的】 观察拟胆碱药、抗胆碱药及拟肾上腺素药对瞳孔的作用；掌握抗胆碱药及拟肾上腺素药扩瞳作用的机制。

【实验原理】 瞳孔大小主要受瞳孔括约肌及瞳孔开大肌的调节。瞳孔括约肌上M胆碱受体兴奋可引起瞳孔括约肌收缩，瞳孔缩小。瞳孔开大肌上α_1受体兴奋可使瞳孔扩大。

毛果芸香碱（匹鲁卡品，pilocarpine）可激动瞳孔括约肌上M胆碱受体，使瞳孔括约肌向瞳孔中心方向收缩，因而瞳孔缩小。毒扁豆碱（physostigmine）可逆性地抑制乙酰胆碱酯酶活性，引起乙酰胆碱积聚，从而产生拟胆碱样作用。去氧肾上腺素（phenylephrine）可激动瞳孔开大肌上的 α_1 受体，使瞳孔扩大。阿托品（atropine）能阻断瞳孔括约肌上M胆碱受体，引起瞳孔括约肌松弛，而受去甲肾上腺素能神经支配的瞳孔开大肌仍保持原有张力，故瞳孔扩大。

【实验对象】 家兔，体重1.8～2.5kg，雌雄不拘。

【实验药品与器材】 1%硫酸阿托品，1%硝酸毛果芸香碱，0.5%水杨酸毒扁豆碱，1%盐酸去氧肾上腺素；兔固定盒，手电筒，测瞳尺。

【实验方法与步骤】 取家兔2只，标记后，放入兔固定盒内，于适度的光照下，用测瞳尺测量两眼瞳孔直径（mm）。另用手电筒光突然从侧面照射兔眼，观察瞳孔对光反射是否存在，如瞳孔随光照而缩小，即为对光反射阳性，否则为阴性。

【实验项目】

1. 拉开家兔下眼睑并用手指压迫鼻泪管，分别滴入2滴如下药液。①甲兔：左眼1%硫酸阿托品，右眼1%硝酸毛果芸香碱；②乙兔：左眼1%盐酸去氧肾上腺素，右眼0.5%水杨酸毒扁豆碱。1min后放下眼睑，10min后，再次检测甲、乙两兔左、右眼的瞳孔大小和对光反射。

2. 待甲乙两兔给予硝酸毛果芸香碱及水杨酸毒扁豆碱滴眼的右眼瞳孔缩小后，在该眼的结膜囊内再分别滴入1%硫酸阿托品2滴，10min后再次检测瞳孔大小和对光反射，并将结果填入表4-68中。

表4-68　传出神经系统药物对家兔瞳孔大小的作用

实验动物	兔眼	给药前		药物	给药后	
		瞳孔直径（mm）	对光反射		瞳孔直径（mm）	对光反射
甲	左			1%硫酸阿托品		
	右			1%硝酸毛果芸香碱		
				1%硫酸阿托品		
乙	左			1%盐酸去氧肾上腺素		
	右			0.5%水杨酸毒扁豆碱		
				1%硫酸阿托品		

【注意事项】

1. 测瞳孔直径时，测瞳尺勿刺激角膜，光照强度及角度前后一致，否则将影响测量结果。

2. 检查对光反射时用灯光间断照射，不要固定长时间照射。

3. 滴药时将下眼睑拉开，使成杯状，并用手指按压鼻泪管，防止药液流入鼻腔。

【思考题】

1. 根据实验结果分析硫酸阿托品和盐酸去氧肾上腺素扩瞳作用的差异。

2. 如何设计实验证明硝酸毛果芸香碱和水杨酸毒扁豆碱缩瞳机制不同。

3. 何谓调节痉挛与调节麻痹？

（三峡大学　赵海霞）

七、传出神经系统药物对家兔离体肠管收缩活动的影响

【实验目的】 学习离体器官实验方法；观察并比较传出神经系统药物对离体肠管的药理作用。

【实验原理】 机体大多数器官受到胆碱能神经和去甲肾上腺素能神经的双重支配，两类神经兴奋时产生的效应相反且以优势支配的神经效应为主。胃肠平滑肌以胆碱能神经支配占优势，分

布有高密度的 M 胆碱受体，同时有一定密度的 α 肾上腺素受体和 β 肾上腺素受体分布。乙酰胆碱（acetylcholine，ACh）等拟胆碱药可兴奋 M 胆碱受体，引起肠平滑肌收缩，张力增强。M 胆碱受体阻断药阿托品（atropine）则可拮抗 M 受体激动药引起的肠平滑肌收缩作用。拟肾上腺素药肾上腺素（epinephrine）、去甲肾上腺素（norepinephrine）可激动 α 受体和 β 受体，引起肠平滑肌舒张，张力下降。

【实验对象】 家兔，体重 2～2.5kg，雌雄不拘。

【实验药品与器材】 台氏液，0.05% 乙酰胆碱，0.05% 阿托品，0.001% 肾上腺素，0.001% 去甲肾上腺素，20% 氨基甲酸乙酯；生物信号采集与分析系统，张力传感器，恒温水浴槽，标本通气钩，滑轮支架，丝线，95% O_2+5% CO_2 混合氧气，注射器，烧杯。

【实验方法与步骤】

1. 制备家兔离体肠管标本 取禁食 24h 的家兔 1 只，耳缘静脉注射过量 20% 氨基甲酸乙酯致死。打开腹腔，在其左下腹找到盲肠，离回盲瓣 2～3cm 处剪断肠管，取长 7～8cm 回肠一段，迅速放入盛有台氏液的培养皿中，将系膜及周围脂肪组织分离，用镊子夹住肠缘，向肠管内注射台氏液以冲洗肠腔内食糜及残渣。洗净肠腔后将肠管剪成 1.5～2cm 肠段，放入盛有新鲜台氏液并持续通混合氧气的培养皿中备用。

2. 标本固定、施加前负荷及平衡 取一段 1.5～2cm 肠管，两端用丝线结扎，一端固定在标本通气钩上，另一端与张力传感器相接，将标本置入盛有 37℃台氏液的恒温水浴槽中，连续向浴槽内通入 95% O_2 + 5% CO_2 混合氧气（调节通气量至气泡 1～2 个/s 为宜）。调节张力传感器高度，给予标本 1g 左右前负荷，平衡 60min，其间每隔 15min 更换一次浴槽内的台氏液（保持台氏液体积前后相同）。

待标本平衡稳定后，通过生物信号采集与分析系统记录肌张力的变化。实验装置安装与连接见图 4-45。

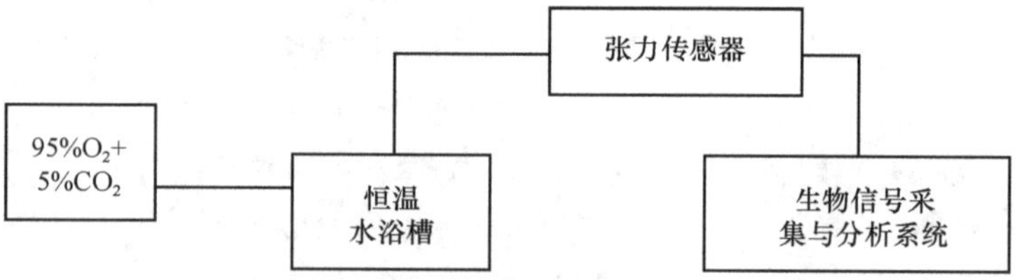

图 4-45 仪器连接示意图

【实验项目】

1. 观察肠平滑肌自动节律性收缩 记录离体肠段在给药前的收缩曲线，观察收缩曲线的波形、节律、频率和幅度。

2. 观察药物的作用 按照顺序依次给予下列药物，观察并记录给药后肠平滑肌收缩曲线的变化；待收缩或舒张作用明显改变后，用台氏液冲洗标本 3 次，肠平滑肌张力恢复至给药前水平后再给下一种药物。

（1）向浴槽内加入 0.001% 肾上腺素 0.1mL。

（2）向浴槽内加入 0.001% 去甲肾上腺素 0.1mL。

（3）向浴槽内加入 0.05% 乙酰胆碱 0.1mL。

（4）向浴槽内加入 0.05% 阿托品 0.1mL。

（5）向浴槽内加入 0.05% 阿托品 0.1mL，待效果明显后，向浴槽内再次加入 0.05% 乙酰胆碱 0.1mL，记录肠平滑肌收缩曲线的变化。

3. 实验结果记录与分析 将平滑肌收缩幅度和收缩张力等数据填入表 4-69。比较、分析实验结果。

表 4-69　药物对家兔离体肠管收缩活动的作用

药物	收缩幅度（cm）	收缩张力（g）	收缩频率（次/min）
给药前			
肾上腺素			
去甲肾上腺素			
乙酰胆碱			
阿托品			
阿托品＋乙酰胆碱			

【注意事项】

1. 制备肠平滑肌标本时，动作宜轻柔，以免损伤肠管。冲洗肠管不能用力过猛，避免肠管过于膨胀影响其功能。

2. 肠平滑肌标本不宜在空气中暴露过久，以免对其功能造成影响。

【思考题】

1. 试从受体学说分析乙酰胆碱、阿托品、肾上腺素及去甲肾上腺素对肠道平滑肌的药理作用。

2. 如何利用离体肠管实验方法判断某药是拟胆碱药还是抗胆碱药？

（西安交通大学　李　帆　胡　浩）

八、烟碱对小鼠的急性毒性作用

【实验目的】 学习香烟烟雾滤液和香烟微粒水溶液对小鼠的急性毒性反应；分析烟碱的生物效应机制。

【实验原理】 烟草中已发现4000多种有害成分，这些成分不仅对吸烟者本身的健康造成严重危害，也对其周围人群的健康产生极大威胁。烟草中的有害成分可分为气相烟雾和微粒相两类。气相烟雾的有害成分包括亚硝基化合物（亚硝酸胺、亚硝胺）、氯乙烯、肼等致癌成分，以及一氧化氮、二氧化氮、一氧化碳、氢氯酸、乙醛等。微粒相的有害成分可分为烟焦油和烟碱。烟焦油包括多环芳烃类化合物（3,4-苯并芘、苯并菲、二苯并芘）、β-萘胺、放射性元素（铅-210、钋-210、氡-222）、微量元素（镉、铅、砷），以及苯酚、甲酚、儿茶酚、吲哚等有致癌作用的化合物。

烟碱（nicotine，尼古丁）是烟草中的主要成分之一，是无色透明的挥发油样液体，遇光或空气即转为棕色，易溶于水，易自黏膜（口腔、呼吸道）及皮肤吸收。烟碱可兴奋自主神经节和神经肌肉接头的N胆碱受体，促使配体门控离子通道开放，膜外Na^+、Ca^{2+}进入细胞内，产生局部去极化电位，即终板电位。当终板电位超过肌纤维阈电位时，即可打开膜上电压门控离子通道，此时大量Na^+、Ca^{2+}进入细胞，产生动作电位，导致肌肉收缩。烟碱对神经节的N受体作用呈双相性，即开始时可短暂兴奋神经节N受体，随后可持续抑制神经节N受体。烟碱对神经肌肉接头N受体作用与其对神经节N受体作用类似。烟碱具有很强的毒性。据报道，一支香烟中的烟碱可致10只小鼠死亡，25支香烟中的烟碱可致1头牛死亡，40～60mg烟碱可致人死亡。

【实验对象】 小鼠，体重20～25g，雌雄不拘。

【实验药品与器材】 苦味酸溶液，生理盐水；香烟，水烟斗，吸耳球，电子秤，注射器，量筒，试管。

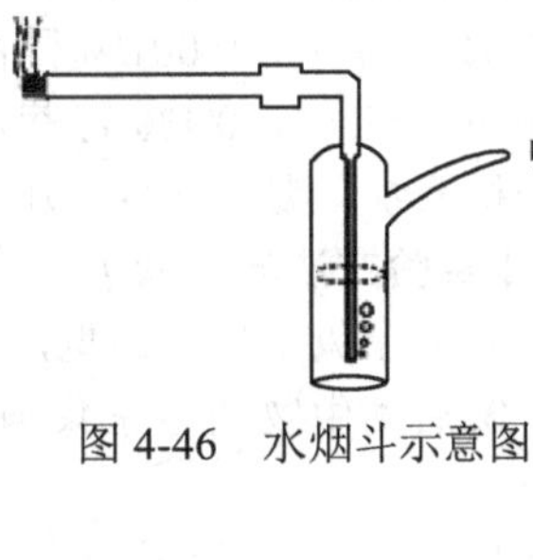

图 4-46　水烟斗示意图

【实验方法与步骤】

1. 制备香烟烟雾滤液　向水烟斗内加入2mL生理盐水，将去掉过滤嘴的香烟插在水烟斗（图4-46）上，先将吸耳球中的气体排出，然后对准水烟斗的吸口处缓慢抽吸，使吸耳球离开水烟斗的吸口，排空其中的气体，再对准水烟斗的吸口处缓慢抽吸，如此反复，直至香烟完全燃尽。在抽吸香烟的过程中，不断振荡水烟斗，使烟雾中的可溶成分（如烟碱等）充分溶解于生理盐水中。

2. 制备香烟微粒水溶液 取生理盐水10mL放入小烧杯中，将1支香烟的烟叶置于生理盐水中浸泡20min，过滤后待用。

【实验项目】 取小鼠8只，称重、编号、标记。按表4-70给小鼠注射香烟烟雾滤液或香烟微粒水溶液，观察小鼠的毒性反应及出现毒性反应和死亡的时间。

表 4-70 烟碱对小鼠的急性毒性作用

编号	给药情况		毒性反应表现及发生时间	是否死亡及死亡时间
1	生理盐水	i.p. 0.1mL/10g		
2	生理盐水	i.v. 0.3mL/10g		
3	烟雾滤液	i.p. 0.1mL/10g		
4	烟雾滤液	i.p. 0.3mL/10g		
5	烟雾滤液	i.v. 0.3mL/10g		
6	微粒水溶液	i.p. 0.1mL/10g		
7	微粒水溶液	i.p. 0.3mL/10g		
8	微粒水溶液	i.v. 0.3mL/10g		

注：i.p. 腹腔注射；i.v. 静脉注射。

观察项目：小鼠的一般活动情况，其耳部是否变白，呼吸有无变化，有无惊厥和死亡等。

【注意事项】

1. 香烟点燃后缓慢抽吸，边吸边摇，以增加烟碱在水中的溶解。

2. 实验过程中应仔细观察小鼠各项生命体征及一般情况变化。

【思考题】

1. 根据实验结果分析烟碱的作用机制。

2. 试分析被动吸烟对机体的危害。

（西安交通大学 胡 浩 李 帆）

九、传出神经系统药物对家兔血压的影响

【实验目的】 学习拟胆碱药物、抗胆碱药物、拟肾上腺素药物和抗肾上腺素药物对麻醉家兔血压的作用。

【实验原理】 传出神经系统药物按其作用性质可分为激动受体和阻断受体的药物。拟胆碱药物可通过激动M受体和N受体，而拟肾上腺素药物可通过激动心脏和血管的α和（或）β受体，影响心脏和血管功能，改变心输出量和外周血管阻力，影响动脉血压和心率。抗胆碱药物和抗肾上腺素药物分别发挥相应的拮抗作用。

【实验对象】 家兔，体重2～2.5kg，雌雄不拘。

【实验药品与器材】 3%戊巴比妥钠，1%肝素生理盐水，生理盐水，0.01%肾上腺素，0.01%去甲肾上腺素，0.001%异丙肾上腺素（isoprenaline），0.5%麻黄碱（ephedrine），1%酚妥拉明（phentolamine），0.1%普萘洛尔（propranolol），0.001%乙酰胆碱，0.5%阿托品；生物信号采集与分析系统，婴儿磅秤，压力传感器，兔手术台，哺乳动物手术器械一套等。

【实验方法与步骤】

1. 取家兔1只，称重，耳缘静脉注射3%戊巴比妥钠30mg/kg麻醉家兔，仰卧固定于手术台。

2. 启动生物信号采集与分析系统，选择通道信号“压力”，记录血压变化。将充满肝素生理

盐水的三通管与压力传感器连通，排出空气。

3. 剪去家兔颈部兔毛，分离一侧颈总动脉，在动脉下穿两根线，结扎远心端，用动脉夹夹住近心端，在紧靠远心端动脉结扎处用眼科剪朝心方向剪一“V”形口，将充满肝素生理盐水的连有压力传感器的动脉插管插入“V”形口中，用线结扎固定。打开三通管与压力传感器连通，记录血压。

4. 耳缘静脉置入头皮针并固定，以备给药用。

【实验项目】 记录一段正常血压后，经头皮针从耳缘静脉（也可插管经颈外静脉）按照以下顺序注射药物，每次给药后立即注射适量生理盐水，使头皮针管中药液进入静脉内，观察并记录血压变化。待前一种药物作用基本消失，血压和心率平稳后，再注射下一种药物。

1. 作用于 α 与 β 受体的药物

（1）0.01% 肾上腺素：0.1mL/kg。

（2）0.01% 去甲肾上腺素：0.1mL/kg。

（3）0.5% 麻黄碱：0.1mL/kg。

（4）1% 酚妥拉明 0.05mL/kg+ 0.01% 肾上腺素 0.1mL/kg。

2. 作用于 β 受体的药物

（1）0.001% 异丙肾上腺素：0.1mL/kg。

（2）0.1% 普萘洛尔 0.2mL/kg+ 0.001% 异丙肾上腺素 0.1mL/kg。

3. 作用于 M 受体的药物

（1）0.001% 乙酰胆碱：0.1mL/kg。

（2）0.5% 阿托品 0.1mL/kg+ 0.001% 乙酰胆碱 0.1mL/kg。

【注意事项】

1. 戊巴比妥钠麻醉易导致呼吸抑制，不能过量。

2. 手术时宜用止血钳进行钝性分离，防止血管破裂出血。

【思考题】

1. 本实验所用药物对家兔血压的影响有何异同？

2. 以受体理论分析各药对家兔血压的作用机制。

（西安交通大学 胡 浩 李 帆）

十、有机磷酸酯类农药急性中毒及其解救

【实验目的】 学习家兔灌胃给药技术；观察有机磷酸酯类农药，如敌百虫（dipterex）急性中毒的症状和体征；观察阿托品（atropine）和碘解磷定（pralidoxime iodide，PAM）对敌百虫中毒的解救效果，分析和比较两药解毒作用的特点和作用机制。

【实验原理】 有机磷酸酯类农药进入机体后，与胆碱酯酶呈难逆性结合，抑制胆碱酯酶活性，使其丧失水解乙酰胆碱的能力，造成乙酰胆碱在体内大量堆积，产生一系列急性中毒症状，包括 M 样、N 样及中枢神经系统症状。阿托品为竞争性 M 胆碱受体阻断药，可缓解 M 样症状，大剂量可在一定程度上阻断神经节 N 胆碱受体，对抗 N_N 样作用，但不能阻断 N_M 受体，不能解除骨骼肌震颤，也不能恢复胆碱酯酶活力。碘解磷定为胆碱酯酶复活药，可使胆碱酯酶恢复活性，水解体内堆积的乙酰胆碱，从而改善有机磷酸酯类农药急性中毒的症状和体征。其作用在神经肌肉接头处最为显著，可迅速解除中毒所致的肌束颤动，对中枢神经系统的中毒症状也有一定的改善作用，但对自主神经系统功能的恢复作用较差。

【实验对象】 健康家兔，体重 2～2.5kg，雌雄不拘。

【实验药品与器材】 5% 敌百虫，0.2% 硫酸阿托品，2.5% 碘解磷定；5mL、10mL 和 50mL 注射器，针头，开口器，灌胃导管，测瞳尺，烧杯，滤纸，棉球，电子秤，兔固定盒，婴儿磅秤。

【实验方法与步骤】

1. 取禁食 12h 的家兔 1 只，称重，观察和记录家兔的正常指标，如一般情况、瞳孔直径、呼吸频率、唾液分泌、大小便、肌张力及肌震颤情况等。

2. 用 5% 敌百虫 500mg/kg（10mL/kg）给家兔灌胃，灌胃时可用兔固定盒或两人操作。一人取坐位，两腿夹住兔腰腹部，左手抓兔双耳，右手抓住兔双前肢，以固定动物。操作者一手将开口器横插固定于家兔口中，将其舌压住，另一手将灌胃导管从开口器中央小孔处沿上腭壁插入食管中约 15cm。将导管外口置于水杯中观察是否有气泡冒出，如无气泡表示插管成功，可缓慢注入敌百虫溶液，之后立即注入少量清水使残留在导管内的农药全部进入胃中。观察家兔中毒情况，记录上述指标的变化。

3. 待家兔中毒症状明显时，立即从耳缘静脉注射 0.2% 硫酸阿托品 2mg/kg（1mL/kg），观察中毒症状的改善情况。5min 后再从耳缘静脉注射 2.5% 碘解磷定 50mg/kg（2mL/kg），再次观察中毒症状的改善情况。

【实验结果】 将实验结果填入表 4-71。

表 4-71　有机磷酸酯类急性中毒及解救观察指标

指标		用敌百虫前	用敌百虫后	用阿托品后	用碘解磷定后
一般情况					
瞳	左眼（cm）				
孔	右眼（cm）				
唾液分泌					
大小便					
呼吸频率（次/min）					
肌震颤					

【注意事项】

1. 敌百虫可通过皮肤吸收，手接触药物后应立即用自来水冲洗，切勿用肥皂，因敌百虫在碱性环境中可转变为毒性更强的敌敌畏。

2. 为防止导管在灌胃时误入气管内，给予敌百虫前务必将导管插入水中进行检查，此时不应有气泡产生，否则应拔出重插。

3. 灌胃后先抽出导管，再取下开口器，以防导管被咬断。

【思考题】

1. 有机磷酸酯类农药急性中毒的症状有哪些？请结合本实验分析敌百虫的中毒机制。

2. 有机磷酸酯类农药急性中毒的急救措施有哪些？分析主要解救药物的解毒机制。

（华中科技大学　胡壮丽）

十一、苯巴比妥钠与苯妥英钠对小鼠的抗惊厥作用

【实验目的】 学习药物或电刺激方式制备动物惊厥模型的实验方法；观察苯巴比妥钠和苯妥英钠的抗惊厥作用。

【实验原理】 动物惊厥模型的制备常用药物诱发或电刺激诱发。呼吸兴奋剂尼可刹米（nikethamide）治疗剂量既可直接兴奋延脑呼吸中枢，也可通过刺激颈动脉体和主动脉体的化学感受器反射性兴奋呼吸中枢。中毒剂量可导致整个中枢神经系统兴奋性显著增高而引起惊厥症状，甚至可由惊厥转为难以恢复的中枢抑制，导致动物死亡。电刺激诱发动物惊厥模型是利用逐渐增加输出电压的方法，使刺激动物的电流逐渐加大，诱发动物出现惊厥症状。苯巴比妥钠

(phenobarbital sodium)和苯妥英钠(phenytoin sodium)均为中枢性抑制药，大剂量具有明显的抗惊厥、抗癫痫作用，作用机制与增强GABA介导的Cl^-内流和减弱谷氨酸介导的去极化有关。

【实验对象】 小鼠，体重20～25g，雌雄不拘。

【实验药品与器材】 0.5%苯巴比妥钠，0.5%苯妥英钠，生理盐水，5%尼可刹米；电惊厥仪，电子秤，小鼠笼，注射器。

【实验方法与步骤】

1. 苯巴比妥钠的抗惊厥作用（药物致惊厥法） 取小鼠2只，称重并标记。甲鼠腹腔注射0.5%苯巴比妥钠50mg/kg（0.1mL/10g），乙鼠腹腔注射生理盐水0.1mL/10g。给药15min后，两鼠同时皮下注射5%尼可刹米0.5g/kg（0.1mL/10g）体重。连续观察并记录两鼠惊厥发生情况、惊厥强度和死亡情况。

2. 苯巴比妥钠和苯妥英钠的抗惊厥作用（电刺激诱导惊厥法） 每组取小鼠数只，将电惊厥仪输出导线前端的两个鳄鱼夹用生理盐水浸湿，然后夹住小鼠的两耳根部，或一只夹住小鼠两耳根部间的皮肤，另一只夹住小鼠的下颌部。开启电源，电流强度设为10mA，通电时间控制在0.25～0.5s，刺激间隔时间大于5s，然后接通电刺激，通电时观察小鼠是否发生惊厥。小鼠的惊厥过程为：潜伏期→僵直屈曲期→后肢伸直期→阵挛期→恢复期。按此方法选出3只出现惊厥反应的小鼠，称重并编号。甲鼠腹腔注射0.5%苯巴比妥钠50mg/kg（0.1mL/10g），乙鼠腹腔注射生理盐水0.1mL/10g，丙鼠腹腔注射0.5%苯妥英钠50mg/kg（0.1mL/10g）。给药15min和30min后，再用前述强度的电流刺激各鼠，记录惊厥发生时间、持续时间、惊厥强度，或有无惊厥，比较用药前后的不同。

【实验结果】 以出现阵发性抽搐为发生惊厥的指标，并汇总各小组实验结果，计算惊厥发生百分率和死亡百分率。将实验结果填入表4-72、表4-73中。

表4-72 苯巴比妥钠对尼可刹米诱发小鼠惊厥的作用

动物	药物	有无惊厥	惊厥			是否死亡
			发生时间	持续时间	强度	
甲鼠	0.5%苯巴比妥钠					
乙鼠	生理盐水					

表4-73 苯巴比妥钠与苯妥英钠对电刺激诱发小鼠惊厥的作用

动物	药物	有无惊厥	惊厥			是否死亡
			发生时间	持续时间	强度	
甲鼠	0.5%苯巴比妥钠					
乙鼠	生理盐水					
丙鼠	0.5%苯妥英钠					

【注意事项】

1. 注射尼可刹米后，惊厥先兆可表现为竖尾、跳跃、尖叫、咬齿等，注意防止发生意外。

2. 腹腔注射时应注意规范操作，不可伤及内脏器官。

【思考题】

1. 尼可刹米过量引起惊厥的发生机制是什么？

2. 常用的抗惊厥药物有哪几类？其药理作用和临床应用有何异同？

（西安交通大学 李 帆 胡 浩）

十二、中枢抑制药对大鼠呼吸功能的影响

【实验目的】 学习戊巴比妥钠、吗啡中毒引起大鼠呼吸抑制的表现和体征；学习戊四氮、尼可刹米对中枢性抑制药引起大鼠呼吸抑制的解救效应。

【实验原理】 戊巴比妥钠（pentobarbital sodium）与吗啡（morphine）均具有中枢抑制作用，大剂量可导致机体出现呼吸抑制症状和体征，严重者可导致死亡。戊巴比妥钠与吗啡产生中枢抑制作用的机制与特点各不相同。戊巴比妥钠对中枢的抑制作用呈典型的剂量依赖性，剂量不同，对中枢抑制作用的强度和范围也不同。而治疗量吗啡即有抑制呼吸的作用，减慢呼吸频率尤为突出。

戊四氮（pentylenetetrazol，PTZ）与尼可刹米均具有中枢兴奋作用，大剂量可导致机体出现抽搐与惊厥。戊四氮能增强突触易化过程而直接兴奋呼吸中枢及血管运动中枢，使呼吸增强、血压微升，可用于巴比妥类药物中毒时引起的呼吸抑制，但其安全范围小，临床现已少用。尼可刹米是临床上常用的呼吸抑制抢救药。治疗量尼可刹米既可直接兴奋延脑呼吸中枢，提高呼吸中枢对 CO_2 的敏感性，也可通过刺激颈动脉体化学感受器和主动脉体化学感受器，反射性兴奋呼吸中枢，常用于治疗和抢救各种原因引起的中枢性呼吸抑制，尤其对吗啡急性中毒所致呼吸抑制疗效好。

【实验对象】 大鼠，体重 180～250g，雌雄不拘。

【实验药品与器材】 1% 吗啡，2.5% 尼可刹米，生理盐水，1% 戊四氮，3% 戊巴比妥钠，异氟烷；生物信号采集与分析系统，压力传感器，小动物麻醉机，静脉插管，大鼠手术台，粗橡胶管，哺乳动物手术器械一套，电子秤。

【实验方法与步骤】

1. 麻醉和固定 取大鼠 2 只，分别称重、标记后用异氟烷气体麻醉至大鼠瘫软，仰卧固定于手术台上。

2. 颈部手术 依次完成以下操作。

（1）气管插管术：剪去颈部鼠毛，沿正中线纵行切开颈部皮肤、肌肉，分离出气管，在气管上做一个倒“T”形切口（切口应远离甲状腺部位，以避免出血），插入“Y”形气管插管，以丝线结扎固定，以备与压力传感器连接。

（2）颈外静脉插管术：切开颈部，分离出一侧颈外静脉，长度为 1～1.5cm，在静脉下方穿两根丝线。近心端先用动脉夹夹闭，再用一根丝线结扎颈外静脉远心端。用眼科镊提起静脉壁，用眼科剪在靠近静脉远心端结扎处朝心方向剪一“V”形小口，插入已充满生理盐水的静脉插管，随后用丝线结扎固定。用注射器推入少量生理盐水以确定插管是否在静脉内。

3. 仪器调试和连接 取一段约 10cm 长的粗橡胶管，一端连接在“Y”形气管插管的左侧分支处，橡胶管的另一端连接压力传感器。再用一段约 5cm 长的橡胶管连接在“Y”形气管插管的右侧分支管口处，橡胶管的另一端直接与小动物麻醉机相通，以供维持麻醉。打开生物信号采集与分析系统，进入实验软件系统，点击呼吸实验菜单，点击呼吸运动调节实验，进入实验记录界面。将呼吸振幅调节至 2cm 左右高度（谨防窒息），描记正常呼吸振幅，记录呼吸频率，观察 3min。

【实验项目】 经颈外静脉给药，观察药物作用。

1. 甲鼠颈外静脉注射 3% 戊巴比妥钠 30mg/kg（0.1mL/100g），待呼吸抑制后，先给予生理盐水 0.5mL/kg 观察 3min，作为对照，如呼吸仍呈抑制状态，皮下注射 1% 戊四氮 100mg/kg（1mL/100g），观察其作用并记录呼吸曲线变化。

2. 乙鼠颈外静脉注射 1% 吗啡 10mg/kg（0.1mL/100g），待呼吸抑制后，先给生理盐水 0.5mL/kg 观察 3min，作为对照，如呼吸仍呈抑制状态，皮下注射 2.5% 尼可刹米 112.5mg/kg（0.45mL/100g），观察其作用并记录呼吸曲线变化。

【实验结果】 将各药作用最显著时的数据填入表 4-74，并粘贴典型的呼吸曲线图。

表 4-74 药物对大鼠呼吸功能的影响

动物	处理	呼吸频率（次/min）	呼吸曲线振幅（cm）
甲鼠	给药前		
	3% 戊巴比妥钠		
	生理盐水		
	1% 戊四氮		
乙鼠	给药前		
	1% 吗啡		
	生理盐水		
	2.5% 尼可刹米		

【注意事项】

1. 如有条件，建议使用呼吸换能器进行实验。也可在剑突下穿线，与张力传感器连接，记录呼吸曲线。

2. 吗啡给药应快速注射，如呼吸抑制不明显，可追加药量，也可用 5% 哌替啶 50～100mg/kg 代替吗啡进行实验。

3. 尼可刹米给药时要缓慢注射，并密切观察动物反应，以防过量造成惊厥。

【思考题】

1. 实验所用的两种产生中枢抑制作用的药物各有何特点？其作用机制有何不同？

2. 戊四氮和尼可刹米对大鼠呼吸抑制作用的解救效果如何？有何差异？解救吗啡呼吸抑制的机制是什么？

（西安交通大学 李 帆 胡 浩）

十三、氯丙嗪对小鼠激怒反应的安定作用

【实验目的】 学习电刺激诱发动物激怒模型的实验方法；观察氯丙嗪对动物激怒反应的安定作用。

【实验原理】 氯丙嗪（chlorpromazine）又名冬眠灵（wintermin），是临床常用的抗精神病药物，对中枢神经系统有较强的抑制作用，称为神经安定作用。氯丙嗪可通过阻断中脑-边缘系统通路和中脑-皮质通路的多巴胺受体，影响机体的精神、情绪及行为从而发挥抗精神病作用。动物实验中，氯丙嗪能明显减少自发活动，减少动物的攻击行为，使之驯服，易于接近。以弱电流或低电压持续刺激小鼠足部，可引起小鼠之间出现对峙、格斗、互咬、逃避、尖叫等激怒反应。当应用氯丙嗪后，可明显抑制动物激怒反应的发生。

【实验对象】 小鼠，体重 20～25g，雄性，分笼喂养。

【实验药品与器材】 0.1% 氯丙嗪，生理盐水；药理生理多用仪及激怒刺激盒（图 4-47），注射器，针头，电子秤。

【实验方法与步骤】

1. 实验前应进行筛选，出现激怒反应且在 3min 内每对鼠典型格斗不少于 3 次者入选实验。将经过挑选、体重相近的 4 只雄性小鼠，分别称重、编号后，每组 2 只，分为对照组和实验组。观察其正常活动情况。

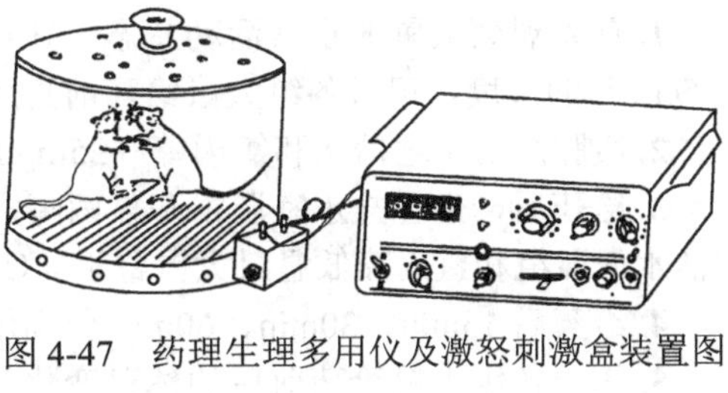

图 4-47 药理生理多用仪及激怒刺激盒装置图

2. 将两组小鼠分别置于激怒刺激盒内的电刺激板上，接通电源开始刺激，并调节交流电压输出强度逐渐由小增大（不宜过大），直至小鼠出现激怒反应（小鼠前肢离地站起、对峙、互相撕咬，图 4-47）。此电压即为该激怒反应的阈电压值，记录并填入表 4-75 中。每次刺激间隔 30s，可重复几次。如不出现激怒反应则应更换小鼠。

3. 实验组小鼠腹腔注射 0.1% 氯丙嗪 20mg/kg（0.2mL/10g），对照组小鼠腹腔注射相应体积的生理盐水。同时记录给药时间。

4. 给药后 20min，分别以给药前同样刺激参数的阈值电压进行刺激，观察两组小鼠给药前后的反应差异。然后逐步调整电压，观察激怒反应的阈电压与给药前有何不同。将实验结果填入表 4-75。

表 4-75 氯丙嗪对小鼠激怒反应的镇静作用

指标	氯丙嗪组		对照组	
	给药前	给药后	给药前	给药后
激怒阈电压（V）				
激怒潜伏期（s）				

【注意事项】

1. 实验前调节刺激器，将刺激参数选择为：工作状态为激怒，输出电压为最小，刺激方式为连续，时间为 1s，频率为 8Hz。

2. 也可采用单笼喂养、体重 250～300g 雄性大鼠进行此实验，剂量为 0.5% 氯丙嗪 15～25mg/kg。

【思考题】

1. 氯丙嗪的安定作用有哪些特点？其机制是什么？

2. 氯丙嗪的镇静安定作用与巴比妥类药物的镇静催眠作用有何异同？

（西安交通大学 李 帆 胡 浩）

十四、氯丙嗪对大鼠体温的影响

【实验目的】 学习大鼠体温的测定方法；观察氯丙嗪对大鼠体温的影响。

【实验原理】 氯丙嗪对下丘脑体温调节中枢有很强的抑制作用，使恒温动物不能维持相对恒定的体温，体温随环境温度而变化。在低温环境中体温降低，在高温环境中体温升高。氯丙嗪对体温的影响可用于低温麻醉和人工冬眠。

大鼠体温的测定可使用两种不同的测量工具：非接触性红外测温仪和电子体温计。前者为非接触性测量，测量准确，但对仪器的要求较高；后者是直接测量大鼠的直肠温度，方法简单易行，但实验误差较前者高。本实验选用电子体温计测量大鼠直肠温度。

【实验对象】 大鼠，体重 250～300g，雄性。

【实验药品与器材】 0.25% 氯丙嗪，生理盐水；注射器，电子秤，凡士林，电子体温计。

【实验方法与步骤】 大鼠随机分为 4 组，每组 5 只，称重、编号。分别为生理盐水室温组、氯丙嗪室温组、生理盐水低温组、氯丙嗪低温组。

【实验项目】

1. 首先观察大鼠的正常活动状态。在电子体温计上涂抹少量凡士林，分别测量插入肛门 3cm 和 5cm 时的温度，记录各组大鼠给药前直肠温度。

2. 腹腔注射生理盐水和氯丙嗪（25mg/kg），给药体积为 1.0mL/100g。

3. 给药后，生理盐水室温组和氯丙嗪室温组大鼠置于 20℃左右室温环境中观察体温变化，生理盐水低温组和氯丙嗪低温组大鼠置于 4℃冰箱或冷柜环境中观察体温变化。

4. 给药后 15min、30min、60min 分别用同样的方法测量各组动物的直肠温度。

5. 统计各组大鼠给药前后的体温变化，观察生理盐水与氯丙嗪对大鼠体温的影响，并比较大鼠给药前后的活动状态有何不同，将数据填入表 4-76。

表 4-76 氯丙嗪对大鼠体温的影响

组别	活动状态		体温（插入肛门深度）							
	给药前	给药后	给药前		给药后 15min		给药后 30min		给药后 60min	
			3cm	5cm	3cm	5cm	3cm	5cm	3cm	5cm
生理盐水室温组										
氯丙嗪室温组										
生理盐水低温组										
氯丙嗪低温组										

【注意事项】

1. 实验过程需保持实验环境安静。

2. 测量时可用布蒙住大鼠头部，使大鼠安静下来，便于测量，同时注意手法轻柔。

3. 体温计插入深度要保持一致。

【思考题】

1. 氯丙嗪对大鼠体温有何影响？其机制是什么？与解热镇痛药对体温的影响有何不同？

2. 如将上述大鼠放入 50℃温箱中，大鼠体温将会如何变化？

（西安交通大学 李 帆 胡 浩）

十五、阿片类药物的镇痛作用

【实验目的】 学习不同疼痛模型的建立方法；观察吗啡（morphine）或哌替啶（pethidine）的镇痛作用。

（一）热板法

【实验原理】 将小鼠置于预先加热到 55℃的金属板上，小鼠足部受热可产生疼痛反应。通过测定小鼠痛阈（以出现舔后足时间为指标），比较对照组与给药组小鼠痛阈的差异，给药后痛阈值延长 1 倍以上者，视为有镇痛作用。吗啡和哌替啶均为阿片受体激动药，可通过激动阿片受体，模拟内源性阿片肽对痛觉的调制功能而产生镇痛作用。

【实验对象】 小鼠，体重 18～25g，雌性。

【实验药品与器材】 0.1% 盐酸吗啡或 0.4% 盐酸哌替啶，生理盐水；热板仪，电子秤，1mL 注射器。

【实验方法与步骤】

1. 实验动物的筛选 热板仪预热至 55℃ ± 1℃。将小鼠置于热板仪内，观察小鼠活动。大多数小鼠在热刺激下会出现疼痛反应，如举前肢、抬后肢、跳跃、舔后足等。本实验以小鼠舔后足的出现时间作为痛阈值。当出现舔后足时，立即记录时间（即痛阈值）并取出小鼠。用此法筛选出痛阈值在 5～30s 的小鼠供实验用，记录的痛阈值作为给药前的基础值。

2. 分组及痛阈值测定 取筛选出的小鼠 20 只，标记，称重，随机分为对照组和实验组，每组 10 只。对照组小鼠腹腔注射生理盐水 0.1mL/10g，实验组小鼠腹腔注射 0.1% 盐酸吗啡 10mg/kg（0.1mL/10g）或 0.4% 盐酸哌替啶 40mg/kg（0.1mL/10g）。给药后第 15min、30min、45min，分别测定每只小鼠的痛阈值。对于痛阈值大于 60s 的小鼠应立即取出，并按 60s 记录其痛阈值。

【实验项目】

1. 汇总统计所有小鼠的实验数据，将给药前、给药后不同时间痛阈值填入表 4-77 中，并计算痛阈改变百分率。

痛阈改变百分率 =（给药后痛阈值 – 给药前痛阈值）/给药前痛阈值 ×100%

表 4-77 吗啡或哌替啶对小鼠的镇痛作用（热板法）

组别	动物编号	给药前痛阈值（s）	给药后痛阈值（s）			痛阈改变百分率（%）		
			15min	30min	45min	15min	30min	45min
对照组								
实验组								

2. 以每组平均痛阈改变百分率为纵坐标、时间为横坐标，绘制出给药后 15min、30min、45min 小鼠痛阈改变百分率的时效曲线，分析吗啡或哌替啶的镇痛作用特点。

【注意事项】

1. 热板法个体差异大，实验动物应预先筛选，一般以疼痛反应在 5～30s 者为敏感鼠，可供实验用。

2. 本实验采用雌性小鼠，因雄性小鼠遇热时阴囊松弛，易与热板接触而影响实验结果。

3. 若小鼠痛阈值超过 60s 者，应立即取出，防止足部烫伤而影响实验结果，其痛阈值按 60s 计算。

4. 腹腔注射部位要准确，否则会影响实验结果。

（二）化学刺激法

【实验原理】 某些化学物质（如酒石酸锑钾溶液、乙酸溶液、缓激肽等）注入小鼠腹腔内可刺激腹膜引起深部、大面积且持久的疼痛，致使小鼠产生扭体反应，表现为腹部内凹、躯干与后肢伸张、臀部高起等。若实验组与对照组相比，扭体反应发生率减少 50% 以上者，认为该药物有镇痛作用。吗啡和哌替啶均为阿片受体激动药，可通过激动阿片受体，模拟内源性阿片肽对痛觉的调制功能而产生镇痛作用。

【实验对象】 小鼠，体重 18～25g，雌雄不拘。

【实验药品与器材】 0.6% 乙酸，0.1% 盐酸吗啡或 0.4% 盐酸哌替啶，生理盐水；电子秤，1mL 注射器。

【实验方法与步骤】

1. 取小鼠 20 只，标记、称重，随机分为对照组和实验组，每组 10 只，观察每组小鼠的活动情况。

2. 对照组小鼠腹腔注射生理盐水 0.1mL/10g，实验组小鼠腹腔注射 0.1% 盐酸吗啡 10mg/kg（0.1mL/10g）或 0.4% 盐酸哌替啶 40mg/kg（0.1mL/10g）。

3. 20min 后，两组小鼠均腹腔注射 0.6% 乙酸 60mg/kg（0.1mL/10g），观察 20min 内两组小鼠的反应情况，记录出现扭体反应的动物数。

【实验项目】

1. 汇总统计所有小鼠的实验数据，将发生扭体反应、无扭体反应的动物数填入表 4-78。

2. 计算药物镇痛百分率：

$$药物镇痛百分率 = \frac{实验组无扭体反应动物数 - 对照组无扭体反应动物数}{实验组或对照组动物数} \times 100\%$$

表 4-78 吗啡或哌替啶对小鼠的镇痛作用（化学刺激法）

组别	动物总数	扭体反应动物数	无扭体反应动物数	药物镇痛百分率
对照组				
实验组				

【注意事项】

1. 乙酸应在临用前新鲜配制，如放置过久则作用明显减弱。

2. 腹腔注射部位要准确，否则影响实验结果。

附：小鼠舔后足反应.mp4

【思考题】

1. 阐述吗啡的镇痛作用机制及其临床应用。

2. 吗啡和哌替啶药理作用的异同点是什么？

【参考资料】

1. 小鼠舔后足反应.mp4。

2. 小鼠扭体反应.mp4。

附：小鼠扭体反应.mp4

（华中科技大学　胡壮丽）

十六、普鲁卡因对家兔的脊髓麻醉作用

【实验目的】 观察普鲁卡因（procaine）对家兔的脊髓麻醉作用。

【实验原理】 神经冲动的产生与传导依赖于 Na^+ 内流。局麻药能够与神经细胞膜内表面 Na^+ 通道上相应位点结合，导致 Na^+ 通道蛋白质构象发生改变，使 Na^+ 通道处于失活状态，通道关闭，从而阻滞 Na^+ 内流，达到局部麻醉作用。普鲁卡因是一种酯类局麻药，通过腰椎间隙进入蛛网膜下腔，可阻断该部位神经根的痛觉信号传递而发挥脊髓麻醉作用。

【实验对象】 家兔，体重 2～2.5kg，雌雄不拘。

【实验药品与器材】 5% 盐酸普鲁卡因，碘酒；弯头手术剪，2mL 注射器，婴儿磅秤，7 号针头，5 号针头。

【实验方法与步骤】

1. 取家兔 1 只，称重，用弯头手术剪剪去腰骶部约 5cm×5cm 范围内的兔毛，观察家兔正常活动情况（如四肢站立行走姿态、肌张力），用 5 号针头针刺其后肢测试有无痛觉反射（后肢退缩反应）。

2. 使家兔呈自然俯卧式，将其头部夹于腋下，尽量使兔臀部向腹侧屈曲，腰部脊柱凸起。剪毛处用碘酒消毒，在动物背部髂脊连线中点（脊柱正中）稍下方触及第 7 腰椎间隙（第 7 腰椎与第 1 骶椎之间）。

3. 在第 7 腰椎间隙，略向兔头方向刺入 7 号针头，当针尖到达椎管内（蛛网膜下腔）时，可见动物后肢抽动一下，即可连接注射器注入 5% 盐酸普鲁卡因 0.2mL/kg。

【实验项目】 观察家兔后肢活动情况及对刺激的痛觉反射，与给药前有何不同，并将结果填入表 4-79 中。

表 4-79　普鲁卡因对家兔的脊髓麻醉作用

动物	药物及剂量	活动情况		痛觉反射	
		给药前	给药后	给药前	给药后
家兔	5% 盐酸普鲁卡因（mL）				

【注意事项】 家兔需固定好，进针后若无后肢抽动，可稍变换方向再次穿刺进针。

【思考题】

1. 局部麻醉方法分为哪几种？

2. 普鲁卡因的作用特点有哪些？

十七、普鲁卡因与丁卡因作用强度的比较

【实验目的】 观察普鲁卡因（procaine）与丁卡因（tetracaine）作用的区别。学习筛选表面麻醉用药的方法。

【实验原理】 角膜是眼球壁外层前部的透明部分，呈圆形，含有丰富的无髓鞘神经纤维（感觉神经末梢），但无其他感觉细胞及血管，对药物反应较恒定和持久，故常用角膜反射作为指标来测试局麻药的穿透性、麻醉强度及作用持续时间。由于丁卡因的亲脂性比普鲁卡因高，因此穿透力强，更易进入神经组织，也易被吸收入血，故丁卡因的麻醉作用及毒性均比普鲁卡因强。

【实验对象】 家兔，体重 2～2.5kg，雌雄不拘。

【实验药品与器材】 0.5% 盐酸普鲁卡因，0.6% 盐酸丁卡因；兔固定箱，手术剪，1mL 滴管等。

【实验方法与步骤】

1. 固定 取无眼部疾病的健康家兔 1 只，放入兔固定箱内，用手术剪剪去两眼睫毛。

2. 给药 用拇指和示指将家兔眼睑拉成杯状，中指压住鼻泪管，用 1mL 滴管将药物分别滴入左、右两眼的结膜囊内。左眼滴入 0.5% 盐酸普鲁卡因 2 滴。右眼滴入 0.6% 盐酸丁卡因 2 滴。轻轻揉动眼睑，使药液与角膜充分接触，并在眼眶中存留 1min，然后放手任其自溢。

3. 角膜反射测试 用手术剪剪一兔须，用兔须一端轻触角膜，每次用力一致，引起角膜反射。每次测试 5 下，触及部位可按角膜上、中、下，左、右的顺序，刺激 5 个点。全部阳性（5 次都不眨眼）时记录为 5/5，全部阴性（5 次都眨眼）时记录为 0/5，依此类推。

【实验项目】 滴药后每隔 5min 测试角膜反射 1 次，到 30min 为止。同时观察有无结膜充血等反应。记录并比较两药的作用。实验结果填入表 4-80。

表 4-80 盐酸普鲁卡因与盐酸丁卡因作用强度比较的实验结果

兔眼	滴入药物	滴药前角膜反射	滴药后角膜反射					
			5min	10min	15min	20min	25min	30min
左	盐酸普鲁卡因							
右	盐酸丁卡因							

【注意事项】

1. 滴药时必须压住鼻泪管，以免药液流入鼻腔，经鼻黏膜吸收而致中毒，并影响实验结果。
2. 刺激角膜的兔须宜软硬适中，并使用同一根兔须，以保证触力均等。

【思考题】

1. 影响药物表面麻醉效果的因素有哪些？
2. 常用的表面麻醉药物有哪些？有哪些临床用途？

十八、不同药物对利多卡因中毒的保护作用

【实验目的】 观察利多卡因中毒的表现；学习不同药物对利多卡因中毒的保护作用。

【实验原理】 利多卡因是常用的局麻药之一，通过阻止神经细胞 Na^+ 内流来阻断神经冲动的传导而发挥局部麻醉作用。当其血药浓度超过 5μg/mL 时，可引起头痛、眩晕、震颤等毒性反应，甚至导致惊厥。

苯巴比妥钠、氯丙嗪和地西泮属于中枢抑制药，小剂量时可引起安静或嗜睡状态，称为镇静作用；较大剂量时，会引起类似于生理性睡眠的催眠效应。此外，这些药物具有一定的抗惊厥作用，对利多卡因等局麻药过量中毒引起的惊厥有一定对抗作用。

【实验对象】 小鼠，体重 18～25g，雌雄各半。

【实验药品与器材】 0.05% 苯巴比妥钠，0.05% 氯丙嗪，0.05% 地西泮，2% 利多卡因，生理盐水；1mL 注射器，玻璃钟罩，电子秤，小鼠笼，计算器等。

【实验方法与步骤】

1. 取健康小鼠 8 只，随机分为 4 组，每组 2 只。
2. 按表 4-81 的分组要求，腹腔注射相应药物后观察小鼠反应，填写表 4-81 中各项内容。

3. 根据全实验室各组结果进行统计分析。

表 4-81　药物对利多卡因中毒保护作用记录表

组别	编号	性别	体重	给药时间	i.p. 利多卡因时间	出现惊厥/死亡时间	惊厥潜伏期	死亡时间	存活时间	死亡率（%）
生理盐水组 0.1mL/10g										
苯巴比妥钠组 0.1mL/10g										
氯丙嗪组 0.1mL/10g										
地西泮组 0.1mL/10g										

注：i.p. 腹腔注射。

【实验项目】

1. 每组小鼠分别腹腔注射 0.05% 苯巴比妥钠、0.05% 氯丙嗪、0.05% 地西泮和生理盐水，均为 0.1mL/10g，观察给药后的反应。

2. 15min 后再分别腹腔注射 2% 利多卡因 0.08mL/10g，观察 15min 内小鼠是否发生惊厥、死亡，记录发生时间。将数据填入表 4-81 中。

【注意事项】

1. 实验时，每种药物的注射器要严格区分，不可混淆。

2. 腹腔注射部位要准确，不要将药物注入肠腔、脏器或膀胱内。

3. 实验动物种类、体重范围、给药途径、观察时间等因素对结果均有影响。

4. 给药剂量要准确无误，观察结果要及时仔细。

【思考题】

1. 预防局麻药中毒的方法有哪些？

2. 各种常用局麻药临床的极限量是多少？

（哈尔滨医科大学　金宏波）

十九、大鼠局灶性脑缺血模型制作及药物的保护作用观察

【实验目的】 学习大鼠大脑中动脉栓塞（middle cerebral artery occlusion，MCAO）所致局灶性脑缺血模型的制作方法。观察药物的抗脑缺血作用。

【实验原理】 局灶性脑缺血模型制作方法较多，主要包括结扎法、烧灼法、光化学法、内皮素法和线栓法等。其中，一侧大脑中动脉线栓法可产生稳定性较好的局灶性脑梗死，且无须开颅，可避免颅内感染，也对脑组织及大脑中动脉上自主神经影响较小，并可在清醒状态下进行再灌注，为目前较为常用的局灶性脑缺血模型。

大鼠脑血管的解剖特点与人类相近，且较其他大型动物价格低廉，故多被采用作为线栓法的实验动物。尼龙栓线从颈总动脉进入，经颈总动脉进入颈内动脉及大脑中动脉起始部，阻断同侧颈内动脉供血及来自颅底 Willis 环的侧支循环供血，引起一侧大脑中动脉供血脑区缺血梗死（栓线路线示意图见图 4-48）。

2,3,5-氯化三苯基四氮唑（triphenyltetrazolium chloride，TTC）是呼吸链中吡啶核苷结构酶系统的质子受体，与正

彩图 4-48

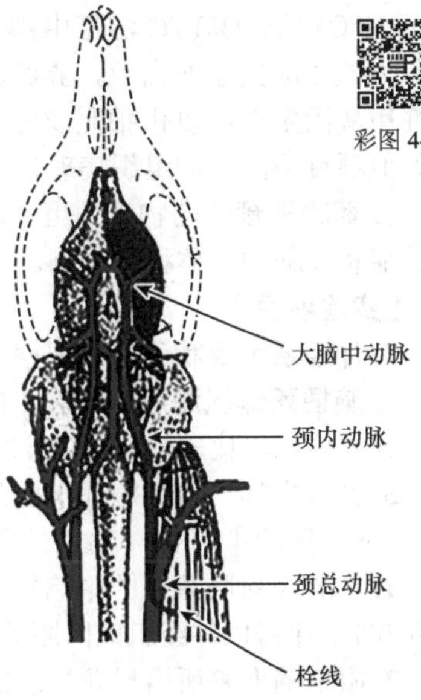

图 4-48　大鼠大脑中动脉栓塞模型：栓线（蓝色）路线示意图

常组织中的脱氢酶反应呈红色。脑缺血后，缺血区域内的神经细胞坏死，组织内脱氢酶活性下降，不能与 TTC 反应，故该区脑组织颜色不会发生变化而呈白色。

尼莫地平（nimodipine）对脑血管平滑肌上钙通道具有选择性的阻滞作用，因此可扩张脑血管，增加脑组织血供，减轻缺血后神经系统症状，减小脑梗死体积，发挥抗脑缺血作用。

【实验对象】 大鼠，体重 250～300g，雄性。

【实验药品与器材】 3% 戊巴比妥钠，2% TTC，4% 中性甲醛，尼莫地平注射液，生理盐水；哺乳动物手术器械一套，电子秤，小动脉夹，尼龙线（直径 0.24mm），大鼠手术台，固体石蜡，单面刀片，缝合弯针，恒温水浴槽等。

【实验方法与步骤】

1. 栓线准备 将直径为 0.24mm、长约 5cm 的尼龙线的一端，迅速垂直浸入熔化的石蜡中并提起，使尼龙线表面凝固一薄层石蜡，变为头端圆钝光滑、直径约 0.26mm 的栓线。

2. 麻醉及固定 大鼠称重后，腹腔注射 3% 戊巴比妥钠 30mg/kg（0.1mL/100g），待动物麻醉后仰卧位固定于大鼠手术台上。

3. 颈内动脉分离 消毒颈部皮肤，行正中切口，长度为 2～3cm。钝性分离颈部肌肉组织，在气管两侧即可发现颈总动脉。钝性游离一侧颈总动脉、颈外动脉和颈内动脉。颈外动脉根部穿一根丝线并结扎；颈总动脉下穿两根丝线，近心端用一根丝线结扎，另一根丝线备用，用动脉夹夹闭颈内动脉。

4. 大脑中动脉栓塞缺血及再灌注 在颈总动脉上距颈内外动脉分叉约 4mm 处剪一小口，将栓线插入颈总动脉并进入颈内动脉，松开动脉夹，轻轻推动栓线经颈内动脉入颅至大脑中动脉起始部，插入深度为 17.5～18mm，然后在颈总动脉剪口处用丝线将栓线及血管一并结扎。如需再灌注，在栓塞一定时间（如栓塞 2h）后轻轻朝外拔出栓线约 10mm，实现由 Willis 环的对侧侧支循环供血再灌注。缝合切口，待动物清醒后，单笼饲养至再灌注设定时间。

5. 神经系统症状观察 缺血再灌注后不同时间（如再灌注后 24h、72h、1 周）参照 Longa 5 分制进行神经行为学评分，评分标准为：无神经症状 0 分；不能完全伸展对侧前爪 1 分；向外侧转圈 2 分；向内侧倾倒 3 分；不能自发行走意识丧失 4 分。

6. 脑组织 TTC 染色 缺血再灌注后不同时间（如再灌注后 24h、72h、1 周）断头取大脑半球，置于 –20℃冰冻 10min 后，用单面刀片作垂直冠状切面，从前往后每隔 2mm 连续切 5 片。将脑片置于 37℃恒温 2%TTC 溶液中孵育 15～20min，其间轻轻晃动以染色均匀。正常脑组织被染成鲜红色，缺血区则呈灰白色，界线清晰。将染色后的脑片放入生理盐水中冲洗 2～3 次，然后用 4% 中性甲醛固定 24h 以供拍照及测定脑梗死体积。脑缺血再灌注后不同时间，也可取大鼠脑组织进行其他项目检测，如组织病理学观察、生化指标测定等。

7. 药物干预 药物干预组于动物缺血前 20min 腹腔注射尼莫地平注射液 2mg/kg，观察药物对神经症状及脑梗死体积的影响。

【实验项目】

1. 神经系统症状评分 观察并记录缺血/再灌注后不同时间各组动物神经症状评分。

2. 脑梗死体积测定 脑片 TTC 染色及多聚甲醛固定后拍照，利用图像处理软件测定脑梗死面积并计算体积，比较缺血/再灌注后不同时间各组脑梗死体积的大小。

3. 其他指标 组织病理学检测、生化指标测定等。

【注意事项】

1. 麻醉药对脑缺血的影响较大，理想的麻醉方法应先吸入 1%～3% 异氟烷，手术时将异氟烷降到 0.5% 并辅以神经肌肉阻断药，如无条件则可选用戊巴比妥钠或氨基甲酸乙酯麻醉。

2. 阻塞脑血管所用尼龙栓线的粗细，可因动物的体重而有所差异。

3. 在插入尼龙栓线时切勿用力过猛，以免穿破血管。

4. 尼龙栓线的插入长度应合乎要求，否则不能阻断大脑中动脉的血供。

5. 术中、术后注意动物保温。

【思考题】

1. 脑缺血所致神经细胞损伤的病理生理机制有哪些？试结合机制探讨药物干预靶点。

2. 试述尼莫地平对缺血性脑损伤的保护作用机制。

（华中科技大学　吕　青）

二十、小动物行为学实验方法

（一）Morris 水迷宫实验

【实验目的】

1. 了解 Morris 水迷宫实验的原理。

2. 掌握 Morris 水迷宫实验方法，熟悉图像自动采集和处理系统。

3. 掌握 Morris 水迷宫实验结果评价及其分析。

【实验原理】 通过观察并记录动物入水后搜索藏在水下平台所需的时间、采用的策略和它们的游泳轨迹，分析和推断动物的学习、记忆和空间认知等方面的能力。它能比较客观地衡量动物空间记忆（spatial memory），工作记忆（working memory）及空间辨别能力（spatial discriminability）的改变。因此，这种研究方法很快就引起各国神经科学家的关注，并将此法称为 Morris 水迷宫法。20 世纪 80 年代末，中国科学院心理研究所建立了我国第一个 Morris 水迷宫实验室，并于 90 年代初建立了 Morris 水迷宫图像自动采集和处理系统。

【实验对象】 Wistar 大鼠。

【实验药品与器材】 Morris 实验系统由水迷宫装置、水迷宫图像自动采集和处理系统组成。

1. Morris 水迷宫装置 主要由一个乳白色圆形铁皮水桶和一个可调节高度及可移动位置的透明有机玻璃平台组成。小池是一个圆柱体，目前常用的有两种：①“经典”Morris 水池：水池的直径为 1.32m，高为 0.60m，水池的水深为 0.40m；②改进型 Morris 水池：直径为 2.14m，高为 0.40m，水池的水深为 0.25m，水池的内部为均匀的乳白色，不得有任何标记。在圆桶的上缘等距离地设东、南、西和北 4 个标记点，作为动物进水池的入水点，以这 4 个入水点在水面和水桶底部的投影点，将水面和水桶部分成均等的 4 个象限。按实验要求，可任意地将平台设置于某一象限的中间，一般平台藏于水面下 1～2cm。适当的恒温设备使水温保持在 23～25℃。研究者可根据具体情况选择其一。水迷宫装置应放在坚固的平台上，并且配有良好的注水和排水设备，同时要有可移动支架便于摄像头位置的调整（图 4-49）。一旦水迷宫的位置确定，就不要轻易变动，尤其在同一轮水迷宫的测试中。

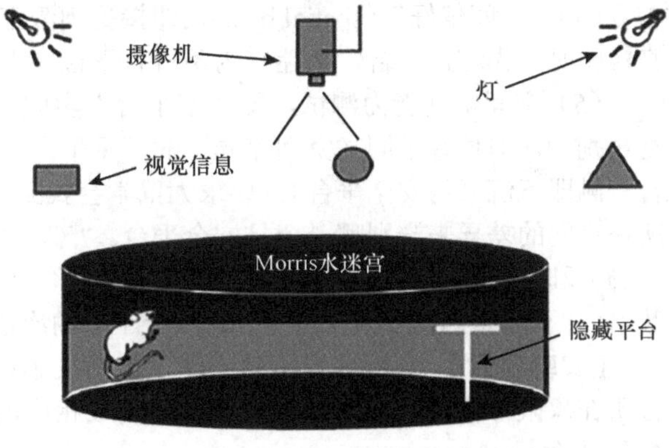

图 4-49　Morris 水迷宫的组成示意图

2. 水迷宫图像自动采集和处理系统 该系统的主要部件为摄像机、计算机和图像监视器等。这种系统有多种型号，但工作原理和流程大致相似：电视摄像头采集大鼠游泳图像（模拟信号）→图像输入到计算机中的图像采集卡→图像采集卡进行模/数转换，大鼠游泳的模拟图像转化为数字图像→数字图像储存于硬盘中→将数字图像进行图像分析，得到有关的测试参数。它能自动地采集动物的入水位置、游泳的速度、搜索目标的所需时间、运行轨迹和搜索策略等参数，并可对所采集的各种数据进行统计和分析。设备受限制的实验室，仍可沿用当今西方国家不少实验室所采用的人工记录方法。

【实验方法与步骤】

1. 实验前准备 将水桶灌以清水至预定的水池高度，再加入适量的新鲜牛奶或奶粉，使水池成为不透明的乳白色。水温控制在23～25℃。

2. 平台放置 将平台放置在水池的预定部位，作为动物入水后搜索的目标。站台的顶端平面应低于水池液面2cm。使动物凭视觉无法辨认水池中有无站台。

3. 常用的Morris水迷宫的训练方法

（1）每只大鼠每天训练4次。大鼠每天按东、西、南和北4个入水点分别放入水池（头朝池壁轻轻地放入）。记录动物的入水时间，记录潜伏期（动物自入水到找到站台后四肢爬上站台时所需的时间）；同时记录动物入水后的游泳轨迹，将此作为分析动物搜索目标时所采用何种策略的依据。动物爬上站台后，让动物在站台上站立30s。若动物在入水后60s内未能找到水池中的站台或未能爬上站台，实验者可将动物放置于站台上站立30s。让大鼠离开站台，休息30～60s后，再进行下一次训练。一般正常大鼠在经过5～6个实验日训练后可在10s以内找到平台。大鼠一旦获得这种空间记忆后可研究各种因素对空间记忆的影响。最简单的方法是比较大鼠接受某种刺激因素前后潜伏期的改变。

（2）获得“空间记忆”的大鼠从下个实验日开始，可将站台的位置转移到另一个象限中进行站台迁移试验。此时除继续描记动物的运行轨迹之外，应记录动物入水后找到迁移后站台的潜伏期，以及动物在原来放置站台的象限所逗留的时间。正常动物在站台的原来位置搜索不到目标时，会很快离开那里，迅速转移方向，会在新的方位重新找到站台。

（3）Morris水迷宫同样可用于工作记忆的研究。最简单的程序就是训练大鼠发现新平台的位置，随后检测大鼠寻找平台的成绩。具体的程序是每天每只大鼠训练2次。第一次训练平台置于水池的任何一个象限中，并隐藏在水面下。大鼠通过游泳找到平台，并且停留30～60s。在第二次训练中，平台隐藏位置与第一次训练相同，同样要求大鼠通过游泳找到平台。如大鼠能从第一次的训练中获得经验（工作记忆），第二次训练的成绩就会提高。比较两次实验的成绩，以评价“工作记忆”的好坏。在同一天的测试中，平台的位置是相同的，不同天的测试中，平台的位置是随机的，以保证每一天平台的位置都不同于前一天平台的位置。

（4）“空间偏好”（spatial bias），即接受刺激之后的一段时间（数小时或数天），重新进行水迷宫实验时，先移走平台，水迷宫内不再有平台，大鼠可能在原平台所在象限停留的时间要长一些。

（5）空间辨别能力测试，即“双平台”实验：在水迷宫中设置两个外观完全一致（排除“视觉辨别”），但位置不同（空间差异）的可见平台。其中一个平台不会沉没（安全平台），另一个平台一触即下沉（伪安全平台）。要求大鼠学会找到安全平台。即通过比较两个外观完全一致的平台所在空间的差异来辨别哪一个是安全平台。“双平台”实验可提供“空间辨别能力”的信息。记录“正确反映次数”，研究受试大鼠的“空间辨别能力”。所谓“正确反映次数”是指在一定的实验次数中，大鼠不接触伪安全平台而到达安全平台的次数。“正确反映次数”越高，“空间辨别”能力越好。

【实验项目】 利用计算机建立图像自动采集和分析系统，根据所采集的数据，如潜伏期、平台所在象限停留的时间和运行轨迹图等制成相应的直方图和运行轨迹图，对实验结果作进一步分析和讨论。

【注意事项】 Morris水迷宫实验是一种行为检测实验，影响动物行为的因素都可影响Morris实验的结果，如动物的情绪、实验室的环境、实验的强度等对结果都有影响。

1. 实验环境是一个十分重要的因素，应当有专门的实验室用于水迷宫测试。实验室的设备、仪器、工作台、椅子、门窗和灯具等陈设的位置和主试者进行实验操作时所站立的位置都会影响实验结果。因为动物常常会利用实验室内固有的环境作为它搜索目标时的参照物，所以水迷宫实验室的物品和水池的位置要固定不动，投放大鼠的实验人员投放完成后，也要待在固定的位置，以防被大鼠作为空间信息（spatial cue）而影响实验结果。计算机操作者应当在另外的房间，以减少干扰。

2. 水迷宫实验室应当保持安静，光线柔和而均匀。房间的照明布置极为重要，光线不仅可作为空间信息影响受试大鼠的实验结果，而且可影响观察者的记录，特别是对图像的自动采集和分析影响很大。水迷宫实验室的照明布置应当有以下几个特点：

（1）杜绝室外光线，室外光线的强度和方向无法有效控制。

（2）室内物品不应有强反光，不采用玻璃墙面。

（3）不要把光源直接放在水迷宫的正上方，防止水中形成强烈的倒影。

（4）不要把光源直接放在摄像头的下方，以免在摄像头中形成高亮度的影像。

（5）水迷宫的反光要求柔和而均匀，无强烈倒影。

3. 实验者应与受试动物建立良好的关系，让动物熟悉实验者的身体信息，如气味、相貌等。捕捉动物的动作要温柔，不要刺激动物。忌用手抓动物的尾巴，以免刺激动物。建议在实验开始之前的两三天，与大鼠密切接触。具体的做法是研究者将大鼠从一个笼子转移到另一个笼子中，然后再转移回去，每天一次。

【思考题】 怎样根据研究目的设计合理的水迷宫实验训练程序？

（二）活动度实验

【实验目的】

1. 了解动物行为学检测的一般方法。

2. 掌握活动度实验的操作方法及评价标准。

【实验原理】 通过观察动物在一定范围、一定时间内的自主活动，检测动物的活动能力，从而为研究动物的行为学变化提供依据。

【实验对象】 大鼠或小鼠（雌雄不限）。

【实验药品与器材】 暗箱，活动箱，活动箱为一无盖方盒，长宽各 72cm，高 50cm，其底面划出纵横垂直线，各线相距 9cm，组成 64 个正方形小格。

【实验方法与步骤】

1. 动物单独置于安静的暗箱中 1h。

2. 取出动物放入活动箱中，观察其活动情况。

【实验项目】 观察 5min 内动物某一肢体跨越的方格数以及后腿直立动作的次数，计算每分钟平均跨越的格数及站立次数。

【注意事项】 实验过程中尽量减少对动物的惊吓和刺激，以免影响动物的成绩。

（三）穿梭箱实验（双向回避实验）

【实验目的】 观察实验动物建立条件反射过程中的学习、记忆能力。

【实验原理】 以光（或声）、电击为联合刺激，使实验动物由被动回避建立主动的条件反射。记录此条件反射建立过程中的主动回避反应指标可反映实验动物的学习、记忆能力。

【实验对象】 大鼠或小鼠。

【实验药品与器材】 穿梭箱，该装置由实验箱和自动记录打印装置组成。实验箱大小为 50cm×16cm×18cm。箱底部格栅为可以通电的不锈钢棒，箱底中央部有一高 1.2cm 挡板，将箱底部分隔成左、右两侧。实验箱顶部有逃逸和蜂鸣音控制器，自动记录打印装置可连续自动记录动物对电刺激（灯光和/或蜂鸣器）的反应和潜伏期，并将结果打印出来。

【实验方法与步骤】 将实验动物放入箱内任何一侧，20s 后开始呈现灯光或蜂鸣音，持续 20s，后 10s 内同时给以电刺激（100V，0.2mA，50Hz，AC）。动物在遭电击后即逃避，必须跑到对侧顶端，挡住光电管后才可中断电击，此为被动回避反应，在每次电击前给予条件刺激，反复强化后，动物在接受条件刺激后即跳向对侧并挡住光电管而逃避电击，此为主动回避反应，每 2 天训练 1 回，每回 50～100 次，连续训练 4～5 回后，动物的主动回避反应率可达 80%～90%。

【实验项目】

1. 实验动物的学习能力 动物反应次数，动物主动回避时间，动物被动回避时间，动物主动回避率。

2. 实验动物的记忆能力 停止训练5～50天，分2～3次检测上述指标。

【注意事项】

1. 动物在24h内有其活动周期，故每次实验应选择一天内相同时间段（上午8～12点或下午1～4点）。
2. 实验应在隔音、光强度和温湿度适宜且保持一致的行为实验室进行。
3. 推荐使用纯系动物，实验前数天将动物移至实验室以适应周围环境。
4. 实验者必须每天与动物接触，如喂水、喂食和抚摸动物。
5. 减少非特异性干扰，如情绪、注意、动机、觉醒、运动活动水平、应激和内分泌等因素。

（四）自发运动测试

【实验目的】 观察实验动物的自主行为。

【实验原理】 以单位时间内实验动物在自由状态下活动的路程、范围、轨迹，反映实验动物自主行为的变化。

【实验对象】 小鼠。

【实验药品与器材】 实验装置为圆形桶状，直径为50～80cm，内壁涂黑，正上方置一数码摄像头，与计算机相连，记录动物活动路程、范围、轨迹。

【实验方法与步骤】 实验在安静的环境下进行。先将动物置于一固定的出发点，同时进行摄像和计时。观察一定时间后停止摄像，观察时间可根据实验拟定，一般为3～5min。清洗方箱内壁及底面，更换动物，继续实验。

【实验项目】 单位时间内动物活动路程、范围、轨迹。

【注意事项】

1. 动物在24h内有其活动周期，不同时相处于不同的觉醒水平，故每次实验应选择一天内同一时间段内完成。
2. 实验应在隔音、光强度和温湿度适宜且保持一致的行为实验室进行。
3. 实验者必须每天与动物接触，如喂水、喂食和抚摸动物。
4. 减少非特异性干扰，如情绪、注意、动机、觉醒、运动活动水平、应激和内分泌等因素。
5. 两次实验之间清洗方箱内壁，以免上次动物余留信息影响下次实验结果。

（五）电跳台实验

【实验目的】

1. 学习电跳台实验方法的基本原理。
2. 掌握电跳台实验检测小鼠记忆的方法。

【实验原理】 反应箱底铺有通36V电的铜栅，动物受到电击，其正常反应是跳上箱内绝缘的平台以避免伤害性刺激。多数动物可能再次或多次跳至铜栅上，受到电击又迅速跳回平台，如此训练5min，并记录每只鼠受到电击的次数（或称错误次数），以此作为学习成绩。24h或48h重作测验，此即记忆保持测验。记录受电击的动物数、第一次跳下平台的潜伏期和3min内的错误总数。停止训练5天后（也可以在训练后的一周、两周或其他时间点）进行记忆消退实验。

【实验对象】 成年小鼠，体重18～22g。

【实验药品与器材】 跳台仪：该装置为10cm×10cm×60cm的被动回避条件反射箱，用黑色塑料板分隔成5间，底面铺以铜栅，间距为0.5cm，可以通电，电压强度由一变压器控制，每间左后角置一高度和直径均为4.5cm的绝缘平台。

【实验方法与步骤】 将动物放入反应箱内（台上、台下）适应环境3min，然后将动物放至反应箱内的铜栅上，立即通以36V的交流电。动物受到电击，其正常反应是跳回平台（绝缘体），以躲避伤害性刺激。多数动物可能再次或多次跳至铜栅上，受到电击又迅速跳回平台上。训练一次后，将动物放在反应箱内的平台上，记录5min内小鼠跳下平台的错误次数（number of error）和第一次跳下平台的潜伏期，以此作为学习成绩（记忆获得）。24h或48h后进行重测验，将小鼠放在平台上，记录小鼠第一次跳下平台的潜伏期、3min内电击次数。可以在不同的时间进行一次或多次记忆消退实验（记忆再现，方法同重测验）。

【实验项目】 动物5min内跳下平台的错误次数和第一次跳下平台的潜伏期结果作为计量资料。

【注意事项】

1. 动物在24h内有其活动周期，每次测试需要选择一天内相同时间段内完成。
2. 实验应在隔音、光强度和温湿度适宜且保持一致的行为实验室进行。
3. 推荐使用纯系动物，实验前数天将动物移至实验室以适应周围环境。
4. 实验者必须每天与动物接触，如喂水、喂食和抚摸动物。
5. 减少非特异性干扰，如情绪、注意、动机、觉醒、运动活动水平、应激和内分泌等因素。
6. 考虑动物种属差异。

【思考题】

1. 如何通过电跳台实验，来评估小鼠的学习记忆成绩？
2. 记忆获得障碍、记忆巩固障碍、记忆再现障碍模型复制的区别是什么？

（六）避暗法

【实验目的】

1. 学习避暗法（step through test）的基本原理。
2. 掌握避暗法实验检测小鼠记忆的方法。

【实验原理】 利用小鼠嗜暗的习性设计一个装置，一半是暗室，一半是明室，中间有一小洞相连。暗室底部铺有通电的铜栅，并与一计时器相连，计时器可自动记录潜伏期的时间。小鼠进入暗室即受到电击，计时自动停止。

【实验对象】 成年小鼠，体重18～22g。

【实验药品与器材】 避暗仪：该装置包括明室、暗室和计时器。明室大小为12cm×4.5cm，其上方约20cm处悬一40W钨丝灯。暗室较大，大小为17cm×4.5cm，两室之间有一直径约3cm的圆洞。两室底部均铺以铜栅。暗室底部中间位置的铜栅可以通电，电击强度可在一旋钮上任意选择，一般采用40V电压。暗室与一计时器相连，计时器可自动记录潜伏期的时间。

【实验方法与步骤】 实验时将小鼠面部背向洞口放入明室，同时启动计时器。动物穿过洞口进入暗室受到电击，计时器自动停止，取出小鼠，记录每只鼠从放入明室至进入暗室遭电击所需的时间，此即潜伏期。训练5min，并记录5min内的电击次数（记忆获得）。24h或48h后重作测验，记录每只动物进入暗室的潜伏期和5min内的电击次数，并计算5min内进入暗室（错误反应）的动物百分率（记忆巩固）。停止训练5天后可以在不同的时间进行一次或多次记忆消退实验（记忆再现）。

【实验项目】 潜伏期时间为计量资料，可用方差分析，但需按方差分析的程序先进行方差齐性检验，方差齐，计算F值，5min内进入暗室的次数和5min内进入暗室的动物数均为计数资料，可用χ^2检验，四格表总例数＜40，或总例数≥40但出现理论数≤1h，应改用确切概率法。

【注意事项】

1. 动物在24h内有其活动周期，每次测试需要选择在当天的相同时间段内完成。
2. 实验应在隔音、光强度和温湿度适宜且保持一致的行为实验室进行。

3. 推荐使用纯系动物，实验前数天将动物移至实验室以适应周围环境。

4. 实验者必须每天与动物接触，如喂水、喂食和抚摸动物。

5. 减少非特异性干扰，如情绪、注意、动机、觉醒、运动活动水平、应激和内分泌等因素。

6. 考虑动物种属差异。

【思考题】 如何通过避暗法来评估小鼠的学习记忆成绩？

（七）耐力运动测试

【实验目的】

1. 学习游泳耐力运动测试方法。

2. 探讨影响耐力运动的机制。

【实验原理】 耐力运动（endurance exercise）主要测试受试对象的心肺功能耐力。心肺耐力受遗传背景、训练、药物、疾病和心理等因素的影响，与健康状况密切相关。耐力较低的人，易患各种疾病包括心血管疾病，平均寿命较短。最近，美国研究人员通过植入 PPAR-DELTA 基因将普通实验鼠改造成了耐力大增的“马拉松运动员”。PPAR-DELTA 基因一旦开启，就会产生“抗疲劳”肌肉，加快机体新陈代谢，加速脂肪燃烧，帮助心脏和神经系统保持持久耐力。经过改造的实验鼠，即便不运动并且食用高脂肪食物，体重也不会增加。这一成果可以帮助人类更加深刻地理解新陈代谢紊乱造成的各种疾病，比如肥胖症、糖尿病及心脏病等，寻找到更有效的治疗方法。

心肺耐力的指标主要反映在最大摄氧量（maximal oxygen consumption）上。最大摄氧量是指在做最大运动测试时，身体每分钟所能消耗的最大氧量，以每分钟消耗的氧量除以体重来表示［mL/(kg · min)］。最大运动测试是以渐进式增加运动强度的方式来进行。运动测试过程中，摄氧量随运动强度增加而增加，当运动强度继续增加而摄氧量不再增加而达到一平台状态（plateau），即可测得最大摄氧量。与同龄、同性别个体比较，可知受试者的心肺状况。

【实验对象】 相同性别、相同年龄段、体重近似的小鼠。

【实验药品与器材】 游泳槽，耐力运动测试仪或秒表，砝码。

【实验方法与步骤】 取合格小鼠，称重，标号。将小鼠放入水深 42cm 的水槽中进行强迫式游泳。为缩短观察时间，可于小鼠尾部吊一定重量（体重的 5%～10%）砝码。水温应保持恒定，常用 25～30℃，也可用冰水，称冰水游泳试验，后者是体力和应激反应的综合指标。实验不超过 1h。

【实验项目】 自小鼠投入水槽开始，用耐力运动测试仪或秒表记录小鼠鼻孔首次沉下水面所需时间、小鼠下沉至死亡的时间即小鼠游泳时间（10s 内不再浮出水面的时间）。耐力运动测试仪还可记录其游泳距离。具备条件的实验室，可通过其他运动测试检测最大摄氧量。

【注意事项】

1. 本实验应选用同性别小鼠，体重尽可能一致。

2. 水温应保持一致。

3. 小鼠进食多少影响体重称量的正确性，也影响游泳时间，故禁食 12～24h 后进行试验。

4. 游泳过程中，小鼠必须持续运动（不运动要沉下去）。

【思考题】

1. 何谓有氧运动？有氧运动有何生理意义？

2. 耐力运动是有氧运动还是无氧运动？

3. 增加心肺耐力可用哪些方法？

（八）爬杆实验

【实验目的】 学习爬杆实验方法。

【实验原理】 运动耐力的提高是抗疲劳能力加强最有力的宏观表现，爬杆时间的长短可以反映动物静用力时疲劳的程度。

【实验对象】 雄性成年小鼠，体重 18～22g。

【实验药品与器材】 水盆，爬杆架：直径 0.8～1cm、长约 2cm 的有机玻璃圆棒（经 120 目砂纸打磨），上端固定于木板上，下端悬空，距地面约 20cm。

【实验方法与步骤】 实验时，将爬杆架置于水温 15℃、深约 10cm 的水盆中。每次给予受试物 30min 后开始实验，将小鼠放在有机玻璃棒上，使肌肉处于静力紧张状态，记录小鼠由于肌肉疲劳从有机玻璃棒上跌落下来的时间，第三次落水时终止实验，累计 3 次的时间作为爬杆时间。

【实验项目】 记录爬杆时间。

【注意事项】

1. 筛选实验前小鼠，训练数次仍不肯爬杆者，废弃。

2. 杆的质地和光滑程度明显影响小鼠的爬杆时间，要求杆的质地坚硬，光滑程度一致，以免小鼠爪子将杆表面刮损，影响光滑程度。

（九）鼠尾悬挂实验

【实验目的】 学习鼠尾悬挂实验方法。

【实验原理】 悬尾实验为 Stern 等于 1985 年介绍的一种检测抗抑郁药的简易实验方法，在无法逃脱的应激条件下，啮齿动物表现的不动状态反映了其行为绝望，可模拟人类的抑郁状态。临床有效的抗抑郁药可减少小鼠悬尾后经过努力而无法成功逃避后的不动时间。

【实验对象】 雄性成年小鼠（体重 20～25g，推荐使用 BALB/CJ）。

【实验药品与器材】 受试药物及溶媒；木条架，摄像机。

【实验方法与步骤】

1. 小鼠在实验室适应 1h 后，腹腔注射受试药物或溶媒，每组 10 只动物。

2. 30min 后，将小鼠尾（在距尾尖 1cm 处）用胶布粘在高出桌面 5cm 的木条上，记录 5min 内动物的不动时间。当小鼠被悬挂期间 1min 内无任何活动时定为不动状态。

【实验项目】 记录表现被动不动行为的动物百分率，并与溶剂对照组比较。对不同剂量药物作用进行研究，计算 ED_{50}。

【注意事项】

1. 优先选择体重为 20～25g 的雄性 BALB/CJ 小鼠。

2. 实验前至少应在笼中饲养 10 天，并保持 12h/12h 的昼夜节律，自由进水进食。

（十）旷场实验

【实验目的】 观察实验动物在新异环境中的自主行为、探究行为与紧张度。

【实验原理】 旷场实验（open field test）又称敞箱实验，用于评估一般运动行为学，是检测动物自主行为、探究行为与紧张度的一种方法。广泛用于帕金森病、抑郁症、焦虑症等神经、精神疾病等的研究中。实验装置一般由旷场箱体、摄像系统和视频记录分析软件共同构成。以实验动物在实验设备中央停留时间、水平越过格子数、站立次数和修饰次数，反映实验动物在陌生环境中的自主行为与探究行为，以尿便次数反映其紧张度。

【实验对象】 大鼠或小鼠。

【实验药品与器材】

1. 大鼠实验装置　为无盖方箱，高 60cm，底边长 100cm，内壁涂黑，底面平均分为 25 个 4cm×4cm 小方格，正上方 2m 处架一数码摄像头，镜头对准箱底。

2. 小鼠实验装置　为无盖方箱，高 50cm，底边长 72cm，内壁涂黑，底面平均分为 64 个小方格。

【实验方法与步骤】 实验在安静的环境下进行。先将动物单置于安静的暗箱中 1h，然后放入测试箱内底面中心，同时进行摄像和计时。观察一定时间后停止摄像，观察时间可根据实验拟定，一般为 3～5min。清洗方箱内壁及底面，更换动物，继续实验。

【实验项目】

1. 自主运动能力 观察动物静止（低于100cm/s）、缓慢运动（100～300cm/s）和快速运动（300～500cm/s）三种运动状态所占据的绝对时间和时间比，通过比较这三种状态的时间，得出动物运动能力的差异。此外，也可以通过比较平均速度、轨迹线和总运动距离等反映动物的活动能力。

2. 动物焦虑行为 记录动物在旷场中不同区域所待的时间及尿便次数、直立次数等行为。通常来说，焦虑程度较低的小鼠倾向于在旷场的中央即开放区域停留更多的时间。直立次数可以反映鼠的探索行为及对新环境的好奇程度。排便次数可以反映动物对陌生环境的紧张和恐惧程度。修饰次数又称理毛次数，鼠的修饰次数是对新异环境产生的应激行为，说明此时鼠的兴奋度较高。

【注意事项】

1. 动物在24h内有其活动周期，故每次实验应选择在当天同一时间段内完成。
2. 实验应在隔音、光强度和温湿度适宜且保持一致的行为实验室内进行。
3. 实验者必须每天与动物接触，如喂水、喂食和抚摸动物。
4. 减少非特异性干扰，如情绪、注意、动机、觉醒、运动活动水平、应激和内分泌等因素。
5. 两次实验之间清洗实验设备，以免上次动物余留信息影响下次实验结果。

（中山大学　庞瑞萍）

二十一、大鼠脑脊液的收集

【实验目的】 学习枕骨大孔穿刺收集动物脑脊液的方法。

【实验原理】 脑脊液是一种存在于脑室及蛛网膜下腔内的无色透明液体。约70%脑脊液通过主动分泌和超滤的联合过程在脑室的脉络丛中形成；约30%脑脊液在大脑和脊髓细胞间隙中的间质液中生成。形成的脑脊液经第三、第四脑室进入小脑延髓池，然后分布于蛛网膜下腔内，最终通过蛛网膜绒毛返回静脉。

脑脊液具有以下功能：提供浮力保护脑和脊髓免受外力震荡损伤；调节颅内压；为脑和神经系统细胞提供营养物质，并运走其代谢产物；调节神经系统的碱储量，保持pH在7.31～7.34。此外，脑脊液通过转运生物胺类物质影响垂体功能，参与神经内分泌调节。

当中枢神经系统发生器质性病变时，如感染、炎症、肿瘤、外伤、水肿和阻塞等，脑脊液的成分会发生变化。通过检测脑脊液的压力、一般性状、化学成分、显微镜形态学、微生物和免疫学，可对相关疾病进行诊断、治疗和预后判断。

获取脑脊液的方法有多种，常见的包括枕骨大孔直接穿刺法、脑微透析法以及利用脑立体定位仪进行侧脑室抽取法和第四脑室抽取法等。本实验主要介绍枕骨大孔直接穿刺法，该方法操作简单，可持续收集，收集量较其他采集方法多，也避免透析法造成的脑脊液稀释问题。

【实验对象】 大鼠，体重200～250g，雌雄不拘。

【实验药品与器材】 20%氨基甲酸乙酯，生理盐水；哺乳动物手术器械一套，电子秤，1mL注射器；电热烧灼器；棉球、纱布若干。

【实验方法与步骤】

1. 麻醉固定 大鼠称重，腹腔注射20%氨基甲酸乙酯1～1.2g/kg（5～6mL/kg），麻醉后俯卧位固定于手术台上。

2. 暴露第四脑室 动物取俯卧位，颈背部皮肤剪毛，暴露皮肤，从枕骨开始沿正中线向下切约2cm纵向切口，将皮肤向两侧分离，扩大视野。紧贴枕骨边缘，切断颈背部肌群的枕骨端，直至寰椎，剪去枕骨至寰椎的肌肉。大鼠颈部肌肉血管丰富，易出血，可用电热烧灼器烧灼止血或用纱布（或棉球）压迫止血。清理手术区域的软组织，可见第四脑室上的白色硬脑膜。

3. 脑脊液的采集 于靠近枕骨大孔处以1mL注射器针头穿破第四脑室上的白色硬脑膜，轻轻回抽注射器，可看到有清亮的脑脊液流出，可收集 20～100μL。

【实验项目】 采集大鼠的脑脊液，根据实验需要对脑脊液成分进行分析。

【注意事项】

1. 以注射针头穿刺硬脑膜时，针尖不要损伤脑组织，以免引起出血。

2. 标本采集后要立即送检、化验，一般不能超过 1h。因放置时间过久，其性质可能发生改变，影响结果。如确需要可暂时放置在 –80℃冰箱内保存。

【思考题】 简述脑脊液的生成和回流过程。

（哈尔滨医科大学 金宏波）

二十二、小鼠血-脑屏障功能的检测

【实验目的】 学习血-脑屏障功能检测的实验方法，验证血-脑屏障的存在。

【实验原理】 脑组织间液和脑脊液成分基本相同，但它们与血浆及外周组织液有一定差异，提示彼此之间存在着一种特有的阻挡物质交换的屏障。脑组织的毛细血管内皮细胞间紧密连接及脉络丛上皮细胞间紧密连接可有效阻挡蛋白质从血液进入脑组织，也能减慢小分子物质的通过，这被称为血-脑屏障（blood-brain barrier）。内皮细胞是血-脑屏障的主要结构，脑和脊髓的毛细血管为连续型，内皮无窗孔，内皮细胞间有紧密连接，内皮外还有一层厚度约 200Å 的基膜；而且大多数脑组织毛细血管的外侧被一层神经胶质细胞伸出的“脚板”（细胞周足）所包围，使其屏障作用进一步加强；脉络丛上皮细胞之间的闭锁小带也是血-脑脊液屏障重要的结构基础。

血-脑屏障的存在对于保持脑组织的化学环境的稳定性和防止血液中有害物质侵入脑内有重要的生理意义。

【实验对象】 小鼠。

【实验药品与器材】 1% 锥虫蓝（台盼蓝）；1mL 注射器，5 号针头，剪刀，镊子，小鼠手术台。

【实验方法与步骤】 取小鼠 1 只，尾静脉注入 1% 台盼蓝 0.5mL（或 1mL 腹腔注射）。

【实验项目】 注射 5min 后观察小鼠的眼球、口唇黏膜及趾端颜色的变化；30min 后将动物处死，做全身解剖，观察脑、脊髓及其他脏器的颜色有无区别。并与正常小鼠相应器官进行比较（图 4-50）。

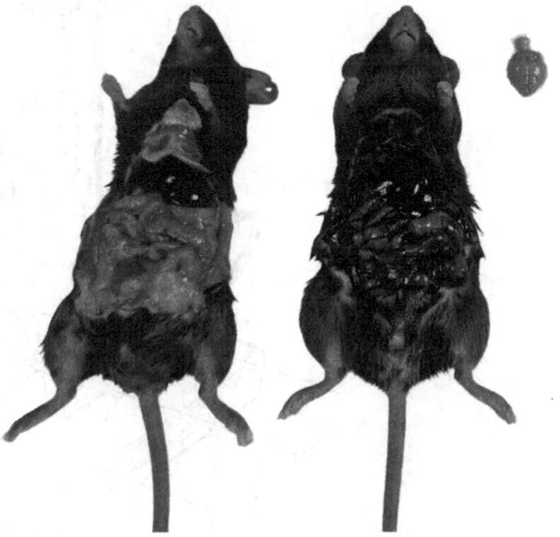

图 4-50 与未注射组（左鼠）相比，尾静脉注入台盼蓝后脏器蓝染，脑组织未染（右鼠）

【注意事项】

1. 小鼠尾静脉注射前可采取加温、搓揉等措施适当扩张血管。

2. 注入台盼蓝后，小鼠肺脏与肝脏染成暗蓝色，一定要与未注射对照组小鼠相应脏器比较才能得出正确结论。

【思考题】

1. 血液中的乙酰胆碱、去甲肾上腺素易于通过血-脑屏障吗？为什么？

2. 据你所知哪些抗生素不易透过血-脑屏障？

彩图 4-50

（中山大学 庞瑞萍）

二十三、小动物脑立体定位技术

【实验目的】 了解脑立体定位的基本原理和脑定位图谱，熟悉小动物脑立体定位仪的结构和使用方法。

【实验原理】 在神经科学研究中，脑立体定位技术通过将电极、导管、探针、注射针、光纤等精确地插入脑的指定区域，如脑皮层、深部核团或细胞内，可进行多种操作，包括刺激、损毁、微量注药和记录细胞的电活动等。脑立体定位操作有助于探索脑的结构与功能，对神经生理学、神经药理学、神经解剖学及神经外科学等领域至关重要。

脑立体定位技术是利用颅骨表面的解剖标志来确定脑深部结构的位置。这些解剖标志包括外耳道的中心轴、眶下缘中央部、上门齿根部、矢状缝、前囟中心及人字缝尖等部位。这些标志与脑皮层及深部结构间存在相对恒定的关系，可从外部精确地定位脑内的特定结构。

【实验对象】 小鼠、大鼠、豚鼠、家兔、猫等。

【实验药品与器材】 麻醉药；脑立体定位仪，哺乳动物手术器械一套，电子秤，手术灯，棉球，记号笔。

【实验方法与步骤】

1. 脑立体定位仪的结构和性能 脑立体定位仪的种类较多，但最常用的是直线式或三平面式。它以三个假想的彼此相互垂直的平面，组成空间立体直角坐标，脑皮层或深部的任一微小结构均可按这一坐标系统进行定位。目前常用的脑立体定位仪适用于小鼠、大鼠、猫、家兔等常见实验动物。

（1）仪器结构：脑立体定位仪整体结构如图 4-51 所示。

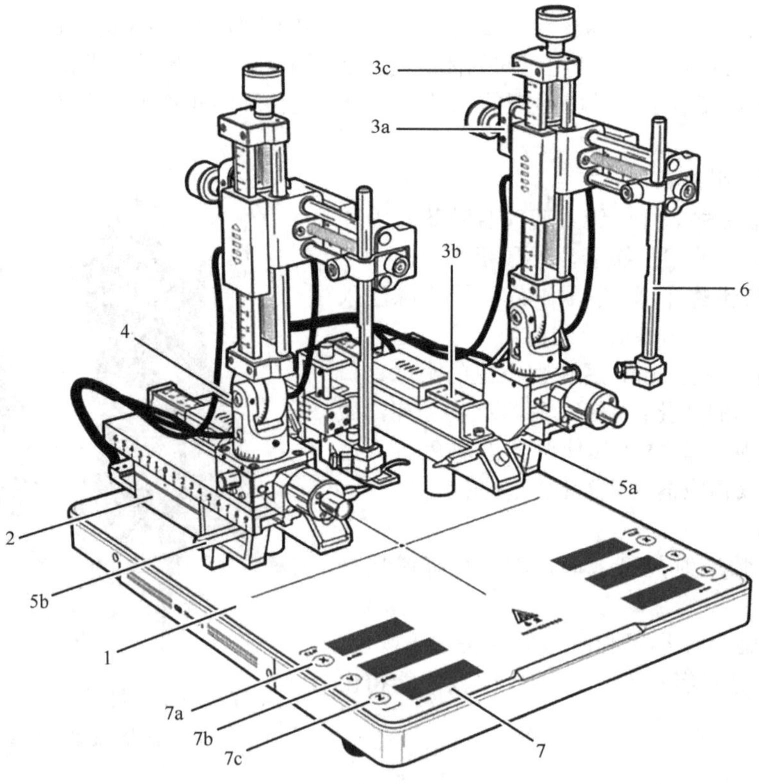

图 4-51 脑立体定位仪

图示：单臂/数显/大鼠适配器和耳杆。基本结构：1. 底盘；2.U 型底座；3a. 三维操作臂（*X* 轴），3b. 三维操作臂（*Y* 轴），3c. 三维操作臂（*Z* 轴）；4. 头部固定装置（适配器）；5a. 头部固定装置（右耳杆），5b. 头部固定装置（左耳杆）；6. 夹持器；7. 数显模块（7a. *X* 轴数显屏，7b. *Y* 轴数显屏，7c. *Z* 轴数显屏）

（2）性能特点：根据动物种类来选择不同的适配器和（或）耳杆。三维操作臂（*X* 轴、*Y* 轴和 *Z* 轴）左右、前后、上下移动范围均为 80mm，读数精度为 10μm。垂直方向可 180° 旋转、水平方向可 360° 旋转并随时锁定任意位置，满足不同角度的电极植入。

2. 脑立体定位仪的使用方法

（1）固定头部：头部固定部件主要由适配器（头部固定装置）和耳杆两部分组成。以大鼠、小鼠为例，固定时，先从耳杆开始，将耳杆轻轻插入动物左、右外耳道，碰到骨性外耳道底后固定耳杆，随后同样插入固定另一耳杆，轻按头部，检查头部固定是否稳定，并检查左右耳杆刻度是否对称。紧接着固定上颌：将动物上门齿放进适配器前端下方的方形孔或圆孔内，利用上方的曲形鼻杆压住动物鼻梁。适配器可上下和前后移动调节，直至初步确定动物的头部处于水平状态（图 4-52）。头部固定是否成功的常见三个标准：鼻对正中，头部不动，提尾不掉。

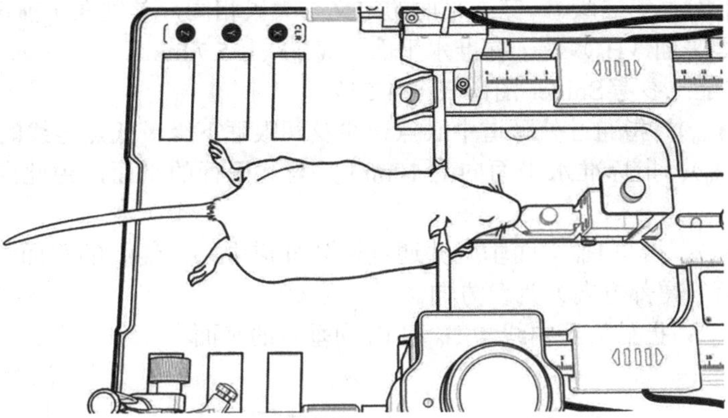

图 4-52　动物头部固定后的状态

头部固定稳固后，需在动物腹部下方放置高度可调节的升降平台，使动物的身体与头部保持在同一水平面上，以保证动物的呼吸顺畅；在升降平台上方放置加热垫，维持手术过程中动物的体温。

（2）不同动物定位方法

1）大鼠脑立体定位：雄性 Wistar 大鼠脑结构见图 4-53。颅骨表面具有两个明显的标记：前囟（Bregma）和后囟（Lambda）。这两个位置沿中心矢缝线（interaural line）的直线距离始终为 9.00mm，且基本位于同一水平面。三维坐标所在平面及头部固定是否正确，参考如下：

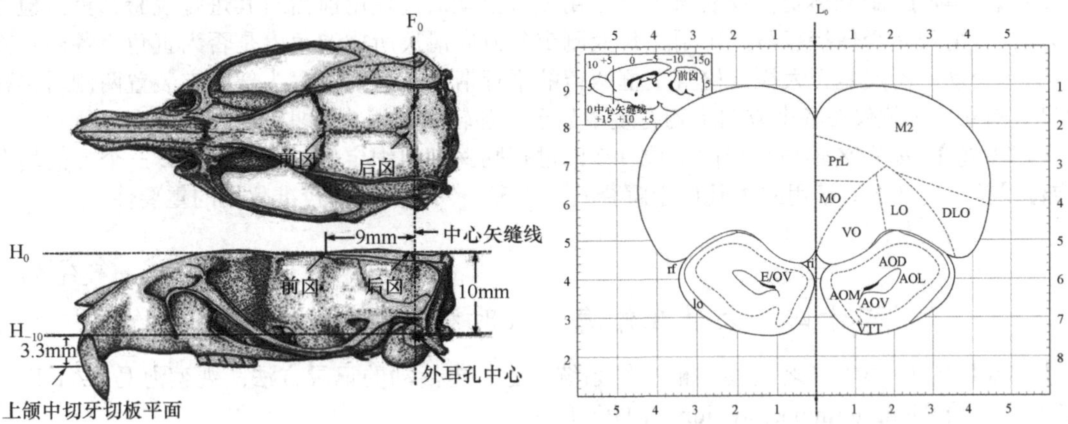

图 4-53　大鼠脑立体定位坐标示意图（雄性 Wistar 大鼠）

H_{-10}：标准水平面；H_0：水平零平面；F_0：冠状零平面；L_0：矢状零平面

M2，第二运动皮质；PrL，边缘前皮质；MO，眶内侧皮质；VO，眶腹侧皮质；LO，眶外侧皮质；DLO，眶背外侧皮质；AOD，前嗅核，背侧部；AOM，前嗅核，内侧部；AOV，前嗅核，腹侧部；AOL，前嗅核，外侧部；VTT，顶盖腹侧带；E/OV，室管膜及室管膜下层/嗅室（侧脑室嗅部）；rf，嗅裂；lo，外侧嗅束；ri，嗅切迹

标准水平面（H_{-10}）：经过左右外耳道中心点连线及两眼眶下缘最低点连线所在的平面，该平

面与脑立体定位仪的底板或“U”形底座所在平面平行。

水平零平面（H_0）：位于标准水平面向上 10mm，并与其平行的平面。上下调节适配器，并借助颅面水平定位针，使前囟和后囟处于同一矢状缝和同一水平面上。该平面以下为负方向。

冠状零平面（F_0）：经过前囟点并与 H_0 垂直，或者经过外耳道中心连线并与 H_0 垂直的平面。以前囟点为临界点，朝向动物头部的方向为正方向，朝向动物尾部的方向为负方向。

矢状零平面（L_0）：经过矢状缝并与 F_0 和 H_0 均垂直的平面。

2）小鼠脑立体定位：参考由 George Paxinos 和 Keith B. J. Franklin 根据 C57BL/6J 小鼠编纂的《小鼠脑立体定位图谱》（第二版）。三维平面的定义与大鼠相同，差别在于前囟和后囟间的直线距离为 3.8mm，水平零平面（H_0）位于标准水平面（H_{-10}）上 5.74mm。

3）猫脑立体定位：参考 Snider 图谱（图 4-54）。

标准水平面（H_{-10}）：指通过外耳道中心点连线及两眼眶下缘最低点连线的平面。

水平零平面（H_0）：指标准水平面向上 10mm 并与其平行的平面，由此向上为正方向，向下为负方向。

冠状零平面（F_0）：指与 H_0 平面垂直并通过两外耳道中心点连线的平面，由此向前（头部方向）为正方向，向后（尾部方向）为负方向。

矢状零平面（L_0）：指猫头正中线与 H_0 和 F_0 均垂直的平面。

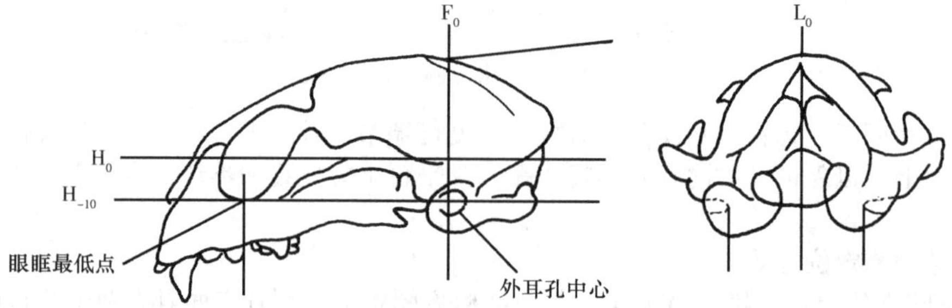

图 4-54 猫头坐标平面的确定

H_0：水平零平面；H_{-10}：标准水平面；F_0：冠状零平面；L_0：矢状零平面

【注意事项】 脑立体定位仪若长时间不用或者搬动后，使用前需对其进行校验。重点检查电极移动架各滑尺是否保持直角，可用三角板测定各方向滑尺所成的角度是否为直角；各衔接部与螺丝有无松动；滑尺是否太松；检查主框两臂的平行情况；最后观察头部固定装置两侧对称程度（数显式脑立体定位仪在各个方向上均有度数显示，各轴读数为 90° 即可检查是否成直角）。

【思考题】 如果 Z 轴与水平面不成 90° 而进行脑深部组织定位时，X、Y、Z 三个方向均会出现定位误差，为什么？请用立体几何学解释其中原理，领会实验前校准仪器的重要性。

（哈尔滨医科大学 金宏波）

二十四、大鼠在体海马长时程增强电位的记录

【实验目的】 学习哺乳动物中枢神经系统细胞外电活动的记录方法；观察海马 CA1 和 CA3 区长时程增强（long-term potentiation，LTP）现象。

【实验原理】 长时程增强是突触前神经元受到短时快速重复性刺激后，在突触后神经元快速形成的持续时间较长的兴奋性突触后电位（excitatory postsynaptic potential，EPSP）增强，这种增强表现为群峰电位（population spike，PS）的幅度增加，潜伏期缩短。LTP 现象普遍存在于中枢神经系统，最初发现于海马脑区，是学习和记忆的神经基础。其中，海马 Shaffer 侧支与 CA1 区锥体细胞形成突触连接，通过短时间快速重复性刺激 Shaffer 侧支，可在 CA1 区辐射层（stratum radiatum）记录到细胞群 PS 的增强。此外，海马区穿通纤维（perforating fiber）直接或通过齿状

回的苔藓纤维与 CA3 区锥体细胞形成突触连接，短时间快速重复性刺激 PP，在 CA3 区也可记录到锥体细胞群 PS 的增强。这种短时间快速重复性刺激导致突触末梢释放大量的谷氨酸，与突触后 NMDA 受体结合，促进钙离子内流，导致 AMPA 受体功能上调，持续增强突触传递，形成稳定的 LTP。

LTP 实验可采用离体脑片和在体动物两种方式记录，前者操作和定位相对简单，可观察药物的直接作用，但不可避免会损伤复杂的神经网络；后者保留了脑区内部结构及与周围组织的所有神经纤维联系，能真实反映生理状态下神经突触活动的情况，以及通过口服、注射等整体给药途径观察药物对神经突触可塑性的影响。本实验主要介绍在体海马 LTP 记录。

【实验对象】 SD 大鼠，体重 200～250g，雌雄不拘。

【实验药品与器材】 生理盐水，20% 氨基甲酸乙酯；生物信号采集与分析系统，刺激电极和记录电极，大鼠脑立体定位仪，颅骨钻，哺乳动物手术器械一套，电子秤，手术灯，2mL 注射器，纱布，棉球，棉签，记号笔等。

【实验方法与步骤】

（一）大鼠在体海马 CA1 区 LTP 记录

1. 麻醉 取大鼠 1 只，称重，腹腔注射 20% 氨基甲酸乙酯 1.0～1.2g/kg（0.5～0.6mL/100g）。

2. 固定 用大鼠耳杆从耳后小凹处固定头部，再固定到大鼠脑立体定位仪上，调整脑平面（详见本节实验二十三）。

3. 标记 沿大鼠脑部正中线切开头皮，用棉签擦拭去除多余筋膜组织，用记号笔标记人字缝尖（后囟）和十字缝交叉点（前囟）。

4. 在颅骨表面确定记录电极和刺激电极的坐标 记录电极的定位坐标为：AP 2.8～3.2mm，L/R 1.8～2.3mm，H 1.8～2.2mm（AP 指前囟后，L/R 指中缝线左右旁开，H 为硬脑膜下的深度）。刺激 Shaffer 侧支电极的定位坐标为：AP 3.2～3.6mm，L/R 3.1～3.3mm，H 2.0～2.5mm。

5. 钻孔 用颅骨钻分别在记录电极和同侧刺激电极坐标处钻开直径为 1.5mm 左右的小孔，深达硬脑膜。用弯曲的针头除去硬脑膜，用含生理盐水的棉球覆盖钻开的小孔。

6. PS 记录与 LTP 诱导

（1）PS 记录的仪器设置：生物信号采集与分析系统为十次叠加平均触发方式。放大器增益：1000～10 000 倍，τ=0.01s，高频滤波 1～10kHz。刺激器参数：单脉冲刺激，强度 25～35V，频率 0.1Hz，波宽 150μs。

（2）根据海马 CA1 区坐标，用推进器将刺激电极和记录电极尖端插入到规定深度，给予单脉冲刺激即可记到 PS。

（3）诱导LTP：刺激器参数：25～35V，波宽 150μs，频率 100Hz，串长 50，串间隔 10s，共 4 串。

（4）记录增强后的 PS：生物信号采集与分析系统为十次叠加平均触发方式。放大器电压增益：1000～10 000 倍，τ=0.01s，高频滤波 1～10kHz。刺激器参数：单脉冲刺激，强度 25～35V，频率 0.1Hz，波宽 150μs。

（二）大鼠在体海马 CA3 区 LTP 记录

1. 标记 取大鼠一只，称重、麻醉、固定及颅骨标记，具体过程参见“（一）大鼠在体海马 CA1 区 LTP 记录”。

2. 在颅骨表面确定记录电极和刺激电极的坐标 记录电极的定位坐标为：AP 3.3～3.5mm，L/R 3.3～3.5mm，H 3.2～3.5mm。刺激 PP 电极的定位坐标为：AP 6.8～7.0mm，L/R 4.3～4.4mm，H 3～4mm。

3. 钻孔 用颅骨钻分别在记录电极和同侧刺激电极坐标处钻开直径为 1.5mm 左右的小孔，深达硬脑膜。用弯曲的针头除去硬脑膜，用生理盐水棉球覆盖钻开的小孔。

4. PS 记录与 LTP 诱导

（1）PS 记录的仪器设置：生物信号采集与分析系统为十次叠加平均触发方式。放大器增益：1000～10 000 倍，τ=0.01s，高频滤波 1～10kHz。刺激器参数：单脉冲刺激，强度 30～40V，频率 0.5Hz，波宽 150μs。

（2）用推进器在坐标处将刺激电极和记录电极尖端插入到设定深度，用单脉冲刺激即可记到 PS。

（3）诱导 LTP：刺激器参数：30～40V，波宽 150μs，500Hz，串长 50，串间隔 2s，共 4 串。

（4）记录增强后的 PS：生物信号采集与分析系统为十次叠加平均触发方式。放大器电压增益：1000～10 000 倍，τ=0.01s，高频滤波 1～10kHz。刺激器参数：单脉冲刺激，强度 30～40V，频率 0.5Hz，波宽 150μs。

【实验项目】

1. 记录大鼠 CA1 区长时程增强电位　典型结果如图 4-55 所示。

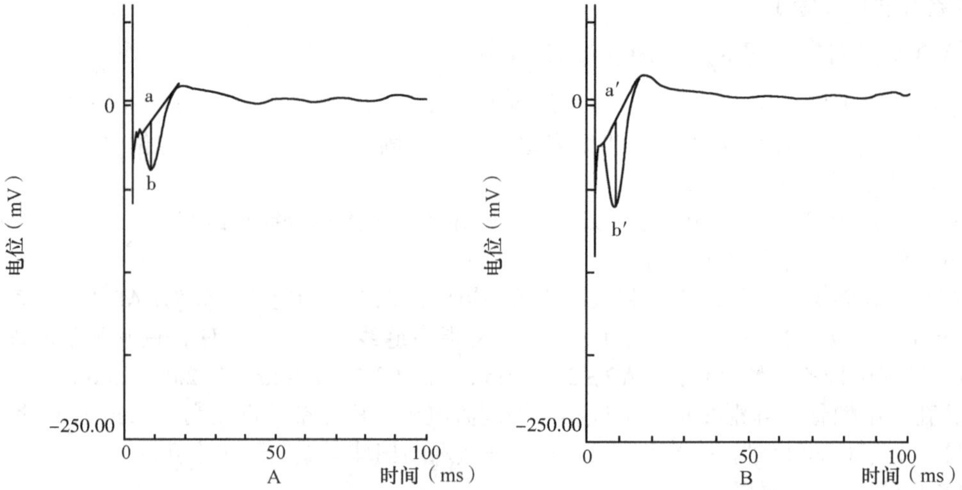

图 4-55　大鼠海马 CA1 区 LTP 记录图

A. 诱导前；B. 诱导后（比较 ab 和 a′b′ 的幅度）

2. 记录大鼠 CA3 区长时程增强电位　典型结果如图 4-56 所示。

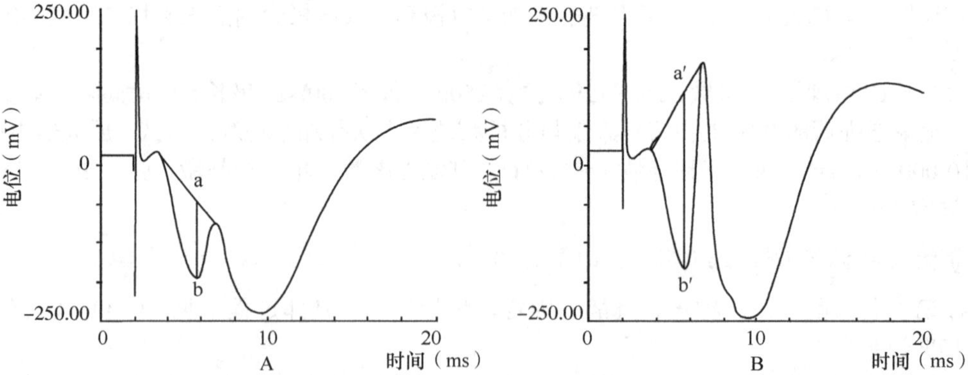

图 4-56　大鼠海马 CA3 区 LTP 记录图

A. 诱导前；B. 诱导后（比较 ab 和 a′b′ 的幅度）

【注意事项】

1. 本实验记录的是大鼠在体海马 LTP，因此脑立体定位和电极定位一定要准确，方能记录到正确的图形。

2. 刺激器设定为隔离输出方式，以防止外界干扰。

【思考题】

1. 简述海马 CA1 和 CA3 区 LTP 的形成机制。

2. 试说明 LTP 与学习记忆的关系。

（华中科技大学 胡壮丽）

二十五、脑片神经元膜电流的记录

【实验目的】 学习大鼠脑片制备方法；学习组织膜片钳实验技术和神经元膜电流的记录方法。

【实验原理】 神经元电活动（动作电位和局部电位）是神经系统的基本活动方式之一。神经细胞产生跨膜离子流，即膜电流是神经元电活动的基础，因此研究神经元膜电流是了解神经系统功能活动的重要手段之一。

膜片钳技术是现代微电极技术，是在玻璃微电极与细胞膜间形成紧密接触的基础上，采用电流钳或电压钳技术对生物膜上离子通道电活动进行记录的方法。其基本过程是先将玻璃微电极轻轻接触在细胞膜表面，给电极尖端施加负压，使玻璃电极壁与细胞膜间形成紧密接触，即高阻封接。此时离子不能从玻璃电极尖端与膜之间通过，只能从膜上的离子通道进出。如轻轻回撤电极，细胞膜被撕下一小片，则能记录该片膜的跨膜离子电流；如不将细胞膜撕下而是将膜打破，则电极内液与细胞内液连通，形成全细胞记录。

传统的膜片钳技术是用细胞培养法或酶消化法分离出单个神经细胞，再记录全细胞或单个离子通道的电流活动。这种记录方法操作相对简单，便于形成电极尖端与细胞膜间的高阻封接，但也切断了神经元之间的突触联系，只能观察单个神经元的电活动，而且经过酶消化后的神经元离子通道特性通常会发生改变。20 世纪 90 年代开始，组织膜片钳技术被用于离体脑片记录单个神经元的膜电流。与培养和急性分离的神经元相比，离体脑片能更长时间维持神经元活性，保持离子通道的原始特性。此外该技术可使用成年动物脑片，并且能区分不同类型的神经元。更为重要的是，组织膜片钳技术保留了所记录神经元与其周围神经元的突触联系，对于研究突触传递功能有独特的优势。

组织膜片钳技术可分为盲法和可视法两种记录方法。前者是在看不见靶细胞的情况下进行全细胞或单一离子通道的记录，因不需要直视靶细胞，可使用较厚的脑片切片（500μm 左右）进行，实验操作相对容易，但成功率低。后者需要在较薄的脑片切片（100～200μm）上进行，方便在显微镜下清晰地观察到单个神经元，因此能精确地操作电极，实现高质量封接，是目前较常用的组织膜片钳记录方法。

离子通道分为电压门控通道、受体门控通道和机械门控通道等，其中电压门控通道的开放、关闭和失活与细胞膜电位有关。通过电压钳或全细胞膜片钳方法改变细胞的膜电位，使之达到某一通道开放的阈电位，通道开放引起的离子流动，可产生膜电流，记录这些电流可以研究门控通道的特性。本节主要介绍电压门控通道电流的记录方法。鉴别不同离子通道的要点包括：①不同通道开放的阈电位（激活电位）有差异；②不同通道电流的方向（内向或外向）可能不同，如钠通道为内向电流，某些钾通道为外向电流；③不同通道的电流-电压曲线各有特点，失活特性也不同；④当几种通道开放的阈电位有重叠时，可用通道阻断剂加以鉴别。

【实验对象】 Wistar 或 SD 大鼠，1 月龄左右，雌雄不拘。

【实验药品与器材】

1. 组织膜片钳系统 膜片钳放大器、数模转换器、数据采集与分析软件（Axon Instruments，pClamp10）、刺激隔离系统（刺激器、隔离器、刺激电极）、监视器、电动微操纵器、电极夹持器、银/氯化银电极银丝、负压吸引系统、微电极拉制仪、微电极抛光仪、屏蔽网、防震台、地线等。

2. 显微镜装置 正置荧光显微镜（含 5 倍目镜和 40 倍水镜）、红外系统、显微镜 *X-Y* 移动平台。

3. 组织切片装置 大鼠断头器、手术剪、手术镊、骨剪、颅骨钳、玻璃皿、100mL 烧杯、混合气瓶、刀片、振动切片机等。

4. 其他实验用品 脑片孵育槽、脑片记录槽、"⊃"形尼龙丝网线（网格栅）、蠕动泵、恒温浴槽、玻璃电极、吸管、502 胶等。

5. 药品 20% 氨基甲酸乙酯、NaCl、KCl、$CaCl_2$、$MgSO_4$、KH_2PO_4、$NaHCO_3$、葡萄糖、K-天冬氨酸、$MgCl_2$、K_2ATP、EGTA、HEPES、KOH、CsCl、四乙胺（TEA）、4-AP、河鲀毒素（TTX）。

【实验方法与步骤】

1. 溶液配制

（1）人工脑脊液按以下组分配制：NaCl 124mmol/L，KCl 3.4mmol/L，$MgSO_4$ 1.7mmol/L，KH_2PO_4 1.2mmol/L，$NaHCO_3$ 25mmol/L，葡萄糖 10mmol/L，$CaCl_2$ 2.4mmol/L，调 pH 至 7.3～7.4。配制好后部分放入 –20℃冻存，用于制备冰水混合液。

（2）用于全细胞记录的细胞外液（灌流液）：NaCl 140mmol/L，KCl 5mmol/L，$MgCl_2$ 1mmol/L，HEPES 10mmol/L，葡萄糖 10mmol/L，$CaCl_2$ 3mmol/L，调 pH 至 7.3～7.4。

（3）用于全细胞记录的细胞内液（电极内液）：KCl 20mmol/L，K-天冬氨酸 125mmol/L，$MgCl_2$ 1mmol/L，K_2ATP 5mmol/L，EGTA 10mmol/L，HEPES 5mmol/L，调 pH 至 7.3。

2. 脑片制备 取大鼠 1 只，腹腔注射 20% 氨基甲酸乙酯 1～1.2g/kg（0.5～0.6mL/100g）麻醉，迅速用断头器断头取脑。手术剪沿头部正中线剪开皮肤暴露颅骨，使用骨剪小心剪开颅骨后，用颅骨钳剥离颅骨暴露脑组织，用手术镊去除软脑膜，将脑组织完全剥离，浸泡于盛有混合氧（95%O_2+5%CO_2）饱和的人工脑脊液冰水混合液中。待组织完全冷却后，切去小脑，将脑组织用 502 胶固定在振动切片机的标本台上，并保持竖直放置。缓慢倒入人工脑脊液冰水混合液，持续通入混合氧气（95%O_2+5%CO_2），采用振动切片机进行脑组织切片，脑片厚度设置为 300μm。用吸管将目的脑片（6～10 片）转移至持续通入混合氧气（95%O_2+5%CO_2）的脑片孵育槽中，25℃孵育至少 30min。

3. 组织膜片钳记录实验

（1）制备玻璃微电极：根据不同实验要求设定微电极拉制仪的拉制程序，将电极一端沿电极卡槽固定，轻轻往前推动，调整电极两端到合适位置，拧紧旋钮后开始拉制，待拉制仪程序结束即完成玻璃微电极制备。拉制出来的电极经抛光后尖端直径为 1～2μm，冲灌电极内液入水后的阻抗一般以 2～7MΩ 较为适用。

（2）脑片放置及灌流：将孵育后的脑片用吸管移入脑片记录槽中，用网格栅覆盖以固定脑片。用蠕动泵持续向脑片记录槽中灌注混合氧饱和的人工脑脊液（25℃），流速为 1mL/min，脑片浸没于溶液下 2mm，整个实验在室温下进行。

（3）细胞封接：先在低倍镜（5 倍目镜）下找到目标脑区，移动显微镜 *X-Y* 移动平台，将目标神经元移至视野中央。切换至高倍镜（40 倍水镜）寻找目标神经元，将该神经元移至合适位置（一般为视野中央）。向电极中注入电极内液，轻弹电极排出尖端气泡，将电极安装在电极夹持器上，拧紧旋钮。注入的电极内液为电极总容积的 1/3，确保银丝少量浸入电极内液即可，连接地线的银丝则完全浸入脑片记录槽的人工脑脊液中。将电极施以正压，调节电动微操纵器将电极移至目标脑区上方入水，此时电脑显示出液接电位（去极化方波），电极电阻值为 2～7MΩ 可用。将物镜入水，在镜下找到电极尖端，调节电动微操纵器使带有正压的电极移至目标神经元正上方，然后步进马达以 2μm/次的步幅推进，通过监视器观察电极是否已接触细胞。当接触细胞时，去极化脉冲方波幅度会降低，此时撤除正压，给予负压吸引以达到高阻封接细胞。

（4）电流记录：采用全细胞膜片钳模式记录电流信号。当电极与细胞膜形成高阻封接后，即可通过连续负压吸引或 Zap 电击破膜形成全细胞记录。通过软件控制的膜片钳放大器给电极施加钳制电压，获取的电流信号经接口进入计算机，通过 pClamp 10 对数据进行采集与分析。

（5）胞外刺激：在突触前施加胞外电刺激，可诱发突触后电流。胞外刺激强度可控制在 0.2～

0.8V 范围。

（6）灌流给药：将已配好的药物（如通道阻滞药、受体阻断药等）加入到人工脑脊液中稀释至所需浓度，通过蠕动泵持续灌流脑片。

【实验项目】 采用标准细胞内、外液可记录到电压门控钠电流和钾电流。其中钾电流包括瞬时外向钾电流（transient outward K^+ current，I_{to}）、延迟整流钾电流（delayed rectifier K^+ current，I_K）。

1. 钠电流（I_{Na}）的记录（图 4-57） 采用记录钠电流的细胞内液和细胞外液（见溶液配制），其中，细胞内液以 CsCl 代替 KCl，并加入 10mmol/L TEA，在细胞外液加入适当浓度的 TEA 和 4-AP 可有效阻断钾电流。将膜电位钳制在 –70mV，给予一系列时程为 50ms 的步阶去极化脉冲即可记录到钠电流。钠电流为内向电流，对 TTX 敏感（1μmol/L TTX 即可完全阻断钠电流），如果 TTX 可阻断该电流，可证明所记录的电流为钠电流。将膜电位钳制在 –40mV 以下（如 –30mV）时，钠通道即完全失活，钠电流消失。钠电流的激活、失活速度极快，约在 5ms 即可完成。电压依赖性钙电流由于电流幅度通常较小，且与钠电流在激活时程上有一定差异，因而其对钠电流的影响基本可以忽略。

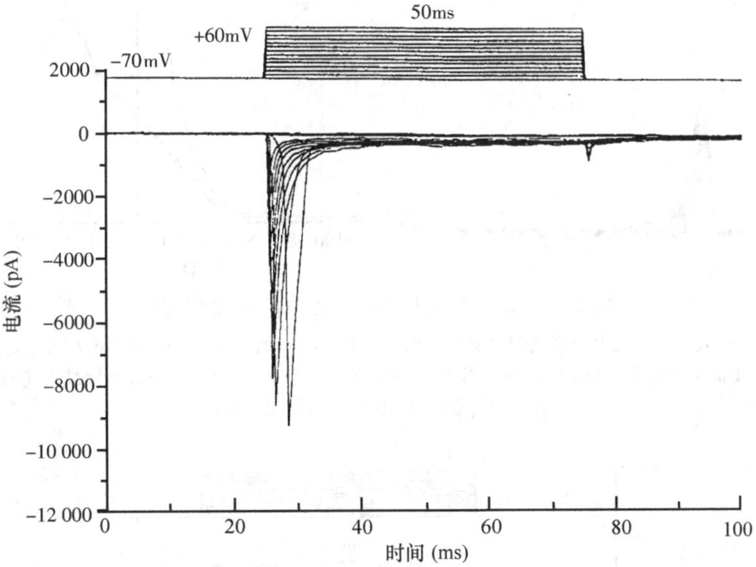

图 4-57 电压门控钠电流（I_{Na}）的记录

脉冲从 –70mV 到 +60mV，产生一系列内向钠电流

2. 瞬时外向钾电流（I_{to}）的记录（图 4-58） I_{to} 曾称 I_A。I_{to} 与 I_K 的区别在于 I_{to} 对 4-AP 敏感而 I_K 对 4-AP 不敏感，可将二者加以区分。I_{to} 的特点：①快速激活和失活；②有明显的时间依赖性衰减（rundown）现象；③在去极化条件下激活，其激活电位在 –60mV 左右。记录 I_{to} 的细胞内液基本与上述全细胞记录的细胞内液相同，唯一不同之处是在细胞内液中不加入 4-AP。如果溶液中加入 4-AP 后电流消失，说明电流为 I_{to}。为去除 I_{Na} 的干扰，溶液中通常加入 TTX。记录 I_{to} 的细胞外液用无钠的细胞外液，即将上述全细胞记录用细胞外液中的 NaCl 用 KCl 代替，并加入 TTX 以阻断 I_{Na}。

3. 延迟整流钾电流（I_K）的记录（图 4-59） I_K 的特点：①激活缓慢，失活更缓慢；②有强烈的外向整流特性，I_K 幅度随去极化逐渐增大；③对 TEA 部分敏感，无论 TEA 在细胞内还是细胞外，都只能部分阻断 I_K；④一般在 –40mV 或 –30mV 被激活。记录 I_K 的细胞内液与上述 I_{to} 的细胞内液基本相同，溶液中加入 4-AP 可将 I_{to} 除去，而仅剩下 I_K。记录 I_K 的细胞外液用无钠的细胞外液，即将上述全细胞记录用细胞外液中的 NaCl 用 KCl 代替。溶液中加入 4-AP 以阻断 I_{to}，加入 TTX 以阻断 I_{Na}。

4. 钠电流的分析 观察在钠电流记录条件下记录到的电流是否符合钠电流特性，如通道开放的阈电位、失活特点、电流的方向、对TTX的敏感性等，并建立电流-电压曲线：以一系列钳制电位（holding potential）为横坐标，以各钳制电位对应的I_{Na}与$I_{Na(max)}$（即最大I_{Na}）的比值［$I_{Na}/I_{Na(max)}$］作为纵坐标作图，即为钠通道的电流-电压关系曲线。

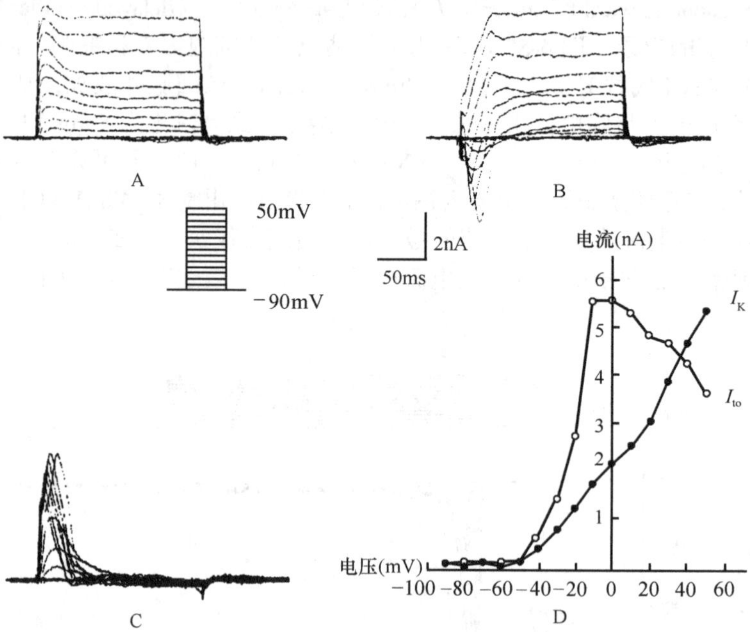

图 4-58 瞬时外向钾电流（I_{to}）的分离和鉴别

A. 在含有1μmol/L TTX的人工脑脊液中记录到的“混合”外向钾电流。B. 加入40mmol/L 4-AP去除I_{to}后剩下的电流主要为I_K。其中内向（向下部分）电流为钙电流，因加入4-AP去除I_{to}后钙电流得以显现。C. 用Clampfit程序减去其他电流后剩下的I_{to}电流。D. I_K和I_{to}的电流-电压（I-V）关系曲线

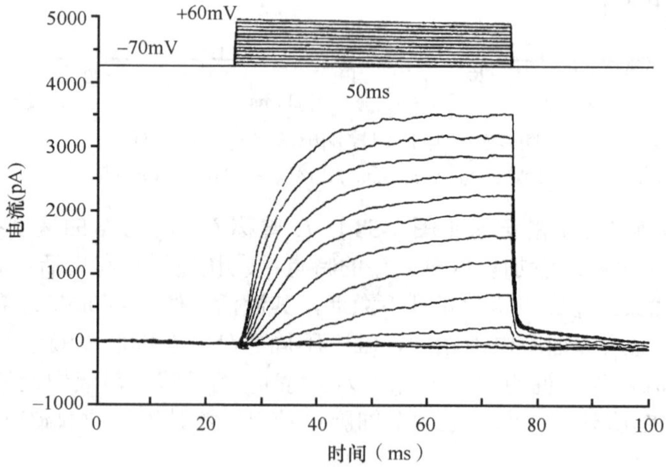

图 4-59 延迟整流钾电流（I_K）的记录

脉冲从−70mV到+60mV，产生一系列外向钾电流

5. 钾电流的分析 观察在上述两种钾电流记录条件下记录到的电流是否符合I_{to}和I_K电流特性，分析I_{to}和I_K的激活电位、失活特点、电流的方向、对相应阻断剂的敏感性等，并建立相应电流-电压曲线，比较二者的特点。

【注意事项】

1. 脑片膜电流记录是一项理论和技术要求都很高的实验方法，应在有娴熟理论和技术经验的工作人员的指导下进行。

2. 脑片制备过程应小心操作，良好的脑片活性有助于膜片钳记录。脑片活性的判断方法：①脑片颜色：活性好的脑片呈淡黄色，如变白则表明脑片活性丧失；②脑片形态：活性好的脑片结构清晰；③细胞形态：活性好的细胞有光泽，具有不同形状突起，边界清晰；如细胞内有空泡，细胞核明显可见，则表明细胞死亡。

3. 脑片记录槽、屏蔽网及其他仪器均应有良好的接地。

【思考题】

1. 用离体脑片记录神经元膜电流有什么优点？

2. 用组织膜片钳记录脑片神经元膜电流的要点是什么？

3. 如何鉴别不同的离子通道？

二十六、大鼠中枢神经元电活动的记录

【实验目的】 学习用微电极记录中枢神经系统中在体神经元电活动；观察躯体感觉传入冲动对大鼠中缝核内神经元放电活动的影响。

【实验原理】 中缝核位于脑干的近中缝区，由多个核团组成。中缝核与纹状体、丘脑、下丘脑、边缘叶、大脑皮质、低位脑干及脊髓等区域有广泛的联系，为躯体感觉传入的中间结构之一。中缝核的部分神经元在躯体感觉传入时产生电活动，如果将微电极插入中缝核并接近活动的细胞时，即可在细胞外记录其电活动。经微电极放大器和生物放大器放大后，最后由信号记录处理系统显示和记录放电活动，分析其活动规律。

【实验对象】 SD 大鼠，体重 280～320g，雌雄不拘。

【实验药品与器材】 20% 氨基甲酸乙酯，0.1% 筒箭毒碱，KCl 溶液；医用液体石蜡，大鼠手术台，大鼠气管插管，小动物呼吸机，哺乳动物手术器械一套，剃毛器，颅骨钻，脑立体定位仪，微电极三维推进器，微电极控制仪，微电极放大器，生物信号采集与分析系统，监听器，电屏蔽台，有钩镊（绝缘）；1mL、2mL、5mL 注射器及对应针头，微电极储存盒，微电极充灌瓶，污物缸，有芯微电极毛坯，棉球，棉线，纱布等。

【实验方法与步骤】

1. 称重、麻醉 取大鼠一只，称重，腹腔注射 20% 氨基甲酸乙酯 1.0～1.2g/kg（0.5～0.6mL/100g）。

2. 手术

（1）气管插管：剪开颈部皮肤，分离肌肉，暴露气管，在 2～3 气管环切开气管，快速插入气管插管，具体方法参见第二章-第七节。

（2）暴露颅骨：用剃毛器剃除头部毛发，沿大鼠脑部正中线切开头皮及皮下组织，用手术刀柄或纱布推开骨膜，有出血时压迫止血。

（3）固定：用大鼠耳杆从耳后小凹处固定头部，将大鼠固定在脑立体定位仪上，调整前后囟高度，使之水平（具体方法参见本节实验二十三）。

（4）开颅：颅骨表面定位，用颅骨钻开颅，防止出血。剪开硬脑膜，用弯曲的针头除去软脑膜，表面滴少许 37℃左右医用液体石蜡防止干燥。

（5）中缝核定位并记录神经元电活动

1）记录自发放电活动：①连接调试仪器，记录标准二导联心电图。②连接小动物呼吸机，调整潮气量（0.6～1.25mL）及呼吸频率（66～114 次/min），腹腔注射 0.1% 筒箭毒碱 1mg/kg（0.1mL/100g）。③准备玻璃微电极，颈长 1.0cm、尖端外径 1～2μm，注入事先准备好的 3mol/L KCl 溶液。④安装注入 KCl 溶液的电极，此时直流阻抗约 15MΩ。⑤按图谱确定中缝核记录电极

的坐标：AP 3.0～4.5mm；L/R 0mm；H 6～9mm（AP 指前囟后，L/R 指中缝线左右旁开，H 为硬脑膜下的深度），由微电极三维推进器将微电极尖端推至 H 6mm。⑥缓慢推进电极的同时注意观察，发现信噪比较大的电活动时，可在监听器中听到“啪啪”声，立即停止推进，观察电活动的频率和幅度，分辨单一神经元或多单元自发放电。

2）记录诱发放电活动：用有钩镊夹尾或脚趾，观察放电活动的变化（包括频率和幅度）。如无变化，可重新选择新的神经元，直至检测到有反应的细胞。

3）必要时做微电极尖端定位检测。

【实验项目】 监视心电图动态变化，观察大脑中缝核内神经元外自发和诱发放电活动，记录电活动的频率和幅度。

【注意事项】

1. 手术操作过程中应尽量防止出血。

2. 整个实验过程应防止大鼠窒息。

3. 记录神经元电活动时应注意防震，并使用屏蔽网。

4. 脑立体定位和电极定位位置要准确，方能记录到正确的神经元电活动。

【思考题】

1. 如果能在信息传入的通路中引入特异性化学物质，是否可能影响单个神经元放电活动？为什么？

2. 本实验方法有何实用价值？

（华中科技大学　胡壮丽）

二十七、豚鼠耳蜗微音器效应

【实验目的】 学习微音器电位的引导方法，观察微音器电位的某些特征。

【实验原理】 微音器是 microphone（麦克风）的意译。耳蜗微音器电位是耳蜗受到声波刺激时，在耳蜗及其附近区域引导记录的波形、频率、幅度与刺激声波相一致的特殊电位变化，如果将这些电位变化放大后输出给扬声器可产生与刺激声波相同的声音，这种现象被称为微音器效应。微音器电位响应频率可达到 10 000Hz 以上，呈交流性质，目前认为其不是听神经动作电位，而是毛细胞产生的感受器电位。因此观察微音器电位可使学生了解感受器电位的某些特征。

【实验对象】 年幼豚鼠，体重 300～350g。

【实验药品与器材】 20% 氨基甲酸乙酯；生物信号采集与分析系统，扬声器，手术灯，哺乳动物手术器械一套，小骨钻，三维操作器（可由移动尺改装），细银丝引导电极（头端烧成圆球状，套以软质塑料管以绝缘，仅头端圆球部位裸露），刺激器，耳塞机，纱布，棉球等。

【实验方法与步骤】

1. 手术

（1）用 20% 氨基甲酸乙酯按 1～1.2g/kg 的剂量腹腔注射麻醉，侧卧位固定动物。

（2）沿耳郭根部后缘切开皮肤 1.5～2cm，用手术刀刮除乳突表面肌肉和其他组织，并用纱布钝分离，清晰显露颞骨乳突及其上部部分颅骨。在乳突表面可见有一略呈暗红色部位，该处骨壁最薄，其深部即为鼓室。用小骨钻（或采血针）在该部钻一小孔，用镊子仔细夹除骨壁使小孔扩大至 3～4mm，即可借助灯光看到鼓室深部耳蜗的圆窗（在幼年豚鼠圆窗一般朝向外侧，边缘不整齐，直径约 1mm）。用三维操作器将细银丝引导电极伸进鼓室，使银丝顶端球面与圆窗膜轻轻接触以引导微音器电位。如没有三维操作器，也可将细银丝电极固定在一个螺钉上（螺钉直径与小骨钻相似并与银丝绝缘），在豚鼠颅骨壁上钻一小孔，将螺钉旋转固定于颅骨，术者左手从两侧捏住豚鼠头部，右手用镊子将银丝电极伸进鼓室，让其裸露的顶端球部与圆窗膜顺势接触。该方法的优点是动物活动时引导电极也不会自圆窗滑出。然后将银丝另一端输入给生物机能实验系统，并将参照电极连接于手术切口。

2. 仪器配置 仪器可根据学校的硬件配置，选用 BL-420E（或更高版本）生物信号采集与分析系统、RM-6240BD/B/C 生物信号采集与分析系统，或 MetLab 生物信号采集与分析系统。

（1）将引导电极连接在生物信号采集与分析系统的通道 1 上。

（2）将监听输出与扬声器或多媒体音箱相接。

（3）开机并进入生物信号采集与分析系统。

（4）在“实验项目”菜单中选择“感觉器官实验”项下的“耳蜗生物电活动”实验，系统自动设置以下参数并开始实验。时间常数：0.01s，高频滤波：1kHz，增益：2000，扫描速度：10ms/div，刺激强度：3V，波宽：1ms，刺激方式：单刺激。“增益”“扫描速度”“刺激强度”“时间常数”“高频滤波”可在实验过程中根据需要调节。

（5）实验完成后点击“停止”键，将弹出“另存为”对话框，完成数据文件的命名与保存。

【实验项目】

1. 对豚鼠外耳讲话、唱歌，听扬声器声音。

2. 对豚鼠外耳发高调音、低调音、强音、弱音，从监视器上观察微音器电位波形、频率（密度）、幅度变化。

3. 将耳塞机插入豚鼠外耳道，另一端与刺激器相连，以刺激器发生电脉冲触发耳塞机发出声波（1 次/2s）刺激耳蜗，观察微音器电位及其后的听神经动作电位。并改变刺激器强度和极性，观察微音器电位和听神经动作电位的变化。

记录结果见图 4-60。

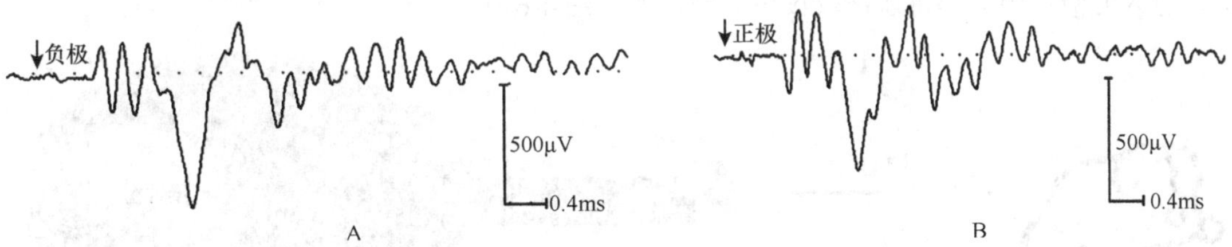

图 4-60 豚鼠耳蜗微音器效应

A. 负相位声波刺激；B. 正相位声波刺激

【注意事项】

1. 选用 300～350g 年幼豚鼠，因该年龄的豚鼠耳蜗较浅且圆窗朝向外侧。

2. 乳突钻孔前应将乳突表面软组织清理干净，以防钻孔后血液和渗出液流入鼓室。

3. 扩大钻孔时不宜强行过度扩大，以防骨壁出血流入鼓室，如有出血可用棉球暂时压迫止血，等出血完全停止后再进一步操作。

4. 放置银丝引导电极时动作要轻柔，不要将圆窗膜弄破，以防淋巴流出，影响实验效果。

5. 用三维操作器放入引导电极时，动物麻醉不宜过浅，以防动物活动时引导电极滑出圆窗。

【思考题】

1. 微音器电位有何特点？与听神经动作电位有何关系？

2. 根据什么说微音器电位不是动作电位？

3. 联系微音器电位的特点，设计耳蜗毛细胞局部电位的记录方法，并估计其对刺激发生反应的生理特点。

（中山大学　庞瑞萍）

第八节　内分泌系统与生殖系统实验

一、血糖的动态影响因素

【实验目的】 学习小鼠静脉采血和腹腔注射技术，了解血糖浓度的测量方法，观察一些激素对血糖浓度的调节作用。

【实验原理】 血糖含量的相对稳定是保证动物进行正常生理活动的重要条件。动物体内血糖的调节主要通过各种激素来完成。胰岛素是体内唯一降低血糖的激素，使血糖浓度升高的激素则包括胰高血糖素、肾上腺素、甲状腺激素和糖皮质激素等，它们通过影响糖的代谢途径来调节血糖的浓度。

本实验以小鼠为实验对象，对其进行空腹采血后，分别注射各种激素，作用一段时间后采血，动态观察在不同时间内不同激素对机体血糖浓度的调节作用。

【实验对象】 昆明小鼠 30 只，体重 18～22g，雌雄不拘。

【实验药品与器材】 0.1mg/mL 肾上腺素，0.01U/mL 胰岛素，100mg/mL 地塞米松，1μg/mL 胰高血糖素，生理盐水；电子秤，1mL 注射器，干棉球，血糖仪及血糖试纸。

【实验方法与步骤】

1. 动物分组 取空腹 16h 以上的正常小鼠，随机分为生理盐水组、胰岛素组、肾上腺素组、胰高血糖素组及地塞米松组，每组 6 只称重，记录小鼠体重并编号。

2. 血糖浓度检测 用血糖仪定量检测新鲜毛细血管全血中的葡萄糖浓度。将试纸插入血糖仪即可开机预备测量，对上述 5 组动物通过尾静脉采血，将血（1～2 滴）滴到血糖试纸虹吸口处，使血液进入虹吸口中，等待血糖仪读出血糖数值（图 4-61）。

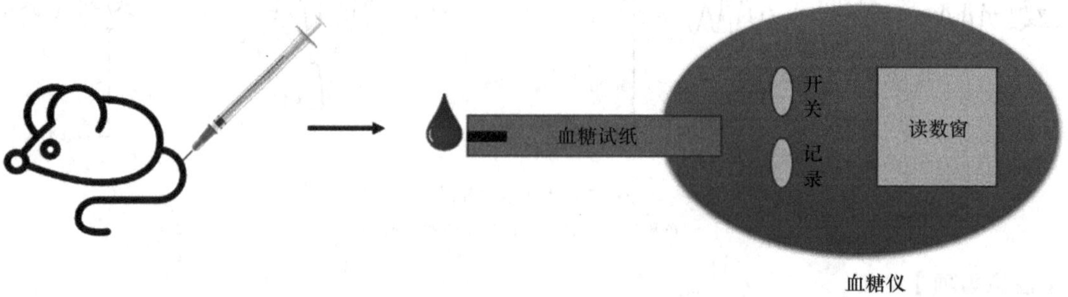

图 4-61　小鼠血糖的检测方法示意图

【实验项目】 测量并记录各组动物空腹血糖值后，各组动物腹腔注射相应激素（0.01mL/g），分别于注射即时（0min），注射后 10min、20min 及 30min 尾静脉采血，测量并记录血糖值，结果填入表 4-82。

表 4-82　小鼠腹腔注射不同激素前后不同时间点血糖水平

时间	生理盐水	胰岛素	肾上腺素	胰高血糖素	地塞米松
基础血糖					
0min					
10min					
20min					
30min					

【注意事项】

1. 小鼠腹腔注射时，从腹部一侧进针，防止针头刺入时损伤腹内器官。进针的动作要轻柔，确保回抽无血。注射完毕后，缓缓拔出针头，防止漏液。

2. 节约试纸。

3. 本实验应用 30 只小鼠，每组 6 只动物，随机分配。也可收集小班各组的实验数据汇总处理分析。

【思考题】 本实验中的各激素影响血糖的作用机制分别是什么？

（武汉大学 王 媛）

二、胰岛素过量反应及其解救

【实验目的】 观察胰岛素（insulin）过量引起的低血糖（hypoglycemia）反应及葡萄糖救治效果。

【实验原理】 脑组织的主要能量来源为葡萄糖，神经元必须持续不断地从血中摄取葡萄糖，来维持正常活动，故脑组织对血糖浓度的改变极为敏感。人体正常空腹血糖浓度为 3.9～6.1mmol/L，血糖低于 2.8mmol/L 时，可使脑组织能量供给不足而致脑功能失调，重者会出现惊厥甚至昏迷，称为低血糖休克（hypoglycemic shock）。胰岛素能降低血糖，人体或动物在给予过量胰岛素时可引起低血糖休克，而给予高渗葡萄糖（hypertonic glucose）溶液能得到迅速缓解。

【实验对象】 昆明小鼠 3 只，体重 18～22g，雌雄不拘。

【实验药品与器材】 浓度为 20U/mL 的胰岛素液，25% 葡萄糖注射液，生理盐水；电子秤，恒温水浴锅，有孔板，1000mL 大烧杯，1mL 注射器，针头（5 号），血糖仪，血糖试纸。

【实验方法与步骤】 取禁食（不禁水）12～24h 的小鼠 3 只，称重编号。将装有小鼠的烧杯放入水温为 37～38℃的水浴锅中，观察并记录每只小鼠的正常活动情况。

【实验项目】

1. 取 2 只小鼠分别腹腔注射胰岛素液 10U/10g，第 3 只给予等量的生理盐水。置于水浴锅中的烧杯中，盖上有孔板，观察小鼠行为有何改变，测量此时的小鼠血糖。

2. 当给予胰岛素的小鼠发生惊厥时，迅速取出，测量此时的小鼠血糖，一只立即腹腔或尾静脉注射 25% 葡萄糖注射液 0.5～1mL，另一只腹腔注射等量的生理盐水，比较 2 只小鼠的结果有何不同。

【注意事项】

1. 实验小鼠一定要禁食 12h 以上，以免影响胰岛素过量反应的表现。

2. 进行解救低血糖休克时，采用腹腔静脉注射高渗葡萄糖溶液解救，如果静脉注射的技术娴熟，也可以采用小鼠尾静脉给予高渗葡萄糖溶液解救。

3. 恒温水浴锅的水温应保持在 37～38℃，水温过高小鼠足趾不能忍受热刺激疼痛而上跳，难以观察低血糖反应；水温过低时低血糖反应出现延缓甚至不出现。

4. 胰岛素过量的低血糖反应以躺倒或抽搐的出现为救治指征。

5. 抢救用的高渗葡萄糖溶液应事先抽好备用。

【思考题】

1. 胰岛素可通过哪些途径降血糖？有何临床应用和不良反应？

2. 胰岛素过量所致的低血糖反应有哪些临床表现？如何预防？

（武汉大学 王 媛）

三、胰岛素对糖尿病模型大鼠血糖的调控作用

【实验目的】

1. 学习 1 型、2 型糖尿病动物模型的复制方法及原理。

2. 熟悉糖尿病时机体功能代谢变化的特点。

3. 观察胰岛素的降糖效果。

4. 了解糖尿病时各种实验指标的检测方法。

【实验原理】 糖尿病（diabetes mellitus，DM）是由遗传和环境因素共同引起的一组以糖代谢紊乱为主要表现的临床综合征。基本病理生理改变是由于胰岛素（insulin）缺乏和胰岛素作用障碍单独或同时引起糖类、脂肪、蛋白质、水及电解质等代谢紊乱，临床以慢性高血糖为特征。人类糖尿病可分为 1 型糖尿病（type 1 diabetes mellitus，T1DM）、2 型糖尿病（type 2 diabetes mellitus，T2DM）、其他特殊类型糖尿病和妊娠糖尿病四种。其中，T1DM 是指由于胰岛 β 细胞破坏和胰岛素绝对缺乏所引起的糖尿病；T2DM 是指从胰岛素抵抗为主伴胰岛素相对不足到胰岛素分泌不足为主伴胰岛素抵抗的一类糖尿病。

糖尿病动物模型复制常用的方法包括：药物诱导、手术切除胰腺或上述二法联合应用复制的糖尿病模型及自发性糖尿病模型。本实验中主要介绍两种药物诱导糖尿病动物模型的复制方法。

四氧嘧啶（alloxan，ALX）主要通过产生氧自由基而与生物膜上的巯基（—SH，主要是半胱氨酸）发生反应，而胰岛 β 细胞中巯基含量较其他组织多，故四氧嘧啶可选择性地损害胰岛 β 细胞，使 β 细胞分泌胰岛素的功能发生障碍，而表现出类似 T1DM 的征象。

链脲佐菌素（streptozotocin，STZ）是无色链霉菌属的发酵产物，其结构中的去氧葡萄糖部分使之容易进入 β 细胞，亚硝基脲部分则具有 β 细胞毒性作用。一次性给予动物足量 STZ，造成动物胰岛 β 细胞大量坏死，胰岛素合成和分泌减少，引起糖代谢紊乱，可复制出速发型类似 T1DM 的动物模型。

通过采用不同的给药方法，即首先给动物喂养高热量饲料，引起动物肥胖，同时伴有高胰岛素血症（hyperinsulinemia）、胰岛素抵抗（insulin resistance）及高血脂（hyperlipemia），在此基础上，再注射小剂量 STZ，造成胰岛 β 细胞损伤，诱发胰岛素代偿性分泌障碍，最终引起高血糖，导致动物出现类似 T2DM 的征象。

【实验对象】 Wistar 大鼠，体重 200～250g，雌雄不拘。

【实验药品与器材】 3% 四氧嘧啶生理盐水（滤菌器过滤除菌），2% 链脲佐菌素（将 STZ 溶于 0.1mol/L 无菌枸橼酸-枸橼酸钠缓冲液，调节 pH 至 4.5，滤菌器过滤除菌），高热量饲料（基础饲料加蔗糖、炼猪油、鲜鸡蛋等混合而成，各成分质量百分比为：10%～20% 猪油、10%～20% 蔗糖、1.5%～5% 胆固醇、0.4%～1% 胆酸盐、60%～80% 普通饲料），10% 葡萄糖，长效胰岛素，生理盐水，胰岛素放免试剂盒；半自动生物化学分析仪，血糖仪，全自动糖化血红蛋白分析仪，注射器，滤菌器，电子秤等。

【实验方法与步骤】

1. T1DM 模型的复制

（1）健康大鼠禁食 12～24h，自由饮水。

（2）自鼠尾采血测定正常空腹血糖。

（3）注射 3% 四氧嘧啶生理盐水 40mg/kg（经大鼠尾静脉一次性注射）或 2% 链脲佐菌素 60mg/kg（尾静脉注射或腹腔注射）。药物注射 72h 后随机血糖≥16.7mmol/L，稳定 5 天，出现多饮、多食、多尿、消瘦等典型症状即可作为 T1DM 成功模型。

2. 类似 T2DM 模型的复制

（1）高热量饲料诱导胰岛素抵抗：高热量饲料喂养大鼠 4 周以上，采取单只喂养，以保证每只大鼠进食量。定时检测血糖、血清胰岛素等指标，计算胰岛素敏感指数（insulin sensitivity index，ISI）。ISI 是临床检查胰岛素分泌的指标，计算公式为 ISI = 1/（空腹血糖 × 空腹胰岛素）。

（2）小剂量链脲佐菌素诱导 2 型糖尿病：挑选出胰岛素敏感性明显降低及肥胖的大鼠，即胰岛素敏感指数降低及变肥胖的，即可进入下一环节造模。禁食 12～16h，自由饮水。一次性腹腔注射 2% 链脲佐菌素 25～40mg/kg 后，检测 1～4 周，随机血糖≥11.1mmol/L 并伴有胰岛素敏感性显著降低即可确定为T2DM成功模型。

【实验项目】

1. T1DM模型的复制及胰岛素的降血糖作用观察

（1）药物注射后连续检测如下指标：①摄食量及饮水量：将大鼠分笼饲养，每日定时测量投食量、剩余食量及饮水量；②尿量、尿糖及尿酮：大鼠饲养笼下放置方盘，收集24h尿量，测定尿糖及尿酮；③体重：用药前、用药后隔日测量大鼠体重；④血糖：用药前、用药后隔日剪鼠尾采血，以试纸法随机测量全血葡萄糖值；⑤血清胰岛素或C肽：用药前、用药后隔日进行大鼠心脏采血1mL，分离血清，测定血清胰岛素或C肽值。

（2）将造模成功的实验大鼠随机分为A、B、C三组，A组皮下注射生理盐水100μL；B组皮下注射10%葡萄糖100μL，C组皮下注射长效胰岛素8U。给药24h内定时监测血糖、血清胰岛素水平。

（3）检测分组给药后24h内的摄食量、饮水量、尿量。比较给药前、给药24h后大鼠体重、尿糖及尿酮的变化值。

（4）处死大鼠，收集血液测定血清胰岛素、血糖、血脂（甘油三酯、胆固醇及游离脂肪酸等）及糖化血红蛋白；称体内脂肪重量（肾周围及腹膜后脂肪）并计算脂肪与体重的比值。对胰岛、肝脏、肾脏进行病理切片，观察细胞和组织的形态结构变化。

2. 类似T2DM模型的复制

（1）实验开始前1周及高热量饲料喂养后每周定时测量如下指标：进食及饮水量、体重、血脂（甘油三酯，胆固醇及游离脂肪酸等）、空腹血糖及血清胰岛素，计算胰岛素敏感指数。

（2）注射链脲佐菌素后1～4周，每周测量步骤（1）中所测各项指标。第2周和第4周进行糖耐量试验（glucose tolerance test，GTT）及胰岛素耐量试验（insulin tolerance test，ITT）。

（3）注射链脲佐菌素4周后处死大鼠，收集血液测定血清胰岛素水平、血糖水平、血脂（甘油三酯、胆固醇及游离脂肪酸等）及糖化血红蛋白；称体内脂肪重量（肾周围及腹膜后脂肪）并计算脂肪与体重的比值；对胰岛、肝脏、肾脏进行病理切片，观察细胞和组织的形态结构变化。

【注意事项】

1. 实验中每天注意给大鼠充分供应饮水以便获得较多尿量，用以测定尿中糖含量。如在冬季，大鼠饮水少，则可由食管插管按5mL/100g喂水。

2. 四氧嘧啶易溶于水及弱酸，其化学性质极不稳定，实验时宜采用新鲜配制的溶液，放置4℃冰箱中保存。

3. 四氧嘧啶的血浆半衰期仅为1～2min，故静脉注射时，注射越快越容易引起糖尿病，常应在30s内将四氧嘧啶溶液推注完毕。

4. 链脲佐菌素水溶液在室温极不稳定，可在数分钟内分解成气体，其水溶液应在低温和pH 4.0的条件下配制并保存，也可于注射前用0.1mol/L枸橼酸缓冲液（pH 4.5）配制成溶液使用。

【思考题】

1. 简述糖尿病的病因和分类。

2. T1DM和T2DM糖尿病的发病机制和临床表现有何不同?

3. 根据T1DM和T2DM的不同发病机制，如何对这两种类型的糖尿病进行治疗?

（长江大学　彭小春）

四、糖皮质激素药效学实验

（一）地塞米松的抗炎作用（鼠耳肿胀法）

【实验目的】 学习二甲苯刺激小鼠耳部皮肤复制急性炎症模型的方法；观察地塞米松（dexamethasone）对炎性水肿的抑制作用。

【实验原理】 二甲苯是一种具有强烈化学刺激性的有机溶剂，涂抹于动物皮肤上，能损伤局部组织，引起接触部位释放致炎物质，使局部毛细血管通透性增加、白细胞浸润，而致急性炎症反应。

【实验对象】 昆明小鼠，体重25～30g，雄性。

【实验药品与器材】 二甲苯，0.5%地塞米松，生理盐水；电子秤，直径8mm打孔器，粗剪刀，1mL注射器，5号针头。

【实验方法与步骤】

1. 取雄性小鼠2只，称重及编号，随机分为生理盐水组和地塞米松组。

2. 地塞米松组小鼠腹腔注射0.5%地塞米松50mg/kg（0.1mL/10g）；生理盐水组小鼠腹腔注射生理盐水0.1mL/10g，给药30min后，将约0.1mL的二甲苯均匀地涂抹到每只小鼠左耳前后两面皮肤以引起炎症，右耳不涂抹二甲苯作为自身空白对照组。

3. 30min后将小鼠颈椎脱臼处死，沿耳廓基线剪下左右两耳，用打孔器分别在两耳同一部位打下圆耳片，用电子秤称重圆耳片。左耳的肿胀程度用每只鼠的左耳圆耳片重量减去右耳圆耳片重量表示。

4. 将实验结果填入表4-83，根据全实验室的结果进行统计学分析。

表4-83 地塞米松对二甲苯致小鼠耳肿胀的抗炎作用

	组内结果			全班结果		
	耳片重（mg）		差值	耳片重（mg）		差值
	左	右		左	右	
地塞米松						
生理盐水						

【注意事项】

1. 涂二甲苯应均匀，计量准确，所取圆耳片应与涂二甲苯的部位一致。

2. 应选用锋利的打孔器，一次性取下耳片。

【思考题】 糖皮质激素的抗炎机制及临床用药的注意事项是什么？

（三峡大学 赵海霞）

（二）强的松龙对红细胞膜的保护作用

【实验目的】 观察强的松龙（泼尼松龙，prednisolone）对红细胞膜的保护作用。

【实验原理】 皂苷为较复杂的苷类化合物，分为甾体皂苷（作为合成甾体激素及有关药物的原料）和三萜皂苷（为药理活性成分）两类。皂苷能破坏红细胞膜，产生溶血作用。糖皮质激素能稳定细胞膜，使红细胞膜免遭皂苷的破坏，而减轻溶血现象。

【实验对象】 家兔，体重2～3kg（或犬，体重8～12kg），雌雄不拘。

【实验药品与器材】 2%红细胞生理盐水混悬液，0.5%皂苷生理盐水，0.5%乙酸强的松龙，生理盐水；1mL微量加样器，试管架，试管，吸管，20mL注射器，7号针头，玻璃棒等。

【实验方法与步骤】 配制2%红细胞生理盐水混悬液：从家兔心脏或其他大动脉（或从犬前肢头静脉）取血20mL（方法参见第二章-第七节），置圆形或三角烧瓶中用洁净玻璃棒搅拌，使之成为脱纤维血液，加入适量生理盐水，摇匀，3000r/min离心10min，弃去上层血液，沉淀的红细胞再用生理盐水按上述方法洗涤2～3次，直至上清液不见红色。根据血细胞比容用生理盐水配制成2%红细胞生理盐水混悬液，置于4℃储存3～4天再用，较新鲜配制的效果更佳。

【实验项目】 取清洁干燥试管3支编号，各加入2%红细胞生理盐水混悬液3mL。再在1、2号管内分别加入生理盐水1mL和0.5mL，3号管则加入0.5%乙酸强的松龙0.5mL。各管均轻轻摇匀，然后在2、3号管中加入0.5%皂苷生理盐水0.5mL，摇匀后静置10～15min，观察3支试管有无溶血现象发生。溶血试验结果判断标准如下：①全溶血：溶液澄明，红色，管底无红细胞残留；②部分溶血：溶液澄明，红色或棕色，底部有少量红细胞残留，镜检红细胞稀少或变形；③不溶血：红细胞全部下沉，上清液体无色澄明，镜检红细胞不凝聚；④红细胞凝聚：溶液中有棕红色或红棕色絮状沉淀，振摇后不分散。

将结果记入表4-84中，分析结果。

表4-84 乙酸强的松龙对红细胞膜的保护作用

试管号	2%红细胞生理盐水混悬液	生理盐水	0.5%乙酸强的松龙	0.5%皂苷生理盐水	结果
1	3mL	1.0mL	—		
2	3mL	0.5mL	—	0.5mL	
3	3mL	—	0.5mL	0.5mL	

【注意事项】 加入皂苷生理盐水溶液后，要随时观察实验结果。观察时可将3支试管并排对光比较。

【思考题】 糖皮质激素稳定红细胞膜的作用有何临床意义？

（三峡大学　赵海霞）

五、子宫平滑肌兴奋药对小鼠离体子宫平滑肌收缩活动的影响

【实验目的】 学习制备离体子宫平滑肌标本的实验方法；观察子宫平滑肌兴奋药对离体子宫平滑肌的作用，熟悉其作用特点及应用。

【实验原理】 子宫平滑肌兴奋药是一类选择性直接兴奋子宫平滑肌的药物，它们的作用可因子宫生理状态及剂量的不同而有差异，小剂量使子宫产生节律性收缩，大剂量可产生强直性收缩。缩宫素（oxytocin）与麦角新碱（ergometrine）是两种类型的子宫平滑肌兴奋药，其作用性质和特点各不相同。

缩宫素是垂体后叶激素的主要成分之一，与缩宫素受体结合对子宫平滑肌有直接的兴奋作用。小剂量的缩宫素可加强子宫的节律性收缩，其收缩的性质与正常分娩相似；随着剂量的加大，将引起肌张力持续增高，最后可致强直性收缩。子宫平滑肌对缩宫素的敏感性与体内雌激素和孕激素的水平有密切关系，雌激素可提高子宫平滑肌对其敏感性，孕激素则降低敏感性。

麦角新碱也能选择性地兴奋子宫平滑肌，其作用也取决于子宫的机能状态，妊娠子宫对麦角新碱比未妊娠子宫敏感，在临产时或刚产后最敏感。与缩宫素不同的是，麦角新碱的作用比较强而持久，剂量稍大即引起子宫强直性收缩，对子宫体和子宫颈的兴奋作用无明显差别。因此，缩宫素与麦角新碱的临床应用也有明显不同。

【实验对象】 未孕雌性小鼠，30～40g。

【实验药品与器材】 0.2U/mL、2U/mL缩宫素，0.05%麦角新碱，雌二醇，乐氏液；麦氏浴管，标本板，固定夹，铁支架，张力传感器，生物信号采集与分析系统，1mL、10mL注射器，4号黑色细丝线，培养皿，哺乳动物手术器械一套，恒温装置，95%O_2 + 5%CO_2混合氧气。

【实验方法与步骤】

1. 取未孕雌性小鼠一只，于实验前1～2天肌内注射雌二醇（estradiol）0.1mg/kg，使动物处在动情前期或动情期。

2. 小鼠用颈椎脱臼法处死，从腹正中线剪开下腹部，用手术镊将肠和肠系膜拨向一侧，在膀胱和直肠之间找到"Y"形子宫，仔细剥离附着于子宫壁上的结缔组织和脂肪，然后选择子宫两角的任意一角，选取长度约1cm的子宫标本，上下端穿线结扎，于两结扎处外侧剪下子宫并立即

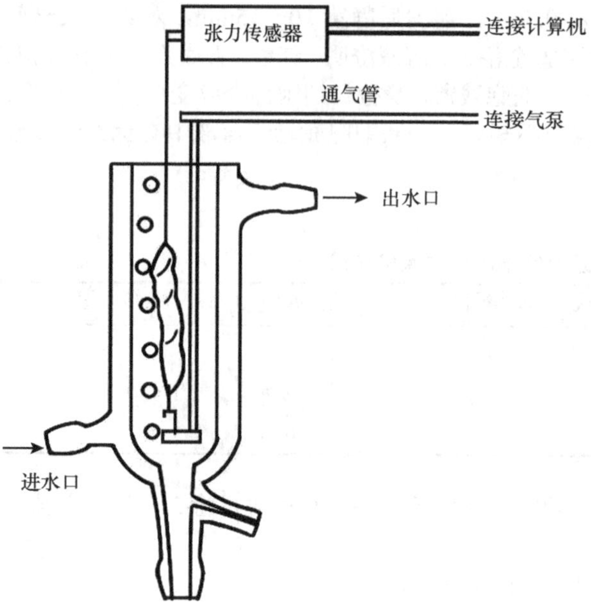

图 4-62 子宫标本及麦氏浴管图

放入盛有经混合氧饱和的乐氏液的培养皿中，随后将另一侧子宫采用相同方法结扎取出并放入上述盛有经混合氧饱和的乐氏液的培养皿中备用。

3. 将子宫标本悬挂于盛有乐氏液的麦氏浴管（容积为 10mL 或 20mL）内，标本一端系于固定夹上，另一端与张力传感器相连。缓慢通入 95% O_2 + 5% CO_2 混合氧气（气泡 1～2 个/s），调节微调器，给标本负荷 1g 的静息张力，平衡 30min 后，记录子宫正常收缩曲线，实验装置如图 4-62 所示。

【实验项目】

1. 记录一段正常曲线后，加入 0.2U/mL 的缩宫素 0.2mL，观察并记录给药前、后子宫收缩曲线的变化。观察记录 5min 后，用温乐氏液冲洗 3 次。

2. 记录一段正常曲线后，加入 2U/mL 的缩宫素 0.5mL，观察并记录给药前、后子宫收缩曲线的变化。观察记录 5min 后，用温乐氏液冲洗 3 次。

3. 记录一段正常曲线后，加入 0.05% 麦角新碱 0.5～1.0mL，观察并记录给药前、后子宫收缩曲线的变化。观察记录 5min。

4. 打印子宫平滑肌收缩曲线图，分析各次给药前后子宫收缩张力、收缩强度及收缩频率改变。

【注意事项】

1. 摘取标本时应注意鉴别子宫与肠管，以免取错标本。

2. 将标本悬挂于麦氏浴管中时应避免对标本用力牵拉或过度刺激。当标本连接装置完成后，可静置平衡 30min，待子宫收缩曲线趋于平稳时即可开始给药。

3. 乐氏液的 pH 为 7.3～7.5，麦氏浴管内的乐氏液温度为（35 ± 2）℃，实验前要调整好，否则将影响标本的反应性。

4. 用温乐氏液冲洗标本时，注意不要将冲洗液很快放掉。加入冲洗的温乐氏液后，让液体在麦氏浴管中停留 1～3min 再放掉，如此重复 3 次后，标本容易恢复正常收缩状态。

【思考题】

1. 缩宫素对子宫平滑肌的兴奋作用有何特点？临床应用及注意事项有哪些？

2. 麦角新碱对子宫平滑肌的兴奋作用与缩宫素比较有何不同？临床应用及注意事项是什么？

（三峡大学　赵海霞）

第九节　其他病理过程实验

一、应　　激

（一）应激能力与调控

【实验目的】 观察机体应激反应的能力；了解调控应激能力的有关因素。

【实验原理】 应激是机体适应体内外刺激呈现的一种非特异性全身性反应。运动与创伤是常见的生理、病理应激现象，实验操作简便、干扰因素相对较少，可用作观察机体应激反应（stress response）的能力，在此基础上认识和发现调控应激能力的有关因素。对运动应激能力的研究，采用经典的游泳力竭时间测定方法，血糖水平是反映应激时机体代谢特征的重要检测指标。

【实验对象】 小鼠，体重20～25g，雄性。

【实验药品与器材】 肾上腺素，血管紧张素Ⅱ，乙酰胆碱，无菌生理盐水；血糖仪和血糖试纸（或葡萄糖氧化酶血糖测定试剂盒），721型分光光度计（配合试剂盒使用），电子计重器，恒温水浴箱，秒表，移液枪，离心机，试管，手术剪等。

【实验方法与步骤】

1. 小鼠正常血糖测定 24h前领取动物保证喂食，随机分组为正常对照组和实验组。实验前3h停止喂食，测定正常对照组小鼠的血糖水平，作为实验的标准对照。血糖测定方法用血糖仪或葡萄糖氧化酶血糖测定试剂盒，用尾尖取血或眼球摘除取血。取血过程应操作迅速，保持环境安静，尽量减少对动物的惊扰。实验组应与正常对照组采用一致的取血和血糖测定法。

2. 创伤后应激血糖测定 取实验组动物，剪尾取血，3min后测定血糖。

3. 运动应激能力测定 采用游泳力竭时间测定法。

条件：水温25℃，水深＞20cm，可用恒温水浴箱作为泳池。观察指标：力乏与力竭，秒表计时。力乏指征为出现休息和游泳速度明显减慢；力竭指征为不能保持正常运动姿势和不能正常浮出水面，停止游泳开始下沉。观察到游泳力竭后迅速捞起小鼠，同上述方法测定血糖。

4. 应激调控

（1）药物及药物浓度对应激血糖的调控：①肾上腺素（adrenaline，Adr）：腹腔注射（0.1mL/10g）；提供药物系列稀释浓度（0.5mg‰、0.1mg%和0.3mg%）；给药10～15min后取血检测血糖。②血管紧张素Ⅱ（angiotensin Ⅱ，AngⅡ）：腹腔注射（0.1mL/10g）；提供药物系列稀释浓度（0.1mg%、1mg%和10mg%）；给药10～15min后取血检测血糖。③乙酰胆碱（ACh）：腹腔注射（0.1mL/10g）；提供药物系列稀释浓度（0.01～0.06mg%）；给药10～15min后取血检测血糖。

（2）药物对运动应激能力的调控：同上方式和浓度，给药后即测游泳力竭时间。

（3）适应性训练：采用游泳力竭法进行运动应激训练，1次/天，连续3天后再用于实验。

【实验项目】

1. 比较对照组与创伤应激的血糖水平。

2. 比较同一种药物的不同浓度剂量对应激血糖的调控效应。

3. 比较对照组（未施加任何处理因素）、不同药物实验组（每种药物取一种浓度即可）、适应性训练实验组之间的游泳力竭时间、血糖水平。

【注意事项】

1. 尽量减少对动物不必要的惊扰，快速准确完成实验操作。

2. 血糖测定按血糖仪或所用血糖测定试剂盒说明严格操作，取血用试管保持干燥，避免溶血发生。

【思考题】

1. 应激反应发生的机制、对机体的意义是什么？

2. 应激调控的可能方法有哪些？

（二）应激原与应激反应

【实验目的】 观察不同性质、不同作用方式的应激原（stressor）引起应激反应的特点，分析其机制。了解影响应激反应的因素。

【实验原理】 通过对不同应激原引起应激反应的观察，认识应激反应的一般规律、非特异性基本特征，以及不同应激原引起应激反应的特点；利用规则光与不规则光刺激，了解躯体应激（physical stress）与心理应激（psychological stress）的区别；通过药物作用了解影响应激反应的因素。

【实验对象】家兔，体重 2～2.5kg，雌雄不拘。

【实验药品与器材】1% 普鲁卡因，1% 肝素生理盐水，氯丙嗪，肾上腺素，生理盐水；血糖仪及血糖试纸（或葡萄糖氧化酶血糖测定试剂盒），721 型分光光度计（配合试剂盒使用），哺乳动物手术器械一套，心电测定引导装置，压力传感器，张力传感器，生物信号采集与分析系统，小型专用电棒，手电筒，移液枪，离心机，秒表，注射器，纱布，棉球等。

【实验方法与步骤】

1. 称重固定 家兔称重，仰卧位固定，颈部剪毛。

2. 分离动静脉 1% 普鲁卡因充分局麻下行颈部正中切口，分离左侧颈总动脉、右侧颈外静脉。

3. 监测血压 行颈总动脉插管术，导管系统抗凝，连接生物信号采集与分析系统，记录动脉血压。

4. 检测血糖 颈外静脉用作穿刺取血样本，用血糖仪或葡萄糖氧化酶血糖测定试剂盒检测血糖。

5. 监测心电图 标准Ⅱ导联心电图引导，连续描记观测心率和心电变化。

6. 监测呼吸 在家兔剑突下腹部随呼吸起伏最明显处，以弯针穿线连接该部位皮肤，棉线另一端固定于张力传感器上，调整棉线松紧度以描记呼吸曲线。

7. 记录各指标 术毕，待动物恢复平静、状态稳定后，记录各项指标的正常值。

8. 不同应激原处理

（1）创伤疼痛组：止血钳夹尾（勿放开）造成创伤疼痛刺激，观察各项指标的变化，待夹尾约 10min 后取血测定血糖，松开夹尾钳。

（2）电击组：小型专用电棒电击左后肢足底，瞬间放电，可反复几次，视心电变化（心律失常）出现为准，注意电击时暂停心电采集（松开导线鳄鱼夹即可）。观察指标变化情况，10min 时取血测定血糖。

（3）规则给光组：手电筒直射眼瞳孔给予光线刺激，规则交替给光与间歇时间约 50s、30s，持续 10min，观察各项指标的变化，10min 时取血测定血糖。

（4）不规则给光组：以规则给光组的总给光量、时间及方式为准，不规则变换给光与间歇时间（注意：总给光时间与间歇时间比例和规则给光组一致）。观察各项指标的变化，10min 时取血测定血糖。

（5）镇静剂 + 不规则给光 + 肾上腺素组：耳缘静脉注射氯丙嗪（1mg/kg）后，再同上述方法给不规则光刺激，观测指标变化。再静脉注射肾上腺素（0.01%，0.1mL/kg），观察药物调控后不同应激原作用反应的各项指标变化。

【实验项目】可根据教学实验需求，选择完成实验内容中的 2～3 项实验。分别在应激原刺激前与刺激后，观察血压、心电图、心率（次/min）、呼吸（次/min，幅度）、血糖等指标的变化，观察家兔眼结膜血管充盈状况。

【注意事项】

1. 实验操作轻柔准确，尽可能减轻颈部手术创伤，保证充分局麻，实验过程中以湿生理盐水纱布覆盖保护颈部创口，创口上滴用局麻药（1% 普鲁卡因）。

2. 颈外静脉穿刺后注意用干棉球及时止血。

3. 电击与光线刺激引起心电变化较为突出和敏感，电击组使用电击的反复次数及规则给光组每一次给光的时间长短可视心电异常变化出现为准调整，如据动物实验情况，每次给光时间可以略长于或短于 50s。

4. 实验过程中，规则给光组与不规则给光组间要注意相互配合。

5. 注意新增内容实验前，应等待动物恢复平静，建立自身对照指标后，再进行下一项实验。

【思考题】

1. 影响应激反应的因素有哪些？

2. 规则光与不规则光造成的刺激有何差别，为什么？

3. 如何区分躯体应激与心理应激？

二、家兔内毒素性发热

【实验目的】

1. 学习内毒素（脂多糖）诱导家兔发热的动物模型复制方法及原理。

2. 用脂多糖诱导家兔发热时，观察体温变化的规律和发热发生、发展的病理生理过程。

3. 观察中枢神经系统机能状况对发热的影响。

【实验原理】 发热（fever）是在发热激活物的作用下使体温调节中枢调定点上移而引起的调节性体温升高。发热是许多疾病共有的病理过程。在整个病程中体温变化往往可反映病情的进程，分析体温曲线变化的规律对判断病情、评价疗效和估计预后均有重要参考价值。

发热激活物（pyrogenic activator）包括外致热原（exogenous pyrogen）和某些体内产物。革兰氏阴性菌细胞壁含有的内毒素（endotoxin，ET）是最常见的外致热原。内毒素的主要成分为脂多糖（lipopolysaccharide，LPS）。LPS 可激活中性粒细胞、单核细胞等产内生致热原细胞，使之产生和释放内生致热原（endogenous pyrogen，EP），进而作用于体温调节中枢，使体温调定点上移至 37℃以上，导致机体产热增加，散热减少，体温升高，引起发热。

【实验对象】 家兔，体重 2～2.5kg，雌雄不拘。

【实验药品与器材】 1mg/mL LPS，无菌生理盐水，20% 氨基甲酸乙酯；医用液体石蜡或凡士林，婴儿磅秤，水银体温计，5mL、10mL、20mL 注射器，37℃恒温水浴装置。

【实验方法与步骤】

1. 称重分组 取体重相近的健康家兔 4 只，分别称重、编号，随机分为对照组、LPS 致热组、麻醉组、麻醉 +LPS 致热组，每组学生可以只做一只家兔，最后综合全班各组结果进行比较。

2. 测体温 体温计前端经医用液体石蜡或凡士林浸润处理，将体温计轻柔、缓慢地插入家兔肛门内，深度约 1/3 体温计长度，测量 3min 后读数。每隔 5min 测 1 次，共测 3 次，取其均值作为正常体温值。

3. 麻醉 麻醉组家兔经腹腔注射 20% 氨基甲酸乙酯（1～1.2g/kg）进行麻醉，麻醉后 10min 测量肛温，非麻醉组忽略该步骤。

4. 复制家兔内毒素性发热模型 麻醉和非麻醉家兔经耳缘静脉注射 1mg/mL LPS（1mg/kg，经 37℃水浴预热），以复制内毒素性发热的动物模型。对照组家兔经耳缘静脉注射等量生理盐水（经 37℃水浴预热）。注射后每隔 5min 测量 1 次肛温，共测 3 次；再每隔 10min 测量 1 次肛温，共测 6～8 次。

【实验项目】

1. 根据实验测量的各时间点体温值，描记各组家兔的体温变化曲线。以体温为纵坐标，以时间为横坐标，如 5cm=1℃，1cm=10min。以测得的正常体温为两坐标的交点，横坐标即为体温基线。将各时间点体温变化数值描绘成体温变化曲线。

2. 根据下列公式，计算各家兔的体温反应指数（TRI）和发热高峰（ΔT），比较各组家兔体温变化的差异。

（1）体温反应指数（TRI）的计算：TRI 是指体温反应曲线与基线之间的面积。将所测各点分别与横坐标作垂直线，可将发热变化曲线与体温基线之间的面积划分为若干个小梯形或三角形，再计算其面积之和。在发热机制的实验研究中，TRI 是一个较好的定量指标，能概括发热高度、热程和持续波动变化等因素。

（2）发热高峰（ΔT）的计算：即体温上升的最大高度，是反映发热强度的一种指标。

$$\Delta T = \text{体温上升的最高值} - \text{正常体温值（实验中测得的均值）}$$

（3）发热潜伏期：指从注射药物起到体温升高 0.3℃所需的时间。

3. 观察各组家兔的一般情况，如呼吸、精神状态、反应性等。

【注意事项】

1. 随时安抚家兔情绪，方便实验操作。固定家兔时，避免压迫家兔气管。

2. 测量体温间隙，松开家兔，避免长时间紧抱家兔或捆绑家兔，否则体温难以上升。

3. 体温计插入肛门避免用力过大、戳破肠壁。每次体温计的插入深度应一致，以确保体温测量准确。

4. 同一家兔的正常基础体温波动幅度不能超过0.4℃，否则不能使用。体温上升高于对照体温0.3℃视为发热。

5. 耳缘静脉注射时，固定好兔耳，掌握注射LPS的实际用量。

【思考题】

1. 试比较各实验组家兔体温变化的异同点，分析其原因。

2. 分析LPS导致机体发热的机制。

3. 麻醉组与非麻醉组家兔注射LPS后体温变化有何差异？其差异的原因是什么？

4. 发热的临床经过大致分为几个时相？各时相的临床特征是什么？

5. 临床上对发热患者的处理原则有哪些？请根据这些原则自行设计几种解热的方法。

三、家兔代谢性酸中毒与代谢性碱中毒

【实验目的】

1. 学习家兔代谢性酸中毒与代谢性碱中毒的模型制作方法。

2. 根据机体血气和酸碱生化指标及呼吸运动等变化特点，分析酸碱平衡紊乱的类型。

3. 掌握急性代谢性酸中毒实验性治疗的基本方法。

【实验原理】 代谢性酸中毒（metabolic acidosis）是指固定酸增多和（或）HCO_3^-丢失引起的pH下降，以血浆HCO_3^-原发性减少为特征，是临床上常见的酸碱平衡紊乱类型。代谢性碱中毒（metabolic alkalosis）是指细胞外液碱增多和（或）H^+丢失引起的pH升高，以血浆HCO_3^-原发性增多为特征。

本实验通过静脉输入固定酸增加细胞外液H^+浓度，使体内HCO_3^-缓冲过度消耗，复制单纯性代谢性酸中毒的动物模型；通过静脉输入碱性溶液造成机体HCO_3^-过量负荷，复制单纯性代谢性碱中毒的动物模型，观察这两种酸碱平衡紊乱类型对机体的影响。此外，在家兔代谢性酸中毒模型的基础上，经静脉注入碱性溶液（如碳酸氢钠溶液），补充过度消耗的HCO_3^-缓冲，对代谢性酸中毒进行有效治疗。

【实验对象】 家兔，体重1.5～2.5kg，雌雄不拘。

【实验药品与器材】 20%氨基甲酸乙酯，1%肝素生理盐水，生理盐水，4%乳酸（A试剂），2%碳酸氢钠（$NaHCO_3$）（B试剂），12%磷酸二氢钠（NaH_2PO_4），5%$NaHCO_3$；哺乳动物手术器械一套，兔手术台，婴儿磅秤，BL-420F生物信号采集与分析系统，压力传感器，张力传感器，心电导联线及电极，OPT1血气分析仪，1mL、5mL、10mL和20mL注射器，输液器等。

【实验方法与步骤】

1. 称重固定 家兔称重后，耳缘静脉注入20%氨基甲酸乙酯（1～1.2g/kg）麻醉，仰卧固定于兔手术台上，剪去颈部被毛。

2. 分离颈部血管 做颈部正中切口，逐层分离颈部组织，分离左侧颈总动脉和右侧颈外静脉，穿线备用。

3. 抗凝 耳缘静脉注入1%肝素生理盐水（1mL/kg）抗凝。

4. 测血压 左颈总动脉插管，通过三通管连接压力传感器以测定动脉血压，并且供采血用。右颈外静脉插管建立静脉通道，连接三通管，一侧同输液器相连。

5. 测心电图 将针形电极分别对称插入家兔四肢踝部皮下，导线按右前肢（红）、左前肢

（黄）、左后肢（绿）、右后肢（黑）的顺序连接至生物信号采集与分析系统，记录心电图波形，观察T波的变化。

6. 描记呼吸曲线 在家兔剑突下腹部随呼吸起伏最明显处，以弯针穿线连接该部位皮肤，棉线另一端固定于张力传感器上，调整棉线松紧度以描记呼吸曲线。

7. 血气分析仪测定全血血气和酸碱生化指标 检测pH、动脉血二氧化碳分压（$PaCO_2$）、动脉血氧分压（PO_2）、标准碳酸氢盐（SB）、实际碳酸氢盐（AB）、碱剩余（BE）、阴离子间隙（AG）、[K^+]、[Na^+]、[Cl^-]。

8. 纠正酸中毒补碱量计算 所需补充的$NaHCO_3$（mmol）= BE绝对值 × 体重（kg）×0.3（注：0.3是HCO_3^-进入体内分布的间隙，即体重×30%）。所需补充的5%$NaHCO_3$毫升数 = 所需补充$NaHCO_3$的毫摩尔数/0.6（注：5%$NaHCO_3$ 1mL=0.6mmol）。

【实验项目】

1. 调好实验记录装置，待家兔安静5min后，记录各项生理指标：动脉血压、呼吸（频率和幅度）、心电图。

2. 打开颈总动脉插管连接的三通管开关，取动脉血1mL，测定动脉血气和酸碱生化指标，作为正常参考值。

3. 实验A组：取一只家兔静脉滴注A试剂（按10mL/kg），20～30滴/min，滴完后，取动脉血，测血气及酸碱生化指标，记录各项生理指标变化，注意观察家兔的呼吸频率与幅度。

4. 实验B组：取一只家兔静脉滴注B试剂（按10mL/kg），20～30滴/min，滴完后，取动脉血，测血气及酸碱生化指标，记录各项生理指标变化，注意观察家兔的呼吸频率与幅度。

5. 根据实验结果判断A组与B组家兔酸碱平衡紊乱的类型。

6. 实验C组：经耳缘静脉或静脉通道的三通管处，缓慢注入12% NaH_2PO_4（5mL/kg）。给药10min后，取动脉血，测血气及酸碱生化指标。根据注入酸性溶液后测得的BE值，计算所需补充的5% $NaHCO_3$的量。经耳缘静脉注射5% $NaHCO_3$进行补碱治疗。治疗结束10min后，取动脉血测血气及酸碱生化指标，观察各项指标是否接近或恢复到正常水平。

【注意事项】

1. 动物的营养状况要好。长期半饥饿状态引起的酮体增多可使血液pH下降。

2. 注意控制家兔麻醉深度，麻醉过深pH偏低，过浅则使pH偏高。

3. 颈总动脉取血时，应先弃去数滴血液。收集血液样品时注射器针管内不能有气泡，注意使血液与空气隔绝，否则pH偏高。

4. 描记心电图时，避免周围电磁干扰。

5. 如有条件，可在家兔发生代谢性酸中毒或碱中毒后5h再测其血气指标，观察其变化并分析。

【思考题】

1. 分析静脉滴注A试剂、B试剂各引起何种酸碱平衡紊乱？其判断依据是什么？

2. 静脉滴注A试剂、B试剂对血清钾离子浓度有何影响？为什么？

3. 代谢性酸中毒对机体有何影响？为什么？

4. 代谢性碱中毒对机体有何影响？为什么？

5. 如何对代谢性酸中毒进行补碱治疗？

四、家兔气胸与酸碱平衡紊乱

【实验目的】

1. 掌握复制实验性气胸导致呼吸性酸中毒（respiratory acidosis）的动物模型。

2. 观察气胸及治疗过程中酸碱平衡紊乱的发生、发展过程，认识酸碱平衡紊乱对机体活动、血气指标及机体适应代偿能力的影响。

3. 根据实验结果分析，能判断正确的治疗措施。

【实验原理】 气胸（pneumothorax）是临床常见的疾病情况，本实验通过胸腔穿刺注入不同剂量的空气制作家兔实验性气胸模型（闭合性气胸、张力性气胸）而导致呼吸性酸中毒以模拟临床实际情况。观察不同严重程度的气胸及各种治疗干预时，机体呼吸性酸中毒等酸碱平衡紊乱病理过程的动态变化和机体代偿能力变化，启发学生思维。

闭合性气胸可导致呼吸性酸中毒；张力性气胸导致严重Ⅱ型呼吸衰竭时，二氧化碳潴留并存在缺氧，可呈现呼吸性酸中毒合并代谢性酸中毒。通过水封瓶胸腔闭式引流术治疗原发病，改善呼吸功能，纠正呼吸性酸中毒，疗效显著；可拉明（尼可刹米）兴奋呼吸中枢，通过增强通气功能来改善呼吸性酸中毒，但过度通气可致呼吸性碱中毒；镇静剂可能抑制呼吸中枢，加重二氧化碳潴留，不宜对呼吸性酸中毒患者使用；$NaHCO_3$ 类碱性药物增加血液 $PaCO_2$，有加重呼吸性酸中毒危险，使用过多过快亦可致呼吸性酸中毒合并代谢性碱中毒，不宜单独应用于呼吸性酸中毒患者。

【实验对象】 家兔，体重 1.5～2.5kg，雌雄不拘。

【实验药品与器材】 1% 肝素生理盐水，1% 普鲁卡因，20% 氨基甲酸乙酯，5%$NaHCO_3$，可拉明制剂，2% 戊巴比妥；哺乳动物手术器械一套，婴儿磅秤，兔手术台，水封瓶，胸膜腔穿刺针，压力传感器，张力传感器，生物信号采集与分析系统，血气分析仪，20～50mL 注射器，弯针。

【实验方法与步骤】

1. 家兔称重后，耳缘静脉注入 20% 氨基甲酸乙酯（1～1.2g/kg）麻醉，仰卧固定于兔手术台，剪去颈部、股三角区、右胸部被毛。

2. 颈部正中切口，逐层分离颈部组织，分离气管、左侧颈总动脉备用，行气管插管术。

3. 耳缘静脉注入 1% 肝素生理盐水（1mL/kg）抗凝后，行颈动脉插管术，连接生物信号采集与分析系统，记录血压。

4. 常规股动脉插管术，用作取动脉血标本。

5. 在家兔剑突下腹部随呼吸起伏最明显处，以弯针穿线连接该部位皮肤，棉线另一端固定于张力传感器上，调整棉线松紧度以描记呼吸曲线。

6. 将胸膜腔穿刺针连接三通管，通过三通管连通压力传感器，在压力记录监控下穿刺胸膜腔，穿刺部位于腋前线第 4～5 肋间隙，沿肋骨上缘、与胸壁垂直进针，有落空感后略退出并调整位置，记录胸内负压，记录随呼吸运动变化的胸内负压变化曲线，固定穿刺针，连续记录胸内压变化。

【实验项目】

1. 平静状态下观测各项（生理）指标如血压、呼吸（频率和幅度）、胸内压等。取全血检测血气指标，包括血氧指标 PO_2、SaO_2、CaO_2，酸碱指标 pH、$PaCO_2$、CO_2CP、AB、SB、BB、BE 等。

2. 从三通管向胸膜腔注射空气 10～20mL，复制闭合性气胸，胸内压由负转向正，监测各项指标变化，10min 后取血标本，检测血气指标。

3. 持续向胸膜腔内注射空气 30～50mL，复制张力性气胸，造成急性Ⅱ型呼吸衰竭，监测血压、呼吸等各项指标变化，尤其关注家兔是否出现呼吸困难、窒息样挣扎症状，10min 后或出现以上症状后立即取血标本，检测血气指标。

4. 分组给予不同处理

（1）胸腔闭式引流术治疗：通过三通管连通水封瓶闭式引流导管，将胸膜腔内气体引流到体外，可见气体通过导管从瓶内水面逸出持续产生气泡，使胸腔内正压转为负压，监测各项指标变化，10min 后取血，测血气指标。

（2）胸腔闭式引流术 + 可拉明治疗：同上进行胸腔闭式引流后，经耳缘静脉注射可拉明 50mg/kg，监测各项指标变化，10min 后取血测血气指标。以同样方法和剂量，再注射可拉明一次，同前观测各项指标变化，10min 后再取血测血气指标。

（3）镇静剂使用：耳缘静脉缓注 2% 戊巴比妥 1～2mL 或 20% 氨基甲酸乙酯 1～2mL，监测各项指标变化，5～10min 后取血测血气指标。

（4）碱性药物使用：耳缘静脉注射 5% $NaHCO_3$ 10mL，监测各项指标变化，10min 后取血测血气指标。

【注意事项】

1. 静脉麻醉宜浅不宜深，可辅以 1% 普鲁卡因切口局部麻醉。

2. 静脉麻醉用药为氨基甲酸乙酯时，镇静剂宜用戊巴比妥，反之亦然。也可选用安定类镇静剂。

3. 行气管插管术防止手术过程中意外出现呼吸衰竭。

4. 股动脉取血标本时注意先放掉管内原有残血。

5. 检测胸内压的压力传感器系统无须充入生理盐水。

6. 胸腔穿刺不宜太深，以免损伤肺组织，注意调整最佳位置和固定。

7. 水封瓶闭式引流导管置入瓶内水面下 1～2cm 处，不宜过深；水封瓶应放在低于胸膜腔的位置（手术台下）。

【思考题】

1. 酸碱平衡紊乱的分类有哪些？

2. 分析该实验出现的酸碱平衡紊乱类型的发病机制及其对机体的影响。

3. 分析呼吸性酸中毒的防治原则。

（武汉大学　张德玲　何小华）

五、快速静脉注射氯化钾和氯化钠对小鼠的急性毒性作用

【实验目的】 比较快速静脉注射氯化钾和氯化钠对小鼠的急性毒性作用。

【实验原理】 快速静脉注射氯化钾，可因高钾血症而致心搏骤停，小鼠迅速死亡。快速静脉注射大量氯化钠，引起体内钠离子浓度升高，进而导致水肿、血压升高等不良反应。

【实验对象】 小鼠，体重 18～20g，雌雄不拘。

【实验药品与器材】 10%KCl 溶液，0.9%NaCl 溶液；胰岛素注射器，小鼠尾静脉可视固定器，电子秤，记号笔。

【实验方法与步骤】

1. 称重、编号　取小鼠 2 只，称重，随机编号。

2. 快速静脉注射　将小鼠放入小鼠尾静脉注射可视固定器，1 号小鼠尾静脉快速给予 10%KCl 溶液 3g/kg，给药容积 0.3mL/10g。2 号小鼠尾静脉快速给予 0.9%NaCl 溶液 0.27g/kg，给药容积 0.3mL/10g。

3. 观察　注射后立即将小鼠从固定器中取出，观察记录小鼠一般状态，包括姿势、步态、精神、体温、呼吸、反射等，以及毛发、眼睛、鼻子、耳朵等是否有异常。比较两只小鼠的变化有何不同，有无死亡。

【实验项目】 汇总统计全实验室所有小组的实验数据，将 1 号和 2 号小鼠死亡数量填入表 4-85。

表 4-85　快速静脉注射氯化钾和氯化钠对小鼠的急性毒性作用

组别	1 号小鼠		2 号小鼠	
	死亡	未死亡	死亡	未死亡
1 组				
2 组				
3 组				

续表

组别	1号小鼠		2号小鼠	
	死亡	未死亡	死亡	未死亡
4组				
……				

【注意事项】

1. 小鼠体重不宜过大，因体重越大尾静脉注射越难。

2. 小鼠尾静脉注射位置相对较深，所以注射部位不宜太靠近鼠尾根部。

【思考题】

1. 快速静脉输液会产生什么结果？为什么？

2. 钾盐快速静脉注射或静脉滴注时需注意什么？为什么？

六、氯化钙对大鼠链霉素毒性反应的拮抗作用

【实验目的】 观察链霉素的急性毒性反应；观察氯化钙对链霉素急性毒性的拮抗作用。

【实验原理】 链霉素的毒性反应有耳毒性、肾毒性、过敏反应和神经肌肉阻滞作用。高浓度的链霉素能与 Ca^{2+} 络合，使体内 Ca^{2+} 水平降低，还能与突触前膜上的钙结合部位结合，阻断电压门控钙通道开放与 Ca^{2+} 内流，从而抑制乙酰胆碱释放引起的肌细胞兴奋，导致肌肉麻痹，如心肌抑制、肢体瘫痪和呼吸衰竭。氯化钙通过提高局部 Ca^{2+} 浓度，与链霉素竞争突触前膜上的钙结合位点，拮抗链霉素引起的神经肌肉阻滞作用。链霉素引起的神经肌肉阻滞也可用新斯的明治疗。

【实验对象】 大鼠，体重 250g 左右，雄性。

【实验药品与器材】 25% 硫酸链霉素，5% 氯化钙，生理盐水；1mL 注射器，电子秤，记录笔。

【实验方法与步骤】

1. 实验分组 将大鼠随机分为 3 组，每组 2 只，称重、编号，观察记录大鼠的正常活动、翻正反射、四肢肌张力、呼吸频率等情况。

2. 给药及观察 第一组和第二组大鼠均肌内注射 25% 硫酸链霉素 600mg/kg，第三组注射生理盐水 2.4mL/kg。观察 10min，记录上述指标的变化。当肌内注射链霉素大鼠表现出明显的神经肌肉阻滞体征，如四肢无力、呼吸困难、发绀等，第一组大鼠尾静脉注射 5% 氯化钙 8mg/kg，第二、三组大鼠尾静脉注射生理盐水 1.6mL/kg，观察 10min，记录上述指标的变化。

【实验项目】 将以上实验结果填入表 4-86 中，分析实验结果。

表 4-86 氯化钙对链霉素急性毒性的拮抗作用

组别	呼吸频率		翻正反射		肌张力	
	前	后	前	后	前	后
第一组						
第二组						
第三组						

【注意事项】

1. 链霉素注射后毒性反应逐渐显现，10min 左右开始出现，25～30min 明显。

2. 如果氯化钙尾静脉注射未成功，可改用腹腔注射，但效果不如尾静脉注射，不明显时可考虑多次注射。

【思考题】

1. 链霉素的毒性反应有哪些？如何预防与治疗？

2. 链霉素的作用机制有哪些？

七、青霉素对肺炎链球菌感染小鼠的保护作用

【实验目的】

1. 建立肺炎链球菌感染小鼠模型。

2. 了解病理组织切片制作与观察方法，了解病变组织的形态结构。

3. 了解细菌染色标本的制备过程和细菌培养技术，熟悉细菌形态学观察方法。

【实验原理】 青霉素属于β-内酰胺类抗生素，是通过破坏细菌细胞壁，并在细菌繁殖期起杀菌作用的一类抗生素，主要对大多数革兰氏阳性球菌（如链球菌和金黄色葡萄球菌）、某些革兰氏阳性杆菌（如白喉棒状杆菌和炭疽杆菌）、部分革兰氏阴性球菌（如脑膜炎球菌）及螺旋体（如梅毒螺旋体）有效。然而，对大多数革兰氏阴性杆菌作用较弱，且对肠球菌、真菌、原虫、立克次体和病毒无效。此外，金黄色葡萄球菌、淋病奈瑟球菌和肺炎链球菌等对青霉素 G 易产生耐药性。

【实验对象】 小鼠，体重 18～22g，雌雄各半。

【实验药品与器材】 肺炎链球菌标准菌株（ATCC49619），血琼脂平板培养基，3.5% 碘酒，丙泊酚，灭菌 0.9%NaCl 溶液，HE 染色试剂，青霉素，10% 中性福尔马林溶液，75% 乙醇；医用酒精棉签，喉镜，小鼠气管插管平台，哺乳动物手术器械一套，小鼠手术台，载玻片，1mL 无菌注射器，离心机，离心管，标签纸，体视显微镜，电子秤，记号笔，酒精灯等。

【实验方法与步骤】

1. 实验分组 取小鼠 40 只，随机分为 4 组：生理盐水组（空白对照组）、单纯抗生素组（青霉素对照组）、感染接种 + 生理盐水治疗组、感染接种 + 抗生素治疗组，每组 10 只，雌雄各半。编号、称重。

2. 菌液准备 肺炎链球菌原液含菌量 10^7 菌落形成单位（colony forming unit，CFU）/mL，以 10^5CFU 细菌原液 10μL 与 40μL 生理盐水混合为 50μL，气道给予注射量 30～50μL 为宜。

3. 麻醉和感染接种 腹腔注射丙泊酚 100mg/kg 麻醉小鼠，将小鼠悬挂于小鼠气管插管平台上，喉镜下观察到气道，将肺炎链球菌菌液气道滴入感染接种组小鼠，空白对照组及青霉素对照组小鼠气道滴入灭菌生理盐水后，将小鼠放回鼠笼。

4. 行为学观察 观察小鼠感染接种后 10min 内是否出现中枢神经系统兴奋症状，如狂躁、抽搐、竖尾等。待麻醉苏醒后，观察感染当天活动、进食状况，有无蜷卧、弓背等现象。

【实验项目】

1. 观察和记录各组小鼠反应及死亡情况

（1）感染接种 + 抗生素治疗组：感染接种动物连续腹腔注射青霉素 3 天，每天 1 次（1.2 万单位/克体重/天），感染后 6 天再注射 1 次，单笼饲养共 7 天。

（2）感染接种 + 生理盐水治疗组：给感染接种动物按治疗组给药时间和给药体积，连续腹腔注射 0.9%NaCl 溶液 3 天，每天 1 次，感染后 6 天再注射 1 次，单笼饲养共 7 天。

（3）空白对照组：按治疗组给药时间和给药体积，连续腹腔注射 0.9%NaCl 溶液 3 天，每天 1 次，第 6 天再注射 1 次，单笼饲养共 7 天。

（4）青霉素对照组：按治疗组给药时间和给药体积，连续腹腔注射青霉素 3 天，每天 1 次，第 6 天再注射 1 次，单笼饲养共 7 天。

2. 取血及细菌学检查

（1）死亡小鼠解剖后从心室取血：先用无菌眼科镊将心脏固定，再用无菌剪剪开心包膜，将接种环在酒精灯上灼烧，烫灼心脏表面，再用无菌注射器由烫灼部位刺入心室内取血。

（2）存活小鼠心脏穿刺取血：小鼠固定于小鼠手术台、暴露胸部，备皮，常规消毒。采用 4～5 号针头的注射器，选择心搏最强处（左侧第 3～4 肋间，一般位于两上肢连线下 0.5cm 中线稍偏左）进针。调整进针深浅，当针头准确刺入心脏时，由于心脏跳动的力量，心脏内的血液进入注射器，

缓慢抽动注射器针芯，使注射器内保持负压，取 0.1～0.2mL 血后拔出针尖，及时以棉签压迫穿刺部位。

（3）将血接种于血液琼脂平板培养基，涂片进行细菌学检查，同时进行血常规检测，包括血红蛋白含量测定、红细胞、白细胞、血小板和淋巴细胞等。次日观察培养基内有无细菌生长。根据直接镜检的结果，判断小鼠是否感染肺炎链球菌。

3. 病理观察及切片制备 取发病或死亡小鼠，75% 乙醇浸湿皮毛，仰卧固定于解剖台上。存活小鼠则腹腔注射丙泊酚 100mg/kg 麻醉后，仰卧固定于解剖台上。采用碘酒消毒胸腔皮肤，自横膈沿肋软骨分别向上剪开并直至上胸腔口。剪断一侧胸锁韧带，翻起胸骨，暴露胸腔脏器后，将肺取出，肉眼观察，并采用体视显微镜拍摄肺组织病理变化。可见病变肺的一大叶或一叶的大部分致密，切面粗糙，呈灰白色，质实如肝。然后将肺放入 10% 中性福尔马林内固定，常规石蜡包埋，HE 染色后光镜下观察组织形态学变化，如肺组织实变情况、中性粒细胞浸润程度等。

【注意事项】

1. 实验前用 75% 乙醇对感染动物进行局部或全身消毒。
2. 严格遵守无菌操作规程，全程无菌操作。

【思考题】

1. 抗菌药治疗肺炎链球菌感染的作用机制有哪些？
2. 如何判断细菌对抗菌药物的敏感性？
3. 哪些指标可用于判断抗菌药对小鼠细菌感染的有效性？

（浙江大学　汤慧芳）

第十节　药理学基础实验

一、家兔酚红血药浓度的测定

【实验目的】

1. 观察静脉注射酚红后，不同时间血液中酚红浓度的变化。
2. 学习血药浓度测定的基本方法，掌握药物在体内的半衰期（half life，$t_{1/2}$）、表观分布容积（apparent volume of distribution，V_d）等参数的计算方法。

【实验原理】 酚磺酞（phenolsulfonphthalein，PSP，商品名酚红，分子量 354.38）是一种常用化学指示剂，在碱性溶液中呈紫红色。静脉注射后难以穿透毛细血管进入组织，可通过比色法测定血浆中酚红的吸光度，进而利用外标法计算血浆酚红浓度。酚红在体内遵循一级消除动力学，可依据给药时间与血药浓度数据，计算其 $t_{1/2}$ 和 V_d。

【实验对象】 家兔，体重 2～2.5kg，雌雄不拘。

【实验药品与器材】 酚红标准溶液（1μmol/L、2μmol/L、4μmol/L、8μmol/L 和 16μmol/L），0.6% 酚红，稀释液（0.9%NaCl 溶液 29mL+1mmol/L NaOH 溶液 1mL），1mol/L NaOH 溶液，75% 乙醇；兔盒，手术刀片，动脉夹，抗凝试管，普通试管，试管架，2mL 移液管，吸耳球，微量移液器（配吸头），5mL 注射器，6 号针头，手术灯，擦镜纸，棉球，台式离心机，分光光度计，婴儿磅秤。

【实验方法与步骤】

1. 绘制酚红的标准曲线 取 1μmol/L、2μmol/L、4μmol/L、8μmol/L 和 16μmol/L 酚红标准溶液及蒸馏水（空白对照）各 1.55mL，分别加入 1mol/L NaOH 溶液 0.05mL，摇匀。使用分光光度计在 560nm 波长下对这些标准溶液进行比色测定，记录各自吸光度值并绘制出酚红的标准曲线。亦可用计算器或计算机将酚红的不同标准浓度（Y）与其相应吸光度值（A）作直线回归，可得标准曲线的直线回归方程：

$$Y=a+bA$$

2. 静脉注射酚红后血液浓度测定 选取健康家兔1只，称重后固定于兔盒中。经一侧耳缘静脉取血1mL，置于含有肝素（预先烘干）的抗凝试管中，轻轻振荡以确保血液与肝素充分混合，作为空白对照血样。同侧耳缘静脉注射酚红6mg/kg（0.6%溶液，1mL/kg），分别在给药后第5min、10min、20min、30min，从另一侧耳缘静脉取血1mL，置于抗凝试管中振荡均匀。以转速1500r/min离心血样10min，从每个样本中分别取上清液0.1mL加至5支普通试管中，每管再加入1.5mL稀释液，充分摇匀后静置5min，用分光光度计在560nm波长下测定吸光度。

【实验项目】 测定不同时间酚红的血浆浓度，计算酚红 $t_{1/2}$ 和 V_d。

具体操作步骤如下：

1. 在计算器或计算机输入酚红标准曲线（浓度-吸光度关系曲线）。

2. 利用上述标准曲线，求得不同吸光度所对应的浓度值，将此浓度值乘以16即可求得给药后不同时间所对应的血浆酚红浓度。

3. 根据一级消除动力学公式 $\lg C_t = \lg C_0 - k_e t/2.303$，将给药时间 t 与已求得的酚红血浆浓度对数值 $\log C_t$ 作线性回归，即可得该回归方程的斜率（$-k_e/2.303$）和截距（$\lg C_0$）。将 k_e 和 C_0 代入公式 $t_{1/2}=0.693/k_e$ 和 $V_d=D/C_0$（D 为给药剂量），便可求得 $t_{1/2}$ 和 V_d。

附

1. 计算器操作步骤

（1）MODE 2：屏幕显示LR，进入线性回归计算状态。

（2）INV AC：清除储存器内的全部数据。

（3）XDYD：输入自变量数据。DATA：输入因变量数据。

（4）酚红标准曲线的输入

1（酚红标准浓度）	X_DY_D,	A_1（吸光度）	DATA
⋮	⋮	⋮	⋮
⋮	⋮	⋮	⋮
16	X_DY_D,	A_{16}	DATA

（5）INV A（截距）、INV B（斜率）、INV r（相关系数）。

（6）INV $\hat{x}$ 得期望值。

2. 计算机的操作步骤（以Excel 2021为例）

（1）将数据输入Excel中，选定数据后，在“插入”界面选择插入“散点图”，对拟合的趋势线选择“显示公式”。

（2）SLOPE：返回经过给定数据点的线性回归拟合线方程的斜率。

（3）INTERCEP：返回经过给定数据点的线性回归拟合线性方程的截距。

（4）CORREL：返回两组数值之间的相关系数。

（5）FORECAST：通过一条线性回归拟合线返回预测值。

【注意事项】

1. 取血前，应除去兔耳取血部位的毛，以免在取血时发生凝血。

2. 取血前，应使兔耳的耳缘静脉充分扩张充盈以利取血。

3. 离心时，应注意试管放置平衡，以免损坏离心机。

4. 禁止用手触摸比色皿光面，若溶液流出沾染光面，应以专用擦镜纸擦拭。

【思考题】

1. 测定药物的血药浓度对于临床用药有何指导意义？

2. 影响血药浓度测定结果的因素有哪些？

3. 血浆半衰期（$t_{1/2}$）的定义及意义是什么？

4. 药物一级消除动力学时量曲线的特点是什么？

二、家兔硫酸镁药代动力学性质的研究

【实验目的】

1. 了解硫酸镁（magnesium sulfate，$MgSO_4$）血药浓度测定的基本原理、技术和流程。

2. 掌握药代动力学重要参数的意义及测定方法。

3. 了解药代动力学研究在药物研究中的作用与意义。

【实验原理】 静脉注射 $MgSO_4$ 后，取血清加入 NaOH 溶液，Mg^{2+} 与 OH^- 作用生成 $Mg(OH)_2$ 胶体离子，该胶粒与达旦黄结合显橘红色，且在一定的浓度范围内，显色强度与 Mg^{2+} 含量呈线性关系。应用房室模型研究硫酸镁的药代动力学性质，房室模型是指将机体视为一个系统，系统内部按动力学特点分为若干个房室。房室是一个假设的空间，其划分与解剖学部位或生理学功能无关，只要体内某些部位药物的转运速率相同，均视为同一室。房室模型的提出是为了使复杂的生物系统简单化，从而能定量地分析药物在体内的动态过程。

【实验对象】 家兔，体重 2～2.5kg，雌雄不拘。

【实验药品与器材】 25% $MgSO_4$ 注射液，9.6μg/mL Mg^{2+} 标准溶液，0.1% 聚乙二醇（polyethylene glycol，PEG），0.5% 达旦黄，7.5% NaOH，蒸馏水；紫外分光光度计，离心机，5mL 注射器，手术刀片，动脉夹，10mL 试管，10mL 离心管，0.2mL 和 1mL 量程的微量移液器（配吸头），移液管，吸耳球，婴儿磅秤。

【实验方法与步骤】

1. 绘制标准曲线 取试管 6 支，标号 0～5，依次加入 9.6μg/mL Mg^{2+} 标准溶液 0mL、0.125mL、0.25mL、0.5mL、0.75mL、1mL，各加蒸馏水至 3mL。每管另加 0.1% PEG 0.5mL 和 0.02% 达旦黄 0.5mL（现用现配，0.5% 达旦黄母液 0.4mL，加蒸馏水至 10mL），振摇均匀，再加入 7.5% NaOH 0.1mL 振摇均匀，使用分光光度计在 540nm 波长下测定各管溶液的吸光度（A_1），按线性回归方法求得直线方程为 $A_1=a+bC$。

2. 给药前采血 将家兔固定于兔盒内，拔去耳郭外缘毛发，使用手术刀片在一侧耳缘静脉的 1/2～2/3 处切开，采集给药前的空白血样 1～2mL 于普通试管中。

3. 给药 经另一侧耳缘静脉注射 25% $MgSO_4$ 180mg/kg（0.72mL/kg），记录给药时间。

4. 给药后采血 分别于给药后第 0.17h、0.33h、0.5h、1h、2h、3h、4h、5h 经给药前采血侧的耳缘静脉采血 1～2mL 于普通试管中。

5. 血药浓度测定 将血液样本在室温静置 30min，然后以 3000r/min 的转速离心 10min 分离血清，取 0.1mL 置于有塞离心管中，加蒸馏水至 3.0mL。加入 0.1% PEG 0.5mL 和 0.02% 达旦黄 0.5mL，振摇混匀，再加入 7.5% NaOH 1.0mL，振摇均匀，此时溶液呈现橘红色。以处理后的空白血样作为参比，在 540nm 处测定吸收度（A_2）。

6. 结果计算 测得血清样品的吸光度（A_2），根据标准曲线按下列公式计算给药后不同时间所对应的血药浓度（C_{sample}）：

$$C_{sample} = (A_2 - a) / b$$

7. 作图 以 t 为横坐标，C 为纵坐标进行线性拟合。

8. 计算 使用 DAS 软件进行参数计算，得出药代动力学参数 α（分布相混合一级速率常数）、β（消除相混合一级速率常数）、A（药物浓度-时间曲线的初始阶段的截距）、B（药物浓度-时间曲线的后期阶段的截距）、K_{21}（药物从外周房室返回中央房室的一级速率常数）、K_{12}（药物从中央房室转移到外周房室的一级速率常数）、K_{10}（药物从中央房室清除的一级速率常数）和 V_0（药物在体内的初始分布容积）值。

【实验项目】 将实验结果填入表 4-87 和表 4-88，并根据结果进行分析。

表 4-87　Mg^{2+} 标准曲线各浓度对应吸光度

试管号	0	1	2	3	4	5
C（μg/mL）	0	1.2	2.4	4.8	7.2	9.6
A_1						

表 4-88　静脉注射 $MgSO_4$ 后各时间点的药物浓度

t（h）	0.17	0.33	0.5	1	2	3	4	5
A_2								
C_{sample}（μg/mL）								

【注意事项】

1. 家兔耳缘静脉注射时，注意穿刺应朝向心端方向。

2. 在给药后采血时，严格按照预定时间节点进行，确保时间记录准确，以获得可靠的药代动力学数据。

3. 使用校准过的微量移液器，以确保加样的精确度，并注意加样顺序。

4. 每次加样后更换吸头，避免交叉污染。

5. 在使用 DAS 软件进行数据处理时，确保输入数据的准确性。

【思考题】

1. 什么是药代动力学二房室模型？

2. 为什么要选用房室模型进行药代动力学特征的判断？

（东南大学　韩　冰）

三、磺胺在小鼠体内的组织分布

【实验目的】 观察不同磺胺类药物在小鼠体内的组织分布特点，分析药物药理作用的差别。

【实验原理】 不同结构的磺胺类药物血浆蛋白结合率不同，组织分布和血-脑屏障的穿透力也不同。磺胺类药物分子结构中苯环 4 位上有游离氨基，可在酸性环境与亚硝酸钠反应生成重氮盐，此重氮化合物在碱性环境与麝香草酚反应，进一步生成橘红色的偶氮化合物，颜色深浅与磺胺类药物浓度成正比，通过比色可测定体液和组织的磺胺类药物含量。

【实验对象】 小鼠，体重 18～22g，雌雄不拘。

【实验药品与器材】 0.5% 麝香草酚（20% 氢氧化钠配制），6mol/L 盐酸，0.5% 亚硝酸钠，5% 三氯乙酸，9.8% 磺胺嘧啶（sulfadiazine，SD）混悬液，10% 磺胺噻唑（sulfathiazole）混悬液，生理盐水，异氟烷，蒸馏水；小动物麻醉机，电子秤，手术剪，眼科镊，棉球，量筒，漏斗，滤纸，试管架，试管，匀浆器，722 型分光光度计。

【实验方法与步骤】

1. 实验分组 取小鼠 3 只，编号、称重。1 号鼠灌胃给予生理盐水 0.3mL/10g，2 号鼠灌胃给予 10% 磺胺噻唑混悬液 0.3mL/10g（3g/kg），3 号鼠灌胃给予 9.8% 磺胺嘧啶混悬液 0.3mL/10g（3g/kg）。

2. 取材 90min 后，异氟烷深度麻醉后心脏取血 0.25mL，加入预先加入 5% 三氯乙酸 9.75mL 的试管中，混匀备用；小鼠心脏灌流后，取出肝脏和脑组织备用。

3. 组织匀浆液制备 称取肝脏及脑组织各 0.4g，分别在盛有 5% 三氯乙酸 1～2mL 的匀浆器中充分研磨，将匀浆液转移入量筒，并用 5% 三氯乙酸多次冲洗匀浆器，洗液也倒入量筒，最终容量达 16mL。

4. 磺胺类药物游离浓度的测定 将血液、组织悬液放置 10min 后过滤，各取 4.5mL 滤液于试管中，加入 0.5% 亚硝酸钠 0.5mL 摇匀，2min 后加入 20% 氢氧化钠配制的 0.5% 麝香草酚 1.0mL，摇匀，波长 485nm 下比色，测定磺胺类药物的游离浓度。

5. 磺胺类药物总浓度的测定 各取上述滤液 4.5mL，加入 6mol/L 盐酸 2 滴，沸水浴 30min，冷却后蒸馏水补足至 4.5mL，同上进行浓度测定。

6. 磺胺类药物标准曲线的制作及回归方程的计算 以 SD 为例，磺胺噻唑操作过程相同。

（1）依次加入表 4-89 中所列试剂。

表 4-89 磺胺类药物标准曲线测定管试剂组成和加样顺序表 （单位：mL）

药品	试管号				
	1	2	3	4	5
磺胺类药物	0	0.1	0.2	0.4	0.8
蒸馏水	4.5	4.4	4.3	4.1	3.7
5% 三氯乙酸	0.50	0.50	0.50	0.50	0.50
0.5% 亚硝酸钠	0.50	0.50	0.50	0.50	0.50
0.5% 麝香草酚	1.0	1.0	1.0	1.0	1.0

注：加入磺胺类药物和蒸馏水后需混匀后再加入亚硝酸钠和麝香草酚。

（2）测定各试管溶液的光密度（*Y*）：在 480nm 波长下，测定各试管溶液的光密度，并记录在表 4-90 中。

表 4-90 光密度测定结果记录表

	1 号管	2 号管	3 号管	4 号管	5 号管
X-SD 含量（mg）	0	10	20	40	80
Y 光密度					
X-磺胺噻唑含量（mg）	0	10	20	40	80
Y 光密度					

（3）以光密度为 *Y*，SD 含量为 *X*，用直线回归方程计算：

$$Y = A + BX$$

$$B = (n\sum x \cdot y - \sum x \cdot \sum y) / [n\sum x^2 - (\sum x)^2]$$

$$A = (\sum y - B\sum x) / n$$

【实验项目】 通过比色结果和标准曲线的比对，分别计算血液、肝脏和脑组织中磺胺类药物的游离浓度和总浓度，将所测两种磺胺类药物在不同组织中的浓度填至表 4-91 中，并分析实验结果。

表 4-91 小鼠口服磺胺类药物后不同组织药物浓度的比较

组织	磺胺嘧啶		磺胺噻唑	
	游离浓度	总浓度	游离浓度	总浓度
1 号鼠				
血液				
肝脏				
脑				
2 号鼠				
血液				
肝脏				
脑				

续表

组织	磺胺嘧啶		磺胺噻唑	
	游离浓度	总浓度	游离浓度	总浓度
3 号鼠				
血液				
肝脏				
脑				

【注意事项】

1. 取血时，采用抗凝剂的注射器和 EP 管，以免血液凝固。

2. 操作时一定要注意药品及试剂用量的准确性，否则将影响实验结果。

【思考题】 不同磺胺类药物的组织分布有何不同？有何临床意义？

（浙江大学　汤慧芳）

四、家兔肝功能障碍对磺胺嘧啶药代动力学的影响

【实验目的】

1. 了解磺胺嘧啶血药浓度测定的基本方法。

2. 观察肝功能障碍对磺胺嘧啶药物代谢动力学的影响，理解影响药物体内过程的因素。

【实验原理】 磺胺嘧啶（sulfadiazine，SD）是一种广谱抑菌药，在体内经肝脏乙酰化代谢后，以原形药物及乙酰化代谢产物形式通过肾小球滤过排泄，并部分经肾小管重吸收。肝功能障碍时药物在肝脏的代谢速度减慢，导致半衰期相应延长。本实验通过比较磺胺嘧啶在正常与肝功能障碍家兔体内的药代动力学参数，定量研究肝功能对药物消除的影响。

磺胺类药物属于对氨基苯磺酰胺类化合物，在酸性溶液中可与亚硝酸钠发生重氮化反应生成重氮盐。在碱性溶液中，重氮盐与酚类化合物（如麝香草酚）发生偶氮反应，形成橙红色的偶氮化合物，测定该化合物的浓度即可推算磺胺类药物的浓度。磺胺类药物的成色反应如图 4-63 所示。

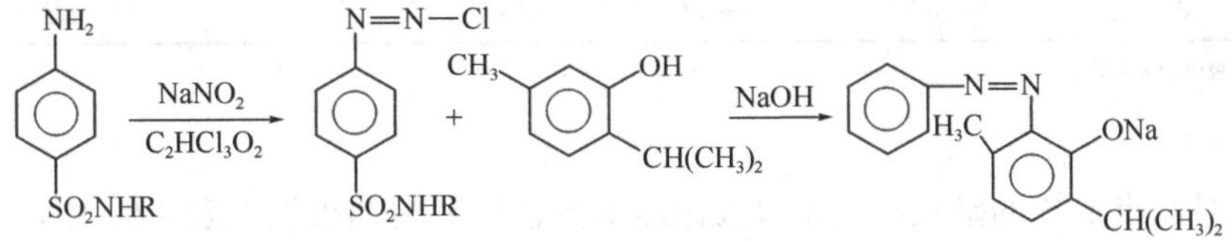

图 4-63　磺胺类药物的成色反应

【实验对象】 家兔，体重 2～2.5kg，雌雄不拘。

【实验药品与器材】 5% 磺胺嘧啶，0.1% 磺胺嘧啶标准液，7.5% 三氯乙酸，0.5% 亚硝酸钠，0.5% 麝香草酚（用 20% NaOH 配制），0.3% 肝素（用生理盐水配制），50% 四氯化碳（用大豆油稀释），生理盐水，蒸馏水；塑料试管，0.1mL 和 1mL 量程的移液器，吸头若干，试管架，标记笔，离心机，分光光度计，手术刀片，动脉夹，棉球，10mL 注射器，婴儿磅秤等。

【实验方法与步骤】

1. 家兔肝损伤模型制备　取家兔 2 只，一只以 400mg/kg 的剂量，皮下注射 50% 四氯化碳 0.8mL/kg，另一只在相同部位注射等量生理盐水作为正常对照，两只动物正常饲养 24h 后均按以下操作进行实验。

2. 标记试管　①取塑料试管 9 支，分别标记为空白对照管，给药后 2min、4min、8min、15min、30min、45min、60min、90min 管，每支试管均加入肝素 50μL（不需烘干），供采血用。②取塑料试管 10 支，分别标记为空白对照管，血样标准管，给药后 2min、4min、8min、15min、

30min、45min、60min、90min 管，分别加入 7.5% 三氯乙酸 2.7mL。③取塑料试管 10 支，分别标记为空白对照管，标准管，给药后 2min、4min、8min、15min、30min、45min、60min、90min 管。

3. 动物实验

（1）给药前采血：将家兔固定于兔盒内，拔去耳郭外缘毛发，使用手术刀片在耳缘静脉的 1/2～2/3 处切开，采集给药前的空白血样于肝素化试管中，摇匀后吸取 0.2mL 分别置于加有三氯乙酸的空白对照管和标准管内。

（2）给药：经另一侧耳缘静脉注射 5% 磺胺嘧啶 150mg/kg（3mL/kg），记录给药时间。

（3）给药后采血：分别于给药后第 2min、4min、8min、15min、30min、45min、60min、90min 在给药前采血侧的耳缘静脉取血约 0.5mL（10 滴左右）于肝素化试管中，摇匀后各吸取 0.2mL 于预先标记好的加有三氯乙酸的试管中。

（4）标准管中加入 0.1% 磺胺嘧啶标准液 0.1mL，其余各管加入蒸馏水 0.1mL，摇匀。

（5）显色反应：血样以 1500r/min 离心 5min，分别取离心后的上清液 1.5mL，加 0.5% 亚硝酸钠 0.5mL，摇匀，再加入 0.5% 麝香草酚 lmL，可见橙红色反应。用分光光度计于 525nm 波长处测定其光密度。操作步骤见表 4-92。

表 4-92 血样的加液量及顺序

试管	三氯乙酸	血样	蒸馏水	0.1%SD		亚硝酸钠	麝香草酚
空白对照管	2.7mL	0.2mL	0.1mL	—	摇匀和离心后，取上清 1.5mL	0.5mL	1mL
2min	2.7mL	0.2mL	0.1mL	—		0.5mL	1mL
4min	2.7mL	0.2mL	0.1mL	—		0.5mL	1mL
8min	2.7mL	0.2mL	0.1mL	—		0.5mL	1mL
15min	2.7mL	0.2mL	0.1mL	—		0.5mL	1mL
30min	2.7mL	0.2mL	0.1mL	—		0.5mL	1mL
45min	2.7mL	0.2mL	0.1mL	—		0.5mL	1mL
60min	2.7mL	0.2mL	0.1mL	—		0.5mL	1mL
90min	2.7mL	0.2mL	0.1mL	—		0.5mL	1mL
血样标准管	2.7mL	0.2mL	—	0.1mL		0.5mL	1mL

注：SD，磺胺嘧啶标准液。

【实验项目】

1. 计算各时间点血样的磺胺嘧啶浓度及浓度对数值，并将结果填入表 4-93 中。

样品浓度 = [样品管光密度（OD）/标准管光密度（OD）]× 标准管浓度（μg/mL）

表 4-93 不同时间点磺胺嘧啶的血药浓度

时间点	对照	2min	4min	8min	15min	30min	45min	60min	90min
OD 值									
浓度									

2. 使用 DAS 软件，进行非线性拟合，计算药代动力学有关参数，并将结果填入表 4-94 中。

表 4-94 健康家兔和肝损伤家兔的药代动力学参数

组别	给药途径	药代动力学参数				
		AUC	$t_{1/2}$	V_d	C_{max}	T_{max}
健康家兔						
肝损伤家兔						

注：AUC，药时曲线下面积，$t_{1/2}$，半衰期，V_d，表观分布容积，C_{max}，峰浓度，T_{max}，达峰时间。

【注意事项】

1. 取血前，应尽量除去兔耳周围的毛，以免引起凝血，影响采血。

2. 将血样加到肝素试管后应立即轻轻振摇，防止凝血。

3. 离心时应将试管平衡后对称置入，以免损坏离心机。

【思考题】 基于实验结果讨论磺胺嘧啶药代动力学参数的生理意义，以及在肝功能障碍时如何制订临床用药方案。

五、pH 对药物吸收的影响

【实验目的】 观察不同酸碱度（pH）对对氨基水杨酸（para-aminosalicylic acid，PAS）吸收的影响。

【实验原理】 胃肠液 pH 影响弱酸性或弱碱性药物的解离度，从而影响这些药物的跨膜转运。酸性药物在酸性环境中的解离度低：对于弱酸性药物，如 PAS，在酸性环境（如胃液中 pH 为 1～3），药物主要以非解离形式存在。非解离形式的药物更容易通过胃肠道上皮细胞的脂质双层膜，从而被吸收。酸性药物在碱性环境中的解离度高：当弱酸性药物进入碱性环境（如小肠中 pH 为 6～7.5），药物主要以解离形式存在。解离形式的药物不易通过脂质双层膜，吸收效率降低。

【实验对象】 小鼠，体重 18～22g，雌雄不拘。

【实验药品与器材】 10% 三氯化铁（三氯乙酸配制），三种不同 pH 的 0.5% PAS（20% PAS 分别用 0.03mol/L 盐酸、0.5mol/L 碳酸氢钠和生理盐水稀释而成），0.05% PAS 标准液，生理盐水，肝素溶液（300U/mL），2% 丙泊酚，蒸馏水；0.1mL 注射器，小鼠灌胃器，离心管，试管，钟罩，手术剪，弯头镊，5mL 刻度吸管，漏斗，分光光度计，电子秤。

【实验方法与步骤】 取小鼠 4 只，编号、称重，灌胃给药，1 号鼠给予 0.5mol/L 碳酸氢钠、2 号鼠给予 0.03mol/L 盐酸、3 号鼠给予生理盐水 0.2mL/10g，10min 后，3 只小鼠分别灌胃给予三种不同 pH 的 0.5% PAS；4 号鼠仅给予生理盐水 0.3mL/10g 灌胃。

【实验项目】

1. PAS 给药 20min 后，按照 100mg/kg 的剂量，腹腔注射 2% 丙泊酚麻醉小鼠，剪开小鼠皮肤，打开胸腔，暴露心脏，直接用注射器从心脏抽取血液，将约 1mL 的血液转移至盛有 0.1mL 肝素的离心管中，振摇混匀。

2. 取试管 6 支，其中，1～3 号作为测试管、4 号管作为溶剂对照管、5 号管为标准管、6 号管为空白管。按表 4-95 顺序进行操作，每步均应充分混匀。

表 4-95 操作顺序

试管号	1	2	3	4	5	6
血液（全血）	0.4mL	0.4mL	0.4mL	0.4mL	—	—
10% 三氯化铁	5.0mL	5.0mL	5.0mL	5.0mL	5.0mL	5.0mL
0.05%PAS	—	—	—	—	0.4mL	—
蒸馏水	—	—	—	—	—	0.4mL

3. 过滤 1～4 管混合液，将 4 管滤液和第 5、6 管液体在分光光度计上比色，波长 510nm，蒸馏水调零，测定各管光密度。按照下列公式计算各小鼠血药浓度：标准管 5 号管 PAS 绝对光密度 $D_5 = d_5 - d_6$，测定管 1～3 号管 PAS 绝对光密度分别为 $D_{n(1\sim3)} = d_{n(1\sim3)} - d_4$，测定管 PAS 浓度 $C_{n(1\sim3)} = (D_{n(1\sim3)} / D_5) \times 0.5\text{mg/mL}$。

4. 比较 1～3 号小鼠血药浓度，分析结果。

【注意事项】

1. 小鼠灌胃操作要规范，确保药物充分入胃。

2. 收集血液时，应不断轻轻振摇离心管，以防血液凝固。

【思考题】 体液 pH 对药物跨膜转运的影响有何规律？

六、给药途径对药物作用的影响

【实验目的】 观察不同给药途径对药物作用的影响。

【实验原理】 硫酸镁通过阻断钙离子进入细胞内，导致平滑肌松弛。异戊巴比妥增加 GABA 与 GABAA 受体的结合，从而增加氯离子的内流，导致神经元膜超极化，抑制神经元的兴奋性。不同途径给药时，药物吸收速度和吸收量不同，药物效应也因而呈现差异，主要包括“量差异”（同一药理效应，但作用强度不同）和“质差异”（药理效应不同）。

【实验对象】 小鼠，体重 18～22g，雌雄不拘。

【实验药品与器材】 10%硫酸镁（magnesium sulfate），2.5%氯化钙（calcium chloride），0.35%异戊巴比妥（amobarbital）；1mL 注射器，小鼠灌胃针头，6 号针头，电子秤。

【实验方法与步骤】

1. 不同给药途径对硫酸镁作用的影响 取体重相近的小鼠 2 只，称重并编号。按照 2.5g/kg 的剂量，1 号小鼠腹腔注射 10% 硫酸镁 0.5mL，2 号小鼠灌胃给予 10% 硫酸镁 0.5mL。给药后通过观察发现肌肉松弛、呼吸抑制，立即按照 0.25g/kg 的剂量腹腔注射 2.5% 氯化钙 0.2mL。

2. 不同给药途径对异戊巴比妥作用的影响 取体重相近的小鼠 3 只，称重并编号，观察小鼠正常的翻正反射。按照 52.5mg/kg 的剂量，1 号小鼠灌胃给予 0.35% 异戊巴比妥 0.15mL/10g，2 号小鼠皮下注射 0.35% 异戊巴比妥 0.15mL/10g，3 号小鼠腹腔注射 0.35% 异戊巴比妥 0.15mL/10g。

【实验项目】 观察并比较不同给药途径给予硫酸镁和异戊巴比妥时动物的反应，将观察结果分别填入表 4-96 和表 4-97 中，并进行结果分析。

表 4-96 不同给药途径对硫酸镁作用的影响

动物编号	体重（g）	给药剂量	给药途径	给药前		给药后		作用维持时间
				肌张力	呼吸频率和幅度	肌张力	呼吸频率和幅度	
1 号								
2 号								

表 4-97 不同给药途径对异戊巴比妥作用的影响

动物编号	体重（g）	给药剂量	给药途径	翻正反射消失时间	翻正反射恢复时间	作用维持时间
1 号						
2 号						
3 号						

【注意事项】

1. 灌胃给药时，勿将药物灌入气管，以免造成动物窒息死亡。
2. 腹腔注射时，应掌握好进针角度（一般为 45°），避免伤及内脏器官。

【思考题】

1. 同一药物以相同剂量经不同给药途径给药，为什么会出现不同的效应？
2. 硫酸镁有哪些药理作用及临床应用？其过量中毒如何解救？

七、肝脏功能损害对药物作用的影响

【实验目的】 了解肝脏在药物代谢中的作用；观察肝损伤对药物作用的影响。

【实验原理】 肝脏是药物代谢的主要器官，肝功能不全时以肝代谢为主的药物血药浓度增高，药效增强，作用时间延长且易发生蓄积中毒。四氯化碳对肝细胞具有强烈的毒性作用，常用以构建中毒性肝损伤动物模型。当四氯化碳进入机体后经肝脏细胞色素 P450 激活，生成三氯甲基自由基（$CCl_3\cdot$），攻击内质网膜上的磷脂分子，引起膜脂质过氧化，从而破坏膜的结构与功能。此外，$CCl_3\cdot$ 可抑制细胞膜上钙泵的活性，使 Ca^{2+} 内流增加，加重细胞损伤。本实验采用四氯化碳制作急性肝损伤模型，观察肝功能损害对异戊巴比妥作用的影响。

【实验对象】 小鼠，体重 18～22g，雌雄不拘。

【实验药品与器材】 50% 四氯化碳，0.175% 异戊巴比妥，10% 福尔马林，生理盐水；电子秤，1mL 注射器，组织剪。

【实验方法与步骤】 取健康小鼠 4 只，称重后，随机分为实验组和对照组，编号并称重。实验组（1、2 号）小鼠以 50% 四氯化碳 0.1mL/10g 灌胃，对照组（3、4 号）小鼠以生理盐水 0.1mL/10g 灌胃。24h 后各小鼠均腹腔注射 0.175% 异戊巴比妥 0.15mL/10g，观察各动物反应，记录各小鼠翻正反射消失时间和恢复时间，并计算入睡时间和睡眠持续时间。上述实验结束后处死并解剖小鼠，比较肝脏外观差异，取同叶肝组织置于 10% 福尔马林固定，制作组织切片，观察肝脏病理变化。

【实验项目】 将实验结果填入表 4-98，并对结果进行分析。

表 4-98 肝功能损害对异戊巴比妥作用的影响

动物编号	入睡时间（min）	睡眠时间（min）	肝脏外观	肝脏病理学表现
1 号				
2 号				
3 号				
4 号				

【注意事项】

1. 处理四氯化碳等有毒药品时，应佩戴适当的防护装备（如手套、口罩），并在通风良好的环境中操作，避免吸入或皮肤接触。

2. 灌胃时应规范操作，避免损伤口腔和食管，并注意不要灌入气管内。

3. 腹腔注射给药时应避免损伤腹腔脏器及大血管。

4. 肝组织质地柔软，取材时应小心轻柔，避免人为损伤，确保组织切片质量。

【思考题】

1. 为什么肝损伤小鼠注射异戊巴比妥后作用维持时间延长？

2. 肝功能不全患者临床用药时应注意什么？

八、肾功能损伤对药物作用的影响

【实验目的】 观察肾功能损伤对药物作用的影响。

【实验原理】 肾脏是药物排泄的主要器官。在肾功能不全的情况下，药物排泄速度减慢，可能导致药物在体内蓄积并引发中毒。顺铂（cisplatin）具有肾毒性，可造成肾功能障碍，从而降低肾脏排泄功能。卡那霉素（kanamycin）属于氨基糖苷类抗生素，具有神经肌肉接头阻滞作用。本实验采用顺铂建立肾功能不全动物模型，观察肾功能损伤对异戊巴比妥和卡那霉素作用的影响。

【实验对象】 小鼠，体重 18～22g，雌雄不拘。

【实验药品与器材】 顺铂（1mg/mL），0.175% 异戊巴比妥，2.4% 卡那霉素，生理盐水；电子秤，1mL 注射器，5 号注射针头，弯头镊。

【实验方法与步骤】 取健康小鼠 4 只，称重后，随机分为实验组和对照组，编号并称重。实验组（1、2 号鼠）腹腔注射顺铂 30mg/kg，对照组（3、4 号鼠）腹腔注射生理盐水 0.2mL/10g。

72h 后，1、3 号小鼠分别以 26.25mg/kg 的剂量腹腔注射 0.175% 异戊巴比妥 0.15mL/10g，观察动物反应，记录小鼠翻正反射消失时间及恢复时间。由给药时间到翻正反射消失时间算出药物的潜伏时间，从翻正反射消失时间到恢复时间算出药物在体内的持续时间；2、4 号小鼠分别腹腔注射 2.4% 卡那霉素 0.15mL/10g，观察给药前后小鼠四肢运动是否丧失或减弱、肌张力是否下降及呼吸频率等变化。

【实验项目】 将实验结果填入表 4-99 和表 4-100 中，并对结果进行分析。

表 4-99 肾功能损伤对异戊巴比妥作用的影响

鼠号	翻正反射消失时间（min）	翻正反射恢复时间（min）
1		
3		

表 4-100 肾功能损伤对卡那霉素作用的影响

鼠号	给药前		给药后	
	肌张力	呼吸	肌张力	呼吸
2				
4				

【注意事项】

1. 顺铂操作时要小心，避免药物泄漏和误操作。
2. 腹腔注射时应操作熟练，确保药物准确进入腹腔而不是其他组织。
3. 及时准确地记录给药时间、翻正反射消失时间及恢复时间。

【思考题】 肾功能状态对药物作用有何影响？监测肾功能对临床用药有什么指导意义？

（东南大学 韩 冰）

九、药物量效曲线的测定

【实验目的】

1. 学习麻醉大鼠有创血压的测定方法。
2. 学习药物量效曲线的绘制方法。

【实验原理】 量效曲线（dose-response curve）是药物、毒物或其他生物活性物质在生物体内引起效应与其剂量（浓度）之间关系的图形表示。量效曲线通常用于研究药物的效能、剂量范围及其所引起的生物响应的特征。去甲肾上腺素（norepinephrine，NE）是一种重要的内源性儿茶酚胺，主要通过激动 α_1 肾上腺素受体来引起血压的升高，还作用于心脏中的 β_1 肾上腺素受体，增强心率（心率增快）和心肌收缩力（心肌收缩功能增强），从而增加心输出量（CO）。通过去甲肾上腺素的剂量递增给药，观察血压的变化，从而绘制去甲肾上腺素的剂量和血压之间的剂量-效应曲线。

【实验对象】 大鼠，体重 250～300g，雄性。

【实验药品与器材】 去甲肾上腺素（4μg/mL、8μg/mL、20μg/mL、40μg/mL、80μg/mL、200μg/mL、400μg/mL、800μg/mL），异氟烷，500U/mL 肝素，生理盐水；大鼠手术台，固定胶带，1mL、2mL、5mL、10mL 和 20mL 注射器，针头，烧杯，哺乳动物手术器械一套，电子秤，棉球，纱布，手术用丝线，小动物麻醉机，大鼠麻醉面罩，麻醉诱导盒，生物信号采集与分析系统，压力传感器，动脉夹，动脉插管，玻璃分针，静脉插管，三通管等。

【实验方法与步骤】

1. 手术器械与计算机软硬件准备 打开生物信号采集与分析系统及电脑开关，进入生物信号采集与分析系统软件界面，在菜单内找到血压实验。将压力传感器一端连接到生物信号采集与分析系统上，另一端连接三通管和动脉插管，用20mL注射器由三通处向动脉插管和压力传感器内注入空气制压，同时观察屏幕上显示的压力数据，检查压力传感器是否正常工作，然后再注入肝素生理盐水，排尽传感器与插管内的气泡，关闭三通备用。

2. 大鼠麻醉及固定 取大鼠一只，称重后放入麻醉诱导盒中，采用吸4%～5%异氟烷诱导麻醉，空气流速1L/min。将麻醉大鼠仰卧位固定于手术台上，以面罩吸入1%～2%异氟烷维持麻醉。

3. 血管插管 ①颈总动脉插管：切开大鼠颈部正中皮肤，分离一侧颈总动脉，穿线两根，一根结扎远心端，另一根备用。在动脉近心端处夹上动脉夹，用眼科剪在动脉上剪开一小口，插入充满肝素生理盐水的动脉插管，丝线结扎固定后，移去动脉夹，打开三通，记录血压曲线。②股静脉插管：切开大鼠一侧腹股沟皮肤，分离股静脉，用静脉插管向近心端方向穿入股静脉内，推进注射器可注入少量生理盐水以确认穿刺成功。用胶带固定静脉插管，以保持输液通畅为宜，易于给药。

4. 给药 待大鼠血压稳定后记录给药前血压值（收缩压），从低浓度开始按剂量递增原则依次给予不同浓度去甲肾上腺素，观察大鼠血压的变化。每次给药量均为0.5mL/kg，在推完药液后迅速注入0.5mL生理盐水使管道内残余的药液进入循环，且下一剂量给药必须是在前一剂量药效完全消失后方可进行。

【实验项目】 将给药前后血压值分别填入表4-101中，绘制量效曲线，并标记阈浓度、效能、半数有效浓度（ED_{50}）等指标的对应位点。

表 4-101 不同剂量去甲肾上腺素对麻醉大鼠血压的影响

去甲肾上腺素（μg/kg）	血压（mmHg）		
	给药前	给药后	血压差
2			
4			
10			
20			
40			
100			
200			
400			

【注意事项】

1. 麻醉面罩应密封固定，防止麻醉气体外溢。

2. 实验过程中保持颈总动脉与气管处于平行位置，以免插管前端刺破动脉或影响血压的记录。

3. 保持压力传感器和动脉导管系统的密闭性，系统内不要有气泡。

【思考题】

1. 如何绘制药物的量效曲线？

2. 量效曲线有何药理学意义？

（浙江大学　汤慧芳）

十、pD_2和pA_2的测定

（一）蟾蜍腹直肌N_M胆碱受体激动药pD_2和拮抗药pA_2测定

【实验目的】 学习离体肌条的制备和体外试验方法；学习N_M受体激动药pD_2和拮抗剂pA_2的测定。

【实验原理】 蟾蜍腹直肌富含N_M胆碱受体，胆碱能神经递质乙酰胆碱可激动N_M受体使腹直肌收缩。N_M胆碱受体阻断药亦称骨骼肌松弛药，可与骨骼肌神经肌肉接头处运动终板膜（突触后膜）上的N_M受体结合，阻断神经肌肉接头处神经冲动的正常传递，导致骨骼肌松弛。

药物与其特异性受体结合的能力称为亲和力，常用亲和力指数来表示。pD_2值是引起最大效

应的一半时所需药物浓度的负对数值，其值越大，说明药物与其特异性受体的亲和力越高，越容易形成药物-受体复合物而引发药理效应。在竞争性拮抗类型中，拮抗药对激动药拮抗作用的强弱通常用拮抗参数（pA_2）来表示，其数值越大，表示拮抗药的拮抗作用越强。如果 2 倍浓度的激动药所产生的效应恰好等于未加入拮抗药时激动药产生的效应，则所加入拮抗药摩尔浓度的负对数即为 pA_2。

【实验对象】 蟾蜍。

【实验药品与器材】 乙酰胆碱（ACh，10^{-4}～10^{-1}mol/L，用磷酸缓冲液配制，pH 5.5），10^{-2}mol/L 三碘季铵酚（flaxedil），任氏液；生物信号采集与分析系统，张力传感器，离体器官浴槽，恒温装置，通气装置，标本板，探针，蛙板，100μL 微量移液器，10mL 注射器，组织剪，眼科剪，眼科镊，玻璃平皿，烧杯，丝线。

【实验方法与步骤】

1. 离体器官浴槽和生物信号采集与分析系统的连接及调试 供气系统（95%O_2 + 5%CO_2 混合氧气），调节通气量以 3～4 个气泡/s 为宜；营养液，pH 为 7.3～7.4；张力传感器与生物信号采集与分析系统连接，调零并调节增益及显示速度。

2. 标本制备 左手握住蟾蜍，用示指压住其头部前端，右手持探针从枕骨大孔垂直刺入至脊椎管捣毁脊髓，此时蟾蜍的四肢松弛，再将探针向前刺入颅腔，捣毁脑组织后将蟾蜍仰卧位固定于蛙板上。用镊子提起耻骨联合处的皮肤，用组织剪沿腹中线剪开腹部皮肤，将皮肤和腹部肌肉游离，充分暴露腹直肌，观察肌纤维走向。自腹白线将左右两片腹直肌分离，选取一片腹直肌分别在其耻骨端及胸骨端以丝线结扎，制备长 1～2cm、宽 0.5cm 的腹直肌标本，保留结扎线用于固定。剪下腹直肌标本，放入盛有氧饱和任氏液的培养皿中备用。

3. 标本固定 将腹直肌标本一端固定于标本板小钩上，迅速移至含有任氏液的器官浴槽中，持续通入混合氧气；标本另一端固定于和生物信号采集与分析系统相连的肌张力传感器应变梁上，调节丝线松紧度，给标本施加 1g 前负荷，平衡 0.5h 左右，平衡期间（第 15min）更换一次任氏液并定容至 10mL。

4. 给药 按半对数摩尔浓度累积给药法，用微量移液器准确抽取药量，如表 4-102 所示依次向器官浴槽内加入 ACh。当达到最小有效浓度后，每加一次药，腹直肌标本出现一次收缩，待收缩反应达到最大时，立即加入下一剂量，直至加药后收缩反应不再增加则达最大效应，描记 ACh 的第一条张力变化曲线。用任氏液连续冲洗标本 2 次，然后每间隔 5min 更换一次任氏液，直至肌张力恢复到正常（曲线回到基线）。加入 10^{-2}mol/L 三碘季铵酚 70μL，即浴槽终浓度为 7×10^{-5}mol/L，10min 后按前述方法重复给予 ACh，制作 ACh 的第二条张力变化曲线。三碘季铵酚也可换为维库溴铵（6.27×10^{-9}mol/L，100μL）。

表 4-102 激动药半对数摩尔浓度累积给药法

ACh 浓度（mol/L）	给药量（μL）	浴槽内终浓度（以容积为 10mL 计算，mol/L）
10^{-4}（给药 3 次，直至浴槽内 ACh 终浓度为 1×10^{-6}mol/L）	10	1×10^{-7}
	20	3×10^{-7}
	70	1×10^{-6}
10^{-3}（给药 2 次，直至浴槽内 ACh 终浓度为 1×10^{-5}mol/L）	20	3×10^{-6}
	70	1×10^{-5}
10^{-2}（给药 2 次，直至浴槽内 ACh 终浓度为 1×10^{-4}mol/L）	20	3×10^{-5}
	70	1×10^{-4}
10^{-1}（给药 2 次，直至浴槽内 ACh 终浓度为 1×10^{-3}mol/L）	20	3×10^{-4}
	70	1×10^{-3}

【实验项目】

1. 量效曲线绘制及 pD_2 的测定 测量 ACh 每个给药剂量引起的收缩反应幅度，以最大反应幅度（效能）为 100%，按下列公式求出激动药各剂量的反应百分率。

$$激动药各剂量的反应百分率(\%)=\frac{各剂量收缩幅度}{最大收缩幅度}\times100\%$$

以 ACh 摩尔浓度的负对数作为横坐标，效应的反应百分率为纵坐标，绘制出量效曲线，从量效曲线上找到引起 50% 最大效应时横坐标上的对应值即为 pD_2 值（EC_{50} 的负对数值），如图 4-64 箭头所示。

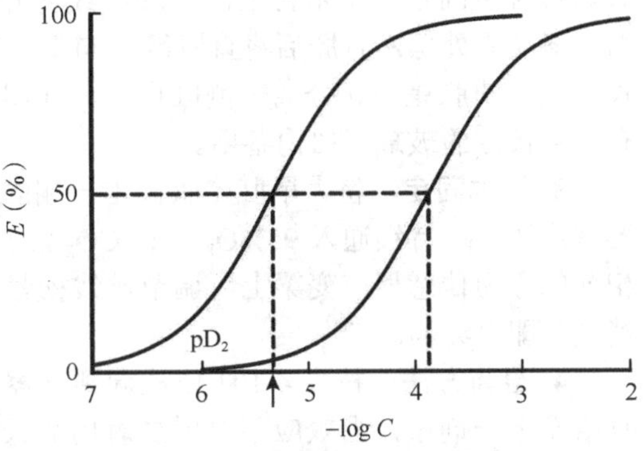

图 4-64 加入拮抗药前后 ACh 的量效曲线

2. 竞争性拮抗药 pA_2 的测定 当加入三碘季铵酚后，量效曲线平行右移，E_{max} 不变，但 ACh 的 pD_2 变小。根据给予拮抗药前后，激动药量效曲线位移和最大效应变化的情况，可判断所用拮抗药的性质。三碘季铵酚或维库溴铵均为 N_M 受体竞争性拮抗药，对受体竞争性拮抗作用的强弱可用其拮抗参数 pA_2 值的大小来判断。从量效曲线上分别求出加入拮抗药三碘季铵酚前后激动药 ACh 的 EC_{50}，然后代入下列公式计算 pA_2 值。

$$pA_2 = pAx + \log(x-1)$$

式中，pAx 为竞争性拮抗药三碘季铵酚摩尔浓度的负对数。

$$x = Ab/A$$

式中，A 为加入竞争性拮抗药三碘季铵酚前 ACh 的 EC_{50}；Ab 为加入竞争性拮抗药三碘季铵酚后 ACh 的 EC_{50}。

【注意事项】

1. 蟾蜍为变温动物，体外试验时所取标本无须保温。
2. 手术操作轻柔，勿用力牵拉标本，且标本不得在空气中暴露过久。
3. 任氏液须新鲜配制，如出现混浊则不能使用。
4. 腹直肌标本应竖直固定于浴槽内，不要贴附在标本板或浴槽壁上。
5. 更换任氏液时，使液体沿浴槽壁匀速注入，切勿直接冲击标本。
6. 加药时，微量移液器尖端应浸入浴槽液面以下，不要碰触丝线。

【思考题】

1. 试述胆碱受体的分型、各亚型的分布及效应。
2. 竞争性拮抗药与非竞争性拮抗药对激动药的量效曲线各有什么影响？
3. 测定受体激动药 pD_2 和拮抗药 pA_2 的意义是什么？

（二）大鼠肛尾肌 α_1 肾上腺素受体激动药 pD_2 和拮抗药 pA_2 的测定

【实验目的】 学习大鼠肛尾肌的体外试验方法；学习肾上腺素 α_1 受体激动药 pD_2 和拮抗药 pA_2 的测定。

【实验原理】 大鼠肛尾肌分布的肾上腺素受体主要是 α_1 受体，几乎无 α_2 受体和 β 受体，因此大鼠肛尾肌适用于研究 α_1 肾上腺素受体亚型的功能。苯肾上腺素是 α_1 肾上腺素受体激动药，可引起大鼠肛尾肌收缩。哌唑嗪（prazosin）为选择性 α_1 受体阻断药，拮抗苯肾上腺素的作用。

【实验对象】 大鼠，体重 200～300g，雌雄不拘。

【实验药品与器材】 2×10^{-2}mol/L 苯肾上腺素，2×10^{-5}mol/L 哌唑嗪，克氏液，乙醚；生物信号采集与分析系统，张力传感器，氧气瓶，离体器官浴槽，恒温装置，通气装置，标本板，大鼠手术台，注射器，组织剪，眼科剪，眼科镊，玻璃平皿，50mL 烧杯，6 号丝线，棉球。

【实验方法与步骤】

1. 离体器官浴槽与生物信号采集与分析系统的连接和调试 同实验（一），器官浴槽内加入克氏液预温至 37℃，并通以 $95\%O_2+5\%CO_2$ 混合氧气。

2. 标本制备 取大鼠一只，将大鼠头部伸入浸泡乙醚棉球的烧杯中，麻醉至瘫软后断头处死。大鼠仰卧位固定于手术台上，沿腹中线剪开皮肤、肌肉暴露下腹部。剪断耻骨联合找到直肠，在与结肠交界处剪断直肠后将直肠翻转向下，露出直肠末端（肛门处），在直肠与骶骨间可见一对细长肌肉，即肛尾肌。分离一侧肛尾肌，在肌条下穿两根丝线并于两端结扎，游离肛尾肌并置于盛有温克氏液的玻璃平皿内备用。

3. 标本固定 将大鼠肛尾肌标本一端固定于标本板小钩上，置于盛有 37℃预温克氏液的离体器官浴槽中，持续通入 $95\%O_2+5\%CO_2$ 混合氧气；标本另一端固定于与生物信号采集与分析系统相连的张力传感器应变梁上，调节丝线松紧度，给予 0.5g 前负荷，当收缩曲线平稳，肌肉自律性消失时即可给药。

4. 给药方法 按表 4-103 依次向离体器官浴槽内加入苯肾上腺素，当前一剂量达到最大效应时给予下一剂量，当效应不再增加时用克氏液连续冲洗标本 5 次。待肛尾肌张力恢复至给药前水平，向离体器官浴槽内加入 2×10^{-5}mol/L 哌唑嗪 0.1mL，10min 后再重复苯肾上腺素给药。

表 4-103 苯肾上腺素半对数摩尔浓度累积给药方法

苯肾上腺素浓度（mol/L）	给药量（μL）	浴槽内终浓度（以容积为 20mL 计算，mol/L）
2×10^{-5}（给药 3 次，直至浴槽内苯肾上腺素浓度为 1×10^{-7}mol/L）	10	1×10^{-8}
	20	3×10^{-8}
	70	1×10^{-7}
2×10^{-4}（给药 2 次，直至浴槽内苯肾上腺素浓度为 1×10^{-6}mol/L）	20	3×10^{-7}
	70	1×10^{-6}
2×10^{-3}（给药 2 次，直至浴槽内苯肾上腺素浓度为 1×10^{-5}mol/L）	20	3×10^{-6}
	70	1×10^{-5}
2×10^{-2}（给药 2 次，直至浴槽内苯肾上腺素浓度为 1×10^{-4}mol/L）	20	3×10^{-5}
	70	1×10^{-4}

【实验项目】 哌唑嗪给药前后两条量效曲线的绘制参见实验（一）。按实验（一）方法，在描绘的量效曲线的基础上，以直线回归法求出两条苯肾上腺量效曲线的 EC_{50} 值，第一条量效曲线的 EC_{50} 取负对数得到苯肾上腺的 pD_2，进一步按实验（一）方法计算出哌唑嗪的 pA_2 值。本实验所给拮抗剂哌唑嗪为 α_1 受体竞争性拮抗剂，可用其拮抗参数 pA_2 值的大小来判断其对受体竞争性拮抗作用的强弱。

【注意事项】

1. 制备标本时应仔细辨认，肛尾肌质感较强。
2. 标本不要过久暴露在空气中，必要时滴加少量克氏液防止标本干燥。
3. 结扎标本时不要用力过大，悬挂标本时不要过度牵拉，以防标本受损而影响生物活性。
4. 标本不要贴附在标本板或浴槽壁上；注意浴槽内温度和供气情况。

【思考题】

1. 试述肾上腺素受体的分型，以及各亚型的分布及效应。
2. 测定量效曲线的意义是什么？

（武汉大学 郭 喻）

十一、药物半数致死量的测定

【实验目的】 学习药物半数致死量（median lethal dose，LD_{50}）的测定及计算方法，理解LD_{50}的药理学意义。

【实验原理】 药理实验中，常采用半数有效量（median effective dose，ED_{50}）和LD_{50}来反映药物疗效和毒性的高低。当药物毒性较低测不出LD_{50}时，也可测定一日最大耐受量用以反映药物的毒性情况。LD_{50}的计算方法较多，如 Bliss 法、改进寇氏法和简化机率单位法等。本实验介绍较为常用的改良寇氏法，以利多卡因为例测定其LD_{50}。

【实验对象】 小鼠，体重 18～22g，雌雄各半。

【实验药品与器材】 2% 盐酸利多卡因（lidocaine）；电子秤，1mL 注射器，计时器，计算器。

【实验方法与步骤】

1. 预实验 取健康小鼠 12～18 只，雌雄各半。实验前禁食 12h，不禁水。随机分成 4～6 组（必要时可增加组数），每组 3 只，以利多卡因最小致死量 100mg/kg 为参考，分别腹腔注射不同剂量利多卡因，观察给药后 2h 内小鼠死亡情况，找出引起 100% 死亡率的药物剂量（d_k）及 0 死亡率的药物剂量（d_i）。

2. 正式实验

（1）各组剂量计算：各组剂量按等比级数排列。根据预实验得到的 d_k（LD_{100}）和 d_i（LD_0），按下列公式求出公比 r，即各组剂量间的比值（n 为组数），根据 r 值计算出各组剂量。

$$r = \sqrt[(n-1)]{d_k / d_i}$$

例如：本实验共分 5 组，设各组剂量分别为 d_1、d_2、d_3、d_4、d_5。d_1 为已知的最小剂量，d_2 为次小剂量，$d_2=d_1\times r$，$d_3=d_2\times r$，$d_4=d_3\times r$，d_5 为最大剂量，也为已知数，r 为各组剂量间的比值，这样便得出了 5 组剂量。

（2）分组：取小鼠 50 只，称重，标记，随机分为 5 组，每组 10 只。

（3）给药：腹腔注射不同剂量利多卡因，记录并计算 2h 内各组动物的死亡率（用小数表示）。可从大剂量组（d_l）开始给药，如果死亡率在 80% 以下，应再增加一组，其剂量为 $d_l\times r$；如果最小剂量组（d_1）死亡率大于 20%，也应再下设一组，其剂量为 d_1/r。

【实验项目】

1. 记录每组动物的死亡情况 统计每组小鼠的死亡只数并计算死亡率，将实验结果填入表 4-104 中。

表 4-104 动物给药剂量与死亡数统计表

组别	动物数（n）	剂量（mg/kg）	死亡数	死亡率
1	10			
2	10			
3	10			
4	10			
5	10			

2. 计算 LD_{50}

$$LD_{50} = \mathrm{Log}^{-1}[X_m - i(\sum P_i - 0.5)]$$

式中，X_m 为最大剂量的对数；i 为相邻两组对数剂量的差值（大剂量组减小剂量组）；P 为各剂量的死亡率（用小数表示）；$\sum P_i$ 代表所有剂量死亡率的总和。

LD_{50} 的标准误计算公式有以下两种方法：

$$SE = i\sqrt{\left(\sum P - \sum P^2\right)/(n-1)}$$（适用于各组动物数相等的情况）

$$SE = i\sqrt{\left(\sum P - P^2\right)/(n-1)}$$（适用于各组动物数不等的情况）

式中，$\sum P$ 为各组死亡率的总和；$\sum P^2$ 为各组动物死亡率平方和；n 为实验中动物的数量。

3. 计算可信区间 使用 iLD$_{50}$ 和计算出的标准误来估算可信区间，通常可以使用：

$$CI = i(LD_{50} \pm z \cdot SE)$$

式中，z 是特定置信度下的 z 值，如对于 95% 置信水平，$z \approx 1.96$；SE 是 LD$_{50}$ 的标准误。

4. 正式报告 包括实验日期，检品的批号、规格、生产厂家、理化性状、溶液浓度，实验时室温，小鼠的性别、体重，给药途径、剂量（给药的绝对量与给药体积）、给药时间，给药后小鼠中毒症状、死亡时间、死亡率和 LD$_{50}$ 的计算值等。

【注意事项】

1. 实验时注意不要把各组剂量混淆，药物注射剂量要准确。
2. 腹腔注射部位要准确，不能将药物注入血管或脏器内。
3. 判断小鼠死亡，以呼吸、心跳停止为依据。

【思考题】

1. 什么是 LD$_{50}$？试述测定 LD$_{50}$ 的临床意义。
2. 测定 LD$_{50}$ 时，为什么要对动物进行随机分组？

（浙江大学　汤慧芳）

十二、安慰剂的药理效应

【实验目的】

1. 学会用双盲法排除受试者、观察者对药物临床评价的影响。
2. 掌握药物临床评价的基本方法。
3. 了解心电图运动试验的方法和意义。

【实验原理】 安慰剂是指用没有药理活性的物质（如乳糖、淀粉等）制成的与试验药外观、气味相同的制剂，常作为临床对照试验中的阴性对照物。安慰剂虽不含任何具有药理活性的物质，但某些研究对象使用安慰剂后却产生可观察到的治疗效果，即安慰剂效应。安慰剂效应主要由心理因素引起，为排除其影响，常采用双盲法评价药物的临床疗效，即受试者和参加临床试验与评价的研究者均不知道，也不能识别受试者使用的是受试药还是安慰剂。

心电图运动试验是常用的心血管功能检查手段，通过一定运动量增加受试者的心脏负荷，观察心电图变化，以评估受试者心脏在负荷状态下的工作状况及是否存在心血管疾病如冠心病等。踏车试验是让受试者在装有功率计的踏车上做踏车运动，以速度和阻力调节负荷大小，负荷量分级依次递增，直到心率达到按年龄预计可达到的预期心率。运动前、运动后多次进行心电图记录，逐次分析作出判断。

踏车试验的意义：①为冠心病的诊断（尤其是早期诊断）提供依据；②评定冠状动脉病变的严重程度及预后；③评定心功能和体力活动能力；④发现运动诱发的潜在的心律失常，以及鉴定心律失常类型；⑤为制订运动处方提供定量依据；⑥评定治疗结果；⑦预测无症状者发生冠心病的危险性。

踏车试验禁忌证：①任何急性病，特别是心肌梗死；②心力衰竭；③严重肺部疾病；④电解质紊乱；⑤严重心律失常；⑥高危不稳定型心绞痛；⑦药物中毒；⑧中、重度高血压；⑨身体显著衰弱。

终止运动的标准：①达到极量运动心率：（220 − 年龄数）次/min；亚极量运动心率：（190 − 年龄数）次/min；康复及医疗体育运动心率：（170 − 年龄数）次/min。②出现典型心绞痛。③心电图出现阳性改变。④出现严重心律失常。⑤血压下降或骤升：较运动前收缩压下降 10mmHg，或运动中血压超过 210mmHg。⑥头晕、面色苍白、出冷汗、步态紊乱。⑦下肢无力，不能继续运动。

【实验对象】 健康人（自愿者）。

【实验药品与器材】 阿托品胶囊（0.6mg/粒），安慰剂胶囊；心电图机，踏车功量机，心电图尺，分规，测视力近点卡片，血压计，听诊器。

【实验方法与步骤】

1. 根据人数情况，将参与者随机分为3～4组，每组最少2人，并选出其中1名受试者，其余为观测者。受试者随机编号并服用某种胶囊，在表4-105上记录人员信息和服药时间。

2. 分别于给药前和给药后45min、90min测定静息状态（受试者静坐5～10min后测定）和运动终止（达到目标心率即85%～90%的最大心率，相当于195 – 年龄）后即刻的各项指标。

【实验项目】

1. 观测指标　①脉搏率：计数腕部脉搏30s，按每分钟脉搏记录（次/min）。②血压：以mmHg表示。③视力近点：托起卡片（受试者可见清晰的字母符号），慢慢地移向受试者，当卡片上的字母变模糊并超出焦点时作为终点，测量该点至眼球的距离，以mm表示，反映眼睛适应近视能力的大小。④心电图：记录Ⅱ导联心电图，用分规和心电图尺测量Ⅱ导联心电图的P—R间期、QRS波、Q—T间期、S—T间期及T波高度。

2. 心电图阳性判断标准　心电图ST段水平型或下垂型下移1mm，间期0.06s以上；或ST段上斜型下移2mm，间期0.08s以上，也可参考Brody效应，即利用运动前和运动中R波幅度的变化ΔR＞0或ΔRST＞0作为阳性标志。

将上述观察结果填入表4-105，根据试验结果进行分析。

表4-105　阿托品对人体的药理效应观察表

受试者　姓名：__________　性别：________　年龄：______　体重：________

试验制剂编号：__________

观测者　姓名：__________

试验日期：__________

观测指标	给药前		给药后			
			45min		90min	
	静息	运动	静息	运动	静息	运动
脉搏（次/min）						
血压（mmHg）						
近点（mm）						
P—R间期（s）						
QRS（s）						
Q—T间期（s）						
S—T间期（s）						
T波（mV）						
主观感觉						

【注意事项】

1. 受试者无青光眼、幽门梗阻、前列腺肥大和心律失常病史。

2. 受试者在接受试验时，应保持安静，仅可做基础运动。

3. 应保证测量的准确性，并记录受试者在试验期间的任何主诉。

4. 进行有安慰剂的对照试验时，确保危重患者不被选入试验。

5. 以安慰剂对照时，受试者应随时得到可靠的监护，必须有经验丰富的医生参与试验。

【思考题】

1. 什么是安慰剂？

2. 出现安慰剂效应的原因是什么？哪些因素会影响安慰剂效应？

（三峡大学　赵海霞）

第五章　机能学人体实验

一、人体心音听诊

【实验目的】

1. 学习心音听诊的方法，掌握正常心音的特点。

2. 了解心音产生的原理。

3. 准确分辨第一心音和第二心音。

【实验原理】 在心动周期（cardiac cycle）中，心脏活动引起的心室壁和大动脉壁的振动可以通过周围组织传递到胸壁，用听诊器在胸部表面的某些部位听到相应的声音，即为心音（heart sound）。心肌的收缩，瓣膜的启闭，血流速度改变形成湍流并撞击心室壁和大动脉壁都可以引起振动，导致心音产生。第一心音是由房室瓣（二尖瓣、三尖瓣）关闭引起的心室壁振动及心室射血撞击主动脉壁的振动所产生的，其特点是音调低，持续时间长。由于房室瓣关闭与心室收缩开始几乎同时发生，因此第一心音是心室收缩的标志，其响度和性质的变化，常可反映心室肌收缩强弱和房室瓣膜的机能状态。第二心音主要由动脉瓣（半月瓣）关闭，血流冲击大动脉根部和心室壁产生振动引起的。第二心音音调高且持续时间短，由于动脉瓣关闭与心室舒张开始几乎同时发生，因此，第二心音是心室舒张的标志，其响度反映的是动脉压的变化。第三心音是心室快速充盈时，血流冲击心室壁引起振动所致，某些青年人和健康儿童可以听到第三心音。第四心音的产生与心房收缩有关，由于正常人心房收缩产生低频振动，人耳一般听不到第四心音。

心音发生在心动周期的一些特定时期，其音调和持续时间也有一定的特征。将听诊器放在胸壁上可听到第一心音和第二心音。结合触诊心尖冲动（apical impulse）或颈动脉搏动（carotid impulse）有助于第一心音和第二心音的分辨。心脏的某些异常活动可以产生杂音或其他异常心音。如各种原因导致的心脏兴奋频率或节律的改变引起心动过速或心动过缓、心律紊乱等改变。房室瓣相对（发热、代谢亢进、心脏扩大等）或绝对（瓣膜病变）关闭不全引起收缩期吹风样杂音，室间隔缺损引起收缩期喷射样杂音，房室瓣狭窄引起舒张期隆隆样杂音；动脉瓣相对（动脉高压、动脉粥样硬化、肺淤血等）或绝对（瓣膜脱垂）关闭不全引起舒张期叹气样杂音，动脉瓣狭窄引起收缩期喷射样杂音等。此外，瓣膜或心肌的病变还可引起心音强度的改变，如心力衰竭引起第一心音减弱，二尖瓣狭窄或房间隔缺损引起第二心音亢进等。因此，心音听诊对于心脏疾病的诊断具有重要意义。

【实验对象】 人。

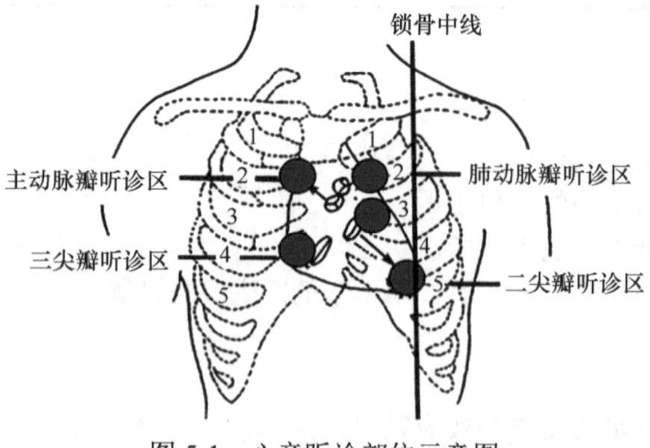

图 5-1　心音听诊部位示意图

数字 1～5 代表肋间隙

【实验器材】 听诊器。

【实验方法与步骤】

1. 确定听诊部位　受试者解开上衣，面向明亮处坐好或仰卧于检查床上。检查者坐在对面或立于床边，在左锁骨中线第 5 肋间隙靠内侧用眼观察或用手触诊，观察和触诊受试者心尖冲动的位置和范围。认清心音听诊的各个部位（图 5-1）。

（1）二尖瓣听诊区：左锁骨中线第 5 肋间稍内侧（心尖部）。

（2）主动脉瓣听诊区：胸骨右缘第 2 肋间。

（3）肺动脉瓣听诊区：胸骨左缘第 2 肋间。

（4）主动脉瓣第二听诊区：胸骨左缘第 3 肋间。

（5）三尖瓣听诊区：胸骨右缘第 4 肋间或剑突下。

2. 观察听诊器的组成，学习用听诊器听心音　听诊器由耳件、胸件和导管组成。检查者戴好听诊器，听诊器的耳件方向应与外耳道方向一致（斜向前方），以右手拇指、示指和中指持听诊器胸件按照从二尖瓣听诊区→主动脉瓣听诊区→肺动脉瓣听诊区→主动脉瓣第二听诊区→三尖瓣听诊区的次序仔细听诊心音，也可按针对某一疾病出现异常心音的主次听诊区顺序听诊。听诊时注意胸件须紧贴于受试者胸部皮肤，或者仅隔一层薄的衣物，置于衣物表面并紧贴胸壁。

【实验项目】 依次完成以下观察项目，并将结果填入表 5-1 中。

1. 辨听心音

（1）可听到两个心音，即第一心音和第二心音。根据心音的响度和音调、持续时间、时间间隔等，仔细区分第一心音和第二心音。

（2）若难以分辨两个心音时，听诊时可用手指触摸心尖冲动或颈动脉搏动，与心尖冲动或颈动脉搏动同时出现的心音即为第一心音；然后再从音调的高低，时间的长短判别两心音，直到准确识别为止。

表 5-1　心音听诊观察项目

听诊区	第一心音（S1）特点	第二心音（S2）特点	杂音（有/无）	节律整齐（是/否）	频率（次/min）
二尖瓣听诊区					
主动脉瓣听诊区					
肺动脉瓣听诊区					
主动脉瓣第二听诊区					
三尖瓣听诊区					

（3）比较各瓣膜听诊区两心音的声音强弱。

2. 判断心律　听诊心律是否整齐，正常窦性心律时，听诊器内可听到第一心音和第二心音依次节律性出现的“咚-哒-咚-哒……”的声音。

3. 测心率　若心律整齐，将听诊器的胸件放置于二尖瓣听诊区，看秒表数一分钟内第一心音出现的次数，即为心率。正常成人的静息心率为 60～100 次/min。

【注意事项】

1. 室内需保持安静，以利于听诊。听诊时受检者避免咳嗽，讲话，以免损伤检查者听力。

2. 听诊器耳端方向要与外耳道方向保持一致，橡胶管不得有交叉、扭曲和打结，勿与其他物体摩擦，以免影响听诊。

3. 如果呼吸音影响心音听诊，可嘱受检者暂停呼吸 1～2 次。

4. 各瓣膜的听诊部位与其解剖投影位置不尽相同，这是声音传导造成的变化。

【思考题】

1. 第一心音和第二心音是怎样形成的？有何临床意义？

2. 心音听诊区与各瓣膜的解剖位置是否相同？

3. 如何分辨第一心音和第二心音？

【参考资料】

1. 人体心音听诊.mp4。

2. 人体心音听诊.pptx。

人体心音听诊.mp4

人体心音听诊.pptx

（武汉大学　王　媛）

二、人体动脉血压的测量

【实验目的】 学习袖带法测定动脉血压的原理和方法，测定人体肱动脉的收缩压和舒张压。

【实验原理】 测定人体动脉血压（arterial blood pressure）最常用的方法是袖带法，即用血压计和袖带在动脉外加压，根据血管音（Korotkoff sound，科氏音）的变化来测量血压，又称Korotkoff听诊法。血液在血管内流动时通常没有声音，若在血管外施加压力使血管塌陷，血液流动时形成湍流则可产生声音。测量血压时，先向袖带内充气阻断肱动脉内的血流，此时将听诊器放在肱动脉处听不到血管音，将手放在袖带同侧桡动脉处触诊也没有脉搏。再缓慢放气，当袖带压强≤收缩压时，部分血液流过受压的血管，形成湍流并撞击血管壁产生血管音。此时，桡动脉处可触诊到脉搏，通过听诊器听到第一个声音时对应的袖带内压强即为收缩压（systolic pressure）。继续放气，因血管仍被挤压，每个心动周期都可以听到一次血管音。当袖带压强≤舒张压时，血管恢复通畅状态，其内血流恢复层流形式，血管音消失。因此，用听诊器听到最后一个血管音时对应的袖带内压强即为舒张压（diastolic pressure）。

【实验对象】 人。

【实验器材】 血压计、听诊器。

【实验方法与步骤】

1. 观察血压计的结构 目前常用的血压计有两种，即水银柱式和电子式。水银柱式血压计包括三部分：袖带、橡皮球和水银检压计（图5-2）。电子式血压计仍保留了袖带，而检压计由数字模块整合形成。

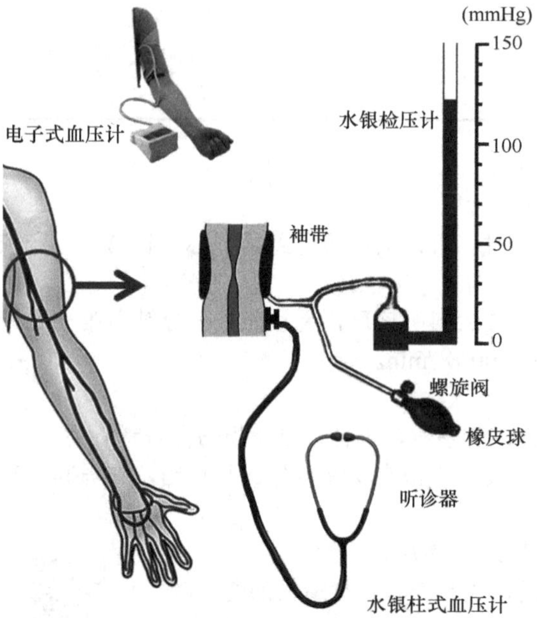

图5-2 人体动脉血压的测量方法示意图

（1）水银检压计为有压强刻度的玻璃管，上端通大气，下端与水银储槽相通。袖带是外包布套的长方形皮囊，借橡皮管分别与水银储槽和橡皮球相通。橡皮球有一螺旋阀，供充气或放气用。测压前需检查水银柱检压部分是否准确：袖带内橡皮球与大气相通时，水银柱液面是否在零刻度。检查袖带是否漏气。

（2）电子血压计袖带部分与水银柱式血压计相同，测量时由数字模块自动完成袖带的充气、放气和听诊的步骤，最终将血压值和心率值通过数字在屏幕上显示，方便人们日常生活保健使用。

2. 水银柱式血压计测定动脉血压的准备

（1）让受试者脱去一侧衣袖，静坐5min。

（2）松开血压计橡皮球的螺旋阀，将袖带展平，排尽空气，再旋紧螺旋阀。

（3）让受试者将前臂平放桌上前伸，使肱动脉肘横纹处与主动脉在同一水平面，手掌向上。将袖带缠于上臂，袖带相连的橡皮管置于肱动脉处。袖带下缘应在肘横纹上2cm左右，松紧以能伸进两指入袖带内为宜。

（4）用中指和示指触摸肘窝内侧肱动脉（brachial artery）的搏动，再将听诊器胸件放在搏动明显处，但切勿插入袖带下。听诊器耳件戴于双耳。

3. 电子血压计测量动脉血压的准备 电子式血压计测量血压的准备同水银柱式（1）～（3）步。

【实验项目】

1. 水银柱式血压计测定动脉收缩压 检查者一手环握受检者上臂，拇指轻压听诊器胸件于肱动脉上，一手持橡皮球，拇指和示指环橡皮球持握螺旋阀。确定螺旋阀旋紧后，挤压橡皮球向袖带内充气，使水银柱上升到约180mmHg（24kPa），此时肱动脉处听不到声音，也触不到桡动脉（radial artery）的搏动。随即松开螺旋阀徐徐放气，使水银柱液面匀速落下。仔细听诊，当听到第一声“咚”的声音时，水银柱液面所指示的刻度即为收缩压。

2. 水银柱式血压计测定动脉舒张压 听到第一声血管音后，随着水银柱液面的下降，检查者会听到与心率一致的血管音，此声音先由低到高，而后由高突然变低或完全消失。在声音突然变低或消失时，水银柱的刻度即代表舒张压。

3. 电子式血压计测定动脉血压　绑好袖带后，按电子血压计上“开始”按钮，待袖带完成充气和放气过程后，屏幕中显示收缩压、舒张压和心率的值。

【注意事项】

1. 室内必须保持安静，以利听诊。

2. 动脉血压通常可连续测 2 次，但必须间隔 3～5min。重复测定前，必须使袖带内压强降到零位。一般取两次较为接近的数值为准。

3. 如血压超出正常范围，应让受试者休息 10min 后再测。诊断高血压，需要至少 3 次不同日期、不同时间段测得的血压值来判断，仅一次测得的血压值不能诊断为高血压。

4. 左、右肱动脉可有 5～10mmHg 的压强差，可测量左右臂进行比较。正式测量时袖带固定在一侧上臂不得随意更换。

5. 电子血压计必须在固定好袖带后才开始测量，否则数值显示为错误。每一次测量开始，需等待本次测量结束，袖带内完全放气后，才能终止测量。

【思考题】

1. 什么是收缩压和舒张压？其正常值是多少？

2. 测量血压时，听诊器的胸件为何不能插入袖带下？

3. 测量血压前，为何需要受检者静坐休息？

人体动脉血压测量.mp4

【参考资料】

1. 人体动脉血压测量.mp4。

2. 人体动脉血压测量.pptx。

人体动脉血压测量.pptx

（武汉大学　王　媛）

三、人体体表心电图的记录

【实验目的】

1. 学习人体体表心电图的记录方法。

2. 辨认正常心电图波形并熟悉其生理意义。

3. 学习心电图各波的测量和分析方法。

【实验原理】　正常人体内，由窦房结发出的兴奋按一定的途径和时程，依次传向心房和心室，引起整个心脏的兴奋。心动周期中，心脏各部分兴奋过程的变化是非常规律的。这些电变化通过导电组织和体液传到体表，在体表两点之间可出现由心脏电活动引起的有规律的电位变化。将心电图机的测量电极放置在体表规定的两点，即可记录到由心脏电活动所致电位变化的曲线，这种电位变化曲线，称心电图（electrocardiogram, ECG）。体表记录两点的连线称导联轴，心电图是心电向量在相应导联轴上的投影，心电图波形的大小与导联轴的方向有关，与心脏的机械收缩活动无直接关系。心电图对心脏起搏点的分析、传导功能的判断，以及心律失常、房室肥大、心肌损伤等有重要诊断价值。

【实验对象】　人。

【实验药品与器材】　95% 乙醇溶液；导电膏，棉球，心电图机。

【实验方法与步骤】

1. 心电图机连接与参数设定　以东江 ECG-11D 数字心电图机为例说明。接好心电图机的电源线、地线及导联线，开启主电源开关，待机指示灯即亮，预热 3～5min。开启电源开关（ON/OFF 键），液晶屏显示整机工作状态及预设的导联波形。按下“菜单”（MENU）键和上下左右箭头可以调整整机参数设定。走纸速度可设置为 6.25mm/s、12.5mm/s、25mm/s 或 50mm/s。“定标键”

用于在记录状态下打印 1mV 定标波形。“灵敏度转换”（SENSE）键用于记录模式为手动时灵敏度转换，2.5mm/mV → 5mm/mV → 10mm/mV → 20mm/mV → 2.5mm/mV 循环切换。

2. 电极的安放 受检者取仰卧位，肌肉放松，手腕前侧、脚踝内侧和胸前区皮肤用 95% 乙醇溶液去脂，涂上少许导电膏，安放引导电极，接上导联线，肢体导联为白色导联线，胸导联为黑色导联线。肢体导联电极位置、色码及符号：右手腕（R）—红色；左手腕（L）—黄色；左足踝（F）—绿色；右足踝（RF）—黑色。胸导联 V_1（C_1）—红色；V_2（C_2）—黄色；V_3（C_3）—绿色；V_4（C_4）—棕色；V_5（C_5）—黑色；V_6（C_6）—紫色；胸导联电极安装部位如下，V_1：胸骨右缘第 4 肋间；V_2：胸骨左缘第 4 肋间；V_3：V_2 与 V_4 连线的中点；V_4：左锁骨中线第 5 肋间；V_5：左腋前线第 5 肋间；V_6：左腋中线第 5 肋间。肢体导联及胸导联电极连接位置如图 5-3 所示。

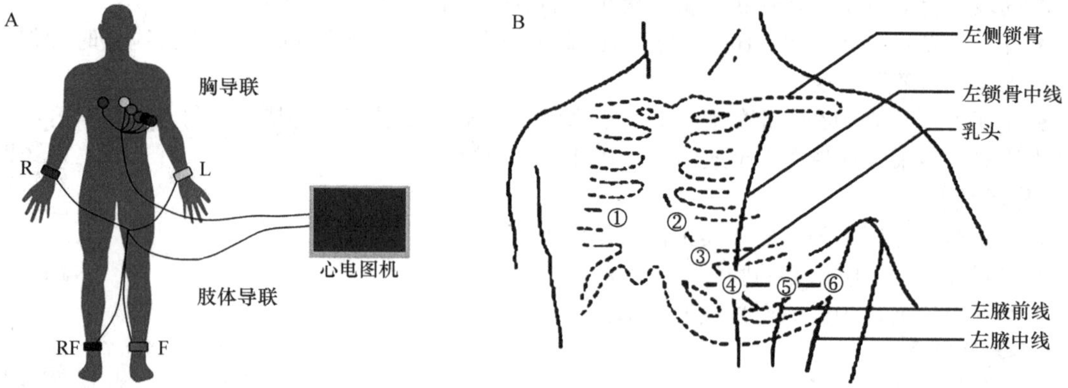

图 5-3 肢体导联及胸导联电极安放示意图

A. 肢体导联及胸导联电极安放位置示意图，L，左手腕；R，右手腕；F，左足踝；RF，右足踝。B. 胸导联电极安放示意图①～⑥分别代表 V_1～V_6 导联所在体表部位

3. 导联的选择

（1）标准肢体导联：分别简称为标Ⅰ、标Ⅱ和标Ⅲ三个导联。标准肢体导联的电极有正负极之分，Einthoven 规定，标Ⅰ为右手-左手（输入心电图机时，右手接负极，左手接正极）；标Ⅱ为右手-左足（右手接负极，左足接正极）；标Ⅲ为左手-左足（左手接负极，左足接正极）。由于标准肢体导联反映的是身体两个固定部位的电位差，即同时受到两处电位变化的影响，故称双极导联。

（2）单极加压肢体导联：在右手、左手和左足三个肢体导联上各串一个 5kΩ 的电阻，共接于中心电站（Wilson 中心电站），此中心电站的电位约等于零，以此作为参考电极。另一电极为探测电极，分别置于右手、左手和左足。在中心电站中去掉所探测肢体的连线，并将探测电极置于该肢体，另外两肢体的连线组成参考电极。这样记录出来的心电图波幅比原来增大 50%，而图形不变，故将这种形式的导联称为单极加压肢体导联，分别为 aVR（探测电极为右手）、aVL（探测电极为左手）和 aVF（探测电极为左足）。

（3）单极胸导联：仍以 Wilson 中心电站为参考电极，探测电极置于胸前，称为单极胸导联。常规的胸导联为 V_1～V_6 共 6 个部位。

导联选择键（LEAD 键）未按下时，系统默认为 12 导联标准模式：Ⅰ、Ⅱ、Ⅲ、aVR、aVL、aVF、V_1、V_2、V_3、V_4、V_5、V_6。按下导联选择键，可用面板上左右箭头来切换导联排列顺序。

【实验项目】

1. 记录心电图 导联连接好后，波形会在液晶显示屏上显示，并同时记录心率。用左右箭头键可选择屏幕中显示不同导联的波形。观察 3～4 个心电周期波形，确认波形稳定后，用“记录/停止”（START/STOP）键开始和停止走纸描记波形。

2. 分析心电图

（1）辨认心电图各波段：P 波、QRS 波群、T 波及 P—Q 段、P—R 间期、S—T 段、Q—T 间期（图 5-4）。

（2）测量波幅和时间。

1）波幅：当 1mV 标准电压使基线上移 10mm 时，纵坐标每一小格代表 0.1mV。测量时，凡向上的波，其波幅自基线的上缘到波峰的顶点；凡向下的波，其波幅从基线的下缘到波峰的底点。

2）时间：当走纸速度为 25mm/s 时，心电图纸上横坐标的每一小格代表 0.04s。

3）测定心率：测量相邻两个 R—R 间期（或P—P间期）所经历的时间，心率（次/min）= 60（s）/R—R（或 P—P 间期，s）。打印的心电图上可直接显示心率。若有心律失常，需连续测量 5 个 R—R 间期，取其平均值，再计算心率。

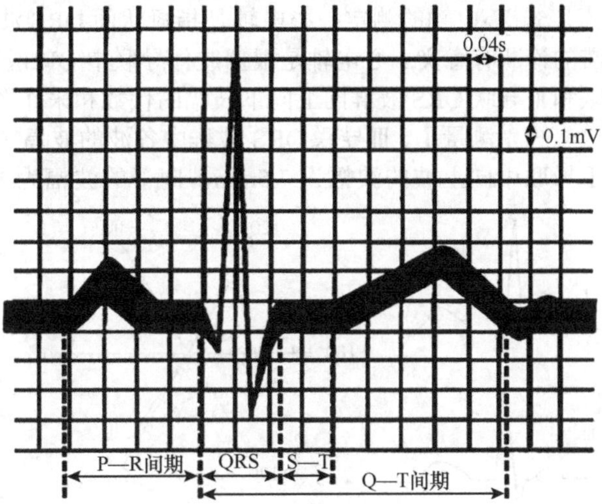

图 5-4 心电图各波的测量

4）心电图各波的分析：根据图 5-4 所示，先测量Ⅱ导联的 P 波、QRS 波群、T 波的电压及时间，再测量各段和间期的时间（正常值见表 5-2）。

表 5-2 心电图各波段正常值及其特征

名称	时间	电压/振幅	方向和形态
P 波	≤0.11s	Ⅰ、Ⅱ、Ⅲ＜0.25mV，aVF、aVL＜0.25mV，V_1～V_5＜0.15mV，V_1～V_2 双相时其总电压＜0.2mV	Ⅰ、Ⅱ、aVF、V_4～V_6 直立（向上），aVR 倒置（向下）；Ⅲ、aVL、V_1～V_3 直立、平坦、双向或倒置呈钝圆形
P—R 间期	0.12～0.20s*		
QRS 波	Q＜0.04s 总时间为 0.06～0.10s	Q 波： Q＜1/4R（aVR 除外） R 波： 胸导联 右心室 R_{V_1}＜1.0mV；V_1R/S＜1 左心室 R_{V_5}＜2.5mV；V_5R/S＞1 R_{V_1}+S_{V_5} 振幅＜4.0mV（男） R_{V_5}+S_{V_1} 振幅＜3.5mV（女） 肢体导联 右心室 R_{avR}＜0.5V 左心室 R_{avL}＜1.2mV，R_{avF}＜2.0mV R_{I}＜1.5mV，R_{II}+R_{III}＜4.0mV R_{I}+S_{III}＜2.5mV	V_1～V_2 无 Q 或 q 波，aVR 呈 Qr、rS 或 rSr 型 V_1～V_2 呈 rS 型，r/S＜1 V_3～V_4 呈 RS 型，R/S≈1 V_5～V_6 以 R 波为主，R/S＞1
S—T 段	＜0.15s	Ⅰ、Ⅱ、aVF、V_4～V_6 抬高不超过 0.1mV，压低不超过 0.05mV V_1～V_3 直立抬高不超过 0.3mV	与等电位线在同一水平上
T 波		＞1/10R（R 波为主导联）	Ⅰ、Ⅱ、aVF、V_4～V_6 直立，aVR 倒置；Ⅲ、aVL、V_1～V_3 直立、平坦、双向或倒置，上升支缓慢，下降支迅速，双支不对称；顶光滑无切迹
Q—T 间期	＜0.44s*		
U 波	0.1～0.3s	＜1/2T	出现在 T 波后 0.02～0.04s，胸导联以 V_3、V_4 明显方向应与 T 波一致

注：* 示 P—R 间期、Q—T 间期的正常值与心率有关。

5）心电轴的测定：心电轴是指冠状面 QRS 波群的平均心电向量，对心室肥厚、束支传导阻滞的诊断有意义。心电轴是根据肢体导联中 QRS 波群的方向和波幅测出的，常用的方法是以Ⅰ导联和Ⅲ导联 QRS 波群向上向下波幅的代数和来作图求得。具体步骤如下：

分别测量Ⅰ、Ⅲ导联 QRS 波群中各波的波幅（向上为正，向下为负），并计算出代数和。例如，Ⅰ导联中向上波的波幅为 7.5mm，向下的波幅为 1mm（计为 –1mm），其代数和为 +6.5；Ⅲ导联中向上的波波幅为 6mm，向下的为 1mm，其代数和为 +5。

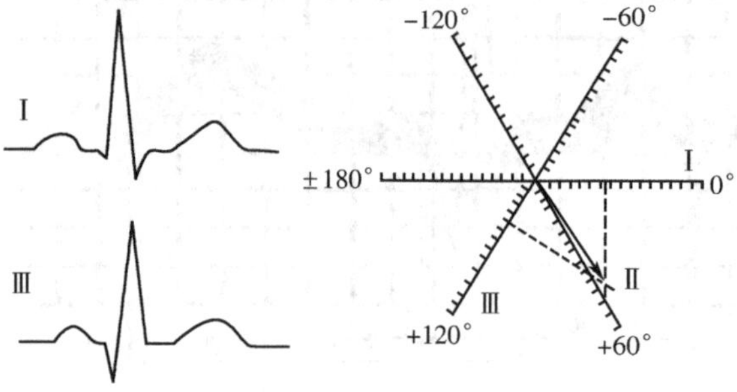

图 5-5　平均心电轴的测量方法

画出标准Ⅰ、Ⅱ、Ⅲ导联的导联轴，将三个导联轴都平行移到中点，在Ⅰ导联导联轴的正侧 6.5mm 处作一垂直线，Ⅲ导联的正侧 5mm 处也作一垂直线，这两条垂直线相交于一点，将此点与中心点（轴心）相连，可得到一条直线，即为心电轴的方向和大小（图 5-5）。根据上述方法，作图求出本次实验所获心电图的平均心电轴。

【注意事项】

1. 心电图机开机之前确认供电及接地良好，开机后预热 3～5min。

2. 受试者应在安静舒适的环境下进行检测，检测时处平卧位，肌肉放松。

3. 正确安装导联，确保导联的电极均与皮肤接触良好。

【思考题】

1. 什么是心电图？其记录原理是什么？

2. 常用的心电图导联有哪些？为什么各导联心电图的波形不同？

3. 简述心电图各波的生理意义及正常值。

【参考资料】 人体体表心电图的记录.pptx。

人体体表心电图的记录.pptx

（武汉大学　王　媛）

四、人体肺通气功能测定

【实验目的】 学习人体肺通气功能的检测方法，理解不同肺容积和肺容量的概念，了解肺容积和肺容量的正常值平均水平。

【实验原理】 在不同呼吸状态下，经口向管道内进行吸气和呼气，用气流量传感器记录进出口腔的气体量，以此计算出静态和动态的人体肺容积和肺容量。静态肺容积包括人在非运动状态下的潮气量、补吸气量、补呼气量、余气量，静态肺容量包括深吸气量、深呼气量、功能余气量、肺活量、肺总量等。动态肺容量包括用力肺活量、用力呼气量、最大呼气中段流量、最大通气量等。结合呼吸频率，还可计算每分通气量。

【实验对象】 人。

【实验药品与器材】 鼻夹，一次性吹嘴，一次性过滤器，连接管（20cm，50cm 各一个），气流量传感器，气流量换能器，生物信号采集与分析系统等。

【实验方法与步骤】

1. 将气流量传感器与气流量换能器连接好后，将换能器和生物信号采集与分析系统输入通道 1 相连（图 5-6）。

2. 依次将一次性吹嘴，一次性过滤器，连接管和气流量传感器相连，打开生物信号采集与分析系统的记录软件，记录呼吸运动。

3. 记录受试者性别、身高、体重和年龄作为后续记录数值的参考依据。受试者用鼻夹夹住鼻翼，将吹嘴口含住，用手握住气流量传感器，使连接线向上，用口呼吸。呼吸时减少对呼吸状态和记录曲线的关注，可面对窗外，持续一段时间，保持自然呼吸状态，进行曲线调零。

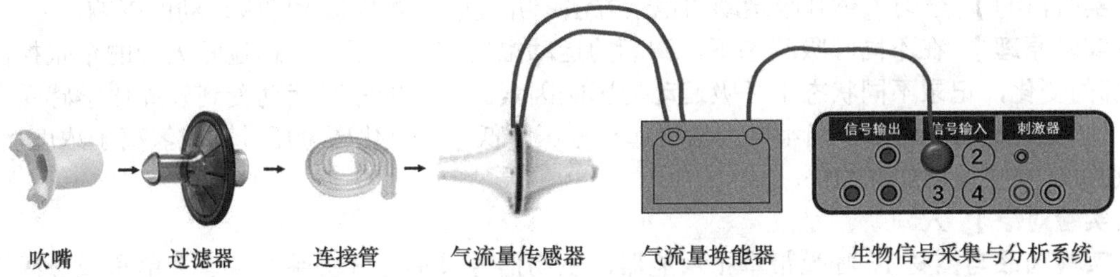

图 5-6　肺通气功能测定仪器连接方法示意图

【实验项目】

1. 潮气量和每分通气量　记录一段平静呼吸后，根据记录的吸气末体积和呼气末体积计算潮气量。根据记录曲线测量呼吸频率，并结合潮气量计算每分通气量。若已知肺总量（成年男性平均约 5L，女性平均约 3.5L），可计算功能余气量。

2. 补吸气量和深吸气量　一段平静呼吸后，嘱受试者每 3～5 次平静呼吸后在平静吸气完毕用力吸气直至最大程度。重复 3～5 次，根据记录的数据测算 3 次以上补吸气量并计算补吸气量的平均值。结合潮气量计算深吸气量。

3. 补呼气量和深呼气量　一段平静呼吸后，嘱受试者每 3～5 次平静呼吸后在平静呼气完毕用力呼气直至最大程度。重复 3～5 次，根据记录的数据测算 3 次以上补呼气量并计算补呼气量的平均值。结合潮气量计算深呼气量。若已知肺总量，还可计算余气量。

4. 肺活量　一段平静呼吸后，嘱受试者每 3～5 次平静呼吸后先尽力吸气至最大，然后用力呼气直至最大程度。重复 3～5 次，根据记录的曲线测量 3 次肺活量并计算肺活量的平均值。

5. 用力肺活量和用力呼气量　一段平静呼吸后，嘱受试者每 3～5 次平静呼吸后先尽力吸气至最大，然后尽力、尽快呼气直至最大程度。重复 3～5 次，记录用力肺活量。根据呼吸曲线计算出第 1s、第 2s 和第 3s 内呼出的气量，分别称为 1s、2s 和 3s 用力呼气量，并计算第 1s 末的用力呼气量占用力肺活量的比值，即一秒率。

6. 胸廓运动受限对肺通气功能的影响　一段平静呼吸后，用束带绑住胸腔至呼吸受限状态，观察呼吸运动的变化。并记录此时的用力肺活量和一秒率。与项目 5 计算的用力肺活量及一秒率比较。

7. 气道狭窄对肺通气功能的影响　一段平静呼吸后，夹闭连接管横截面的 3/4，或者用三通管阻塞连接管横截面的 75%，观察呼吸运动的变化。并记录此时的用力肺活量和一秒率。与项目 5、6 计算的用力肺活量及一秒率比较。

8. 增大无效腔对肺通气功能的影响　一段平静呼吸后，将连接管增加 50cm，观察呼吸运动的变化，观察结束后恢复连接管至原来长度。

【注意事项】

1. 进行肺通气功能检测实验时，有哮喘等呼吸系统病史的人应避免作为受试者，防止诱发疾病。

2. 记录呼吸流量曲线时，确保吸气时曲线向上，呼气时曲线向下。若曲线方向与呼吸运动相反，请检查气流量传感器的两个记录电极插入换能器的位置是否相反。

3. 吹嘴和过滤器为一次性使用物品，为避免交叉感染，更换受试者时，需更换吹嘴和过滤器。

人体肺通气功能测定.pptx

【思考题】　一位 74 岁慢性支气管炎导致呼吸困难的女性，上述记录的肺通气量各项指标可能发生什么变化？

【参考资料】　人体肺通气功能测定.pptx。

（武汉大学　王　媛）

五、人体呼吸运动的影响因素

【实验目的】 学习人体呼吸运动的记录方法，并理解不同状态对呼吸运动的影响。

【实验原理】 在不同呼吸状态下，胸廓的运动幅度和频率不同。通过呼吸带的牵张换能器感应胸廓的变化，记录不同状态下呼吸运动的影响因素。人体的呼吸运动受到外周化学感受器和中枢化学感受器反射的调节，当不同因素引起氧分压降低、二氧化碳分压升高或氢离子浓度增大时，可分别引起呼吸运动加深加快。

【实验对象】 人。

【实验药品与器材】 呼吸带牵张换能器，生物信号采集与分析系统，运动单车或2级楼梯踏步装置（可选）。

【实验方法与步骤】

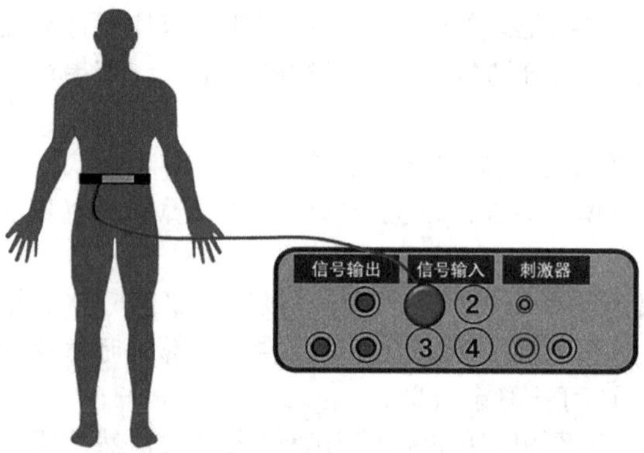

图 5-7　呼吸运动记录的连接方法示意图

1. 将呼吸带水平绑在受试者腹部、肚脐上方。呼吸带牵张换能器的感应片应位于身体前侧、脐部上方。或者将呼吸带水平绑在受试者胸部，胸廓下缘，呼吸带牵张换能器的感应片位于胸廓一侧。呼吸带固定时应确保在用力呼气末也处于拉伸状态。将呼吸带电源线和生物信号采集与分析系统信号输入通道1相连（图5-7）。

2. 记录受试者性别、身高、体重和年龄作为后续记录数值的参考依据。受试者可以处于站立位或坐位。呼吸时减少对呼吸状态和记录曲线的关注，可面对窗外，持续一段时间，以保持自然呼吸状态。处于自然呼吸状态后进行曲线调零。

3. 受试者保持放松，自然呼吸状态后，记录2～3min平静呼吸的呼吸运动曲线。记录呼吸频率，并比较、记录吸气和呼气阶段的时长。

4. 一段平静呼吸后，嘱受试者深吸气，然后屏气并保持尽量长的时间，随后放松自然呼吸，在采集分析系统上做吸气、屏气标记并记录屏气时长，观察屏气后呼吸运动的频率和幅度变化。

5. 一段平静呼吸后，嘱受试者深呼气，然后屏气并保持尽量长的时间，随后放松自然呼吸，在采集分析系统上做呼气、屏气标记并记录屏气时长，观察屏气后呼吸运动的频率和幅度变化。

6. 一段平静呼吸后，嘱受试者尽力尽快呼吸3min，再自然呼吸。观察过度通气后呼吸运动的频率和幅度变化。

7. 一段平静呼吸后，嘱受试者踩运动单车或进行上下两级楼梯踏步并逐渐加速至最大，持续2min，观察呼吸运动曲线的变化。在停止踩单车后观察运动曲线的频率和幅度变化。比较完成运动后的1～6s、60～65s、120～125s呼吸运动曲线的差别。

8. 若无运动装置，也可嘱受试者在最快的速度内完成星状跳跃（向上开合跳）30次。比较完成运动后的1～6s、60～65s、120～125s呼吸运动曲线的差别。

【注意事项】 进行实验时，有哮喘等呼吸系统病史的人应避免作为受试者，防止诱发疾病。

【思考题】

1. 吸气和呼气后屏气时长有无区别？若有，产生差别的原因是什么？

2. 在运动进行中和运动停止后，呼吸运动曲线的变化特点是什么？发生变化的原因是什么？

【参考资料】 人体呼吸运动的影响因素.pptx。

人体呼吸运动的影响因素.pptx

（武汉大学　王　媛）

六、人体视敏度的测定

【实验目的】 掌握视力（视敏度）的概念，学习测定视力的原理和方法。

【实验原理】 视力又称视敏度（visual acuity），是指眼分辨物体细微结构的能力，测定视敏度可了解眼球屈光系统和视网膜的功能。视敏度目前多以能分辨物体上两点间最小距离为衡量标准，通常用能分辨两点的最小视角来确定。正常眼能分辨两点的最小视角约为 1 分角（圆周为 360°，1 分角即为 1/60°）。当视角为 1 分角时，视网膜上物像两点间的距离为 5μm，稍大于一个视锥细胞的平均直径（视锥细胞的直径一般为 2～6μm，中央凹处最小的视锥细胞直径为 1.5μm），此时两点间刚好隔着一个未被兴奋的视锥细胞。于是，冲动传入中枢后可形成两点分开的感觉。视力表就是依据视角的原理制定的。常用的国际标准视力表有 12 行。当我们在远离视力表 5m 的距离处观看该表第 10 行时，该行的“E”字母上下两横线发出的光线在眼球恰好形成 1 分角。因此，人眼在离视力表 5m 处能辨认第 10 行即认为是正常视力，按国际标准视力表表示为 1.0，若采用对数视力表（5 分记录）记录该视力（1 分角），应记为 5.0，其计算公式为：

$$受试者视力 = 5 - \log\alpha'（视角）$$

由于中央凹处的视锥细胞较密集，直径较小。所以，视力可大于此数值。

【实验对象】 人。

【实验药品与器材】 视力表，指示棒，遮眼板，米尺。

【实验方法与步骤】

1. 将视力表挂在光线充足而均匀的地方，高度应与受试者的眼同高。受试者在距离 5m 远处测试。

2. 受试者用遮眼板遮住一眼，另一眼看视力表，检查者用指示棒从表的第一行开始，依次指向各行，让受试者说出各行符号缺口的方向，直到受试者完全不能辨认为止，即可以从视力表上读出其视力值。同样方法检查另一眼的视力。

3. 若受试者对第一行符号（表上视力值 0.1）仍无法辨认，受试者须向前移动，直到能辨认清楚第一行为止。然后根据实际距离，再按下列公式推算出其视力：

$$受试者视力 = 0.1 \times 受试者与视力表距离（m）/5m$$

4. 戴眼镜的受试者需先摘去眼镜进行以上检测，然后再戴上眼镜检查视力。

【注意事项】

1. 视力表必须挂在光线充足且均匀的地方。

2. 受试者与视力表的距离应准确。

【思考题】

1. 试述视力、视角、视标大小和被检测者与视标间距是什么关系？

2. 测定视力有何生理及临床意义？

3. 分辨物体的精细结构时，为什么眼睛必须注视正前方某点而不能斜视？请从视网膜的组织结构特点加以说明。

4. 分析当距离不变时，人眼的视力与其所能看清楚的最小字的大小有什么关系？当字的大小不变时，人眼的视力与其所看清楚的字的最远距离之间又有什么关系？

5. 某受试者在 1.5m 远的地方能看清楚视力表上第一行字，他的视力是多少？

七、人体生理盲点的测定

【实验目的】 证明生理盲点的存在，计算其位置和范围。

【实验原理】 视神经离开视网膜的部位即视神经乳头处没有视觉感受细胞，外来光线成像于此处不能引起视觉，故称为生理盲点。由于盲点的存在，视野中也必然存在盲点的投射区。根据物体成像规律，通过测定盲点投射区的范围，依据相似三角形各对边成比例的关系，计算出盲点的范围。在一些病理状态如青光眼、视神经乳头炎等疾病时，盲点往往会发生改变，故盲点的测定对于临床诊断与预后的评价往往有着非常重要的意义。

【实验对象】 人。

【实验药品与器材】 白纸，铅笔，小黑色目标物，尺，遮眼板。

【实验方法与步骤】

1. 测定盲点投射区域 将白纸贴在墙上，与受试者头部等高，受试者立于纸前 50cm 处，用遮眼板遮住一眼，在白纸与另一眼相平处用黑墨水或铅笔划一“十”字标记，令受试者注视“十”，实验者将小黑色目标物（用白纸包裹铅笔只露出黑色笔尖）由“十”中点向被测眼颞侧缓缓移动，当受试者刚刚看不见铅笔尖时，在白纸上记下笔尖的位置。然后将铅笔尖继续向颞侧缓慢移动，当受试者报告又看见笔尖时，再在白纸上作一记号。由所记下的两点记号的中心点起，沿各个方向移动笔尖，找出并记下受试者看不见笔尖和笔尖又被看见的交界点（一般取 8 个点），将记下的各点依次连接起来，形成一个大致呈圆形的圈，此圈所包括的区域就是受试者被测试眼盲点的投射区域（图 5-8）。同法，也可测出另一眼盲点的投射区域。

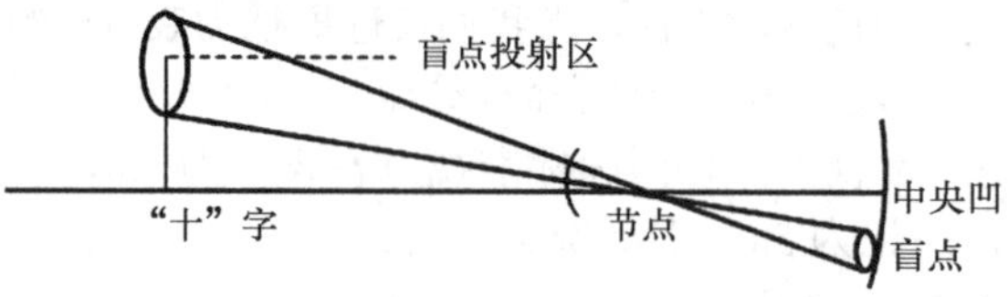

图 5-8 计算盲点与中央凹的距离和盲点直径

2. 计算盲点的直径 根据相似三角形表各对应边成正比的定理，利用盲点投射区直径，可计算出视网膜上盲点的实际直径。

盲点的直径/盲点投射区域直径 = 节点到视网膜的距离（15mm）/ 节点到白纸的距离（500mm），所以，盲点的直径（mm）= 盲点投射区域直径 ×15/500（mm）。

【注意事项】

1. 测试时受试者眼必须注视白纸上的“十”字标记，眼球不能转动。

2. 测定一侧眼的盲点投射区，铅笔尖只能向所测眼的颞侧方向移动，绝对不可向对侧眼颞侧方向移动，否则就找不到盲点投射区。

【思考题】

1. 试述测定盲点投射区域和盲点直径的原理。

2. 盲点是如何形成的？盲点发生改变，意味着什么？

3. 为何正常人视物时并不感到有盲点的存在？

八、人体视觉调节和瞳孔对光反射

【实验目的】 观察人眼视近物时晶状体曲率变化的规律；观察视觉调节反射和瞳孔对光反射。

【实验原理】 人看近物（6m 以内）时，近处物体发出的光线呈辐射状，射入眼内的是分散光线，如眼不调节，视网膜上的图像将会模糊不清。当物体移近时，视觉系统通过：①晶状体变凸，增加眼折光系统的折光能力，使射入眼内的光线聚焦在视网膜上，以看清近物（眼折光调节反射）；②瞳孔缩小，减少由折光系统造成的球面像差和色像差，增强视觉的准确度［瞳孔近反射（near reflex of the pupil）或瞳孔调节反射（pupillary accommodation reflex）］；③双眼球会聚，使视网膜成像相称（辐辏反射 convergence reflex）等一系列调节，最终使视网膜成像清晰。

瞳孔的主要机能是调节进入眼睛的光量。当用不同强度的光线照射眼睛时，瞳孔的大小可随光照强度的改变而改变，以控制入眼的光线量。当光线强时，瞳孔缩小；当光线弱时，瞳孔扩大，这个反射称为瞳孔对光反射（pupillary light reflex）。

【实验对象】 人。

【实验药品与器材】 蜡烛，火柴，手电筒。

【实验方法与步骤】

1. 视觉调节反射

（1）晶状体调节：该实验在暗室中进行，受试者静坐并平视远处（150cm 以外）的某一目标。

实验者手执点燃的蜡烛，置于受试者眼前偏颞侧45°、30～50cm处。此时，实验者从另一侧可观察到在受试者眼内有3个烛像（图5-9）。其中最亮的中等大小的正像①是光线在角膜表面反射形成的；较暗的最大的一个正像②是光线在晶状体前表面反射形成的；最小的一个倒像③是光线在晶状体后表面反射形成的。看清三个烛像后，记住各像的位置和大小。再让受试者迅速注视眼前（15cm左右）的某一目标（如实验者手指），这时可观察到受试者眼内①像无变化，③像变化不明显，而②像变小且向①像靠近，这是晶状体前表面曲度增加的结果。

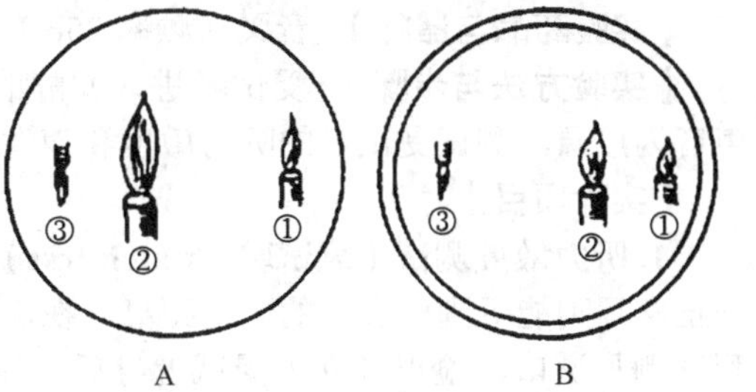

图5-9　眼调节时晶状体前面成像的变化（左眼）

A. 看远物时；B. 看近物时 ①蜡烛在角膜前面的正像；②晶状体前面的正像；③晶状体后面的倒像

（2）瞳孔近反射和辐辏反射：令受试者注视正前方远处的物体，观察其瞳孔的大小。然后，将物体正对受试者鼻梁处由远处向眼前移动，观察其瞳孔大小的变化和两眼瞳孔间距离的变化。

2. 瞳孔对光反射　让受试者注视远方，观察两眼瞳孔大小。在鼻梁上用遮光板或手隔离照射眼球的光线，然后用手电筒照射受试者一眼，观察其瞳孔和另一侧瞳孔的大小变化。

【注意事项】

1. ②、③两像须通过瞳孔观察。
2. 检查瞳孔对光反射时，受试者两眼需直视远处，不可注视灯光。
3. 检查辐辏反射时，物体由远处向受试者眼前移动过程中，受试者眼睛要紧紧盯住物体。

【思考题】

1. 何谓眼视近物的调节？有何意义？
2. 用手电筒照射一侧眼，为什么对侧眼瞳孔也缩小？
3. 瞳孔近反射和对光反射的反射途径有何不同？
4. 瞳孔对光反射有何临床意义？

九、人体眼震颤的观察

【实验目的】 观察人体旋转停止后的眼震颤，了解内耳（internal ear）迷路机能。

【实验原理】 眼震颤（nystagmus）是躯体旋转运动（rotational motion）时所引起的前庭反应（vestibular reaction）中最特殊的一种表现形式。当人体头低30°围绕垂直轴进行旋转运动时，可使两侧水平半规管（horizontal semicircular canal）壶腹嵴毛细胞（hair cell）受到不同的刺激，从而出现水平方向的眼震颤。当旋转停止后，由于内淋巴（endolymph）流动方向的改变使两侧毛细胞受到的刺激改变，从而产生与旋转开始方向相反的眼震颤。

【实验对象】 人。

【实验药品与器材】 普通旋转凳。

【实验方法与步骤】 受试者坐在旋转凳上（如无旋转凳则取站立姿势），闭目，头低30°，以约2s一周的速度原地旋转10～15周，然后突然使旋转凳停止不动，受试者立即睁开双眼，实验者观察并记录眼震颤的快动向、慢动向的方向和持续时间。

【注意事项】 受试者在进行旋转过程中，应注意保护，防止摔倒或碰伤。

【思考题】 眼震颤的方向如何判断？与旋转方向是什么关系？

十、人体声源定位

【实验目的】 比较双耳与单耳听觉对声源的判断能力。

【实验原理】 声波到达双耳有强度差和时间差可帮助中枢辨别声源方向。

【实验对象】 人。

【实验药品与器材】 音叉（频率256Hz或512Hz），表，棉球。

【实验方法与步骤】 受试者进入安静的房间，保持情绪稳定平静，以音叉的振动或表发出的声音为声源，测试受试者的听力敏度和声源定位能力。

【实验项目】

1. 听力敏度测试（表试验，watch test） 一般以不大于1m距离能听到秒表声为佳。预先测定好正常耳刚能听到此表声的平均距离。在安静的房间里，受试者坐位、闭目，用手指或棉花塞紧非测试侧耳道口，检查者立于受试者身后，先使受试者熟悉检查的表声后，将秒表放置于外耳道平面线上，由远而近反复测验其刚能听到表声时，声源与耳的距离。记录方法以受检耳听距（cm）/该表标准听距（cm）表示，如100cm/100cm、50cm/100cm。

2. 声源定位测试 室内保持肃静，受试者闭目静坐，检查者在其左侧、右侧、前面、脑后及头顶等方位给予声音刺激，检查受试者的声源判断能力。

用手指或棉球塞住一耳，重复上述实验并记录结果。

比较塞住一耳前后，受试者的声源判断能力的变化。

【注意事项】

1. 室内必须保持安静，以免影响测试效果。

2. 受试者面向前方闭目，头颈保持端正。

【思考题】 将振动的音叉置于头颅上时，感觉声音来自何方？用棉球堵住一耳后，感觉声源的方向有何变化？

十一、人体腱反射的观察

【实验目的】 熟悉人体脊髓反射——腱反射的临床检查方法，借以了解脊髓反射的机制和对躯体运动的调节机能。

【实验原理】 躯体运动受到中枢神经系统的各级中枢的控制与调节，脊髓（spinal cord）是最基本的中枢。通过脊髓可以完成一些比较简单的反射活动，如屈肌反射（flexor reflex）和牵张反射（stretch reflex），后者包括肌紧张（muscular tension）和腱反射（tendon reflex）。腱反射由快速牵拉肌腱引起，属深反射（deep reflex），其反射弧为仅通过一个突触的单突触反射（monosynaptic reflex），腱反射都具有固定的反射弧（reflex arc）。临床上常检查腱反射以诊断疾病，被广泛用于检查脊髓反射弧完整性和上位中枢对脊髓的控制状态。腱反射不对称（一侧增强、减低或消失）是神经损害定位的重要体征之一。

【实验对象】 人。

【实验药品与器材】 叩诊槌。

【实验方法与步骤】

1. 准备 根据所要检查的腱反射部位，受试者采取不同的姿势和位置。要求充分合作，避免紧张和意识性控制，四肢放松且位置适当对称放置，检查者叩击力量要均等。如果受试者精神紧张或注意力集中于检查的反射部位，可使反射受到抑制，此时可用加强法予以消除。

加强反射的方法：临床上检查腱反射时，常常遇到腱反射或是减弱或是消失的情况，这时可试用加强法（正常情况下亦可试用此法），即一边和受试者谈些无关的话题，以转移受试者的注意力，一边叩击肌腱进行检查。

最简单的加强法是嘱受试者主动收缩所要检查的反射以外的其他肌肉。

2. 观察项目

（1）肱二头肌反射（biceps reflex）：相关神经为肌皮神经（musculocutaneous nerve），相关脊神经节段为颈5～7。受试者端坐位，前臂（forearm）屈曲90°，检查者用左手托住受试者右肘部，左前臂托住受试者的前臂，并以左手拇指按于受试者的右肘部肱二头肌（biceps brachii）腱上，然后用叩诊槌叩击检查者自己的左拇指。反应为前臂屈曲（屈肘）（图5-10A）。

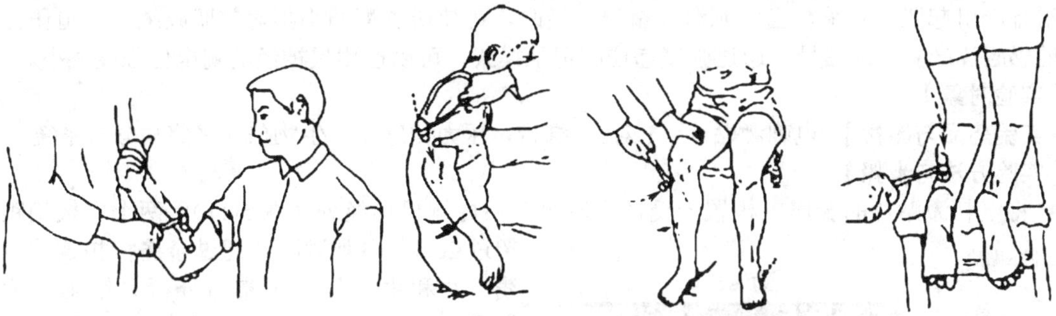

A　B　C　D

图 5-10　人体腱反射的检查方法

（2）肱三头肌反射（triceps reflex）：相关神经为桡神经（radial nerve），相关脊神经节段为颈 5～胸 1。受试者上臂稍外展。半屈肘关节，检查者托住其肘部内侧，然后以叩诊槌轻叩鹰嘴（olecranon）突上方 1～2cm 处的肱三头肌（triceps brachii）肌腱。反应为前臂伸展（伸肘）（图 5-10B）。

（3）膝反射（patellar reflex）：相关神经为股神经（femoral nerve），相关脊神经节段为腰 2～4。受试者坐高位，双小腿自然下垂悬空。检查者右手持叩诊槌，轻叩膝盖下股四头肌（quadriceps femoris muscle）肌腱。反应为小腿伸直（图 5-10C）。

（4）踝反射（ankle jerk）：也叫跟腱反射（achilles tendon reflex），相关神经为股神经，相关脊神经节段为骶 1～2。受试者一侧下肢跪立于椅（凳）子上，踝关节以下悬空，检查者轻叩跟腱。反应为足向跖面屈曲（跖屈，plantar flexion）（图 5-10D）。

3. 腱反射的诊断　不论何种腱反射，通过增减叩击强度，均可找出最弱的叩击强度，这个强度就是该腱反射的刺激阈值。可将左右肢体腱反射的阈值作比较借以判断是否有异常。由于肌肉种类不同，其阈值亦不同。根据阈值的变化，临床上采用下述记录方法。

完全无反应，腱反射消失	−
阈值很高，只有微弱的反应	±
正常反应	+
阈值较低，反射稍亢进	++
亢进	+++
显著亢进	++++

腱反射的阈值按上述标准来判定，检查者在掌握上必然会有出入，而且检查方法也不同。所以这样的判定并不是绝对的。如能积累经验，并经常手握叩诊槌，很好地体验正常腱反射，在此基础上，是能够对反射异常情况做出判断的。

【注意事项】

1. 检查者应与受试者在密切配合下进行实验，消除受试者紧张。

2. 每次叩击的部位要准确，叩击的轻重要适度，强度大致相等。

【思考题】　简述腱反射和肌紧张的区别。

（中山大学　庞瑞萍）

十二、人体电刺激强度与肌肉收缩的关系

【实验目的】　学习人体电刺激强度与肌肉收缩关系的检测方法，理解阈刺激的概念。

【实验原理】　骨骼肌受运动神经支配，二者均属于可兴奋组织。运动神经末梢与骨骼肌形成神经肌肉接头，运动神经兴奋后，神经末梢释放乙酰胆碱，作用于骨骼肌细胞膜上的乙酰胆碱受体，后者引起骨骼肌兴奋。骨骼肌兴奋产生动作电位引起肌质网钙离子释放，随后产生粗、细肌

丝的滑行，引起肌肉收缩。当电刺激兴奋尺神经时，可使所支配的小指对掌肌收缩，压迫压力传感器的感应片产生记录信号。通过强度递增的记录模式，可以检测尺神经的阈电位强度大小。

【实验对象】 人。

【实验药品与器材】 电刺激贴片（1 对），绑带，压力传感器，生物信号采集与分析系统。

【实验方法与步骤】

1. 将电刺激贴片的金属电极置于受试者肘关节后内侧尺神经处（图 5-11），两个电极相距不超过 2cm。电刺激贴片通过金属按扣连接电源线，并和生物信号采集与分析系统刺激输出相连。

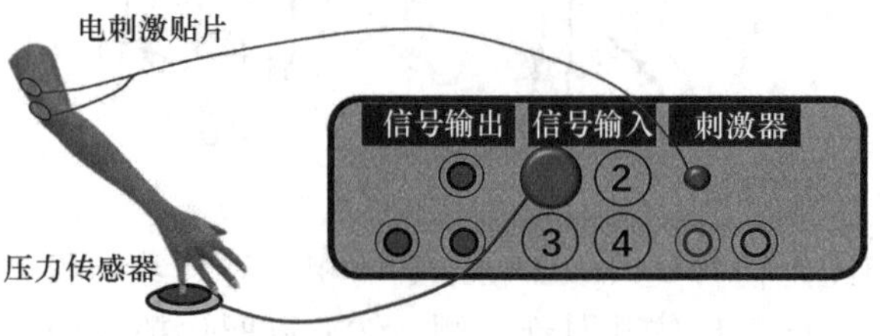

图 5-11　电刺激尺神经引起小指对掌肌收缩的连接示意图

2. 受试者处坐位，贴有电极的前臂以自然姿态放置在桌面上，手肘至手腕均接触桌面，掌心向下。将压力传感器放在电极所在手臂的小指指腹下方，也可用绑带将压力传感器轻轻固定在小指指腹下方。压力传感器电源线接信号输入通道 1。

3. 在信号记录状态下，通过生物采集与分析系统的刺激输出给予强度递增刺激，观察电刺激强度引起小指对掌肌的收缩情况。

4. 当刺激引起小指对掌肌收缩时，观察、记录电刺激强度值。

5. 随着刺激强度逐渐增大，小指对掌肌的收缩强度值会发生变化，观察刺激强度与肌肉收缩强度的关系。

6. 测量刺激开始到肌肉收缩的时间。

【注意事项】 电极贴片的保护电极最大输出电压为 10V，在强度递增过程中，若强度增大到引起痛觉，应立即停止电刺激。

【思考题】

1. 强度递增产生肌肉收缩强度改变的原因是什么？

2. 从刺激开始到肌肉收缩的时间段内包含哪些生理过程？

【参考资料】 人体电刺激强度与肌肉收缩的关系.pptx。

人体电刺激强度与肌肉收缩的关系.pptx

（武汉大学　王　媛）

十三、人体脑电图的引导

【实验目的】 学习人体脑电图（electroencephalogram，EEG）的记录方法，观察人脑电图的波形特征。

【实验原理】 脑电图是在头皮表面用双极或单极记录法观察和记录到的皮层电位变化。皮层表面电位变化的形成主要是由于大脑皮层神经元同步发生突触后电位，这些同步活动产生突触后电位经总和后引起皮层表面的电位改变。在实验或手术时，直接将电极置于皮层表面引导出的电位变化称为皮层电图（electrocorticogram，ECOG）。脑电图的波形分类主要依据其频率的不同来划分（图 5-12，图 5-13）。

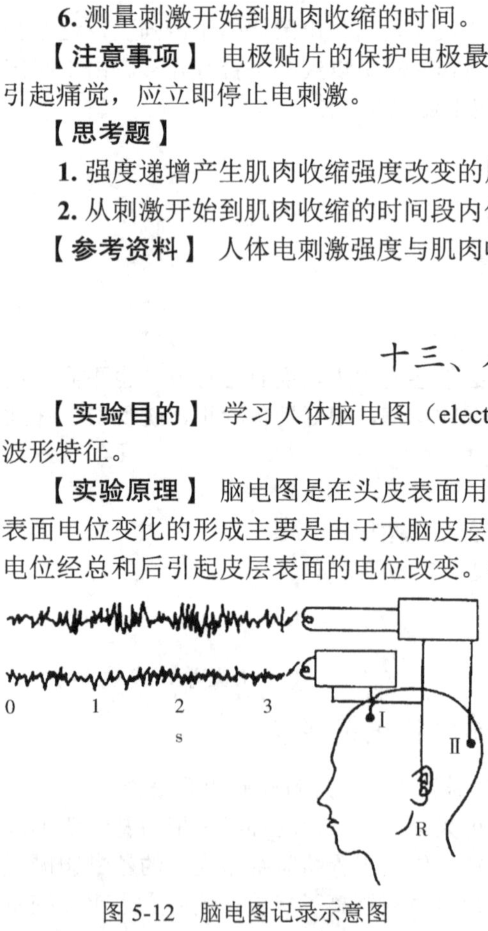

图 5-12　脑电图记录示意图

1. α 波　频率为每秒 8～13 次，波幅为 20～100μV。α 波是成年人在清醒、安静、闭眼时出现的主要脑电波，波幅先由小逐渐变大，再由大变小，如此而形成梭形，每一梭形持续 1～2s，通常在枕叶的记录中最为显著。睁开眼睛或接受其他刺激时，α 波立即消失而呈现快波，这一现象称为 α 波阻断

(α-block)。当再次安静闭眼时，则 α 波又重现。

2. β 波 频率为每秒 14～30 次，波幅为 5～20μV，当新皮层处在紧张活动状态时出现，在额叶和顶叶比较显著。有时 β 波与 α 波同时出现在一个部位，β 波重合在 α 波上。

3. θ 波 频率为每秒 4～7 次，波幅为 100～150μV，成年人一般在困倦时出现。

4. δ 波 频率为每秒 0.5～3 次，波幅为 20～200μV，在成年人，常在睡眠状态下出现，当极度疲劳时或在麻醉状态下也可出现。

无关电极在耳郭（R），由额叶（Ⅰ）电极导出的脑电波振幅低，由枕叶（Ⅱ）导出的脑电波振幅高，频率较慢。

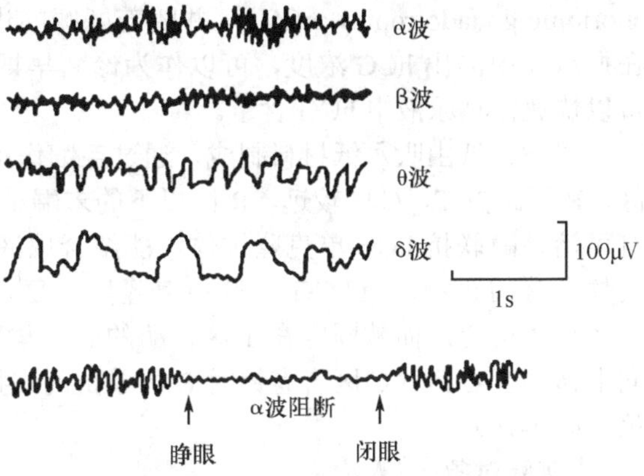

图 5-13 正常脑电波各种波形

【实验对象】 人。

【实验药品与器材】 医用酒精棉球，导电糊，引导电极，脑电图机。

【实验方法与步骤】

1. 安装电极 受试者坐位，用医用酒精棉球将受试者额部、枕部、耳垂皮肤擦拭干净，然后将涂有导电糊的杯形引导电极置于上述部位，保持接触良好。

2. 脑电图观察记录

（1）双极导联法：记录受试者额部与枕部电极之间的电位差。

（2）单极导联法：记录待测部位与耳垂部电极（参考电极）之间的电位差。

3. 脑电图机参数设置 时间常数为 0.1～0.3s，高频滤波为 300Hz，灵敏度为 50～100μV/cm，走纸速度为 3cm/s。

【实验项目】

1. α 波记录 嘱受试者保持安静、闭眼、放松状态，开始记录脑电图波形。波形比较稳定后，注意识别 α 波及其节律的出现。

2. α 波阻断现象观察

（1）受试者保持安静，闭眼观察 α 波，然后令其睁眼 2～15s，再令其闭眼，反复观察 α 波阻断现象。

（2）受试者保持安静，闭眼情况下观察 α 波，然后与其交谈，或问其简单的问题让其心算后回答，或用声音、灯光等刺激，观察是否有 α 波阻断现象。

【注意事项】

1. 引导电极应与皮肤保持良好接触。

2. 若受试者比较紧张，可先与其交谈，待其放松后再进行。室内环境应保持安静，光线不宜过强。

【思考题】

1. 脑电波形成的机制是什么？

2. α 波有什么特点？与其余波形如何区分？

（中山大学 庞瑞萍）

十四、人体 hCG 测定

【实验目的】 学习检测尿液 hCG 的实验方法，学习早期妊娠的检测方法。

【实验原理】 受精后第 6 天左右，囊胚滋养层细胞开始分泌人绒毛膜促性腺激素（human

chorionic gonadotropin，hCG），并随着妊娠的进展逐渐增多。胚胎植入后约 5 天，以敏感的方法在血或尿中测出 hCG 浓度，可以作为诊断早期妊娠的一个指标。用酶联标记的 ELISA 早孕试纸可以快速检测尿液中 hCG 含量。

早孕试纸由吸水纸材料制成，通过毛细作用使尿液浸润。试纸从下至上有 R、T、C 三个指示区，R 区距离 T、C 区较远，R 区以下的末端试纸用于浸泡尿液，将尿液吸收到试纸中。R 区内含有可溶性酶联抗 hCG 单克隆抗体，能结合尿液中的 hCG。T 区含有固定于此区域的 hCG 多克隆抗体及酶的底物，当 hCG-酶联单克隆抗体复合物随尿液的毛细作用上升至 T 区时，可与该处多克隆抗体结合，而被固定在 T 区，酶的底物与酶反应显色，R 区多余的单克隆抗体则继续随尿液向上移动至 C 区。C 区含有针对 R 区单抗的二抗及酶的底物，能结合 R 区来源的单克隆抗体并显色（图 5-14）。

【实验对象】 人。

【实验药品与器材】 收集正常未妊娠成年女性晨尿，从医院产科获取妊娠 2～10 周女性晨尿；小烧杯，早孕试纸。

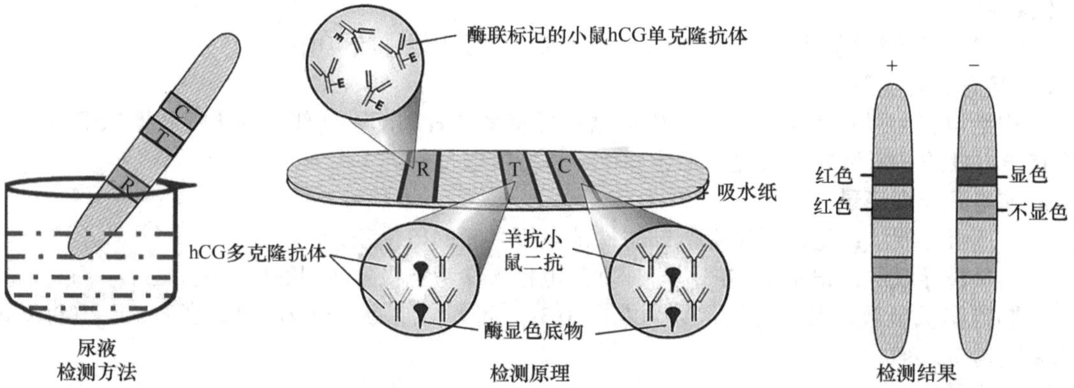

图 5-14　尿液 hCG 检测方法、原理和结果

“+”为阳性，“−”为阴性

【实验方法与步骤】

1. 用小烧杯分别分装两种来源的尿液，并做好标记。

2. 将早孕试纸的收集端浸入未妊娠女性尿液中保持 1min，待尿液通过毛细作用到达试纸顶端的 C 区后，将试纸平放在桌面上，等待 5min。

3. 将另一张试纸浸入妊娠女性尿液中 1min，方法同实验方法与步骤“2”。观察两张试纸上 T 区和 C 区颜色的变化。

【注意事项】

1. 试纸下端放入尿液中时，注意保持 R 区位于液面以上，防止其中可溶性抗体被烧杯中尿液稀释。

2. 试纸不能重复使用。

【思考题】

1. 若试纸上 T 区和 C 区均未显色，说明什么？

2. 若试纸上 T 区和 C 区均显红色，说明什么？

【参考资料】 人体 hCG 测定.pptx。

（武汉大学　王　媛）

人体 hCG 测定.pptx

第六章 医学研究实验设计

科学研究是一种社会认知活动，是人类在尽量排除主观因素的条件下，以一种自觉主动的方式去发现、探索和解释自然现象，阐明新规律、建立新理论、发明新技术等一系列创新活动的过程。其基本任务就是探索、认识未知世界。

通过科学研究而形成的科学理论最终均需具备指导人类进行社会实践的价值。因此，科学研究价值必然需体现出其实践价值和精神价值两个方面，缺一不可。科学的实践价值体现在科学理论的普适性，即当其接受了实践的检验之后，进而又指导人类实践活动，完成“从实践中来，到实践中去”的闭环。科学研究的精神价值，则表现为“真、善、美”。①科学研究之“真”，在于科学理论对客观世界的认识越正确、越深刻，对人类的认识价值就越大，从根本上来说，它取决于对客观世界的认识程度和认识的准确性。②科学研究之“善”，在于科学理论反映的应该是全人类或人类大多数人的利益，因为科学的一般性（普适性）本身就体现着“最广大”这一含义。此外，医学研究的“善”还体现在医学伦理之中，这里面既包含临床伦理，也包含动物伦理。③科学研究之“美”，如颌面肿瘤病患的面容修复与重塑、截肢病患的义肢仿真与功能构建等。医学之道不只是救死扶伤，更是使病患活出尊严与幸福。综上所述，人类的科学研究只有在和谐性、普遍性、新颖性、独特性等这些属性的共融共通下，在不断追求更完善的精神价值中突破自然界设置的各种瓶颈与壁垒，才能向更高处发展。

科学研究过程是一个具有客观逻辑的过程，科学研究的每个阶段都是运用一定的方法解决问题的阶段。在新方法、新技术、新仪器不断涌现的今天，如何快速高效地做好科学研究？我们认为需熟练掌握科学研究的一些基本方法。

第一节 医学科学研究的基本类型

医学科学研究既可按学科分类，也可按研究对象分类等。本节按研究方法进行分类，详细介绍实验研究、观察研究、调查研究和文献研究。

（一）实验研究

实验研究也称为实验性研究，是收集直接数据的一种方法，在自然科学研究中广泛使用。实验研究是一种受控的研究方法，通过控制一个或多个变量的变化来评估它对一个或多个变量产生的效应。实验的主要目的是建立变量间的因果关系，一般的做法是研究者预先提出一种因果关系的尝试性假设，然后通过实验操作来进行验证。实验研究方法涉及的概念主要有：变量、实验处理与实验变异、前测与后测、实验组与对照组、配对与随机化等。实验研究在药物研发、疗效评价等方面具有重要的应用价值。

实验研究的优点主要表现在：①研究者的自主性。研究者可以完全按照自己提出的假设来决定研究的变量、设计变量的水平等，而不用完全遵守现实环境的“自然状态”。②实验方法能够比其他方法更有效地控制外源变量的影响，从而分离出实验变量并估计其对因变量的影响。③实验方法可以通过调整变量和实验条件观察到常规状态下很难出现的极端值和交互作用。④从时序角度看，实验法是纵贯式研究，实验在一段时间内进行，可在多个时点进行测量，得以研究变量的动态变化。⑤实验方法的可重复性是研究科学性的重要体现。

实验研究方法的局限性主要表现在：①由于实验条件是人为营造的，可能脱离“自然状态”，由此导致外部效度降低；②研究样本如果本身不具有代表性，即便在分组时做到随机化分布，仍然会使内部效度和外部效度降低；③研究只能限于当前问题，对过去问题和将来问题的研究，实验方法不太可行；④当研究变量和水平数目增多时，成本急剧增加；⑤当实验对象是人时，由于人类行为变异大，较难控制，同时也使实验研究面临许多伦理、法律等方面的限制。

（二）观察研究

观察研究又称非实验性研究或非随机化对比研究，是通过观察和记录来研究现象之间关系的研究方法。观察研究通常基于已经存在的数据或实际情况，通过观察和记录相关变量的变化和关联性，来寻找其内在的规律和联系。观察研究可以是横断面研究，也可以是纵向研究。

横断面研究又称横断面调查，因为所获得的描述性资料是在某一时点或在一个较短时间区间内收集的，所以它能客观地反映这一时点的疾病分布及人们的某些特征与疾病之间的关联。由于所收集的资料是调查当时所得到的现况资料，又称现况研究或现况调查；又因横断面研究所用的指标主要是患病率，还称为患病率调查。横断面研究是流行病学研究中应用最为广泛的方法。

纵向研究也称追踪研究，是指在一段相对长的时间内对同一个或同一批受试者进行重复的研究。其研究优势在于：①往往能看到比较完整的发展过程和发展过程中的一些关键转折点；②特别适用于研究发展的稳定性问题和早期影响的作用问题，也适用于个案研究。其缺点则是：①花费多；②时效性差；③可能出现被试者流失的情况，从而影响代表性和研究结果的概括性；④由于需要对同一批被试对象重复进行研究，有时可能出现练习效应或疲劳效应，导致误差增加。

综上所述，不难发现观察性研究中，由于不能人为设置处理因素，并且受试对象接受何种处理因素或同一处理因素的不同水平也非人为制定，因此更符合“自然状态”，但这种做法也会增加数据分析难度。针对这一问题，应用新兴的大数据分析可能会使观察研究，尤其是慢性、隐匿性疾病的研究产生质的飞跃。

（三）调查研究

调查研究是指通过考察了解客观情况直接获取有关材料，并对这些材料进行分析的研究方法。调查研究是科学研究中一个常用的方法，在描述性、解释性和探索性的研究中都可以运用调查研究的方法。它一般通过抽样的基本步骤，多以个体为分析单位，通过问卷、访谈等方法了解调查对象并加以分析来开展研究。调查研究可以不受时间和空间的限制。此外，也可以利用他人收集的调查数据进行分析，即所谓的二手资料分析的方法。调查研究同样可以是横断面研究，也可以是纵向研究。研究者根据自己的研究目的和问题，设计调查问卷或面谈问题，并通过一定的样本选择方法来进行调查。通过对被调查对象的回答和观点进行整理和分析，可以得出结论并推断某种关系和规律。

（四）文献研究

文献研究主要指搜集、鉴别、整理文献，并通过对文献的研究形成对事实的科学认识的方法。研究者可以通过图书馆、数据库、互联网等途径，获取到相关的文献和资料，并对其进行整理和归纳。通过对文献的综合分析和比较，得出结论并推断某种规律或趋势。文献研究在理论研究、综述和元分析等方面具有重要的应用价值。文献法是一种古老却又在新时代下被赋予新的蓬勃生命力的研究方法，譬如元分析伴随大数据时代到来，必然由于人工智能的加入，由量变进入质的飞跃。

元分析是一种定量的综合性统计方法，以通过整合与分析以往实证研究结果来提供特定领域的“研究全貌”。元分析的主要特点：①作为一种定量分析方法，元分析不是对原始数据的统计，而是对统计结果的再统计；②元分析应该包含不同质、量的研究；③元分析寻求一个综合的结论。因此，元分析通过汇总和评估特定领域的实证研究结果，能够提供更加接近于总体真实效应的估计值及分布。元分析不仅为以往同类研究中存在的差异或矛盾的研究结论提供了新的参考，而且能够探寻特定实证研究结果间存在异质性的来源。

元分析研究与以往研究方法相比，存在以下优势：①可信度高，有别于主观性较强的传统文献综述，元分析采用客观和定量的方式整合大量实证研究结果，因此其分析结果受研究者主观因素影响较小，研究结论更加准确与可信；②与单个实证研究相比，基于大样本的元分析具有更高的统计效力，使得研究人员能够更准确地描述变量之间的关系；③以协方差（方差）矩阵作为数据输入的元分析技术可与多个分析技术（如结构方程模型和阶层线性模型等）相结合，因此能够在实证研究的层次方面和模型变量数量方面进一步对现有研究进行拓展，以丰富理论贡献；④元分析可用于探究同类实证研究结果间的异质性及其成因，从而为研究者和实践者提供参考，并拓展现有知识的边界。

在医学综述里我们常能看见一类荟萃分析，在英语里元分析和荟萃分析均是“Meta-analysis”，也就是在英语语境下，两者是等同的，但在中文语境下，发生了一些情景特指——其核心区别在于元分析是对实证文献的再次统计分析，具体步骤囊括科学研究所有要素（包括选题的新颖性和时效性，检索文献的查全查准，筛选文献的分组与筛选过程，文献质量评价和资料提取的纳入，资料分析和结果的效应量指标及异质性检验等），并不完全受原始研究者主观引导；而荟萃分析则往往是对关于同一个问题的多项独立的定量研究结果进行再分析，进而得出更具普适性的结论，很大程度受到原始研究者的主观干扰。随着统计技术的发展，传统元分析已逐渐衍生出大量高阶研究方法，如跨层次元分析、元分析结构方程模型及其他应用（如可复制性研究与大数据分析）等。

第二节　医学科学研究的实验设计与完成

实验设计是根据科学研究中选题、假说和误差控制等基本问题的要求，对科学实验做出合理的安排，从而有效地引出结果和结论。设计是否严密直接关系到实验结果的准确性和结论的可靠性。不重视实验设计或设计不周密都会造成实验结果缺失、紊乱或导致实验失败。

新课题的科学实验，很难一开始就做出周密的设计，因此常要求进行预实验。预实验是根据研究者的“原始假说”作初步探索，也是对“原始假说”作非正式的验证。同时也是对初步确定采用的实验方法与操作步骤进行演习。根据预实验结果（包括经验教训）对原始假说、实验方法与技术操作，作必要的修正，为正式实验设计铺平道路。一般应在预实验的基础上进行正式的实验设计。实验设计涉及各方面，力求全面、周密和严谨。

（一）选题

选题是开展科研工作的起点。科研选题的正确与否决定了所做工作是否具有科学价值和应用价值，以及所做工作最终是否会产生科研成果。因此，科研选题在医学研究中极为重要，也是医学科学研究最重要的一步。科研选题的一般过程包括问题提出、文献检索及批判性文献综述、形成假说、选题陈述四个过程。

1. 问题提出　科学问题的提出一般有以下几种情况：①根据现有工作积累，提出新的课题；②观察到某些现象却无法用当前已有知识做出合理解释，由此通过提出一种假说，然后设计实验以证实该种假说的正确与否；③验证他人的假说，也就是重复别人的实验。验证他人假说的意义在于，他人原有的研究只是启发性而非结论性的。此外，如果出现新的技术或者更好的分析方法时，需要通过重复过往的研究证实新方法的适用性。

2. 文献检索及批判性文献综述　有了原始的想法或问题，并不构成一个科研题目。为了形成一个好的科研题目，必须进行文献调研。研究者只有广泛地调研与自身设计主题相关的文献，才能充分掌握全球研究动态，避免重复，并在此基础上提出评判性的评价，完善科学假说，形成前沿的、更高水平的研究题目。

3. 形成假说　一个假说的形成应当以公认的和已证明的知识为基础，为实际上已经证明的事实提出一个合乎逻辑的更进一步的发展趋势或方向。科学假说必须是一种明确的叙述，而且必须能用适当的实验技术加以可能的解释。

4. 选题陈述 假说形成后需要进行研究题目的确定及对该选题进行必要的、全面的陈述。陈述的水平反映出研究者的科学思维、理论知识、实践能力，以及该项工作的科学性、可靠性和预期结果的可信程度。

在科学研究中，选题需要遵循的基本原则有：①科学性：选题是在已有的科学理论和研究的基础上进行的，要有充分的文献依据，不能凭空想象。②创新性：科学实验的灵魂在于其创造性、新颖性和先进性，简单重复、没有创新性的实验毫无价值。选题要有新意，在对相关资料进行综合分析的基础上，运用创造性思维找出所要解决问题的关键所在，最后确定研究课题。③目的性：即课题的理论意义和实际意义。要明确、具体地提出所要解决的问题，突出主题。④可行性：选题时要综合考虑实验的主客观条件，特别是实验室条件，需有机结合课题的创新性和可行性。

（二）实验设计

实验设计是研究工作中极其重要的组成部分。良好的实验设计不仅是实验步骤的依据，也是科研获得预期结果的重要保障。实验设计的意义在于：①利用尽量少的人力、物力和时间获得所提出问题明确、可靠的解答，而不是模棱两可的解答；②使实验误差降到最低程度；③使多种有用信息、处理因素包括在较少的研究内容之中，达到提高效率的目的。

实验设计包括专业设计和统计学设计两大部分。专业设计是利用专业理论技术知识来进行设计，主要确立实验结果的科学性和独创性，实验结果是为了回答和解决课题提出的假说。统计学设计是运用统计学知识和方法来进行设计，要求解决实验观察结果的可重复性和可信度，减少或排除误差，保证样本的代表性、样本间的可比性和结果的精确性。两种设计相互结合，缺一不可。本部分仅介绍医学专业设计中几个一般原则。

1. 实验设计的一般原则

（1）对照原则：在实验研究中须设对照组或者对照实验。其目的在于鉴别处理因素与非处理因素之间的差异，以及消除和减少实验误差。对照应符合“齐同可比”原则，就是在相互比较的各组间（实验组与对照组、实验组与实验组）除了要研究的处理因素有差别外其他一切条件如各组间动物的数量、种系、性别、体重、实验方法、仪器、环境、药品、时间等均应力求一致。对照有以下几种形式：①空白对照。对照组不加任何处理因素。如观察某种药的作用时，对照组不服药物。②自身对照，在同一个体上给予两次处理，比较其差异。如同一受试动物用药前后的对比，先用 A 药后用 B 药的对比等。③组间对照。几个实验组之间相互对照。如用几种药物治疗同一疾病，对比这几种药的疗效，即为组间对照。组间对照里还有一些特殊组别，如安慰剂组、假手术组等，所有设置原则均遵循“齐同可比”原则。

（2）随机原则：随机分组的目的是：①使每一个样本在实验中有同等机会，尽量使抽取的样本能够代表总体，减少抽样误差；②使各组样本的条件尽量一致，消除或减少实验者因主观因素产生的误差，从而使处理因素产生的效应更加客观。随机分组属于统计学设计范畴，“随机”不等于“随便”，随机化的正确概念是从总体中任意抽取被研究的样本，即抽取时要使每一个观察单位都有同等的机会。在实际工作中往往采用“齐同可比”原则先将可控因素进行分层，然后再在每一层次中进行随机分组。随机化的方法有抽签法、随机数字表等。

（3）重复原则：要使实验结果精确可靠，必须要有一定的重复数，即实验要有一定的次数或例数。实验样本的大小取决于实验的性质、内容、实验对象（人、动物、离体器官组织、细胞等）的种类及离散度。从理论上讲，临床研究中观察的病例数越多，获得的资料越可靠；在动物实验中使用的动物数越多，实验结果也越可信。但实际上不加控制地多次重复也没有必要，因此在实验设计时，需对样本大小进行估算，即在保证实验结果具有一定可靠性的条件下，确定足以说明问题的最少样本数。一般计量资料的样本可以比计数资料少些，以动物实验为例，若误差控制较好，设计均衡，小动物一般每组 10～30 只，计量资料每组不应少于 10 只，计数资料每组不应少于30只；中等动物每组8～20只，计量资料每组不少于6只，计数资料每组不少于20只；大动物每组5～15只。

2. 实验设计内容

（1）实验对象的选择：本段以疾病的实验性研究为例，介绍设计时需要遵循的一些基本原则。疾病的实验性研究应考虑如何建立人类疾病模型的问题，因为许多阐明疾病发病机制及疗效机制的实验不可能也不应该在患者身上进行。疾病模型包括动物、离体器官和组织、细胞株及数学模型等，其中动物模型最为常用。

复制人类疾病动物模型需要周密设计，应遵循以下原则：①相似性，即复制的模型应尽可能近似于人类疾病。最好能够找到与人类疾病相同的动物自发性疾病。但与人类完全相同的动物自发性疾病不可多得，往往需要人工复制。②重复性，即动物模型是可重复的，甚至可标准化。如用定量放血法可造成失血性休克。这就达到了可重复性和可标准化的要求。为了增强模型的重复性，在动物、实验者、仪器、环境因素等方面必须力求一致。一致性是重复性的保证。③可靠性，复制的模型应力求可靠地反映人类疾病，即可靠地反映某种疾病的代谢和结构的变化，应具备该种疾病的主要症状和体征。④易行性和经济性，复制模型时所采用的方法要尽量选用复制时间短、方法简便、便于观察和经济实惠的模型。

（2）观察指标的选择原则：指标是在实验中用来指示或反映研究对象中某些特征性的、可被研究者或仪器感知的一种现象标志。医学实验指标就是反映实验对象所发生的生理或病理现象的标志。指标可分为主观指标和客观指标、计数指标和计量指标等。

医学实验所选定的指标，应符合以下基本条件：①特异性。指标应特异性地反映所观察事物（现象）的本质，不至于与其他现象相混淆。②客观性。最好选用不受主观偏性影响可用具体数值或图形表达的指标，即客观指标，如心电图、血压及呼吸描记等。而主观指标如肉眼比色等尽量不用。③重现性。重现性高的指标一般意味着无偏性或偏性小、误差小，能较真实地反映客观情况。不宜采用重现性差的指标。④灵敏性。指标的灵敏度极其重要。指标不灵敏，该测出的变化测不出来，就会得出“假阴性”结果；相反如果灵敏度太高，又可能出现“假阳性”结果。因此在选用指标时，应根据实验所需的测量水平选用合适灵敏度的指标。⑤可行性。应尽量选用既灵敏客观，又切合研究者技术和设备实际的指标。⑥依据性。现成（定型）指标，必须有文献依据，自己创立的指标必须经过专门的实验鉴定。

（3）实验方法的选择原则：实验方法是实验设计的基本内容之一，实验方法的水平和可靠性是实验质量高低和成败的关键。一般来说，实验方法和技术的选择应以最能说明所要研究的问题且十分可靠的实验方法和技术为原则，而不是刻意追求最新和最复杂的实验方法和技术。测量仪器和观察仪器应尽可能选择精密度和灵敏度高、性能稳定且其所测数据的可靠性得到普遍公认的设备。如使用自行研发的仪器设备，则需要与同类公认设备相关指标做比较，以确认其适用性或优越性。

实验方法按学科可分为生理学、生物化学、生物物理学等方法；按性质可分为机能学和形态学的方法；按层次或水平可分为整体、器官和组织、细胞和亚细胞（如细胞生物学方法）、分子水平（如分子生物学方法）、亚分子水平（如量子生物学方法）等。在选用实验方法时应根据实验目的和实验条件来选用不同的方法，整体综合的方法和局部分析的方法都不可偏废，要综合考虑，使之互相补充、互相印证以获得可信的结论。此外，还应注意“孤证不立”，即只有一条证据支持某个结论，那么这个结论是不可接受的。在选择实验方法时要注意先进性和可行性的统一、经典性与创新性的统一、多样性与协同性的统一。

3. 实验的实施与完成

（1）实验准备和预实验：实验前的准备工作十分重要，否则将会导致实验失误，错误的预实验结果有可能将课题引入歧途。实验前的准备工作，除做理论准备外还包括：仪器的购置、配套和校对；药品的选择及试剂的配制；实验方法的熟悉和掌握；实验动物的准备及玻璃器皿的清洗等，特别是方法的建立和标准化要有一个摸索的过程。所以准备工作不但耗时艰辛，更要细致、耐心。在实验设计课或学生自己设计的实验中，学生应参与全部或部分的实验准备工作。

预实验是根据立题的要求，通过几组非正式的实验对所提出的“原始假说”进行初步验证；同时也是对初步确定采用的实验方法与操作步骤进行演练，对实验设计可能会出现的主要技术难点及关键性指标进行初步实验观察以判断实验设计的可行性。根据预实验的结果对原始假说、实验方法与技术操作做必要的修改，为正式实验铺平道路。

（2）观察和记录：在科学实验过程中占有十分重要的地位。观察不仅是用感官去感知，用仪器去观测，同时还要配合积极的思考才能有所成效。观察时要做到全面、系统、连续、动态、客观和精确。因此，实验者应熟谙实验原理，明确实验目的和要求，在观察中发挥主观能动性，熟悉所使用的技术或仪器设备，观察时要严谨、细致、实事求是，力戒主观片面。

记录是实验全过程的最终收获，所以要重视原始记录。在实验设计中应预先规定或设计好原始记录方式：文字、数字、表格、图形、照片或录像等。原始记录要及时、完整、精确和整洁，数据严禁丢失和涂改，要保持原始性，切不可用整理后的记录来代替原始记录。

原始记录要写明：实验题目、实验对象、实验方法、实验条件、实验者、实验日期、测量的结果和数据。规定填写的项目一定要及时、完整、正确地写明，图形、图片一定要整理保存。

（3）实验结果的处理、分析和判断：在取得原始资料后，要应用数理统计学的原理和方法来处理数据并进行分析和判断，最后得出结论。

分析和判断实验结果时，不能按照实验者的主观偏性去抽样比较，更不能任意取舍数值。研究者必须实事求是，不能强求实验结果服从自己的假说，而应根据实验结果去修正假说。证据不充分时切忌过早下肯定的结论。不要小实验下大结论，不要将实验性研究结果引申为临床结论。总之，结论要客观、具体和简明。

在对实验结果进行处理分析过程中，需逐级递进地进行如下操作。

1）合理利用数学算法。原始的实验结果数量庞大，特别是生物医学的原始实验数据往往高度离散，因此，要从中寻找数据之间的规律，必须借助数学工具，对原始数据进行分析和综合，最好能把庞大而又高度离散的原始数据用简洁的数学公式表达出来，以利于分析实验结果。譬如一些生物医学原始数据，可以首先通过取平均值，观察其离散度，比较实验组之间的差异，探求实验数据间的关联性，从总体上把握实验结果，为进一步的统计学分析做好准备。

2）选择适当的统计方法。由于生命现象的高度复杂性和不均一性，即物种与物种之间，同一物种在不同时间和空间，甚至在同一时间和空间的同一物种的不同个体之间的差异性，使生物学研究中存在一条约成俗定的规则：一条生物学定理仅仅适用于它所来源的材料，它的普适性需要在不同的材料之间得到证明。由于研究材料的不均一性，因此生物学定理往往以统计的形式表现出来，生物学定理代表的是一个群体的平均水平。目前医学研究中常用的统计学分析软件有Excel、SPSS、Prism等。

3）对实验结果进行合理外推。由于技术的限制，某些实验条件无法达到理想的状态，此时可以将现有的结论做合理的外推，相当于伽利略的“理想实验”模型。外推结论的运用需谨慎，一旦实验技术手段突破瓶颈时，可能得以实证。

4）对实验结果进行提炼与升华。科学实验并非简单地为发现而发现，而是提炼实验结果揭示其背后的客观规律。因此，对实验结果的分析，可以说与做实验一样重要。分析得到的实验结果，探讨实验结果之间的联系，解释实验结果，在此基础上论证理论假说的正确与否，修订原始理论假说，形成新的理论框架，预测新的实验现象，开始新一轮科学研究的循环。一个高明的科学家往往能从平凡的实验结果中提炼出令人惊叹的理论。也就是说，从实验结果中提炼出理论的精彩程度，决定了一个科学研究者所能达到的高度。

在进行完整的实验步骤后，我们也应当进行如下的思考。

1）遇到非预料性结果，如何对待？得到一个非预料性结果时，既要思考“到底是哪里出了错”，同样也要思考会不会是“天上掉下的馅饼”“砸中牛顿的苹果”，此时应该抓紧时间检查实验结果的重现性。当看到良好的重现性时，应自信地考虑到是否自己有了新发现。

2）对科学发现的含义是否明确？一个革命性的科学发现的含义应该是“非预料性和当下的无法解释”，因为它不仅缺乏已有的理论支持，同时还缺少研究结果。事实上，所谓新的科学发现往往产生于新技术革命的跃迁，而目前我们刚好站在了这次技术革命的风口浪尖上（参看第四节“大数据时代的医学科学研究”）。

第三节　医学科学研究中的思维方法

所有的科学进步都是基于科学家的热爱和“刨根究底”的执着。譬如神经系统中的“反射弧和反射时的测定”实验，这个实验的基础逻辑是“蛙类表皮对酸刺激的忍受”。但如果实验动物生存在一个高酸度环境，可能会造成表皮对酸刺激完全耐受，由此产生实验无法重现，这并不是理论错误。因此，科学研究必然是一个动态的、永无止境的继续深挖过程。而在这种螺旋式上升的深挖过程中的科学研究，必然需要逻辑思维、形象思维、灵感思维等综合运用。正如前文所言“科学的高度在于从实验结果中凝练出的精彩程度”。因此，在合适的情境中激发适配的思考模式，有利于科学研究。本节简单介绍几种思维方法，旨在帮助同学们厘清思路，摆脱混沌，训练和培养出良好的科学思维习惯。

（一）逻辑思维方法

逻辑思维，也称抽象思维或抽象逻辑思维，是人类思维的基本方法。其基本单位是“概念”，人们必须通过概念进行判断和推理。概念、判断、推理是逻辑思维的基本形式。在学习生活和工作中，人们大量地使用逻辑思维判断和解决各种问题，是人们获得间接知识或探索新知识必备的工具。譬如病患在求医过程中会提出有无“忌口”，其底层逻辑在于“药物禁忌”“治疗禁忌”等。

1. 归纳和演绎　是科学研究中运用最为广泛的逻辑思维方法。一切科学研究都必须运用到归纳和演绎的逻辑思维方法。归纳是从个别事物概括出一般原理的思维方法，即从个别到一般的过程；而演绎则是从一般原理中引申出个别（特殊）结论的思维方法，即从一般到特殊的过程。

2. 分析与综合　是和归纳与演绎密切联系的思维方法。当认识由特殊转向一般时，必须对个别事物各方面的具体性质加以认识，从中区分出表象与本质、偶然与必然，因此分析就是把整体拆分为各个部分以获取明确认知的方法。综合则是把对于各个部分的认知重新有机整合的方法，它不是主观任意内容的汇集，而是按照对象各个部分间不同权重的有机联结，从总体上把握事物的方法。它要求在事物的运动中展现出整体的特征。譬如为什么脑红蛋白与氧的亲和力比血红蛋白高，但低于肌红蛋白？因为智慧与基本生存相比较，后者更为重要，因此物种进化必然是先保障生存（快速逃逸）。

3. 抽象和具体　则是同分析和综合密切联系着的思维方式。人们对于客观事物最初的认识往往是感性的具象认识。通过分析，抽象出单纯具体的规定性，进而从中区分出本质和必然的规律性，由感性的具象上升到抽象的具体规律。科学抽象就是建立在感性具象基础上的分析，舍弃非本质的东西，抽提出本质的东西；舍弃个别的东西，抽提出共性特征的思维活动。同样还是上述那个关于机体携氧蛋白的例子，我们可以做出怎样的思考？首先如果机体只有一种肌红蛋白，那么身体各组织的肌红蛋白含量可能存在怎样的分布？其次以量取胜是低级状态，机体是否会进化出肌红蛋白的亚型？再进一步，作为科学研究试图寻找可能亚型，需要如何选取研究样本？只有通过这种科学的抽象，才能揭示事物的本质和必然性，形成科学概念。

4. 类比和假说　类比是一种最古老的认知思维与推测的方法，是对未知或不确定的对象与已知的对象进行归类比较，进而对未知或不确定对象提出猜测。类比法得到的结论与演绎结论不同，类比结论是或然的，而演绎结论是必然的。类比与归纳的明显差异在于：类比思维过程是从个别到个别，归纳思维过程是从个别到一般。类比是人们认识世界的重要工具，科学家借助类比能推进创造性思维。康德曾说过“每当理智缺乏可靠论证时，类比这个方法往往能引导我们前进”。这句话也适用于未知医学的探究：当现有医疗方案无法提供证据时，相似病案可引导我们突破。

与类比相联系的是假说。科学假说是人们将已知的经验事实和科学理论作为依据，对未知现象或规律性所做出的推测性解释。科学理论发展的历史就是假说的形成、发展和假说之间的竞争、更迭的历史。

科学假说对科学问题的研究常常起着纲领性的作用。假说形成的初始阶段就是以事实和科学理论为依据，对研究对象的性质及其规律做出初始的推测性解释。假说的完成阶段则是把初始假说形成稳定的结构系统。假说能否转化为真理取决于实践的反复检验。

（二）形象思维法及其在科学研究中的运用

与逻辑思维相对应的是形象思维，形象思维是由直觉转化而来，是整个人类思维的源头和起点。形象思维是依靠直观形象和表象为基本单元，靠联想、类比等形式的思维过程。形象思维的基本规律包括：①相似规律，即任何正确的形象思维都必须与反映对象相似。这一规律在逻辑思维中表现为抽象同一律。形象思维追求的最高境界即为：形象思维与反映对象之间不仅“形似”，而且“神似”——达到了内在的本质相似。②典型规律，即形象思维中的任何形象都有其独特的典型特征，这种典型特征是对思维对象本质特征和个性特征辩证统一的概括和反映，是与其他主观形象相区别的依据。③整合规律，即形象思维中的任何一个形象都是由若干特征按照一定的结构组成的一个整体。各个特征之间相互联系，以至于可以从部分特征来构想出整体形象。

大量的科学史证明科学研究离不开形象思维。凯库勒的苯环结构式、法拉第的磁力线等都展示着英国物理学家丁达尔那句“有了精确的实验和观测作为研究的依据，想象力便成为自然科学理论的设计师”。然而科学研究有别于艺术创作，因此科学家的形象思维必须呈现以下特征：①更侧重于研究对象的自然特征和理化属性；②尊重客观实际，符合客观规律，任何个人偏见都是科学研究的大敌；③形象思维往往只在科学研究的某一阶段（往往在起始阶段）起作用，形象思维必须与逻辑思维相结合。

（三）灵感思维与创新、突破

灵感思维是以理性思维为前提，以感性形象为基础，以类比推理为主要中介，以联想、想象、顿悟等形式深刻洞悉事物本质和规律的一种思维形式。灵感思维往往是在特定背景下，经过显意识与潜意识间多次交互作用所产生。

爱迪生说：“天才就是百分之九十九的汗水加上百分之一的灵感。”据说旁人加了后半句“而决定成功的往往是那后百分之一”。这里有个很有趣的逻辑，“百分之一的灵感”又从何而来？现有的研究显示，灵感思维可能在右脑特定区域孕育和发生，在特定感性形象的触发下，通过显意识的引导、潜意识的融通、整合、重组、互补等形式，经历从模糊到清晰的过程而实现。而这句话同样体现出“百分之九十九的汗水”。灵感思维的发生过程可概括为：获得诱发背景（科学研究中的瓶颈、挫败）、选择触发机遇（敏锐地精确描述某种模糊）、进行类比推理（对前述描述的验证）、产生突破性创造。

第四节　大数据时代的医学科学研究

“模”与“范”的出现，使得大规模批量生产成为现实。同样地，常规科学所赖以运作的理论基础和实践规范，使从事某一科学的科学家群体所共同遵从的世界观和行为方式的“范式”亦向我们展示，我们进入了一个新的研究时代：第四范式——大数据探索。前文提及“医学研究中常用的统计学分析软件有 Excel、SPSS、Prism 等”，但如果具有一定编程能力（如 C 语言、Java、Python 等）的学习者，则可以针对自己的特殊领域，开发出更为有效的分析软件。这就是大数据探索的核心——机器学习，即以编程的形式训练机器具备智能。

在医学领域，基于深度学习的算法更高效、更稳健，目前主要用于医学图像中解决诊断难题。2016 年，Gulshan 等使用 128 175 张视网膜图像的开发数据集，开发了一种基于深度学习的糖尿病视网膜病变识别算法。次年，Esteva 等利用深度神经网络（deep neural network，DNN），使用 129 450 幅临床图像的数据集开发了一种皮肤癌分类算法。2018 年，Rajpurkar 等制定并验证了一种名为"CheXNeXt"的深度学习算法，用于胸部 X 线诊断，研究人员使用 420 张图像对胸部 X 线片中的临床异常进行分类。由此开始，这三种深度学习算法在医学诊断中创造了范例。

伴随人工智能（artificial intelligence，AI）技术的发展，医学领域在疾病的尖端诊断、先进的治疗程序、靶向药物治疗和外科手术领域进入了范式转变。机器学习（machine learning，ML）的最新进展在这次医学范式转变中起着至关重要的作用。ML 作为一种人工智能，是使用算法来准确预测结果。深度学习（deep learning，DL）是 ML 的一个子领域，主要使用神经网络算法来更准确地预测结果。本节仅就目前 ML 的一些基础术语及在医疗界的应用做简单介绍，以方便同学们就自己的兴趣进行相应查找与学习。

（一）机器学习的基本概念

随着与 ML 和 DL 相关算法的发展，数据科学和大数据分析在医学领域取得长足进步。表 6-1 与表 6-2 分别展示了 ML 技术及 DL 强化学习的相关术语与基本概念。

表 6-1　最近运用于医学和医疗保健数据分析的不同 ML 方法

序号	ML 的相关术语	概念描述
1	贝叶斯学习	该方法将先前的知识信息与数据结合起来，实现机器学习
2	集成学习	集成学习方法通过构建许多模型并使用所有模型的平均值来创建预测。集成方法包括梯度提升、随机森林及堆叠/元集成
3	无监督、监督和半监督学习	无监督学习通常采用聚类识别无标签数据中的结构。监督学习则是基于以往数据的标签或类别对未来数据进行标签或类别预测。半监督学习则是基于无监督学习，从无监督学习中发现人类结构标记
4	降维	通过选择重要特征或合并特征来捕获数据集中的差异，从而减少数据集的特征或属性数量。常用于提高 ML 模型的性能并支持可视化
5	深度学习	深度学习是可以学习复杂非线性函数的多层人工神经网络。它对于语音、图像或文本等非结构化数据非常有用。但它通常并不能对驱动功能的数据提供理解
6	联邦学习	这种方法用于从分布在众多位置的数据中进行增量学习。它不能合并成一个数据集。当数据位于多个临床系统中，或者从敏感的个人数据中进行学习时，这种方法很有用
7	回归与分类	属于监督学习方法。回归预测实值输出，如对治疗的反应。分类可以预测离散类别，如正常与患病

表 6-2　最近用于医学和医疗保健数据分析的不同深度学习（DL）方法

序号	DL 的相关术语	概念描述
1	生成对抗网络	采用生成方法的神经网络，进行两个神经网络的训练。第一个神经网络，即生成器，主要提供一组随机生成的输入，并负责生成样本。第二个神经网络，即鉴别器，经过训练可以生成、区分真实样本。之后，两个神经网络相互训练，生成的生成器可用于生成新的重要的示例
2	神经网络	一种主要由生物神经元概念化的机器学习方法，输入信息被递送到一个或多个层面，并最终形成一个特定的输出层
3	受限玻尔兹曼机	神经网络支持许多深度学习方法，由单个输入层和单个隐藏层再生神经网络。在这种方法中，每一层内的节点之间没有建立连接
4	循环神经网络	一种在隐藏层内节点之间具有循环的神经网络

续表

序号	DL 的相关术语	概念描述
5	监督学习	ML 方法的目标是预测标记或结果输出。监督学习是从标记的训练数据来推断一个功能的机器学习任务
6	自动编码器	训练目标是减少输出层和输入层之间误差的神经网络。这种神经网络是无监督的，常用于降维
7	前馈神经网络	同一层节点间无循环的神经网络
8	去噪自动编码器	这种特殊类型的自动编码器含有一个在训练过程中噪声被吸收的阶段。对于固有噪声的去噪，使输入数据平滑并有效
9	可变自动编码器	一种特殊类型的自动编码器生成式 AE 可以学习基于概率的潜在变量模型
10	无监督学习	机器学习方法旨在进行模式识别或数据汇总
11	卷积神经网络	是一类包含卷积计算且具有深度结构的前馈神经网络。卷积神经网络具有表征学习能力，能够按其阶层结构对输入信息进行平移不变分类
12	深度神经网络	神经网络由多个隐藏层组成。训练在网络上进行，因此这种架构允许进行特征构建，并结合优化整个训练目标
13	深度信念网络	具有多个隐藏层的生成神经网络，可以由多个受限玻尔兹曼机组合而成
14	长短期记忆（LSTM）神经网络	这种特殊类型的循环神经网络具有使模型能够捕捉长期依赖关系的特征
15	多层感知器	一种前馈神经网络，具有至少一个隐藏层，其中每个较深的层都是每个较早层的非线性函数
16	对抗训练	专门设计人工训练样本来欺骗神经网络，随后将其作为训练样本输入，使遭遇愚蠢结果的神经网络具有鲁棒性
17	生成神经网络	属于此类的神经网络可用于产生类似于输入数据的数据。这些模型可以进行采样以生成假设示例
18	数据增强	一种转换过程，转换不会影响输入数据的适当属性，并应用于训练示例以增加训练集的大小

（二）AI 技术在医疗领域的应用

在医学和医疗保健领域，ML 算法和模型针对处理不同问题而产生的新技术取得了一些里程碑性的突破。图机学习（graph machine learning，GML）就是一个例子，它代表了使用图和其他不规则数据集的结构特征来获取节点、边缘甚至整个图的有效特征的 ML 的一种新分类方法。该技术目前已尝试应用于：①药物及其目标发现、药物开发过程。该类模型有助于识别蛋白质的结构、蛋白质中的结构域、药物包和以蛋白质为基础的药物靶点的活跃部位。②用于分析癌症的复杂生物学，甲基化和转录本数据，以及基于组织病理学的基因组推断。③基于数字语言的眼科支持系统。应用于检测糖尿病性视网膜病、早产性视网膜病、黄斑水肿及老年性黄斑变性。④对于复杂的心血管疾病，可以实现医学图像的自动化解释，识别新的表型，加强临床决策，选择更好的治疗途径。⑤应用大量多样的皮肤图像数据集，研究深入学习多种皮肤病的方法，提高皮肤病诊断的效率和准确性。

当然，这些技术在现实医学领域的应用仍处于起步阶段，需谨慎对待。由于所有基于人工智能的研究技术都需要足够扩大的规模供学习训练，同时所有的技术都还需要得到验证。因此，在技术实施和使用期间，计算机科学家、医生和数据科学家、医疗保健提供者和工程师之间开展跨学科合作十分重要。与此同时，为了提高诊断和治疗学的质量，仍需要有各种各样的新算法进入医疗应用。

大数据时代由于数据量的巨大及数据算法的复杂往往使人望而却步。事实上任何科学研究，首要任务是弄通其基本方法：几千年前，人类是经验科学，主要用来描述自然现象，方法以基于实验或经验的归纳为主，如钻木取火，称为经验科学的第一范式；几百年前，人类在自然现象基础上进行了抽象简化，主要通过构建数学模型进行研究，代表如相对论、博弈论，称为理论科学的第二范式；几十年前，迎来了计算科学的第三范式，主要以计算机模拟复杂现象，代表如天气预报；今天，则开启了数据探索的第四范式，这是一个统一于理论、实验和模拟的时代，它的主要特征是：数据依靠信息设备收集或模拟产生，依靠软件处理，用计算机进行存储，使用专用的数据管理和统计软件进行分析。无论何种范式，科学研究唯一的目标就是揭示客观世界的本来面目。

【思考题】

1. 试阐述你对科学研究的精神价值的理解。

2. 请结合第一节"医学科学研究的基本类型"推荐一篇你喜爱的优秀研究论文，简要介绍其按研究方法分类采用了哪些研究方案，各自在其中的意义。

3. 请结合第二节"医学科学研究的实验设计与完成"，选择本教材中你最喜欢或感兴趣的实验项目，从选题、设计、实施与完成等角度，谈谈你的推荐理由，并提出不足与改进方案。

4. 你认为理论需要逻辑检验吗？结合你的学习，谈谈其中的辩证关系。

5. 作为医学生，你认为大数据时代你可以做什么？

（南京大学　徐力致）

参考文献

陈建国, 吕延杰, 2016. 药理学实验指导. 北京: 人民卫生出版社.

金春华, 2021. 机能实验学. 北京: 科学出版社.

邵俊伟, 蔡逊, 2014. 高脂饮食联合链脲佐菌素建立 2 型糖尿病大鼠模型的研究进展. 中国实验动物学报, 22(4): 90-93.

王建枝, 钱睿哲, 2018. 病理生理学. 9 版. 北京: 人民卫生出版社.

王庭槐, 2018. 生理学. 9 版. 北京: 高等教育出版社.

Chakraborty C, Bhattacharya M, Soumen P, et al., 2024. From machine learning to deep learning: Advances of the recent data-driven paradigm shift in medicine and healthcare.Current Research in Biotechnology, 7(4): 100164.

附录　常用实验动物一般生理常数

（一）实验动物血液学主要常数

动物种类	红细胞数（mm^3）（$\times10^6$）	血红蛋白（g/100ml）	血细胞比容（%）	红细胞平均体积（μm^3）	红细胞平均血红蛋白量（pg）
猫	77.5	12.5	36	48	17
犬	66.7	16.5	47	70	25
豚鼠	55.4	3.4	43	81	25
家兔	66.2	13.4	39	60	23
大鼠	77.3	15.2	45	62	21
小鼠	88.6	14.2	45	51	17
猴	55.4	13.0	40	73	24
马	110.1	15.0	44	44	15
绵羊	112.0	12.0	38	32	10

（二）实验动物白细胞分类正常值

动物种类	白细胞数（mm^3）（×1000）	多核细胞（%）	多核细胞（$\times10^3$）	淋巴细胞（%）	淋巴细胞（$\times10^3$）	单核细胞（%）	单核细胞（$\times10^3$）	嗜酸性细胞（%）	嗜酸性细胞（$\times10^3$）	嗜碱性细胞（%）	嗜碱性细胞（$\times10^3$）	血小板（$\times10^3$）
猫	13.2	59	7.8	34	4.5	2.5	0.33	4.6	0.60	0.0	0.00	300
犬	11.5	54	7.3	30	3.4	3.0	0.35	4.0	0.46	0.0	0.00	297
豚鼠	9.9	38	3.9	55	5.4	2.7	0.30	3.5	0.38	0.3	0.00	/
家兔	8.1	32	2.7	63	5.2	4.1	0.29	1.3	0.10	2.4	0.19	650
大鼠	9.8	19	1.9	76	7.4	2.7	0.26	1.6	0.16	0.0	0.00	/
小鼠	9.2	20	1.8	80	7.3	0.2	0.02	0.9	0.08	0.0	0.00	232
猴	11.3	45	5.1	50	5.7	2.0	0.23	3.0	0.34	/#	/#	450
马	7.3	54	4.2	29	2.3	5.0	0.33	5.0	0.38	0.6	0.04	235
绵羊	7.4	27	2.0	63	4.6	3.0	0.20	6.0	0.40	1.0	0.10	/

注：/#，量少或未知。

（三）常用实验动物动脉血压正常值

动物种类	性别	平均动脉压（mmHg）	测量时条件	测量方法	测量例数
猫	/	133±9（SE）	戊巴比妥钠麻醉	颈总动脉插管	6
犬	/	133±2.7（SE）	同上	同上	30
豚鼠	/	57.2	麻醉	同上	8
家兔	雄	90	麻醉	同上	20
大鼠	雌	88±10.7（SE）	乙醚麻醉	主动脉插管	20
小鼠	/	99±2（SE）	同上	尾部间接测压	40
猴	/	110±10（SD）	同上	经座椅训练一周，主动脉插管	13

（四）常用实验动物心率正常值

动物种类	性别	心率（次/min）	测量时条件	测量方法	测量例数
大鼠	雄	373±7.7（SE）	戊巴比妥钠麻醉	心电图测量	22
小鼠	/	376±4.9（SD）	同上	同上	10
豚鼠	雄	252±12	笼中静止时	同上	5
家兔	/	246	戊巴比妥钠麻醉	同上	5
犬	/	121±19（SD）	经过训练、清醒	同上	30
猫	/	213±14（SE）	戊巴比妥钠麻醉	颈总动脉插管、膜检压计	6
猴	雄	227	氯丙嗪、座椅	心电图测量	4

（五）常用实验动物的体温正常值

动物种类	性别	年龄	体温（℃）	测定部位	测量例数
大鼠	雄	1年以上	36.7±0.9（SD）	直肠	10
小鼠	雄	4月至1年	36.5±1.3（SD）	直肠	50
豚鼠	雄	1～2年	39.2±0.7	直肠	6
家兔	雄	1～5年	39.6	直肠	33
犬	/	成年	38.2±0.6（SD）	直肠（麻醉）	77
猴	雌	成年	39.7±0.1（SD）	同上	40

（六）常用实验动物的呼吸频率正常值

动物种类	性别	呼吸频率	测量例数	测量时条件	测量方法
大鼠	/	85.5	35	/	呼吸描记器
小鼠	/	94	10	戊巴比妥钠麻醉	同上
豚鼠	/	60±20（SD）	10	同上	同上
家兔	雄（幼）	56	5	同上	（未注明）
犬	/	28.2±3.25	39	同上	体积描记仪
猴	雌	40	8	经座椅训练	呼吸描记器
猫	/	30	4	戊巴比妥钠麻醉	同上

（七）常用实验动物的代谢率、氧耗量的正常值

动物种类	性别	外界温度（℃）	测定条件	测定例数	耗氧量（ml/g/h）	代谢率（cal/m²/h）	体表面积（S，m²）计算公式
大鼠	雄	28	睡、空腹	42	0.69±0.023（SE）		
大鼠	雄	27	空腹	10		28.29±0.41（SD）	▲S^2=9×（体重）$^{2/3}$
小鼠	/	31～31.9	安静	50		26.6±1.2	▲S^2=9.1×（体重）$^{2/3}$
豚鼠	/	30～30.9	空腹	6		24.70±0.41（SD）	▲S^2=9×（体重）$^{2/3}$
豚鼠	/	25	安静	6	0.833		
家兔	/	28～32	基础状态	20		26.00	▲S^2=0.001×（体重）$^{2/3}$
犬	雄	24	安静	9		28.00	*S^2=0.107×（体重）$^{0.06}$
猴	雄			6	0.432	24.91	*S^2=11.7×（体重）$^{2/3}$

注：▲体重以克（g）为单位；*体重以千克（kg）为单位。